"博学而笃志，切问而近思"
《论语》

"正其谊不谋其利，明其道不计其功"
《春秋繁露》

医科窥径系列

现代临床流行病学

（第四版）

林果为　王吉耀　主审

王小钦　陈世耀　主编

复旦大学出版社

编委会

前　言

　　本书历史悠久,最早是在上海医科大学 1988 年组织编写的《临床流行病学讲义》基础上改编,于 2000 年出版第 1 版。2007 年第 2 版做了较大修改。2014 年第 3 版增加了方法学方面的进展介绍。本次修订为第 4 版。本书主要读者为临床医学研究生和临床医师,主要介绍临床研究方法学,以期提高临床研究质量。本书通俗易懂,出版后深受广大师生好评,特别适用于希望进行临床研究的医师。本书曾被评为普通高等教育"十一五"国家级规划教材,并获得 2003 年和 2015 年上海市教委优秀教材奖。

　　近年来,国内外临床流行病学无论在理论上还是实践上都有很大进展。我校临床流行病学科研和教学也取得很大成绩,第 4 版修订也反映了这些成就,凝聚了教学团队 30 余年临床流行病学教学的经验。此外,为和王吉耀教授主编的《循证医学与临床实践》有所分工,本书着重介绍临床科研方法学。为此,第 4 版做了一些修订,在预后相关章节中增加了预后预测模型的建立,增加了临床实践指南的制定与应用,增加了临床研究数据管理,更突出了临床科研方法学。每章均附选择题,以帮助学生理解和复习。为使本书更切合教学所需,将第二至七章定为重点章节,宜在课堂上重点讲解。附录"临床医学文献评价实例练习",全部为我校授课教师发表的不同类型临床流行病学研究论文,供学生课堂讨论,训练严格评价技能,为临床研究举一反三和日后评审稿件或文献打下基础。

　　我们深信本书修订第 4 版将会受到全国同道的欢迎。如有不足之处,希望读者批评指正。

王小钦　陈世耀

2022 年 6 月

C目录
ontents

第 一 章　临床流行病学概论

　　临床流行病学(clinical epidemiology)是20世纪70年代后期在临床医学领域发展起来的新兴学科,是一门研究临床医学的方法学,采用近代流行病学、生物统计学、临床经济学及医学社会学的原理和方法进行临床研究,提高临床医学水平。经过 David L. Sackett、Alvan R. Feinstein 和 Robert H. Fletcher 等的艰苦工作,临床流行病学已成为研究临床医学的重要方法学。1982年,美国洛氏基金会资助建立了国际临床流行病学网络,大大推动了全世界临床流行病学的发展。我国于1980年引入该学科,经过我国临床流行病学工作者的艰苦工作,该学科得到了长足发展。目前,这一新学科正在临床医学领域发挥越来越大的作用,特别是在临床研究方法学方面显示出强大的生命力。

第一节 临床流行病学发展简史

一、临床流行病学概念及国际临床流行病学网络的建立和发展

　　临床流行病学的概念最早于1938年由耶鲁大学 John R. Paul 提出。他认为传统的流行病学研究人群中疾病的分布和影响因素,而临床流行病学则是为临床医师和临床研究者服务的重要的方法学。临床流行病学家以患者为对象进行临床研究,经历30多年,但未受临床医学界重视。直到20世纪70年代后期至80年代初期,通过 David L. Sackett、Alvan R. Feinstein 和 Robert H. Fletcher 等的努力,在临床研究和医疗实践中,创造性地将流行病学及医学统计学的原理和方法与临床医学相结合,发展和丰富了临床研究方法学,创建了现代临床流行病学。

　　David L. Sackett 精辟地分析了基础医学、临床医学和流行病学之间的相互关系,他认为在20世纪中期,几乎所有基础医学研究和绝大多数流行病学研究都是与临床密切结合的,能解决患者存在的实际问题,而之后在生物医学中出现了分子生物学的革命,流行病学研究中则出现了近代计算机信息革命,这两场革命使得基础医学和流行病学研究越来越脱离临床,不能直接为患者解决实际问题。如何解决这个问题,使临床研究能更

深入地发展,他认为,只有发展临床流行病学,使直接为患者服务的临床医师经过严格训练掌握生物医学科学,又将流行病学和医学统计学的原理和方法应用到临床诊断和治疗过程中去,才能使临床研究获得深入发展。在他的专著中,将临床流行病学称为临床医学的基础科学(basic science for clinical medicine)。我们理解他这里所指的基础科学是临床医学工作者除了需要生物医学的基础知识,还需要将临床流行病学作为一门基础课。

Robert H. Fletcher 认为,临床流行病学是将流行病学的原理和方法应用于临床,以解决临床上碰到的问题。因此,临床流行病学是一门科学地解释和观察临床问题的方法学。他认为流行病学是研究群体中的问题,而临床流行病学是应用群体研究方法解决患者个体的问题,包括诊断、治疗、预防、病因和预后等。临床流行病学是应用来自流行病学的科学研究方法,从一组相似的患者中统计临床事件(clinical event)的概率,避免系统误差和机遇,从而获得正确推论的结论。

要提高临床医学研究的水平,必须有科学的方法学。Alvan R. Feinstein 在他的专著《临床流行病学》中将临床流行病学称为"临床研究的建筑学(architecture)",意即临床研究的方法学,因此,临床流行病学也可以理解为研究临床问题的科学的方法学。

综上所述,David L. Sackett、Alvan R. Feinstein 和 Robert H. Fletcher 从理论上阐明了临床流行病学的定义、范畴和内容,强调了临床医师学习临床流行病学的重要性和必要性。

20 世纪 80 年代初,在美国洛氏基金会卫生科学部的支持下,于 1982 年建立了国际临床流行病学网络(International Clinical Epidemiology Network,INCLEN)组织,第一期项目(phase Ⅰ of the project)就是在美国、加拿大和澳大利亚建立了 5 个国际临床流行病学资源和培训中心(Clinical Epidemiology Resource and Training Center,CERTC),包括美国的宾夕法尼亚大学、北卡罗来纳州立大学,加拿大的麦克马斯特大学、多伦多大学,以及澳大利亚的纽卡斯尔大学,加上之后建立的共 7 个 CERTC,为全世界,尤其是发展中国家培养了大量临床流行病学高级专业人才,然后通过他们在 34 个国家 84 所著名的医科大学建立了临床流行病学单位(Clinical Epidemiology Unit,CEU)。CEU 主要分布在亚洲、非洲和拉丁美洲发展中国家。目前,我国已有 9 所大学成立了CEU。CEU 所在的大学都是该国重点大学,通过各国 CEU 的努力,在所在国进行了大量临床流行病学的普及工作,在研究生和本科生中开设了临床流行病学新课程,应用临床流行病学的新方法在临床各专业中进行了大量临床研究工作,大大提高了所在国临床研究水平。按照 INCLEN 的要求,CEU 是由 6 位临床流行病学家(即经 INCLEN 培养的临床医师)、1 位统计学家、1 位经卫生经济学培训的临床医师、1 位医学社会学家及 1位高年资辅助人员组成的功能组织。

在各国 CEU 的积极努力下,INCLEN 在所在国扩大了影响,相继建立了各自的临床流行病学网络,如东南亚临床流行病学网络(South East Asia Clinical Epidemiology Network,SEACLEN)、中国临床流行病学网络(China Clinical Epidemiology Network,

ChinaCLEN)等。INCLEN 组织每年召开一次学术年会,建立了通信刊物(*INCLEN Newsletter*),并将《慢性病杂志》改编为《临床流行病学杂志》,对临床流行病学的任务及对临床流行病学培训的目的做了明确的阐述。临床流行病学的任务是:①临床证据的评价;②评价筛检项目的效能;③建立评价临床防治措施质量的方法;④对卫生保健进行经济学评价。对临床医师进行临床流行病学培训的目的是:①增强临床医师解释医学文献中容易混淆和互相矛盾的结论的能力;②为临床医师提供确立诊断、治疗和预后决策更为合理的依据;③指导临床医师对临床措施的评价;④给临床医师提供方法,通过临床工作来调查疾病的因果关系。20 世纪 90 年代初,INCLEN 提出其宗旨:在最可靠的临床依据和有效使用卫生资源的基础上,促进临床医学实践,从而改善人民健康。为达此目的,本工作网内各国临床医师、统计师及社会学家须共同奋斗,建立和维持最佳的科学研究及医学教育的能力和水平。

从 20 世纪 90 年代初起,INCLEN 进入其总体计划的第二期项目(phase Ⅱ of the project),不少有条件的 CEU 升格为第二期的 CERTCs,称为地区性培训中心(RCERTC),招收该地区的临床医师进行硕士学位的临床流行病学培训,然后再通过他们去建立第二期的 CEU,从而使临床流行病学事业不断扩大。复旦大学上海医学院和四川大学华西医学院两所 INCLEN 的 CEU 也于 1996 年通过 INCLEN 的评审,正式升格为第二期的培训中心,迄今全世界共有 11 所 RCERTC。通过 INCLEN 的第二期项目,使得 INCLEN 组织不断发展和壮大,这是我国临床流行病学不断发展的组织保证和人力、技术资助的源泉。

二、我国临床流行病学的建立和发展

我国临床流行病学的引入可追溯到 1980 年,在美国洛氏基金会的资助下,在英国剑桥为发展中国家高年资临床医师举办的为期一个月的临床流行病学研讨会,我国有 4 位德高望重的医学教授参加了该研讨会,他们学习回国后,就把临床流行病学的原理和方法介绍到上海医科大学和华西医科大学。1982—1983 年,两校先后派遣高年资临床医师赴美国、加拿大的临床流行病学培训中心进行为期 1~2 年的临床流行病学培训,这批高年资医师学成回国后就成为上海医科大学和华西医科大学建立 INCLEN CEU 的骨干力量。与此同时,在卫生部的领导下,我国 13 所部属院校接受了世界银行的教育贷款,该贷款项目中有一项非常重要的内容,即临床研究的设计、测量与评价(design, measurement and evaluation on clinical research,DME)。DME 已成为临床流行病学的核心内容,目标是针对目前临床医学研究中存在的问题,为提高临床医学研究水平提供科学的方法学。

世界银行贷款 DME 项目在 13 所院校中成立了 DME 组织,并在卫生部贷款办公室领导下,在上海医科大学、华西医科大学和广州中医学院建立了 3 个国家级 DME 培训中心,共举办 8 次全国性学习班,为全国重点医学院校培养了大量临床流行病学骨干教师,培训的师资力量来自 INCLEN 第一期培训中心及上海医科大学、华西医科大学经 INCLEN 培训的高年资临床医师。此后，上海医科大学和华西医科大学在 INCLEN 的支持下培训了相当数量的具有一定能力的临床流行病学家，两家 INCLEN 的 CEU 不断完善，华西医科大学建立了正式临床流行病学教研室，上海医科大学继续保持"功能组织"的形式，建立了临床流行病学培训中心，两校已成为发展我国临床流行病学事业的骨干力量。此后，北京医科大学、协和医科大学、湖南医科大学、山东医科大学、中国医科大学、中山医科大学、同济医科大学、白求恩医科大学、第四军医大学等 20 余所医学院校相继建立了各种形式的临床流行病学 DME 单位。另外，不少院校还对研究生和本科生开设了临床流行病学课程，编写了相应的教材，建立了住院医师、主治医师临床流行病学继续教育短训班。世界银行教育贷款 DME 项目的实施为临床流行病学在我国的普及奠定了基础。

1989 年 4 月，在卫生部直接领导下，由华西医科大学和上海医科大学发起，在成都召开了首届临床流行病学/DME 学术会议，会议期间成立了 ChinaCLEN，选举华西医科大学为执行委员会主任委员单位，上海医科大学、广州中医学院、中国医科大学和第四军医大学为副主任委员单位，参加 ChinaCLEN 的医学院校及相应机构共 44 所。ChinaCLEN 的建立是我国临床流行病学发展史上的一个里程碑，它将有组织、有领导地发展我国临床流行病学事业。执行委员会决议每两年召开一次全国性学术会议，每年召开一次执行委员会会议。第 2 届临床流行病学/DME 学术会议于 1991 年 4 月在上海举行，参加 ChinaCLEN 的单位已达 130 个。1992 年 4 月，经中华医学会第 20 届常务理事会第 12 次会议审议，同意组建中华医学会临床流行病学学会，并于 1993 年 4 月在广州举行的第 3 届全国临床流行病学/DME 学术会议上正式成立了中华医学会临床流行病学学会。至此，我国临床流行病学的学术活动正式纳入中华医学会的统一领导，全国临床流行病学的发展取得长足进展。

在 INCLEN 的资助下，上海医科大学从 1993 年开始在国内首次建立了临床流行病学硕士生培训项目。华西医科大学从 1994 年开始建立该项目，两校每年招收 8 名硕士研究生，临床流行病学硕士研究生培训项目的建立为我国培训临床流行病学高层次专门人才奠定了基础。两校在教学过程中还引进了国外师资力量，如对我国比较薄弱的学科医学社会学，邀请美国北卡罗来纳州立大学和澳大利亚纽卡斯尔大学的医学社会学家授课。1997 年，INCLEN 派代表团来我国协助挑选了 4 所具备条件的医学院校成为 INCLEN 第二期的 CEU（协和医科大学、湖南医科大学、第四军医大学和浙江医科大学），上海医科大学和华西医科大学两所 RCERTC 的硕士研究生培训项目主要为上述 4 所 CEU 培养临床流行病学高级人才。近年来，在上海交通大学医学院、中国中医研究院、山东大学、北京中医药大学、海军军医大学（原第二军医大学）也建立了 CEU，至此，我国共有 2 个 RCERTC（复旦大学上海医学院、四川大学华西医学院）和 9 个 CEU。

中华医学会临床流行病学分会成立以后，在学会领导下完善了学术组织，各地分会相继建立，开展了全国性和地区性学术活动。历届学会为普及临床流行病学做出了重要贡献。随着循证医学在临床医学领域不断深入发展,中华医学会把分会名称修改为临床流行病学和循证医学分会,将循证医学视为临床流行病学原理和方法在临床医疗实践中的具体应用,也成为学会的中心工作。

第二节 临床流行病学的性质和任务

一、临床流行病学和临床医学专业的关系

临床流行病学的基地是临床医学,是在临床医学基础上建立起来的一门方法学。它的目的和任务是解决各种临床问题,包括疾病的诊断和治疗、疾病预后的评定和预后因素的研究、疾病病因和危险因素的研究,以及疾病分布规律的研究等,因此,临床流行病学的研究基地应在临床各科,临床流行病学家首先必须是不脱离临床实践的,并且有一定临床实践经验的临床医师,这样才能在临床实践和研究过程中,不断应用临床流行病学的方法学解决临床各科中的具体问题,从而促进临床医学的发展。临床医师在每日临床实践中面临着许多临床决策问题:面临日新月异、种类繁多的临床检验项目,如何选择灵敏度、特异度高的诊断试验应用于临床,淘汰那些真实性不高的检验项目;如何合理用药,选择经过科学方法验证的高效价廉的治疗方法应用于所经治的患者;对有关疾病预后估计问题能够给予科学、正确的回答。这些临床决策不能单凭经验,而应使用循证医学(evidence based medicine)的原则获得科学正确的结论,应用于临床。因此,有人将临床流行病学称为"床旁流行病学"(bed side epidemiology),其意义即要解决临床具体问题。学习临床流行病学科学的方法学,如果不应用于临床各科去解决临床实际问题是没有生命力的。临床流行病学的方法学具有普遍意义,因此可以广泛应用于临床各专业,各科临床医师在学习临床流行病学时没有专业的限制。不论是循证医学、精准医学还是转化医学等,临床流行病学都是基本的方法学基础。

Robert H. Fletcher 在其专著《临床流行病学》(第 5 版)前言中指出,每位临床医师都需要有临床流行病学的基本知识,其理由是:①临床医师每天的工作就是进行临床决策,决定其所经治的患者诊断试验的选择、治疗方案的决定、预后的估计等,这些临床决策都需要有最佳证据作为基础,各种文献上获得的证据都需要经过临床流行病学严格的评价。②临床医师必须从事临床科研工作,才能使临床工作跟上临床医学前进的步伐。要从事有效的临床科研工作,就必须具备临床科研的方法学——临床流行病学的基本知识。要申请科研经费、评审科研成果和医学杂志的审稿都需要具备临床流行病学的基本知识。③临床医师要跟上临床医学前进的步伐,就必须阅读大量文献资料,包括各种参考书、综述、循证指南,这些海量的文献资料不断更新,并且有些证据互相矛盾,繁忙的临床医师需要决定哪些文献资料值得阅读,如何解释那些互相矛盾的结论等,都需要有临

床流行病学的基本知识。

当前,世界各国不论是发展中国家还是发达国家,都面临着医疗费用日益上涨的现实,费用上涨与治疗效果并不成正比,许多国家政策决策者都日益意识到合理使用医疗资源的重要性,迫切需要用强有力的科学方法来筛选诊断和治疗措施。许多临床医学专家也日益意识到单靠临床经验做临床决策常不可靠,因为临床现象千变万化,一个临床医师不可能把所有临床问题都实践到,还必须借鉴科学的方法来总结临床规律。这些单靠生物医学的基础课是不够的,还需要有另一门临床医师必修的基础课来解决上面所提到的问题,这就是临床流行病学。

二、临床流行病学和传统流行病学的关系

流行病学是一门研究疾病、健康及卫生事件(health event)在人群中的分布及其决定因素的科学。通过流行病学的研究,提出合理的预防保健对策和措施,并评价这些对策和措施的效果。传统流行病学在长期发展中形成的科学的方法学在医学科学诸多领域发挥着重要的作用,流行病学已渗入临床、基础和预防医学各个领域,与各有关学科相互结合、相互渗透,进而逐渐交融,产生了不少边缘学科,使流行病学的分支学科与日俱增,至今已有三四十门,如分子流行病学、遗传流行病学、职业流行病学、药物流行病学、临床流行病学等。从这个角度看,临床流行病学也可以看成流行病学的一个分支。

临床流行病学和传统流行病学的关系还在于临床流行病学的原理和方法来自传统流行病学。研究临床医学总的来说有微观和宏观两种方法:微观方法发展迅猛,现在已进入分子生物学时代,起着越来越重要的作用;然而,宏观研究临床医学长期以来停留在病例报告和病例分析等描述性研究阶段,落后的状况越来越无法与微观研究相比较,许多临床医学专家意识到需要从流行病学引进科学的方法学来改变宏观研究的落后局面,说明流行病学作为一种方法学在临床医学研究中具有十分重要的意义。随着医学模式由单纯的生物医学转向生物学、心理学和社会学相结合的模式,临床流行病学的方法学还引进了医学社会学和临床经济学的原理和方法,逐渐形成现代临床流行病学的方法学。

由于临床流行病学的原理和方法是来自传统流行病学、医学统计学、临床经济学与医学社会学,因此,在临床流行病学发展过程中还须依靠流行病学家、医学统计学家、临床经济学家和医学社会学家的帮助和共同努力。来自临床医师的临床流行病学家本身并不是方法学家,他们只不过是运用这些方法在各自的临床专业中研究各自的临床问题。发展方法学还得依靠流行病学家、临床经济学家、医学社会学家、医学统计学家和临床流行病学家一起共同努力。

三、临床流行病学和临床医学研究的关系

临床流行病学强调研究结论的科学性和研究结果的真实性(validity),真实性有内部真实性(internal validity)和外部真实性(external validity)。内部真实性是通过严格的科研设计,正确地收集数据和分析数据,排除各种偏倚(bias)和干扰因素的影响,从而获得可靠的结论。外部真实性指抽样研究所获得的结论是否与总体一致,亦即研究结果推广到总体中的其他病例是否也适用,因此研究结果要经过实践的检验。临床流行病学不仅介绍临床医学的各种研究方法,还比较各种方法的优缺点,评价研究结果的真实性和实用性,对临床医学研究的选题原则、科研设计报告的撰写、论文的撰写和综述的撰写等都有详细的介绍,临床流行病学的内容涉及临床医学研究的各个方面。因此,临床流行病学也可以看作临床医学研究的方法学。

总之,临床流行病学是一门在临床医学的基础上发展起来的研究临床问题的方法学,它的原理和方法主要来自流行病学,目的和任务主要是提高临床科研水平,提高研究的真实性和实用性,促进现代临床医学的发展。因此,我们可以将临床流行病学视为一门临床医学的基础课,是流行病学的一个分支,是研究临床医学的方法学。

第三节　临床研究的设计、测量与评价和临床流行病学

临床研究的设计、测量与评价(DME),实质上是临床流行病学的核心内容,由加拿大麦克马斯特大学的临床流行病学家归纳总结,已获得国际临床流行病学家的公认。

一、设计

设计(design)指临床研究方法和观察方法的设计,是临床科研实施前最重要的内容。科研设计的好坏直接影响科研的结果,要不断提高临床科研水平,就必须强调科研设计的重要性。科研设计应当包括以下 7 个方面的内容。

1. 科研目的和科研假设的确定　这属于选题和立题的范围。选题的来源可以是临床观察遇到的问题,也可以是文献资料启发获得的思路。立题一定要具体、明确,要以问题为基础,并对解决此问题提出假设;整个科研过程就是论证所提出的假设的过程。

2. 科研设计方案的确立　根据不同性质的临床研究课题及各种科研设计方案的科学性和可行性来选择相应的设计方案。各种研究设计方案的论证强度各不相同,如病因和危险因素研究根据论证强度排列,最强的是随机对照试验,依次为前瞻性队列研究、回顾性队列研究、病例对照研究、横断面调查,描述性研究论证强度最弱。各种设计方案都有一定的局限性和优缺点,要根据课题选择最合适的科研设计方案。

3. 研究对象的选择　要考虑目标人群和样本人群。目标人群是指涉及该研究项目的该病的所有患者；临床研究不可能将目标人群全部用作研究，必然是从目标人群中抽取一部分患者来进行研究，这部分人就组成了样本人群，抽取样本的过程叫抽样。在研究对象确定过程中，还必须考虑纳入标准和排除标准、抽取样本人群的方法、抽样误差的大小、抽取的样本人群是否具有代表性等。研究对象确定后，还须计算样本大小，应根据有关研究设计的假设条件，计算合适的样本量，以防因样本量不足造成假阴性的错误结论，同时也可避免样本量过多造成不必要的浪费。研究对象的确定必须符合公认的诊断标准。

4. 研究对象分组方法　一项合格的临床研究必须将研究对象分为观察组和对照组进行比较，有比较才能说明问题。分组的方法可以是随机分配，也可以是非随机分配，后者可按不同时间、不同地点分组或按某些特征配对分组等。只有真正的随机分组才能使两组除研究因素之外的其他影响因素分布均衡可比。分组方法的设计最重要的原则是使两组在研究前的基线（base line）状态可比，否则将影响研究结果的正确性。

5. 研究指标的确定　如进行干预研究需设计干预试验的方法，危险因素的研究须确定暴露于危险因素的标准，诊断试验的评价须确定选择哪种检查项目作为金标准，疾病预后的研究须决定在病程的哪一点作为观察的起始点等，这些都必须在研究前进行认真设计。如何测定结局，什么时间测定结局也必须预先规定好。

6. 资料收集和数据的处理方法　临床研究的对象是患者，因此在收集资料时常会遇到意想不到的问题。为保证研究结果的正确性，研究资料的收集必须客观，切忌主观，为了保证资料收集的客观性，尽可能实行盲法，即收集资料者不知道研究对象的分组情况和应回答什么科研问题。数据的处理必须符合医学统计学的原理和方法。

7. 研究质量的控制　临床研究与动物研究情况很不同，临床研究的影响因素很多，有些是难以控制的，这些因素都会影响研究结果的正确性。临床研究不可能对目标人群都进行研究，而只能抽取一部分样本来研究。因抽样造成的偶然误差即机遇。临床研究在研究对象的分组、观察指标的测量及数据分析处理过程中都会产生人为的误差，使结果与真实情况相背离，即偏倚。在临床研究中，患者执行规定的研究试验措施时所接受和执行的行为程度称为依从性。上述影响研究结果正确性的因素都必须在研究前进行估计，并设计一些措施加以控制。

科研设计内容很多，其中最重要的是科研设计方案，采用不同的研究方法会获得不同的结论，在临床科研中，这些例子是非常多的。例如，以往有人认为脾切除治疗可以延迟慢性粒细胞白血病急变的发生，延长患者的生存期，但这是未用对照的研究方法获得的结论。之后有 5 篇文章报道，采用随机对照临床试验却获得了不同的结论，认为脾切除治疗并不能延缓其急变的发生，也不能延长患者的生存期。因此，临床科研设计不但要学习怎样应用这些科研方法，还要研究各种科研设计方法的优缺点，从而使研究者对所获得结论的正确性有一个较全面的评估。

二、测量

测量(measurement)是用定量的方法来衡量和比较各种临床现象：①疾病发生的频数，如发病率、患病率等；②疾病的后果，如死亡率、病死率、致残率及并发症的发生率等；③症状和体征，如呼吸困难的程度有轻、中、重，扁桃体肿大的程度有Ⅰ、Ⅱ、Ⅲ度，下肢水肿程度有＋～＋＋＋＋等；④疾病造成体力和精神上的影响，如恶性肿瘤患者治疗后的生命质量的测定等；⑤预后估计，如预后预测模型等；⑥各种实验室数据的测量，如血清胆固醇的量、心电图Q波深度和宽度、中性粒细胞碱性磷酸酶积分值等；⑦卫生经济学分析，如成本-效果分析(cost-effectiveness analysis)等。各种临床现象的测量在临床科研中具有重要意义，临床科研离不开临床测量。

临床测量所获得的各种数据有硬数据和软数据之分。有些数据比较容易测量且较为客观，如上述各种疾病分布频数，某些症状和体征改变，如心率、血压、体重等，以及费用消耗，等等，这些数据称为硬数据。另一些数据较难测量、主观性较大，如患者的主观感觉疼痛、恶心、忧虑，以及肿瘤患者治疗后的生命质量等，这些数据称为软数据。临床流行病学家要研究这些数据的测量方法，如评价治疗关节痛药物的疗效，就需要有某些量的概念来衡量疼痛。对软数据常用问卷调查，采用积分方法进行测量，如疼痛的测量可以为"轻微的疼痛不影响工作""疼痛可以忍受""疼痛剧烈要在床上打滚、出冷汗"，不同程度的疼痛给予一定量的积分，然后进行比较。从统计学的角度还必须了解数据的种类，如定量数据、等级数据和名义数据，还要知道数据的分布是正态分布或非正态分布，因为不同的数据采用的统计处理方法不同。

临床科研所获得的各种数据，研究者务必弄清其确切的含义及数据的性质，不能误用。例如，国内临床杂志发表的论文常错用发病率和患病率的概念，错用死亡率与病死率的概念，误用构成比/率也是经常发生的。

描述测量的质量有两个概念：真实度和可靠度。真实度指测量结果与测定事物的真实情况符合的程度；可靠度又称重复度和精密度。不论是用仪器测定还是临床医师和研究者凭检查时的感觉判断的，都应考虑其真实度和可靠度。

临床研究者必须研究临床测量所出现的各种变异，因为这些变异常影响科研结果的正确性。根据变异的来源不同，可分为测量变异和生物学变异两类。测量变异来自测量仪器的性能差别和观察者的操作效能差别，这种变异可通过改进仪器性能、仔细操作并严格遵循操作规则而减少，但当测量是凭检查者自己判断而不是用仪器时，变异则较难控制，如X线片的读片，有时两位放射科医师意见不一致，即使同一位放射科医师，不同时间读片结果也可能不同。有时抽取样本大小也可发生变异，如肝活检所取得的样本仅占肝脏的极小部分，如肝脏病变为非弥漫性者，则一次活检并不一定能获得阳性结果。生物学变异也相当普遍，不同个体之间的变异、同一个体不同时间所测定的结果不一定相同。如要评价一种新的治疗室性期前收缩药物的临床疗效，单凭用药前、用药后两次有关心率、心律的记录进行比较是很容易获得错误结论的，因为室性期前收缩自然发生的频率可能在不同日期或一天内不同时间有所差别。

三、评价

评价（evaluation or critical appraisal）是 DME 重要的组成部分。评价就是运用科学方法制定规则，运用这些规则来评价各种临床数据（如症状和体征等）、实验室数据（包括实验室及其他各种诊断试验）、各种临床研究的结论（包括各种新的诊断和治疗方法、已建立的病因关系及疾病的预后）等，以检验其真实性（validity）、重要性（importance）和实用性（applicability）。加拿大麦克马斯特大学临床流行病学家对于病因、诊断、治疗、预后的研究，均制定了不同的评价原则。我们以诊断和治疗为例，简单说明评价的基本原则。

1. 如何评价介绍新的诊断试验的文章

（1）是否与标准的诊断方法进行盲法对比。新的诊断试验是否有价值，应与标准诊断方法（金标准）进行对比。标准诊断方法指活组织检查、手术、尸体解剖、长期随访或其他可靠的方法。例如，胆石症公认的诊断标准当然是外科手术，现在用 B 型超声波代替静脉胆道造影，就只有与手术诊断来比较才能判断，并且，在判断试验结果是阳性或阴性时要采用盲法，即判断试验结果的医师应当不知道谁是患者、谁是对照。

（2）研究对象是否包括轻的、重的、治疗过的、未治疗的及患有极易混淆的疾病的病例。对新的诊断试验进行评价，研究对象包括轻的、重的、治疗过的、未治疗的病例，还要包括患有易混淆疾病的病例。例如，报道应用放射免疫法测定血中 T3、T4 浓度诊断甲状腺功能亢进，应当看文中所选用测定对象是否包括典型甲状腺功能亢进、不典型甲状腺功能亢进，以及与甲状腺功能亢进有类似临床表现的神经官能症等，如对 T3、T4 诊断甲状腺功能亢进的诊断价值是从上述研究对象中获得的，并且对上述对象的诊断和鉴别诊断具有特异性，才说明 T3、T4 测定是一项较好的诊断试验。

（3）是否讲清了病例和对照组的来源。三级医院专科门诊和社区医院的普通门诊，某些特殊疾病的患病人数有很大的差别，并且可供选择的病例数也有很大差别。例如，报道肾动脉造影对年轻高血压患者的诊断价值，若研究对象选择三级医院高血压专科门诊中原因不明的年轻高血压患者，则诊断价值很大，因为在专科门诊中这类患者经肾动脉造影，可查出约 1/10 肾动脉狭窄者；如在社区医院普通门诊选用同样的高血压病例，其诊断价值就不高，因为在这类患者中查出肾动脉狭窄者寥寥无几。同样，对照组的来源也必须交代清楚，是实验室工作人员或是医学生等。

（4）该诊断试验的重复性，即精确性及测量变异是否作了描写。介绍诊断试验的文章，必须描写该试验的真实度和可靠度（即重复度），报告是否有测量变异，操作者的技术水平如何。如超声诊断，不同水平操作者，其诊断结果不尽相同。

（5）正常参考值的确定是否合理，是否可靠。文章必须说明"正常"的含义，如"正常"的含义不同，会直接影响正常值的数据。一般正态分布的数据，正常值为平均值±2SD

（标准差），包括 95％正常范围，双侧 2.5％为不正常。非正态分布的数据可用中位数和百分位数表示。采用上述方法表示正常值的缺点是所有的疾病其患病率均相同，而事实上是不可能的。采用诊断试验检测患病人群和无病人群，测定数据常有重叠（图 1-1），故一般以虚线 N 点表示正常值的上限，并应确定一个 z 点，表示超过此数值则必须进行治疗。如虚线移至 x 点，c 近于 0，灵敏度为 100％，诊断的病例数最多，但其中包括一部分正常人。反之，如将正常值提高到 y 点，则 b 近于 0，特异度为 100％，也就是高于 y 值的才是患者，则必然有一部分患者被划入正常范围内。

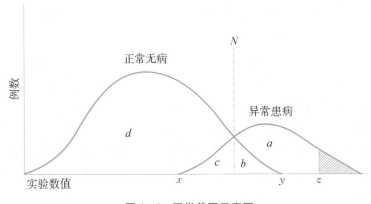

图 1-1　正常范围示意图

（6）如诊断试验作为一组试验（平行试验或系列试验）之一应用于临床患者，除测定该组试验总的诊断价值外，还应测定该试验在该组试验总的诊断价值中占多少价值。因为在平行试验或系列试验中，一个试验是不能全面反映疾病全貌的，在很多情况下，某种试验只能反映疾病的一个方面，如诊断中枢神经系统淋巴瘤，可采用头颅磁共振成像（MRI）、脑脊液涂片、脑脊液细胞因子检测等非手术方法，手术病理活检是金标准。MRI 对脑实质肿块型淋巴瘤比较敏感，脑脊液检查则对有脑膜侵犯的淋巴瘤比较敏感。如 MRI 和脑脊液检查同时应用于临床作为平行试验时，除测定平行试验总的诊断价值外，还要评价每个试验在总的诊断价值中占据多少价值。

（7）有否介绍试验的具体方法和注意事项。作者应介绍诊断试验怎样用于临床，应将试验的对象、方法和结果的判断方法加以叙述，被检查者是否有摄入量、饮食或体力活动等方面的限制，是否要禁用某种药物，试验前后应注意哪些事项，是否有不良反应，这些细节必须在文章中反映出来，以便其他单位学习应用，并有利于重复验证该项方法。

（8）是否做了效用（utility）分析，试验的实用性如何，患者能否接受，有无不良反应等，均应加以分析。作者应介绍那些假阳性和假阴性患者的最后结局，是否能证实确实患病或无病，这样才能确定这一试验是否有效用。例如，对诊断试验阳性的患者，常进行特异的有效治疗，而对试验阴性的患者都不予治疗，其中肯定包括假阳性患者接受了治疗，以及假阴性的患者未予治疗，会出现哪些结果？这些资料均应加以衡量，才能肯定诊断试验的实用价值。

2. 如何评价预防和治疗措施的效果 即如何区分有效、无效，甚至有害的治疗措施。防治效果的结论是否真实，可借助以下 6 条原则进行评价。

（1）防治效果的结论是否是从真正的随机对照试验中获得的。是否有对照、是否遵循随机化的原则，这是防治效果考核中两条极其重要的原则，因为这是确定防治效果的结论是否真实、是否可信的重要条件。我们应该在文章的摘要、方法，甚至题目中看到"随机化试验"或"随机分组"的关键词。

为什么要严格遵循这两条原则呢？这是因为有对照和随机化原则可去除在非随机试验中导致错误结论的许多偏倚。如自体造血干细胞移植治疗晚期乳腺癌、羟氯喹治疗新型冠状病毒肺炎的疗效都是通过非随机试验获得结论，以后经过随机对照试验，证明上述治疗措施与对照组并无差异，从而否定了其疗效。

当然，某些治疗措施疗效考核也可应用非随机对照试验，甚至与以前的治疗做比较。例如，对过去一些公认的结局不是致死就是致残的疾病，如果使用新疗法后存活或改善了预后，虽然不是随机对照试验证实的，也足够证明其有效性，是确实可信的。此外，非致死性疾病，但采用新疗法治疗后患者情况改善十分明显的，不能用一个或几个其他原因解释，与以前传统的治疗方法相比，疾病预后发生显著的改善。例如，氯霉素对伤寒的疗效、链霉素对结核病的疗效，虽然当时未采用随机对照临床试验，但大家都公认其疗效。

（2）是否报道了临床上所有有关的结果。介绍防治方法的文章，必须如实报道所有的结果，包括正反两方面的结果，既要报道疗效又要报道不良反应、用药后发病率、病死率的改变，还要报道患者主观感觉的改变如生命质量，并且判断这些改变要采用盲法，避免主观因素的干扰。例如，氯贝丁酯确有降低血脂和预防冠心病的效果，随机对照试验结果表明，氯贝丁酯确有预防心肌梗死发生的作用，但氯贝丁酯治疗组的死亡率却比安慰剂组高，这与氯贝丁酯引起心律失常的不良反应有关。这种研究如实报道了氯贝丁酯治疗中的问题，也就大大降低了氯贝丁酯的治疗价值。

（3）是否详细介绍了研究对象的情况。作者应当详细介绍研究对象包括对照组的临床情况，如采用什么诊断标准；是轻病例或是重病例；是来自三级医院病例或是社区医院的病例；有无并发症；这样介绍的目的是使读者可以根据实际情况应用所介绍的治疗方法，因为对象不同，治疗效果可能不尽相同。

（4）是否同时考虑了统计学意义和临床意义。统计学的差异具有显著性，如 $P<0.05$，表明差异由于抽样误差所造成的可能性$<5\%$，因此 95% 以上可能性是确实存在差异，具有统计学意义。临床意义是指治疗措施的疗效和不良反应如何。如某一靶向药治疗某肿瘤，治疗组比对照组生存时间延长 6 周，差异有统计学意义，但此差异是否有重要的临床意义需要考虑。有时，临床差异有重要性，但统计学差异却无显著性。如考核一种新型降压药的疗效，选择 20 例高血压患者，随机分为两组：治疗组和安慰剂组，结果治疗组有效率为 50%，对照组有效率为 30%，临床疗效显著，但统计学分析差异却无显著性（$P>0.50$）；于是扩大样本 10 倍再做，结果获得了临床和统计学差异的显著性（$P<0.05$）。这

说明有时临床差异有显著意义而统计学差异却无显著意义主要可能是由于样本大小不够，导致假阴性。反之，有时统计学差异具有显著意义，而临床上差异却没有重要性。

（5）是否介绍了防治措施的实用性，包括依从性、合理性和成本效益等。包括以下4个方面的要求。

1）治疗方法必须详细描述，使读者能临床应用，要求写清楚具体剂量、疗程，在什么情况下应用，有何不良反应和毒性反应，哪些情况下应该增加或逐渐减少剂量或中止治疗，是否要维持剂量。

2）所介绍的治疗方法在临床上和生物学上必须是合理的，即剂量、给药途径和疗程必须与已知的药代动力学知识一致。

3）所介绍的治疗方法必须有较高的依从性，即是患者容易接受的治疗方法。

4）所介绍的治疗方法应当有较高的成本-效果比，即成本小而效益大，患者、家属和国家负担得起。

（6）作者在下结论时，是否包括了所有的观察对象，是否交代了失访者、被剔除的患者及不合作的患者，在下结论时，是否正确处理了这些问题。一篇好的文章对这些问题都会交代，并做正确处理。有些作者将治疗欠佳、不依从或其他原因中途退出的研究者加以剔除，且不做解释，这样得到的结论肯定会有偏倚。例如，*JAMA* 杂志有一篇"颈总动脉病变所致一过性脑缺血发作，内外科治疗的随机对照试验"，报道了151例双侧颈总动脉狭窄的患者，被随机分配到内科或外科组接受治疗，其中79例接受外科手术治疗，72例接受内科药物治疗。随后进行随访观察，结果是外科组发生短暂性脑缺血发作、脑卒中或死亡的相对危险性比内科组低27%，且有显著性差异（$P=0.02$）；然而，进一步分析，本研究纳入的对象总数为167例而不是151例，其中有16例未被包括在结果分析中，原因是分配到内、外科组后不久即发生脑卒中或死亡，其中1例在内科组，15例在外科组，如将此16例分别归于内、外科组，再进行分析，外科组发生短暂性脑缺血发作、脑卒中或死亡的相对危险性从比内科组低27%下降到低16%（$P=0.09$），这样就无显著性差异了。

麦克马斯特大学的临床流行病学家制定的这些评价原则至今仍有重要的现实意义。1993—1994年，该校循证医学工作组在 *JAMA* 杂志上连载了7篇文章，题为 User's guides to the medical literature，对上述观点和方法有了更进一步的发展（详见第十七章）。

评价是临床流行病学的重要任务之一，不仅要对新出现的诊断方法和治疗措施进行科学评价，对以往的诊断方法和治疗措施也要进行评价，以帮助临床医师进行决策，哪些项目要保留，哪些项目应淘汰，对已报道的因果关系的论断及预后的判断也都要进行严格的评价。尤其对已发表的论文，如有不同的结论，更需要进行认真评价。国外某些著名的医学杂志如《新英格兰医学杂志》（*New England Journal of Medicine*）就非常重视论著结论的评价，经常发表一组文章，两篇研究相同临床问题的文章，结论却迥然不同，然后同时发表第三篇文章进行评价，分析不同结论产生的原因。国内医学杂志尚缺少这方面的报道。评价包括临床经济学评价,应用临床经济学的原理和方法来评价各种治疗方法或诊断方法的成本-效果分析,将为临床筛选高效价廉的治疗方案和诊断方法提供理论依据。

第四节 循证医学和临床流行病学

　　循证医学指遵循证据的临床医学,自 20 世纪 90 年代以来蓬勃发展,现已在临床各领域得到广泛应用,对提高医疗质量、指导临床科研、教育及政府卫生决策都有重要意义,被誉为"21 世纪的临床医学"。循证医学是一种理念,其核心思想是任何医疗干预都应建立在新近最佳科学研究结果所获得证据(current best evidence)的基础上,其目的是临床医疗决策的科学化。它将医师个人的临床实践经验与科学的证据结合起来,使患者得到最佳的诊治,并且尊重患者的意愿。因此,循证医学是将最佳证据与医师的临床经验及患者的需求三者结合起来,对患者进行最有利的临床决策过程。循证医学不同于以往的医学实践,它更强调利用发表的文献证据,进行严格的评价(critical appraisal)和分级,以此为基础制定出具体的临床实践指南,并充分考虑患者的需求和意愿,解决具体临床问题。但是,这绝非意味着自古至今传统医学实践没有遵循证据,事实上,循证医学的思想自古有之,只是程度不同而已。20 世纪 80 年代初,临床流行病学创始人之一Sackett 教授的工作对循证医学的发展起到重要作用,1994 年,他在牛津大学创建了世界上第一个循证医学中心,并和麦克马斯特大学循证医学工作组合作,自 1992 年起陆续在 *JAMA* 等杂志上发表了一系列 User's guides to the medical literature,介绍了众多循证医学的概念,受到医学界的广泛关注。1997 年,Sackett 教授出版了 *Evidence-based Medicine：How to Practice and Teach EBM*,该书为实践循证医学建立了重要理论体系和方法学。因此,循证医学和临床流行病学的关系密不可分,复旦大学上海医学院临床流行病学中心已改称临床流行病学/循证医学中心。下面将从 3 个方面来阐述循证医学与临床流行病学的关系。

一、临床流行病学是学习和实践循证医学的基础

　　如前所述,现代临床流行病学是一门宏观研究临床医学的方法学,其目的主要是提高临床科研水平,提高研究结论的真实性和实用性,促进临床医学的发展。循证医学是一种理念,即任何医疗干预都应建立在新近最佳科学研究结果的基础上,以获得科学的证据应用于临床,使临床医疗决策科学化。因此,临床流行病学和循证医学的目的是相同的,即提高临床医学的水平。为了更好地实践循证医学,必须由临床研究人员提供大量的"最佳证据",最佳证据必然来自真实性强的研究结论,从这个角度讲,发展临床流行病学是实践循证医学的基础。循证诊断首先必须广泛开展应用临床流行病学方法进行

诊断试验评价,没有大量诊断试验评价的研究证据,就很难实现循证诊断。没有大量设计良好、可信度高的随机对照临床试验研究,循证治疗也将成为空谈。从现状来看,我国实践循证医学才刚起步,尚有大量工作要做。首先必须大力开展临床流行病学研究,这样才能为实践循证医学提供高质量、高可信度的证据,目前,临床医学界分子生物学研究已获得长足发展,但临床流行病学研究尚未获得足够重视,因此要实践循证医学,就必须首先发展临床流行病学。从学习和实践循证医学来说,也必须具有扎实的临床流行病学基础才能学得好、做得好。

二、循证医学的发展丰富了临床流行病学临床研究方法学的内涵

1948 年,英国医学研究会领导开展了世界上第一个临床随机对照试验(randomized controlled trial,RCT),这是临床医学研究史上第一个里程碑。目前,大样本、多中心的 RCT 和过去分散的、个别的观察性研究和临床经验总结相比,大大提高了临床研究的真实性,已成为近代循证医学证据的主要来源。1976 年,美国心理学家 Glass 首次提出 Meta 分析的概念和统计学分析方法。1979 年,英国 Archie Cochrane 提出要将真实性强的 RCT 通过 Meta 分析,成为系统综述(systematic review)应用于临床。1982 年,英国 Chalmers 提出了累计性 Meta 分析概念,将每一项新的 RCT 研究结果累加到现有该项干预措施的 Meta 分析中,成为系统综述的基本方法,为临床提供科学性强、可信度大、重复性好的干预措施。系统综述和 Meta 分析的建立被认为是临床医学研究史上又一个重要的里程碑。为了生产、保存、传播和更新临床医学各领域干预措施的系统综述以满足临床实践的需要,于 1992 年首先在英国成立 Cochrane 中心,1993 年成立国际 Cochrane 协作网,旨在收集全世界范围的 RCT,并对其进行 Meta 分析,向全世界临床医师提供临床决策的最佳证据。1999 年 3 月,经国际 Cochrane 协作网正式批准注册,在华西医科大学成立了我国的 Cochrane 中心,成为世界上第 13 个 Cochrane 中心。系统综述和 Meta 分析的出现又丰富了临床医学研究,特别是二次研究的方法学,因此,循证医学的开展极大地丰富了临床流行病学科研方法的内涵。

三、基于临床流行病学建立的严格评价原则和方法已成为实践循证医学的基本技能

严格评价(critical appraisal)是指运用临床流行病学和循证医学的原则和标准,全面、客观地评价临床研究证据的真实性、精确性和实用性。严格评价的内容包括选题、设计、研究对象的选择、分组的方法、对照的选择、观察指标的测量、统计分析方法、结果的解释、抽样误差和偏倚的控制,以及结论和结论外推的客观性等。严格评价的原则和方法最初是基于临床流行病学建立起来的,麦克马斯特大学的临床流行病学家自 1981 年陆续发表了有关诊断、治疗、病因和预后研究的评价原则和评价标准,至今尚有现实意

义。在此基础上,以 Sackett 教授为首的循证医学工作组在 1992—2002 年间在 *JAMA* 杂志上又陆续发表了 26 种研究证据的评价原则,进一步完善和发展了上述原则和标准,对实践循证医学具有重要价值。实践循证医学的基本步骤包括:①提出明确的临床问题;②系统检索相关文献,全面收集证据;③严格评价,并寻找当前最佳证据;④应用最佳证据,指导临床实践;⑤循证实践后的后效评价。其中,严格评价是极其重要的步骤,应对检索到的证据的真实性、可靠性、实用性进行全面、严格的评价,根据临床研究证据的来源、科学性和可靠程度进行分类分析,并提出推荐使用级别。因此,没有扎实的临床流行病学严格评价技能,实践循证医学也会成为空谈。

复习题

1. 临床流行病学的核心是:
   A. 精确医学
   B. 循证医学
   C. 转化医学
   D. 设计、测量、评价
   E. 医学统计学

2. 有关临床流行病学这门学科,错误的说法是:
   A. 是一门研究临床医学的方法学
   B. 是一门多学科的交叉学科
   C. 与临床科研有密切关系,但与临床工作关系不大
   D. 是床旁流行病学
   E. 对临床医学研究有重要作用

3. 关于临床流行病学和传统流行病学关系的阐述,以下哪项说法欠妥当:
   A. 临床流行病学的研究方法来自传统流行病学
   B. 临床流行病学是传统流行病学的一个分支
   C. 传统流行病学今后的研究方向是临床流行病学
   D. 临床流行病学的原理来自传统流行病学
   E. 学习临床流行病学要有传统流行病学的基础

4. 关于临床流行病学和循证医学的关系,以下哪项说法欠妥当:
   A. 临床流行病学是实践循证医学的基础
   B. 循证医学是临床流行病学的方法学基础
   C. 循证医学的发展丰富了临床流行病学研究方法学的内涵
   D. 临床流行病学的严格评价原则是实践循证医学的基本技能
   E. 临床流行病学和循证医学密不可分

5. 以下对临床医师进行临床流行病学培训目的的阐述,哪项是不妥当的:
   A. 增强临床医师解释医学文献中相互矛盾结论的能力
   B. 为临床医师提供确立诊断、治疗和预后决策的更为合理的依据

C. 使临床医师更好地进行实验室研究,以建立更多新的诊断方法

D. 增强临床医师对临床科研设计和评价的能力

E. 使临床医学从经验医学走向循证医学

参考答案

1. D; **2.** C; **3.** C; **4.** B; **5.** C

（王小钦　林果为）

参考文献

1. 王吉耀. 循证医学与临床实践［M］. 4 版. 北京: 科学出版社,2019:1-10.

2. 王家良. 临床流行病学——临床科研设计、测量与评价（第 4 版）［M］. 上海: 上海科学技术出版社, 2014:1-8.

3. FLETCHER R H, FLETCHER S W, FLETCHER G S. Clinical epidemiology — The essentials ［M］. 5th ed. Philadelphia: Lippincott Williams & Wilkins, 2014: 1-16.

第二章 临床研究的选题和设计

第一节 我国临床研究的现状和选题原则

临床研究指以患者为研究对象的医学科学研究,目的是提高诊断水平和疗效,改善预后和明确疾病病因。临床研究是以患者个体(individual patient)为观察单位,可以回答其临床问题的研究,如疾病的发病率和患病率、疾病的诊断及诊断试验的正确性、治疗效果的评定、疾病的危险因素和预防措施、疾病的预后及病因等。临床研究方法有微观和宏观两个方向,前者为分子生物学研究,后者即临床流行病学研究,两者不能偏废,尤其后者直接有助于临床决策和实践循证医学。目前,我国临床研究的现状是分子生物学研究获得了长足的发展,但临床流行病学研究尚未得到足够重视。虽然近年来随着临床流行病学在我国的深入发展,临床研究方法已经有了重大改善。

以往临床研究方法多以病例报告、病例分析来总结临床经验,现在,临床医师对病例对照研究、队列研究、随机对照研究、交叉研究等设计方法越来越了解,采用的统计方法也从单因素分析变为多因素分析,Logistic 回归模型、Cox 模型等也越来越多地在临床研究论文中被应用,多中心研究设计的论文也逐渐增多,这都使临床研究水平有了很大提高,但从根本上来说与国外还有很大差距,主要表现在:①以人群为基础的疾病发病率和患病率研究还很薄弱,不少临床数据尚缺乏人群的调查资料,如我国尚缺乏按 WHO 规定的标准方法进行国家卫生与营养调查所获得的人群血红蛋白和红细胞数的数据,造成我国贫血的诊断标准有别于国际统一的 WHO 标准。②治疗效果的评定,采用多中心、大样本随机对照研究及以其为基础的二次研究(系统综述和 Meta 分析)来评价疗效的文章和国外相比数量还很少。从国外文献中要找到上千例的多中心、大样本随机对照的疗效评价资料是非常容易的。目前国内制定的"指南""专家共识"所参考的文献大多是国外的。小样本、非随机分组的疗效评价在国内尚占较大比例,因此研究结论的真实性受到一定影响。③从临床流行病学发展起来的有关诊断试验评价方法还没有在疾病诊断技术上广泛应用,这将直接影响诊断试验真实性的评价。

此外,国内对临床研究在认识上尚有不少误区:①国内普遍采用自然科学基金数量、论文数量和排名来衡量医师的水平和评价医院的等级,易产生严重的副作用,使临床医师花大量时间申请基金、写论文,所培养的临床医师能引文据典,却未必能与临床相结合来解决临床实际问题。许多基层医院的科研包含大量低水平的重复,结果花费了大量人力、资金,所得到的有价值的成果却很少。这些现象都是与临床研究的目的相背离的。②临床研究不完全等同于实验室研究,要提高临床研究水平,实验室的条件固然很重要,缺少先进的仪器和试剂,对研究水平的提高会有一定影响;但是,单有条件很好的实验室,没有很好的选题水平和科研设计能力,同样难有好的临床研究成果。另外,许多前瞻性临床研究需要认真细致的临床观察和随访资料,目前不少医院不重视病史采集、全面体格检查和病例资料的核实,所采集临床研究第一手资料不正确将会严重影响临床研究结论的正确性。③单有先进的科研设计和统计方法,没有好的选题,同样不会有好的研究成果。因此,要提高临床研究水平,缩短与国外临床研究水平的差距,还要提高临床研究选题水平,这是关键所在。选题观点是否正确、选题的方法是否恰当不仅直接关系到临床研究的水平和成果,而且与临床研究的成败、研究的效率都有密切关系。选题是临床研究的起点,但它贯穿了整个临床研究工作的全过程,自始至终处于主导地位,是科研设计和实施的指导思想,从这个角度来说,选题比科研方法更重要。选题就是要正确地发现和提出问题,这些问题有的来自临床实践,有的来自文献资料。所谓正确,就是所提出的问题要符合科学的认识规律。提出新问题新假设比完成一项科研工作更难,没有好的科研假设,再好的科研方法也不会有好的科研成果。

临床研究选题应符合以下 4 项原则。

一、应选择疾病负担大的病种进行研究

疾病负担(burden of disease)是指疾病对人群的危害,以及对社会、经济造成的影响程度。研究疾病负担可以帮助我们确定医疗卫生工作的重点。近年来,人们又把疾病负担研究扩大到全球,这就是 1993 年首先由世界银行发展报告提出的"全球疾病负担(global disease burden,GDB)"的概念。1996 年,哈佛大学公共卫生学院、WHO 和世界银行共同编写出版的《全球疾病负担》对全世界到 2000 年疾病谱的改变及各种疾病负担情况都做了详细介绍。以后也不断更新,如 2020 年《柳叶刀》杂志发表了"GDB 2019",包括全球死亡人数、预期寿命和人口估计;369 种疾病及伤害的疾病负担;87 种危险因素造成的疾病负担。

常用的测量疾病负担的指标包括:①发病指标:如发病率、罹患率、患病率;②死亡指标:如死亡率、病死率;③残疾失能指标:如病残率[指某一人群中,在一定时期内每百(或千、万、十万)人中实际存在的病残人数的比例];④潜在减寿年数(potential years of life lost,PYLL),该指标不仅考虑死亡率的水平,而且考虑到死亡发生时的年龄对预期寿命的影响,可以帮助确定不同年龄组的重点疾病;⑤伤残调整寿命年(disability adjusted life year,DALY),是一个定量计算因各种疾病造成的早死与残疾对健康寿命年损失的

综合指标,疾病给人类健康带来早死与残疾两方面危害,这些危害结果均可能减少人类的健康寿命,减少程度可用 DALY 表示。研究重点应放在高发病率、高病残率及 PYLL 及 DALY 损失大的疾病,即疾病负担重的病种,简言之即要研究常见病、多发病,对人民健康危害大的病种,如心血管病、脑血管病、恶性肿瘤、呼吸系统疾病及新生儿疾病等,疾病负担均十分突出。

随着社会的进步和医学的发展,疾病谱和疾病负担也在不断发生变化。新中国成立初期,主要是感染性疾病(包括传染病、寄生虫疾病)的疾病负担非常严重。随着经济的发展、人民生活水平的提高、生活节奏的加快、生态环境的变化,肿瘤及心脑血管病等非传染性疾病、慢性病上升为主要健康问题。不同地区、不同时期疾病谱及疾病负担也存在差别,例如,近二三十年来,感染性疾病的"构成谱"发生了巨大变化,一些经典的传染病逐渐得到控制,但在某些地区,结核病、白喉、登革热、霍乱、鼠疫、流行性脑脊髓膜炎及疟疾又死灰复燃;另一方面,就全球而言,出现了数十种新的传染病,如严重急性呼吸综合征(SARS)、新型冠状病毒感染、获得性免疫缺陷综合征(acquired immunodeficiency syndrome,AIDS)、禽流感等。因此,在选题时也必须考虑上述情况的变化。

选题的来源包括以下 5 类:①国家级课题,如国家科技攻关项目、高技术研究发展计划项目和国家自然科学基金项目等,都涉及国家重大疾病的全局防治;②部、省级研究课题,也涉及卫生健康委员会及地区重要疾病的防治;③国际合作研究课题,系我国和国际医学界共同感兴趣的课题,如 AIDS 及心脑血管病等;④新药及新技术的临床试验,系药厂生产的新药经国家食品药品监督管理局审批合格后,在各临床药理基地进行的临床试验;⑤研究者发起的临床研究(investigator initiated trial,IIT),系各单位及个人的自选题,这些课题是培养研究生和师资的基地,也是出国人员归来"用武"之地,同时也是申报上级课题的基础。不论哪一来源的课题,都必须遵循这条原则,当然,国家级和省部级课题须经专家评审,政府主管部门批准,采取招标立题方式,这些课题一般也都符合这条原则。

二、具有创造性、先进性和科学性

所选的课题要有一定的创造性和先进性,要选择前人没有解决或没有完全解决的问题,研究的结果应该是前人不曾获得过的成就。没有探索性、缺乏创造性、只是重复前人做过的工作,不能算真正的科研。大量重复国外做过的工作,即使在国内算是领先或先进,实际也没有创造性,只能说是与国际接轨罢了。科研的特点就是创新。因此,选题、立题是一项非常重要的工作,绝不是随便想个课题就可以把临床研究做好,没有扎实地掌握该领域基础理论和深入的信息资料,是不可能有好的科研假设的。在当前信息时代,只有利用好各种信息工具,如检索工具、Cochrane 光盘等,充分掌握该领域国内外的信息和动态,经过充分的思索,才能有好的选题和立题。那种将国外已经应用而国内尚未开展的新的实验方法,在国内建立起来,然后挑选一些患者测定一下,获得一些结果,不能算是创造性的工作。选题、立题不仅要有创造性和先进性,还必须与科学性相结合,所提出的新问题、新假设、新思路必须符合客观规律,而不是胡思乱想。因为临床研究的对象是患者,因此任何新的药物或新的诊断措施,在进行临床试验前必须要有足够的科学依据,并证明是安全有效的。例如,新药临床研究在临床试验前,必须具备详细的药理和毒理资料,有可靠的基础医学实验研究结论,同时还必须有一期临床试验的结果,一期临床试验选择少量健康志愿者进行试验,以确定新药的临床治疗剂量范围,测定新药药代动力学及生物利用度以制订安全有效的给药方案,并观察人体对药物的耐受性和不良反应,然后才能立题,随后在患者中进行二期临床试验。

三、要有临床意义和临床价值

临床研究的目的是提高诊断水平和治疗效果、改善预后及通过病因学研究提出疾病预防措施和新的治疗方案。事实上,临床实践是临床研究选题的源泉,在日常临床实践中,每天面临着许多诊断问题、治疗问题、病因问题及如何估计预后等。这些问题中不少是具有研究价值的课题。随着循证医学在临床中的普及,不少诊断方法和治疗措施有待科学地评价。随着医学模式的转变,临床医学成为一门综合性学科,不仅涉及生物医学,而且涉及临床经济学、药物经济学和医学社会学。比如,药物经济学评价哪一种治疗方案成本效果最大,宜于临床推广。又如,医学社会学研究肿瘤治疗后的生命质量(quality of life)是值得研究的临床问题。放着这些临床上有实用价值的课题不去研究,而一味地追求那些"高、精、尖"却无法解决临床实际问题的课题,只会将临床研究选题引入误区。

四、具有可行性

临床医学研究的可行性,在选题时也必须做足够的考虑。首先,选题要符合医学伦理学相关规定。自 1970 年起,美国、澳大利亚、加拿大、日本、欧洲一些国家先后制定了临床试验管理规范(good clinical practice, GCP)。GCP 规定:临床试验必须符合《赫尔辛基宣言》和国际医学科学组织委员会《关于人体生物医学研究的国际道德指南》中的道德原则,内容包括保护受试者权益和隐私的规定,临床试验前须经伦理委员会审批并获得受试者的知情同意。同时,选题时还必须考虑完成课题的必要条件,包括课题必需的仪器设备、实验条件,必要的人员配备,足够的经费资助及合理的时间周期,以及足够的研究对象,等等。如果这些条件不能满足或根本没有条件,即使所选课题有创造性、科学性,也有临床价值,也无望成功。

第二节 | 临床研究设计的重要性和基本类型

一、临床研究设计的重要性

医学研究分为基础医学、临床医学和预防医学 3 个部分，这 3 个部分分工不同，但又相辅相成，互相交叉，三者不能偏废，都是为了一个共同目标：防治疾病和提高人民健康水平。基础医学研究和临床研究关系密切，基础医学研究可以为临床医学研究打好基础，如阐明疾病发生机制、研制新的药物和新的实验诊断方法，有时被称为临床前期研究，所研制的新药最终要通过临床研究才能在临床上广泛应用。基础医学研究的性质和临床研究又有很大不同，它主要采用实验室方法，研究对象可以是动物模型和培养的细胞株等，常需要许多基础学科，如分子生物学、细胞遗传学、病理学和药理学的参与。临床研究的对象是患者，他（她）们的生理特点、文化水平、经济地位、民族及宗教信仰不同，患病以后的病情和病程变化复杂，受到社会-心理-生物医学综合因素的影响，因此即使同一病种，病理损害相似，可是临床表现的个体差异却十分显著。临床研究在医院内进行，各级医院入院对象不同，不同病种的入院率不同。按照《赫尔辛基宣言》有关人体临床试验的规定，在执行试验中患者有权退出试验，加上患者求医心切，对临床研究的依从性（compliance）存在差异，因此，影响临床研究结果的因素很多，不只是生物医学的因素。按照医学研究的原则，进行两组比较时，除研究因素外，其他因素在两组中分布应相同，否则没有可比性。在患者中进行研究和在动物中进行研究情况有很大的不同，在以动物作为研究对象的基础研究中，许多条件都可以在实验中进行控制，如两组的年龄、体重，可以选择同一天出生、体重相同的动物，遗传因素的控制可以选择同系动物，即同一上代繁殖的动物来进行研究。然而，以患者作为研究对象的临床研究不但影响因素很多，并且许多因素是无法控制的。因此，临床研究比基础研究更容易出现系统误差（即偏倚）及抽样误差（即机遇），从而造成研究结果的不正确。要使临床研究获得正确的结论，唯一的方法就是要有严格的科研设计，将许多影响因素在研究前就加以控制，尽量减少偏倚和机遇的影响。从这点上来讲，临床研究要比基础研究困难得多。

以上是从临床研究的特殊性来说明科研设计的重要性。此外，还可以从我国临床研究的现状来看科研设计的重要性。贺佳等选择了国内 10 本权威杂志，对其中临床研究的论著进行了设计方法和统计方法的评价，包括 1998 年的 1 335 篇论著及 2008 年的 1 578 篇论著，发现 2008 年仍有约一半文章存在统计问题，虽然统计方法的错误（或存在缺陷）率从 1998 年的 59.8% 下降到 2008 年的 52.2%。研究设计方法的错误（或存在缺陷）率也有所下降，从 50.9% 下降到 42.4%，但仍非常高。在 2008 年的文章中，采用 RCT 设计的很少，只占 3.8%，而且其中 2/3 的 RCT 报告结果时存在问题。约一半文章为回顾性研究设计,1998 年为 49.3%,2008 年为 48.2%。研究设计中的常见问题为缺乏对照或对照选择不合理、样本无代表性、结论依据不足、分组不采用随机方法、未考虑混杂偏倚等。袁源智等对 2019 年眼科杂志中的 353 篇论文进行分析,研究设计类型包括个案报道占 19.3%,病例系列分析占 30.3%,横断面研究占 24.4%,病例对照研究占 5.9%,队列研究占 10.8%,非随机对照试验占 2.3%,随机对照试验占 6.2%,系统综述占 0.8%,可见 RCT 仍然很少,回顾性研究占了一半以上,而且相当一部分作者对自身研究设计分类不明确甚至错误,如横断面研究错误归类为病例对照研究或队列研究等。在 22 篇 RCT 研究报道中,近半数研究未说明随机化的方法,无一研究提及随机分配序列的隐藏,仅有 1 篇论文提供临床试验的注册号,对样本量计算有所提及的亦只有 1 篇,说明报告不规范。

二、临床研究方法的分类

临床研究方法的分类如图 2-1 所示。依据研究者有否设计干预措施或分配暴露因素,可将临床研究分为两大类:实验性研究(experimental research)和观察性研究(observational research)。实验性研究又称临床试验,研究者可以人为地控制条件,随机分组,有目的地设置各种对照,直接探讨某研究因素与疾病的联系。因此,实验性研究的论证强度较高,结论比较可靠。观察性研究的研究者并无设计干预措施,亦无分配暴露因素,而是对常规的临床实践进行观察,从而获得结论。由于观察性研究不能由研究者

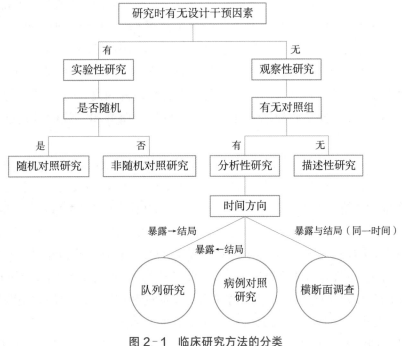

图 2-1　临床研究方法的分类

人为控制试验条件，分组系自然形成，只能尽量控制非研究因素的影响，以求得结论的真实性，因此，研究的论证强度常不及实验性研究。

实验性研究依据分组是否随机再分为两类：随机对照研究和非随机对照研究。随机对照试验由于采用真正的随机分组，可以杜绝选择性偏倚，由于常常对试验者采用盲法，可以减少信息偏倚。这种研究设计独一无二的优势是消除了混杂偏倚，因此研究所获得的结论内部真实性较高，被认为是临床研究的金标准。非随机对照试验由于分组不是采用真正的随机分组，因此可能存在选择性偏倚，其科学性不如随机对照试验强。

观察性研究依据有无设立对照组再分为两类：分析性研究（analytical study）和描述性研究（descriptive study）。分析性研究要设立对照组进行比较，然后依据暴露和结局的时间方向可再分为3类：①从暴露到结局，即随访暴露和非暴露组一段时间来确定结局，如暴露人群比不暴露人群有较高的发生率，认为暴露因素与该结局呈高度相关，这种临床研究称为队列研究（cohort study）。②从结局到暴露，即调查有该结局的人群和没有该结局的人群两组中某一危险因素的暴露情况，然后进行比较，这种临床研究称为病例对照研究（case-control study）。③结局和暴露在同一时间被确定，而两者的时间关系不清楚，这种临床研究称为横断面研究（cross-sectional study），有时又称频率调查（frequency survey）或现况研究（prevalence study）。描述性研究没有设立对照组，因此不能用来评估因果关系，仅是对疾病或临床事件的各种特征进行描述，并进行初步分析和推论，为进一步研究提供线索，因此是临床研究的初级阶段，包括病例报告（case report）、病例分析（case series）和临床经验总结等。横断面研究似乎介于分析性研究和描述性研究之间，因此有人认为归于描述性研究，也有的认为归于分析性研究。横断面研究主要是患病情况的调查或临床事件的频率调查，暴露和结局被同时确认，不能分辨其时间顺序，只能从中寻找病因的线索，因此没有对照组时归于描述性研究更合理，但其研究设计较描述性研究严密、规范，因此科学性较描述性研究更强，如果设计时有对照组，也可以归为分析性研究。病例对照研究、回顾性与前瞻性队列研究设计较规范，并设立对照组进行比较性研究，其论证强度较描述性研究和横断面研究为高，可进一步分析和推论、模拟实验性研究，尽可能使研究结果真实可靠。分析性研究和实验性研究是临床研究的深入阶段。

此外，临床研究设计的基本类型尚可依据研究过程或观察过程的时间顺序分为回顾性研究（retrospective study）和前瞻性研究（prospective study）两大类。从现在调查以前发生的临床事件或使用以往保存的临床资料进行分析总结称为回顾性研究，凡从现在随访到将来某一时间点下结论的研究称为前瞻性研究。实验性研究及大部分队列研究都是前瞻性研究，所有病例分析和病例对照研究都是回顾性研究。前瞻性研究系按照严密的科研设计方案，在研究者的观察下进行，因此所获得的资料比较可靠，结论可信程度高；而回顾性研究需要收集以往发生的临床事件资料或收集以往保存的临床资料进行研究，除了有回忆性偏倚（recall bias）外，还有一个最主要的缺点，就是资料不全，因为以往的资料并非按研究者要求记录的，因此不是缺这就是缺那，影响研究结果的正确性，但回顾性研究科研周期短,容易进行。

第三节 | 常用临床研究设计方案

　　临床研究设计的重要内容之一是临床研究设计方案的选择,要合理选择科研设计方案,必须掌握各种科研设计方案的原理、特点、优缺点和适用范围。本节将对临床常用科研设计方案一一介绍并进行比较,从而对临床研究设计方案的全貌有一粗略了解。各种设计方案的实施细节将在本书各章中详细介绍。

一、病例报告和病例分析

　　病例报告(case report)是指单个病例的详尽临床报告,系对罕见病进行临床研究的主要形式,也是唯一的方法。病例报告至今仍是临床医学的重要研究方法之一,尤其是对人类新发生的疾病或临床事件的首例报告具有重要参考价值,认为病例报告论文价值不大是毫无根据的。例如,浙江医科大学附属邵逸夫医院内科报告了一例鞭节舌虫病,系世界上首例报告(中华内科杂志,1996,35:747),为食五步蛇胆及血而感染。由于病例报告是高度选择的研究对象,因此极易发生偏倚,尤其是关于治疗成功的个案报道,因为杂志编辑不愿报告治疗无效的病例;并且病例报告不能估计疾病或临床事件的发生频数,也不能估计机遇的作用,因此有时报告两个罕见临床事件同时存在被认为有生物学意义,而实际上常是机遇造成的。因此,对病例报告的结论要有正确的估计。病例报告在研究中的意义是为进一步临床研究提供线索,是临床研究新思路的丰富源泉,而不能用于论证科研假设。

　　病例分析或称病例系列报告(case series report)是指大于1例的病例报告,报告的病例数增多,可以分组比较,进行统计学显著性检验,并且可以估计机遇的作用大小,是总结临床经验的重要研究方法,尤其是几百例、上千例的大宗病例分析,有重要临床意义,对临床医师诊断和治疗决策有重要参考价值。例如,北京协和医院报道的"不明原因长期发热110例临床分析",对不明原因长期发热(FUO)的病因进行了统计分析:感染性疾病占52.7%(其中结核病占感染性疾病的46.6%),自身免疫性疾病占19.1%(其中Still病占42.9%),肿瘤占6.4%,其他疾病占14.5%,原因未明者占7.3%。虽然上述数据系构成比,但对临床医师做出诊断决策仍有重要参考价值。众所周知,不明原因长期发热是内科的疑难病症,诊断十分困难,上述统计数据可以供临床医师诊断决策时参考。中国医学科学院血液学研究所和北京协和医院报道的"中国阵发性睡眠性血红蛋白尿症的临床特点:658例临床分析"(中华血液学杂志,1989,10:570)是迄今国内报道阵发性睡眠性血红蛋白尿症病例最多的系列病例分析,总结出我国病例的发病特点:男性多于女性(男:女为5.3:1)、发病年龄较小(中位年龄28岁)、以血红蛋白尿为首发症状(占

23.5%）、血栓发生率（占2.3%）均较国外报道低等,说明我国的病例和国外相比有许多不同点。这些特点不通过大宗病例分析是不可能获得的,探索这些差异有助于研究阵发性睡眠性血红蛋白尿症发生机制和分子遗传学特点。因此,病例分析只要有严格的诊断标准,多方核实研究资料的可靠性,研究获得的数据在临床上还是有较大的参考价值的。但是,必须注意病例分析并无严格的科研设计,并不做样本含量估计,没有合适的对照,且为回顾性研究,因此在下结论和推论时应持慎重态度。例如,国外资料有好几篇病例分析报告腰背痛的病例应用MRI检查发现多数均有腰椎间盘的异常,从而推测这些病例发病和椎间盘异常有关。后来《新英格兰医学杂志》发表了98例无症状的志愿者进行MRI检查,发现2/3志愿者也有椎间盘异常,说明上述推论完全是巧合。

总之,病例报告和病例分析都属于描述性研究,由于缺乏严密的设计和规范的对照分析,科学性差,论证强度低,因此只能作为分析性研究和实验性研究的基础性研究及临床经验的总结。但描述性研究容易进行,临床医师面临大量临床资料和病史记录,随时都可以拿来总结分析,所需时间短,不需要很多的人力和物力,就能对临床上的各种问题进行研究,并可以迅速提出有关线索与假设,因此至今仍是临床医师应用的主要研究设计方案。

二、横断面研究

横断面研究（cross-sectional study）是在某一时间点间或相当短的时间内（如1天、1周或1个月）对某一人群中有关疾病或临床事件的患病（或发生）状况及其影响因素进行调查分析,因此又称为现况研究或现患率研究（prevalence study）。现况研究的目的是了解某一疾病或临床事件的发生状况及其影响（暴露）因素,根据不同研究目的可以获得不同的结果,如患病率、抗体阳性率、抗原携带率、实验室指标阳性率、治疗疾病有效率、疾病的伤残率和病死率等。诊断试验评价的科研设计可以视为特殊形式的横断面研究,因此横断面研究设计方案在临床研究中应用甚广（表2-1）。

表2-1 各种研究设计方案的应用范围

应用范围	描述性研究	横断面研究	病例对照研究	队列研究	临床试验
疾病的普查和抽样调查	+	+ +			
诊断试验评价	+	+ +			
防治效果评价	+	+	+	+	+ +
预后/预后因素研究	+	+	+	+ +	+
病因/危险因素研究	+	+	+ +	+ +	+

注:+表示可应用;++表示常用。

横断面研究主要通过普查和抽样调查方式进行，研究目标人群的疾病或临床事件的发生率及其暴露（此处指广义的暴露，包括诊断和防治措施）状况，其研究设计模式如图 2-2 所示。普查是对选定的目标人群所有对象都进行调查，抽样调查是抽取目标人群中的一部分样本人群作为研究对象，代表性最好的抽样方法应是随机抽样。全国糖尿病研究协作组发表的"全国 14 省市 30 万人口中糖尿病调查报告"是我国首次在全国范围内进行的糖尿病患病率调查，获得我国糖尿病的实际患病率为 0.609%，这项调查对研究我国

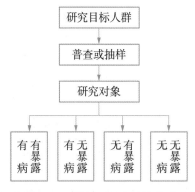

图 2-2　横断面研究设计模式

糖尿病的分布及制定我国糖尿病防治规划都有十分重大的意义。评价这项研究结果的正确性要考虑 3 个方面问题：①所抽取的 30 万人口作为研究对象的代表性如何；②所应用的筛查试验本身具有一定的灵敏度和特异度，可以影响调查结果；③糖尿病诊断标准的确定可以直接影响糖尿病的检出率。因此，这种类型的研究在科研设计中需要考虑多方面问题，才能使研究获得可靠结论。

横断面研究的论证强度较低，用于病因/危险因素或预后/预后因素研究时，因为是同时调查疾病和影响（暴露）因素，没有因果时间关系，不知谁在前谁在后。如果危险因素和预后因素是家族史或遗传基因标记，则因果关系尚可以明确；如是实验室检查结果和精神心理状态的变化，则因果关系甚难明确。因此，横断面研究设计的主要功能是普查或抽样调查获得疾病的患病率及用于诊断试验的评价，而对防治、病因、预后研究只能提供线索或假设，为进一步做分析性研究和实验性研究打下基础。此外，大规模普查需要投入大量人力、物力，在进行研究前需要认真考虑。

三、病例对照研究

病例对照研究系一种用于分析暴露（exposure）和疾病（或临床事件）之间因果关系的分析性研究设计方案，是选择具有所研究疾病（或临床事件）的一组患者组成的病例组与一组无此病（或临床事件）的对照组，调查其暴露情况，比较两组暴露率或暴露水平的差异，以研究该疾病（或临床事件）与暴露的关系。如果病例组的暴露率或暴露水平明显高于对照组，则认为该暴露因素与疾病或事件有联系。这里"暴露"这个术语来自流行病学，而临床流行病学研究则包含"暴露于某些危险因素""具有某种预后因素""接受某种诊疗措施"等广义的含义。病例对照研究设计的模式如图 2-3 所示。从研究模式可知，病例对照研究有以下特点：①研究对象分成病例组和对照组并不是随机化分配，而是按有无被研究的疾病或临床事件来分组，因此病例组与对照组是自然已经形成的，并不是研究者能主观控制的；②所调查的研究因素包括危险因素、预后因素及诊疗措施是由研究者从现在对过去的回顾获得的，因此是回顾性研究；③从因果关系的角度看，是先有疾

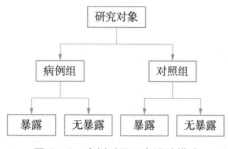

图 2-3 病例对照研究设计模式

病再去调查暴露情况,分析暴露和疾病的联系,因此系由果推因的研究。例如,研究"药物和获得性再生障碍性贫血发病的关系",选择 160 例获得性再生障碍性贫血和 320 例对照,采用医院内 1∶2 配对的病例对照研究方法来调查药物和再生障碍性贫血发病的联系,就是按照这种研究设计方案做的课题。病例对照研究的应用范围很广,可应用于病因/危险因素的研究、预后/预后因素的研究及防治效果的研究等(表 2-1),但最主要的是应用于病因/危险因素的研究。

病例对照研究设计方案的优点:①病例对照研究所需的样本量较小,因此适宜少见疾病的研究,如恶性肿瘤的病因和危险因素研究,病例对照研究设计是最常用的方法,因为如采用队列研究常需要很大样本,有时甚至不可能做到。②由于调查暴露情况是采用回顾方式,因此适用于长潜伏期疾病的研究,如化学因素致癌作用常需 10~20 年,如设计前瞻性研究,则需要观察 10~20 年才能下结论,造成科研周期过长,影响科研成果的及时发表,而病例对照研究则周期较短。且队列研究中,有时要对病例造成一个暴露环境简直是不可能的事,而病例对照研究就没有这个问题。③病例对照研究允许同时调查许多因素和研究疾病的联系,并可以使用病史记录作为数据的来源。④采用病例对照研究设计方案可以省力、省时、省钱,科研周期短。

病例对照研究设计方案的缺点:①选择合理对照十分困难,对照组由研究者自行选择,难免产生偏倚,且暴露水平和暴露率的测量是在患疾病之后回顾而获得的,因此特别容易受到回忆性偏倚的影响,尤其是设计不规范的病例对照研究,更易受到各种偏倚的影响,从而影响研究结果的正确性。②论证强度不及队列研究和实验性研究,因此当病例对照研究得出的结论有争议时,应进一步设计队列研究加以证实。③病例对照研究不能计算发病率,只能计算近似的相对危险度(relative risk,RR),用比值比(odds ratio,OR)来估计。

四、队列研究

队列研究是一种用于分析暴露和疾病(或临床事件)之间因果关系的分析性研究设计方案。它是把一群研究对象按是否暴露于某因素分为暴露组与非暴露组(对照组),随访适当时间,比较两组之间所研究疾病(或临床事件)的发生率(发病率或死亡率)的差异,以研究疾病与暴露之间的因果关系。队列研究的设计模式如图 2-4 所示。队列研究的特点是:①研究对象按暴露与否分组,其暴露与否在客观上已经存在,研究者是不能控制的,并且是暴露在前、疾病在后。因此,从因果关系看,是由因找果的研究。②研究需要有一段纵向的随访期,病例和对照在随访内逐渐自然形成,未经选择,因此,队列研究是一种前瞻性的研究或纵向的随访研究。③能直接计算两组的发病率、死亡率和相对危险度,并且可以调查一个暴露因素和多个结局(疾病或临床事件)的关系。

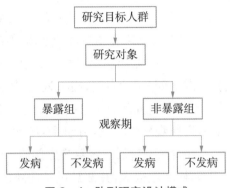

图2-4　队列研究设计模式

队列研究可按时间不同分为:①前瞻性队列研究(prospective cohort study),系从"现在"开始收集队列,随访到"将来"某一时间点下结论;②回顾性队列研究(retrospective cohort study),系过去形成队列,随访到现在下结论(图2-5)。一般前瞻性队列研究设计比较合理,收集的资料常正确、可靠,而回顾性队列研究常采用过去为其他目的收集的资料,因此质量常受到影响。所谓发病率研究(incidence study),即在无该病的易感人群中,经过随访观察到某一时间点,统计新发病例数,获得发病率的资料,实质上也是一种队列研究。

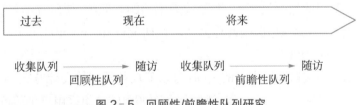

图2-5　回顾性/前瞻性队列研究

队列研究设计在临床医学研究中应用甚广,在病因和危险因素的研究、预后和预后因素的研究、防治效果远期疗效的考核等方面都可以应用,特别是在预后研究及病因危险因素的研究中有重要价值。在病因研究中,有时实验性研究不可能实施,此时队列研究是最好的研究设计方案。例如,著名的 Framingham 研究就是一项经典的队列研究,始于 1949 年,从居住在 Framingham 镇(近波士顿)的 10 000 名年龄在 30～59 岁的居民中,抽取 5 209 名居民,其中 5 127 名初检时无冠心病,共随访 30 年,每 2 年 1 次检查以发现是否患冠心病,从该研究中发现了高血压、高胆固醇血症、吸烟、糖耐量减退及左心室肥厚是冠心病的重要危险因素。

队列研究设计的优点:①可设立前瞻性的同期对照,除了暴露因素接触与否,各队列中纳入的观察对象、诊断标准和纳入/排除标准及观察指标与项目等都可以做到标准化，因此论证强度高、可靠性强。但是，暴露因素的接触与否是自然形成的，并不能由研究者控制，这是和实验性研究最大的区别。除此之外，设计的逻辑性可以和实验性研究相似。②由于设计方案是暴露在前、患病（结局）在后，确定暴露没有偏倚，因此获得的结论可靠性强；由于是前瞻性随访观察，不易有回忆性偏倚。③可研究暴露因素和多个结局（疾病或临床事件）的关系。④可直接计算发病率和相对危险度，因果关系颇为明确。

队列研究设计的缺点：①发病率很低的疾病往往需要很大的样本量，并且有些暴露因素从接触到发病需要很长的潜伏期，因此费时，投入人力、物力较大，不适用于少见疾病的研究，只能用于解决关键的临床研究问题，一般性的病因和危险因素研究仍应借助病例对照研究。②由于队列研究属观察性研究，分组是自然形成的，暴露组和非暴露组在许多方面不尽相同，因此与实验性研究相比，容易产生偏倚，从而影响研究结果的正确性。③容易发生失访偏倚，因为样本数很大，并要经过长期随访，因此不免有失访，如失访率在10%以上就可能影响研究结果。④由于随访时间较长，在此过程中会发生许多事件或因素，很难判定最后出现的结果只与所研究的暴露因素有关，而同其他曾出现或发生的事件无关。

五、实验性研究

临床研究的实验性研究又称临床试验（clinical trial），对各种条件的控制比队列研究更严格。临床试验也可以看成一种特殊类型的队列研究，不同的是研究者可以控制分组。治疗组和对照组的分组可以采用随机化方法。对干预措施和随访期间的处理等，研究者可以根据研究目的加以控制，从而形成无偏倚的对照组，使研究结果更可靠。由于研究者的操作类似实验室研究，因此称为实验性研究（experimental study），也可称为干预试验（intervention study）。

临床试验依据设置对照组方法的不同，有以下几种常用的设计方案：①随机对照试验，试验组和对照组的分组采用真正随机化分配方法，其研究设计模式如图2-6所示。RCT设计还可依据是否实行盲法（blinding）分为单盲试验、双盲试验和开放试验（open label），后者不实行盲法。随机对照双盲试验被认为是最佳标准的临床试验。②交叉试验（cross-over design，COD），是RCT的一种特殊类型，其研究设计模式如图2-7所示。合格的研究对象先随机化分配为A组和B组，第一阶段A组为试验组，B组为对照组，到第二阶段两组交叉，B组为试验组，A组为对照组，第一阶段与第二阶段试验之间应安排一个洗脱期，目的是让体内药物完全排泄，效应完全消

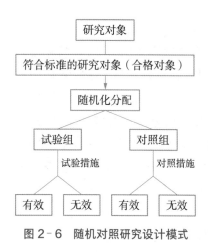

图2-6　随机对照研究设计模式

失,然后再进行第二阶段试验;COD 不仅有组间对照,而且有自身对照。③自身前后对照试验(before-after study),其设计模式如图 2-8 所示。自身前后对照试验实质上是自身对照试验,不分组,第一阶段视为试验阶段,第二阶段视为对照阶段,两个阶段之间也需要设置洗脱期。那种不按上述设计,将药物治疗前后进行比较是不能算作自身对照的,只能作为无对照处理。④非随机同期对照试验(non-randomized concurrent control study)和历史性对照试验(historical control study),系对照组并非由随机化方法决定,而是依据不同地点、不同时间选择,前者系不同医院之间对照,后者系不同时间的前后对照,这些对照组的选择常存在偏倚,两组基线状况(base line)往往不一致,从而影响研究结果的正确性,因此应用有一定局限性。

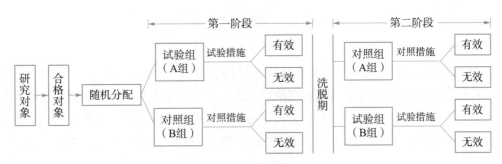

图 2-7 交叉试验研究设计模式

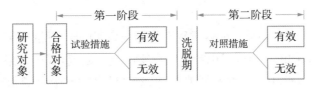

图 2-8 自身前后对照试验设计模式

临床试验主要用于防治效果的评价研究,以及作为一种干预试验用于病因和危险因素的研究,前者应用更为广泛。例如,"成人缺铁性贫血补铁治疗加维生素 C 的疗效和安全性——一项随机对照试验"是研究常规补铁治疗的基础上加用维生素 C 或不加用维生素 C 的疗效比较,明确是否需要加用维生素 C,是单中心的 440 例缺铁性贫血的随机对照非盲法临床试验;"随机对照交叉试验对药物预防输血发热反应效果的评价"系评价苯海拉明和氢化可的松预防输血发热反应的效果,采用随机对照交叉试验设计方案进行评价。

随机对照试验的优点:①这是一种实验性研究、前瞻性研究,是检验一种假设最有力的方法。②实验采用随机化分组,使实验组与对照组之间的均衡性好,增加了可比性,排除了很多非研究因素的混杂偏倚。③有严格的诊断、纳入和排除标准,入选对象的均质性好,观察指标与判断标准统一,在很大程度上减少了偏倚的发生,双盲法的应用减少了测量性偏倚。总之,由于研究者可以根据研究目的控制整个试验过程,从而保证了研究的质量,可以增加研究结果的真实性。

随机对照试验的缺点:①实验是在具有高度选择的病例中进行的,删除了那些不典型病例、有并发症的患者、预后差的患者及有禁忌证的患者,因此,试验的内部真实性是好的,但研究结果的外推受到限制,下结论时要小心。②由于安慰剂对照组的患者没有得到应有的治疗,因此存在伦理问题。③由于研究设计严格,患者入选前要签署知情同意书,入选后患者可以拒绝治疗,因此试验的实施具有一定难度。

相比较而言,RCT 的优越性远远超过它的缺陷,对提高临床医学研究水平具有无法估量的作用。

第四节 真实世界研究

实验性研究往往需要控制诸多影响评价的因素,也被称为理想状态下的研究,这种研究与现实世界的环境不同。因此,在理想状态下评价证明有效果的干预措施(效力)如何能够在现实世界场景下发挥作用,是近年来研究领域范式的转变。开展基于现实世界(也称为真实世界)的效果研究,是循证实践的需要,是 RCT 证据的补充。

一、真实世界研究的概念

真实世界研究(real word study,RWS)是指在真实临床、社区或家庭环境下,获取多种数据,从而评价某种治疗措施对患者健康真实影响的研究,属于效果(effectiveness)研究。在广泛的受试人群和大样本的基础上,根据受试者的实际病情和意愿,非随机或随机地选择治疗措施开展长期评价,注重有临床意义的结局指标,以进一步评价在真实世界条件下的外部有效性和安全性。

RWS 的特征是:①样本的代表性好,样本量较大,往往是某时段的全部人群。②宽泛的纳入标准,极少的排除标准,只要临床上没有禁忌证的患者均可以纳入研究,有并发症的患者也可以纳入研究。③符合临床用药习惯,可以有合并用药,观察性研究多见。④随访时间较长,可以观察长期的疗效和安全性。⑤研究结局多是临床关注的、有意义的多个观察指标。⑥由于多是观察性研究,各种偏倚较多,特别是混杂偏倚的控制,需要采用多种统计学方法。

RWS 的理念已存在多年,但在正确认识和实施 RWS、恰当理解和运用真实世界证据等方面仍存在诸多误区。例如,部分人直接将观察性研究等同于 RWS;认为 RWS 不需要做质量控制;RWS 仅局限于药物评价。有人认为 RWS 是最好的研究设计,可取代RCT;也有人认为 RWS 的价值非常有限,研究证据级别较低,无法指导医疗决策。这些都是对 RWS 的错误理解。

二、真实世界研究的数据来源

真实世界数据(real word data,RWD)是指研究数据来自真实医疗环境,反映实际诊疗过程和真实条件下的患者健康状况;主要是与传统临床试验中人群可能高度选择、干预和对照可能严格控制、随访与实际存在差异等各方面形成明确的对比。RWD 来源非常广泛,既可以是研究数据,即以特定目的开展的观察性研究数据,如基于特定研究目的患者调查、患者注册登记研究(registry study),以及基于真实医疗条件开展的干预性研究(如实效性随机对照试验)的数据;也可以是非研究性质的数据,如多种机构(如医院、医保部门、民政部门、公共卫生部门)日常监测、记录、储存的各类与健康相关的数据,如医院电子病历、医保理赔数据库、公共卫生调查与公共健康监测(如药品不良事件监测)、出生/死亡登记项目等。RWD 可以是医疗大数据,但并非都是大数据,多数还是来自多中心研究的传统数据。

如何控制 RWD 的数据质量是保证 RWS 结果真实可靠的关键,特别是当数据来源于非研究性质的数据,如医院电子病历。不同数据类型的 RWS 在具体的数据质量控制方式上虽然存在差异,但其数据质量控制体系总体而言是类似的,包括数据收集前准备、数据收集和提取、数据清理和整合多个环节。制定数据提取方案、设计数据调查表(case report form,CRF)、制定数据清理手册等都是很重要的环节。

三、真实世界研究的基本设计

RWD 必须经过 RWS 才可以转化为真实世界证据(real word evidence,RWE),才可以应用于临床实践。RWS 其实是一种理念,并非指具体的设计方案,其研究设计方法与一般的临床研究设计方法并无很大差异,RWS 遵循临床研究基本准则和步骤,也是提出问题、设计方案、实施获取数据、统计分析。研究问题决定了研究设计,研究设计决定了数据获取方式和过程。

RWS 的研究设计与上述介绍的临床研究方法的分类(图 2-1)相同,也包括实验性和观察性研究。在真实世界条件下开展实验(干预)性研究的常用方式是对临床已使用的不同干预措施进行随机分组,在尽量贴近临床实际的情况下对患者进行干预和随访,并针对患者、临床医师或医疗卫生决策者有重要价值的结局进行评价,常被称为实效性(实用性)随机对照试验(pragmatic randomized controlled trial,pRCT)。在 pRCT 的设计中,尽管使用了随机方法,但患者研究所处的环境、干预实施和随访过程、数据和结局的收集方式应尽可能贴近真实条件进行,符合真实世界研究的精神。与 pRCT 相对应的是解释性随机对照试验(exploratory randomized controlled trial,eRCT),主要指有比较严格的纳入和排除标准,控制试验条件,如二期和三期临床试验,属于效力(efficacy)研究(表 2-2)。

表 2‑2 pRCT 和 eRCT 的比较

项目	pRCT（效果试验）	eRCT（效力试验）
研究目的	干预措施在真实世界环境下的结果	干预措施在理想环境下的结果
用途	常用于药物和器械上市后实际效果	常用于药物和器械上市前管理决策
研究环境	可在不同等级的医疗机构开展研究	一般在高等级医疗机构开展研究
研究对象	真实世界患者，异质性大，限制较少	同质患者，高度选择性
样本量	通常较大	相对较小
干预措施	相对灵活（可调整方案），符合日常医疗实际	相对严格规定（固定方案）
对照	一般阳性对照，往往选用常规或公认最佳的治疗方案	有安慰剂对照，以确定干预措施的"绝对"有效性和安全性
盲法	开放	常用盲法
结局变量	通常选择有重要临床意义的远期结局	一般使用替代或临床中间指标，或短期结局
随访时间	较长	较短
真实性	外部真实性较好	内部真实性较好

　　观察性研究设计是 RWS 中广泛使用的设计类型。在真实条件下收集相关数据（如患者登记、医院电子病历数据、医保数据和流行病学调查等），建立数据库，并针对具体研究问题，运用观察性设计，开展数据分析，是观察性 RWS 的自然过程。RWS 中的观察性设计包括横断面研究、队列研究、病例对照研究、病例分析等常用类型。

四、统计方法

　　1. 混杂性偏倚的控制　由于观察性研究是非随机分组的，存在较多的偏倚，特别是混杂性偏倚，需要进行控制，统计方法比 RCT 更复杂。对于已知混杂因素的校正，多元回归模型如 Logistic 回归和 Cox 回归是比较常用的多因素分析方法。倾向性评分方法近年来也越来越多地应用，其基本原理是用一个倾向评分表示多个协变量的影响，根据倾向评分在不同对比组间进行匹配、分层回归及加权，即均衡对比组间协变量的分布，最后在协变量分布均衡的层内或者匹配组中估计处理效应，可以避免过度匹配与分层，能够处理更多的观察变量，减少偏倚，同时操作简便。在样本量大的情况下，经过倾向性评分值调整后的组间个体，除了暴露因素和结局变量分布不同外，其他协变量应当均衡可比，相当于进行了"事后随机化"，使观察性数据达到"接近随机分配数据"的效果。然而，倾向评分分析方法与其他统计学方法一样，在观察性临床研究中不能视为最好的一个控制偏倚的方法，其亦有局限性。倾向评分分析方法偏向处理大样本的临床数据，只能平衡有可观测性的观察变量，不能处理未知或潜在的观察变量。

　　2. 样本量的估算　RWS 往往采用较宽泛的标准，应尽量选择较大的样本量，以保证其能够覆盖更广大的患者群体，在具有异质性的患者群体中可进行亚组分析，从而拓展研究的意义。

如果拟开展的 RWS 所纳入的受试对象是某个有限总体，那么，该 RWS 可以不用计算样本量，而是将这个总体人群均纳入研究。常见于普查、基于某个国家或地区全人口的队列研究等。

如果拟开展的 RWS 所纳入的受试对象所在的有限总体过大或来自无限总体，研究者无法获取总体，可以从总体中抽取部分有代表性的样本，通过样本来估计总体特征。此时，抽取样本量的多少需要通过样本量估计公式计算获得。常见于实用性临床试验、抽样调查、病例对照研究等。

当 RWS 的数据来源于一个或多个数据库时，研究者需要分析判断这些数据库纳入的人群是否代表了计划研究的总体人群。当 RWS 使用某一国家、地区人口或疾病数据库时，这类数据库在一定程度上代表了该国家或地区人口或疾病发展的趋势，可以考虑不计算样本量。但是，如果只是抽取其中有代表性的样本开展研究，仍需考虑估计样本量。或者，基于可获得的人力、财力、物力，估计能够收集的最大样本量，通过计算把握度，评估有多大把握能够获得事先假设的研究结果。

RWS 样本量的估算要根据研究设计类型选择合理的统计学公式来计算，这个过程需要尽可能充分的临床信息作为估算的数据基础。RWS 往往有多个结局指标，可以按照最主要的结局指标进行计算，或者分别计算多个结局的样本量，选择最大样本量进行研究。

五、真实世界研究的优缺点

RWS 具备诸多优点：①RWS 对研究对象常采用相对较少的排除条件，使纳入人群有较好的代表性，研究结果外部真实性相对更好；②RWS 样本量通常较大，利于解决罕见疾病和事件所带来的问题，也可以更好地处理治疗效应在不同人群之间的差异；③RWS 采集的数据可利用快速数据设计技术实现多个研究目标，效率较高；④真实世界研究相对传统临床随机对照试验，尽量减少人为干预、容易被研究对象接受，较容易通过伦理审查，成本效益更优；⑤最重要的是，RWS 提供了传统随机对照试验无法提供的证据，包括真实环境下干预措施的疗效、长期用药的安全性、依从性、疾病负担等证据，是对传统临床研究模式的重要补充。

RWS 自身也存在一定局限，这些局限来自数据本身和相关设计。针对治疗结局的评价，除实效性随机对照试验外，观察性 RWS 由于没有采用随机设计方案，组间的基线、预后差异总是或多或少地存在，可能导致结果偏倚；即便使用复杂的统计学方法尽量消除可能的混杂，其在最大程度上也仅能处理已知的混杂因素（无法处理未知的混杂因素）。此外，数据的准确性、完整性是 RWS 可能存在的另一个主要问题，在基于回顾性数据库开展研究时，问题尤其突出。样本量增大和使用复杂的统计学处理方法并不能消除数据质量本身缺陷可能导致的偏倚。最后，基于回顾性数据的 RWS 还面临事后分析、数据挖掘是否满足因果准则的问题。

第五节 临床研究质量的控制

科研质量的控制也是临床研究设计的重要内容之一。从第二节中可知,临床研究的特点是在患者群体中进行研究,许多条件难以控制,要获得研究结果的真实性和可靠性,科研质量的控制十分重要。图2-9示临床研究的模式图,临床研究不可能对研究的目标人群总体都进行研究,只能抽取一部分样本来进行研究,这里有一个抽样的过程,要考虑抽取的样本是否能代表总体。抽取的样本进行研究一般都需要将样本患者分成观察组和对照组,然后再寻找一个研究指标对两组研究对象进行测量,测量以后获得数据,两组数据有无差异要经过统计学处理,最后获得研究结论,整个科研过程如图2-9的方框内容所示。如研究设计优良的临床研究,避免了各种偏倚,说明方框内的科研质量是好的,所获得的结论内部真实性(internal validity)是好的,是可信的。但是,该结论应用于临床还必须考虑外部真实性(external validity),即所获得的结论能否推广到相关的患者也是可信的,也就是说,所获得的结论是否适用于目标人群还需要在实践中加以检验。在科研设计过程中,对上述每一步骤都需要认真考虑如何控制研究质量,因为一有疏忽、考虑不周就会影响科研结果的真实性,归纳起来,影响科研结果真实性的因素有两方面:机遇(chance)和偏倚(bias)。

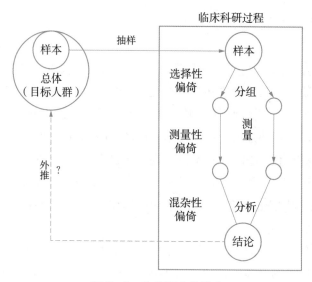

图2-9 临床研究的模式

一、机遇

机遇是由随机变异引起的误差,机遇造成的误差是抽样误差。为了估计机遇对研究结果的影响,必须对数据进行统计学处理。因此,临床研究设计内容应包括统计方法的选择及样本大小的估计。统计方法的选择详见第十四章。

正确估计样本大小也是临床研究设计中一个很重要的问题。片面追求大样本,似无必要,往往会造成人力、时间和费用上的浪费;如样本量过小,则往往会造成假阴性,影响研究结果的正确性。估计样本的含量需要考虑下列因素。

1. 第Ⅰ类错误出现的概率(α) 犯假阳性错误的概率,如错误地把无效的治疗方案判为有效的危险率。对 α 水平,研究者可以自己定,如治疗某病的方法有很多种,而该病又不太严重,要尽量避免误选实际上效果不大的新疗法,此时 α 宜定得小些,这样,样本量就需要大些。一般 α 定为 0.05 为宜,也可定为 0.01。

2. 第Ⅱ类错误出现的概率(β) 犯假阴性错误的概率,如错误地把有效的治疗方案误判为无效的危险率。β 水平也可由研究者自己判定,如病情非常凶险,治疗又无良方,希望尽量减少漏掉有效治疗的可能性,此时 β 宜定得小些,所需样本量就要大些。$1-\beta$ 称为把握度,即试验成功的把握度,意即两组实际上有差别,能在统计学上显示此差别的把握是多少。多数情况下取 $\beta=0.2$、0.1 或 0.05,即有 80%、90% 或 95% 的把握度,将把握度定得高些,样本数就要多些。

3. 研究对象间的变异性大小 如被研究的指标变异性甚小,即颇为稳定,则数据稍一变化即有显著意义,如体温等,这样只要很少的样本数就可得到显著差别。如果研究对象间自发性波动颇大,为了区别是否是真正差别,或是抽样误差造成的,就需要较大的样本量。

4. 样本大小取决于欲检出组间差别的大小(δ 值) 若其他各种条件不变,要查出较小的差别就需要更多的样本。如果 δ 值很大,即治疗组和对照组的疗效相差很大,显示治疗效果显著,则只需要很少的样本数。

5. 样本大小还取决于数据资料的类型和统计方法 样本大小的估计主要取决于上述 5 个因素,然后根据适当公式或查表来获得样本大小的估计值。关于变异性和组间差别,可通过参阅类似研究资料,或作预试验而求得。计算出的样本大小,还应考虑失访等因素,作适当增加。

二、偏倚

偏倚是指研究结果与其真值之间的系统偏离,是在研究组间变量差异时产生的一种系统误差,从而影响科研结果的真实性和正确性。偏倚和机遇的概念不同,机遇是抽样误差,随着样本增大,抽样误差可能缩小。多次重复研究时,平均研究结果越来越接近真值,也就是说,在有足够大的平均结果时,机遇造成的偏离将越来越小,以至消失。偏倚是系统误差,其所造成的与真值之间的偏离是不会随研究重复次数的增加而变化的。因为临床研究的对象是患者,许多影响因素有时难以控制,因此临床研究特别容易产生偏倚。识别与控制偏倚的产生是临床研究设计中的重要内容之一。临床研究中的偏倚种类繁多,详见第十三章,归纳起来可分成以下三大类。

1. 选择性偏倚(selection bias) 发生在临床研究的设计阶段,主要是选择研究对象及将研究对象分成观察组和对照组时采用的方法不正确所造成的系统误差(图2-9)。例如,某研究表明甲组疗效比乙组好,结果发现甲组轻型病例多,乙组重型病例多,实际上是病情差别造成的疗效不同,这就是选择性偏倚。强调随机化原则进行分组常能有效地控制选择性偏倚的产生。

2. 测量性偏倚(measurement bias) 又称观察性偏倚或信息偏倚,产生于科研的实施阶段,是因观察组和对照组两组患者所采用的测量和观察方法不一致产生的系统误差。例如,在判断新、老药的止痛效果时,疗效考核者已知道谁用新药,谁用老药,常会不知不觉地将新药的止痛效果评得好些,老药则差些;如果患者本人也知道用的是新药,患者在心理上也会认为止痛效果更好,这就是观察性偏倚。它虽然发生在采集资料阶段,但应在设计阶段预先加以控制。采用切实严格的盲法常能有效控制这类偏倚的产生。

3. 混杂性偏倚(confounding bias) 在评价被研究的因素和疾病之间的关系时,应考虑外来因素的干扰,因为如果外来因素与该病和研究因素均有联系,会使资料中研究因素的效应与外来因素的效应混在一起,这样便产生了混杂性偏倚,从而全部或部分地掩盖或夸大了所研究的因素与疾病之间的真实联系。例如,研究心肌梗死的危险因素时,发现饮酒可使心肌梗死危险性增高,而事实上是饮酒组内有较多吸烟者,由于吸烟的混杂作用造成饮酒和心肌梗死相关联,这就是混杂性偏倚。这种偏倚主要发生在资料分析阶段,但应当在设计阶段加以考虑。配对和分层是消除混杂性偏倚的一种方法。在病例对照研究中,常为一个病例配一个或几个对照,对照的年龄、性别、居住地点及入院日期均应与病例相同,目的就是控制某些混杂因素,从而更好地观察研究因素与疾病的关系。分层主要用于资料分析时,如分析上述饮酒和心肌梗死的关系时,如果按吸烟和不吸烟分成两层,再来观察饮酒是否会增加心肌梗死的危险性,就会获得否定的结论。

三、依从性

依从性(compliance)是在临床研究中,患者在执行规定的研究试验措施时的接受和执行程度。依从性是影响临床研究结果质量的因素之一,尤其是对比组间存在依从性差异时,造成的偏倚就会更大。研究对象不依从或偏离规定的研究程序往往是多方面因素造成的,因此在临床研究设计时,必须对依从性进行认真研究,如为什么会产生不依从,怎样提高依从性等。

复习题

1. 以下哪种研究方法是实验性研究:
　　A. 实验室指标阳性率调查　　　　B. 药物疗效随机对照研究
　　C. 危险因素的病例对照研究　　　D. 疾病预后的队列研究

　　E. 诊断试验的评价

2. 病例对照研究属于以下哪项研究：

　　A. 前瞻性研究　　　　　　　　B. 回顾性研究

　　C. 从因到果的研究　　　　　　D. 随机化分组的研究

　　E. 描述性研究

3. 回顾性研究的主要缺点是什么：

　　A. 所需要的资料记录不全　　　B. 选择性偏倚

　　C. 结论不可靠　　　　　　　　D. 所需样本量大

　　E. 研究周期长

4. 实验性研究和观察性研究最主要的区别在于前者：

　　A. 设置有对照组　　　　　　　B. 可以由科研者控制研究条件

　　C. 需要计算样本大小　　　　　D. 属于分析性研究

　　E. 需要控制非研究因素的影响

5. 有关大宗病例的分析，以下哪项说法是错误的：

　　A. 需要计算样本大小　　　　　B. 可以进行分组比较

　　C. 可以估计机遇的作用　　　　D. 可以总结临床经验

　　E. 并无严格的科研设计

6. 有关横断面的研究，以下哪项说法是错误的：

　　A. 需要计算样本大小　　　　　B. 可以进行患病率的研究

　　C. 可以用于诊断试验的评价　　D. 不能分析因果关系的时间先后

　　E. 不能随机抽取样本人群

7. 评价一种新疫苗效果的最佳研究方法是：

　　A. 队列研究　　　　　　　　　B. 病例对照研究

　　C. 横断面研究　　　　　　　　D. 流行病学实验

　　E. 随机对照研究

8. 临床研究设计中要估计样本量，主要是因为：

　　A. 样本越大，工作量增加

　　B. 样本过小可能出现假阴性结果

　　C. 样本太小易造成假阳性结果

　　D. 样本过大会影响结果的准确性

　　E. 样本越大，可行性越差

9. 关于真实世界研究的概念，哪些是错误的：

　　A. 都是观察性研究　　　　　　B. 证据等级很低

　　C. 可以进行随机对照试验　　　D. 都是大数据研究

　　E. 是在真实医疗环境下进行的研究

10. 真实世界研究的特征是：

A. 样本代表性较好   B. 样本量较大

C. 长期随访   D. 需要有严格的纳入和排除标准

E. 需要控制混杂偏倚

参考答案

1. B; **2.** B; **3.** A; **4.** B; **5.** A; **6.** E; **7.** E; **8.** B; **9.** A，B，D; **10.** A，B，C，E

（王小钦　林果为）

参考文献

1. 孙鑫，谭婧，唐立，等. 重新认识真实世界研究［J］. 中国循证医学杂志，2017，17（2）：126 - 130.

2. SCHULZ K F，GRIMES D A.《柳叶刀》临床研究基本概念［M］. 王吉耀，主译. 2版. 北京：人民卫生出版社，2020：1 - 15.

第 三 章 描述性研究

没有对照组的观察性研究称为描述性研究（descriptive study），包括横断面研究、病例分析、病例报告、监测研究等。描述性研究在医学研究中有重要的作用，也是文献报道最多的研究类型，常常是对一个新的疾病或领域进行研究的第一步，产生科研假设，为开展更严格的设置对照组的研究提供线索和依据。

第一节 以人群为基础的发病率和患病率研究

一、频率调查的概念

发病率和患病率调查合称为频率调查（frequency survey）。发病率（incidence rate）研究，首先要确定易感人群，然后在一段时间内定期观察这些对象，发现和计算这段时间内的新发病例数，一般以年为单位，计算年发病率。因此，发病率研究实际上是一种队列研究。患病率调查（prevalence survey）或称现况调查，是调查某一特定时间、特定人群中，某一疾病病例数在该人群中所占的比例（包括新近发病的病例和仍旧处于患病状态的老病例），所采用的研究设计方案是横断面研究。以人群为基础的疾病发病率和患病率研究可以提供疾病的发病情况及时空分布的信息，对开展疾病防治、探讨疾病的病因、制定卫生政策和分配资源等都有重要价值。以医院为基础的大宗病例分析不能替代以人群为基础的发病率和患病率研究，只是大系列病例的临床经验总结。

频率调查常用的研究方法是普查（population survey）和抽样调查（sampling survey）。普查是指在一定的人口范围内，某段时间对所有人调查某种疾病发生、发展、转归的方法，又称全面调查。如果范围大，难以做到对全体研究对象进行调查，只能从中抽取一部分来进行研究，则为抽样调查，抽取的样本应具有代表性。

二、频率调查的应用

1. 了解疾病的发病率、患病率和疾病负担　发病率调查需要在一个已确定的易感人群（队列）中进行。患病率测量的是疾病在群体中的现患状态，常用于表示病程较长的慢性病的发生或流行情况。频率调查可以为医疗设施规划、估计医院床位周转、卫生设施及人力需要量、医疗质量评估和医疗费用投入等提供科学的依据。例如，我国自 1958 年开始约每隔 10 年对高血压患者进行 3 次抽样调查，发现我国 15 岁以上居民高血压患病率呈明显升高的趋势，现在国家已经增加科研和医疗投入，积极控制高血压和减少相关的心脑血管事件的发生。

20 世纪七八十年代，在前辈的努力下曾进行过全国范围大规模临床流行病学调查，如 29 个省（市、自治区）130 余万人异常血红蛋白病的调查，18 个省（直辖市、自治区）葡萄糖- 6 -磷酸脱氢酶（glucose 6-phosphate dehydrogenase, G6PD）缺乏的临床流行病学调查，1986—1988 年全国 22 个省（市、自治区）白血病和再生障碍性贫血的临床流行病学调查等，所获得的发病率和患病率资料至今仍有现实意义。随着临床医学的发展，以人群为基础的疾病发病率和患病率的研究已远远跟不上医学发展的要求。例如，在临床工作中已发现骨髓增生异常综合征（myelodysplastic syndrome，MDS）的病例多于再生障碍性贫血，淋巴瘤的病例有日益增多的趋势，而实际发病和患病情况如何，至今尚缺乏全国性临床流行病学调查资料加以科学地阐明。不少最基本的临床工作也须借助人群的调查资料。例如，我国贫血的诊断标准有别于 WHO 标准，这绝非种族差异造成的，因为许多东南亚国家均采用 WHO 标准，主要是因为我国尚缺乏按 WHO 规定标准方法进行的全国卫生与营养调查所获得的人群血红蛋白和红细胞数的数据。

2. 早期发现和治疗疾病　通过调查能够在较短时间内了解某种疾病的流行概况，调查中发现的病例可以早期治疗，延长患者生命或促进其痊愈，减少劳动力的损失。辽宁省庄河市胃癌高发区的胃癌筛检及卫生经济学评价项目系在 2001—2003 年约 10 万人群中进行研究，其中抽样筛检 7 128 人，共查出胃癌 29 例，20 例属于早期，9 例为进展期；另抽样 20 842 人为非筛检组（对照组），共发现胃癌 86 例，发现时均为晚期，在该研究项目结束时已全部死亡。对比两组结果，提示采取筛查措施可以早期发现胃癌，避免患者死亡，筛查措施共花费 24.5 万元，经成本效果分析显示每减少一例胃癌患者死亡要花费 8 448 元。采用 B 超、血清甲胎蛋白及 γ -谷氨酰转移酶的测定对肝癌进行普查，可以发现孤立的小肝癌，及早作小肝癌手术切除，使肝癌 10 年生存率达到 80%。普查常是早期发现疾病、早期治疗，延长患者生命、减少病死率的有效措施。在希望通过筛查达到疾病的早诊早治时，还需要考虑超前期偏倚（lead time bias）和病程长短偏倚（length time bias）对筛查的效果和价值评价的影响。

3. 了解疫情　虽然各类传染病在上海市的发病率均为低水平，但可以通过调查监测上海市仍然存在某些传染病暴发流行的潜在危险。主要包括：①由于传染病发病谱的变化，如乙型脑炎、中毒性菌痢发病明显减少，但人群对部分传染病的免疫水平降低，如健康人群血清检测甲型肝炎（甲肝）抗体水平仅 55% 左右。②致病菌菌株的变异性增大，如结核耐药菌株、霍乱出现的新致病菌株等。③由于生活环境和生活行为的变化导致的疾病，如生食水产品、不洁食品导致食源性疾病等。④新发现和重新出现的传染病构成的威胁也已形成。某些传染病、流行性疾病给人们带来严重危害,短期内可导致大量人群劳动力丧失,甚至引起死亡。为了了解某病的流行趋势,早期预测疫情、早期采取措施可以达到预防疾病的传播与流行的目的。1988 年初,上海地区甲型肝炎大流行,35 万人发病,感染者超过 100 万人,给社会、国民经济带来了严重的损失。这样严重的疫情是可以预测的,当时经防疫部门测定,在 24~30 岁年龄组人群中甲型肝炎抗体的阳性率低于40%,提示当时上海人群的免疫力低,大部分是甲型肝炎的易感人群,一旦吃了污染甲型肝炎病毒的毛蚶,必然会引起人群的大量发病。2020 年初,我国学者开展了一项 SARS-CoV-2 中和抗体的国内抽样人群血清学研究,发现血清学证实的感染者中,76%并未出现症状,这就提示出现疫情后的流行病学调查、开展相关管控、排查和隔离措施的必要性。同时发现,即使在武汉地区,血清中和抗体的人群阳性率只有 4.43%,在武汉之外的湖北地区为 0.44%,其他省份低于 0.1%,这就为通过广泛接种有效疫苗来达到群体免疫提供了依据。

4. 建立生理标准 医务人员常常需要通过体态标记、体液成分的众多生理标准、形态学和功能学等各种参数帮助判断个体的生长发育状态、健康状况和疾病严重程度等。随着医学科学的发展,我们要不断建立许多新的测量参数,包括形态度量及微量含量的测定,如 B 型超声、光学相干断层扫描、放射性核素、CT、MRI 等影像医学对局部组织结构、内脏器官的正常与否的判别,电镜、免疫电镜对亚微、超微结构的形态学观察。对分子生物学、免疫学、遗传学等研究需要建立更多的正常参考值来判别是否异常,从而指导临床实践。这些生理标准的建立可以通过测定不同年龄、性别的正常人群来获得。

5. 了解疾病或生理标准在不同人群中的不同分布 以此产生研究假设,为进一步研究提供线索。如病毒性肝炎目前仍然是危害人类健康的重要传染病之一,已知嗜肝病毒有甲、乙、丙、丁、戊及庚型肝炎病毒等。以乙型病毒性肝炎为例,为什么全世界 3 亿乙型肝炎病毒携带者中,亚洲占了 70%? 当发现黄种人病毒携带率高后,进一步研究后又发现人群的组织相容性抗原(human leukocyte antigen,HLA)位点与乙型肝炎病毒(HBV)易感有关。丁型肝炎病毒是一种寄生病毒,它必须依赖 HBV 生存,为什么占世界 70%的携带 HBsAg 的黄种人中丁型肝炎的发病率不高呢? 肝炎病毒学家经进一步研究认为,丁型肝炎病毒的生存与 HBV 的某种亚型有关,而黄种人感染的主要亚型并非该亚型。此外,现有研究发现男性患者血清 HBeAg 及 HBV-DNA 水平显著高于女性患者,说明男性性别是增加血清 HBV 水平的因素之一,其与男性慢性乙型肝炎的转归关系尚待深入研究。这些调查为进一步研究提供了有价值的线索。又如对婴幼儿轮状病毒胃肠炎流行季节血清型、基因型的调查为进一步研究轮状病毒疫苗提供了重要线索。

三、研究设计的基本内容

在开展研究之前应该明确研究目的,以此为基础进行严密的研究设计、完成科研设计书。以横断面研究为例,研究设计主要包括以下 9 个方面的内容。

1. 明确研究目的　如调查 60 岁以上女性缺铁性贫血的患病率。

2. 规定调查的病种和研究指标　如调查病种为缺铁性贫血，研究指标为患病率。关于研究指标的更多介绍参见下文。

3. 确定调查地区的范围和人群　如调查上海市静安区 60 岁以上的女性。

4. 确立公认的诊断标准和准确的检测方法　如根据第 4 版《血液病诊断和疗效标准》中缺铁性贫血的诊断标准，具体写明血红蛋白和铁蛋白、血清铁、铁饱和度、总铁结合力等诊断指标的要求。明确血样采集、运送、保存的要求和方法，血样检测的地点和检测方法，以及如何确保数据的准确性，减少实验误差等。采用横断面研究在人群中筛查患者的更多介绍参见下文及第四章"诊断试验的研究与评价"。

5. 确定调查人群的数量　根据研究的目的，基于研究指标和前期的数据来估算样本量。样本量估算参见下文。

6. 确定抽样的方法　如采用社区整群随机抽样的方法抽取需要的样本。关于抽样方法的介绍参见下文。

7. 确定调查的方法和质量控制方法　例如，在居委会的协助下，如何上门进行问卷调查和抽取血样。如果被调查者不在上海，有漏查，如何补救；如果该人员不配合，如何解决。改善和提高应答率是减少偏倚、保证研究真实性的重要的问题。

8. 调查对象信息的收集　除了调查对象的性别、年龄、职业等基本信息外，要根据研究目的来设计合适的问卷以收集其他重要信息，同时还要掌握当地的人口学数据。问卷设计的相关问题可查阅相关参考书籍。

9. 统计分析　研究设计阶段，就要事先做好数据统计的计划和方案。

在即将进行普查的地区，可先在一个较小范围进行比较详细、准确的调查，以便与全面普查的结果比较，来校正全面普查结果并估计普查的"漏查率"。

描述性研究属于观察性研究的一种，研究论文的报告规范可以参考加强流行病学中观察性研究报告质量（strengthening the reporting of observational studies in epidemiology，STROBE）指南。

四、常用的研究指标

1. 累积发病率(cumulative incidence)和发病率　测量疾病或其他健康相关事件（如疾病好转、肿瘤复发、死亡等）的发生是流行病学的主要任务之一。累积发病率和发病率关注的都是一段时间内新发的病例，因此需要对某个易感人群（population at risk）进行随访以得到发病数据，常通过队列研究等进行观察记录。所谓的易感人群或者易感者是指可能会罹患该研究疾病但尚未患病的人群或个体。例如，男性、子宫内膜癌患者及已经切除子宫的女性均不是子宫内膜癌的易感者。

累积发病率又称发病比例(incidence proportion)。理想状况下，对由易感人群组成的封闭队列(closed cohort)进行一段时间的随访后，即可得到该易感人群在这段时间的累积发病率(图3-1)。这里的理想状况是指研究起始后,再没有其他人加入研究,而已经在研究队列中的人没有因为除发病之外的其他原因(如失访或死亡)离开队列。此时:

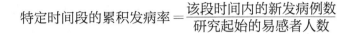

$$特定时间段的累积发病率 = \frac{该段时间内的新发病例数}{研究起始的易感者人数}$$

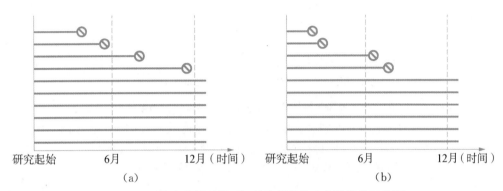

图3-1 静态人群(封闭队列)中累积发病率计算的示意图

注:图中每一条横线代表一位研究对象,⊘代表发病。如图所示,a、b两个易感人群半年和1年的累积发病率都是2/10=20%和4/10=40%。

累积发病率是指一段时间内发病者在该易感人群中的比例,因此①累积发病率是个时间累积的概念,需要说明其测量时间,如1年累积发病率。对于某一个人群,时间越长,累积的新发病患者数量越多,累积发病率就越高(图3-1)。而同样长的一段时间内,不同的人群其累积发病率也不同,比如肺癌的1年累积发病率,老年人群就远远高于年轻人群。②累积发病率是一种比例(proportion)或百分比,没有单位。该概念与我们常说的风险或危险度(risk)接近,均是取值范围为0~1的概率。危险度往往是指个体在特定时间段发生某种疾病的风险概率,而累积发病率是某个人群在一段时间内发生该疾病的平均危险度。个体的危险度往往是通过与该个体具有相似特征的人群平均危险度,即累积发病率来估计的。我们可以采用危险度或累积发病率来评估某个疾病或其他健康相关的结局事件(如死亡、肿瘤转移、疾病好转/进展/复发等)在一定时间段发生的概率。③对于短时间的疾病暴发或流行,如流感和食物中毒之类的疾病,可用罹患率(attack rate)表示流行情况,例如在一次流感流行中,8%的罹患率指的是在该次流行中有8%的易感人群染上流感。罹患率是累积发病率的一种特殊类型,其暴露时间多较短,如几个小时、几天、1周或1个月,时间长短因疾病的生物学特征而异,常无明确说明。二代罹患率或续发率(secondary attack rate)指的是在感染性疾病患者的易感接触者中的罹患率。④累积发病率只考虑在某一段时间内,新发病患者的人数和比例,而不考虑在该段时间内患者发病时间的早晚。如图3-1中,两个人群无论是半年还是1年的累积发病率都相同,但实际上b人群的发病时间要明显早于a人群,而这无法通过累积发病率来体现。⑤计算累积发病率需要封闭队列,并且要求观察对象既不会因为发生其他疾病或事件(即竞争风险因素,competing risk)而不再是该研究的易感人群,也不会因为失访等原因离开研究，在大部分情况下这两点是很难做到的（图3-2）。

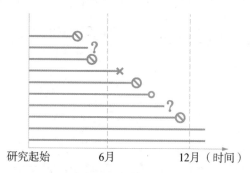

图3-2　研究中的竞争风险因素和失访对白内障累积发病率的影响示意图

注：图中每一条横线代表一位研究对象。◎代表发生白内障，✕代表研究对象死亡，○代表外伤后眼球摘除，这两种事件发生后观察对象不可能再发生白内障，即不再是易感人群。？代表研究对象失访。因为有相当一部分研究对象在研究过程中不再是易感者或者离开研究，从而无法计算累积发病率。

所有自然人群都是开放的或动态的人群（open/dynamic population）——不断有新的人员加入，也不断有人因为各种原因而离开。如果将每个易感对象被观察到的时间考虑进去，即引入人时（person-time）的概念，就可以计算发病率：

$$发病率 = \frac{某段时间内的新发病例数}{易感者被观察时间的总和}$$

易感者被观察时间的总和是每位易感者在研究中贡献的观察时间之和，即该人群总的疾病易感时间（time at risk for disease）。在图3-2中，1年中共有4例新发病例，10位易感者的易感时间（图中自上而下）分别是4月、5月、5月、7月、8月、9月、10月、11月、12月和12月。因此，发病率＝4/(4＋5＋5＋7＋8＋9＋10＋11＋12＋12)＝4/83＝0.048/月。亦可表示为0.578/年。当总观察时间固定，发病率公式的分母也可以表达为平均易感者人数×观察时间，对应的是图3-3的曲线下面积。发病率的概念中引入了"人时"作为分母，又被称为发病密度（incidence density）、人时率等（图3-3）。当观察时间趋于0时，又称瞬时发病率（instantaneous incidence rate）、风险率（hazard rate）等。

发病率和累积发病率有联系也有区别（表3-1）。与累积发病率不同，发病率不是概率，不等于人群的平均危险度。发病率实际上是代表疾病的发病速率，有单位（时间的倒数，如/年或年$^{-1}$）。发病率取倒数，其单位即是时间（如年、月等）。在一个稳态人群中且没有竞争风险因素时，发病率的倒数可以理解为在该人群中，易感者发生疾病或事件的平均所需等待时间（waiting time）。例如，当符合上述要求时，发病率为0.578/年，其倒数为1.7年，表示易感者平均发病时间为1.7年。由于累积发病率对应人群平均危险度，作为一种风险概率，易于理解，因此，可以通过一些方法把发病率转换为危险度。当危险度不太高时（如低于0.2），并且发病率稳定时：

$$危险度 \approx 发病率 \times 观察时间$$

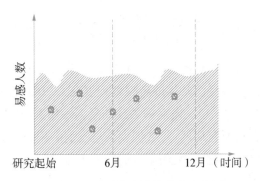

图 3-3 动态人群的发病密度

注：图中可见，由于有研究对象不停地加入和离开研究，不同时间点的
易感人数呈现不规则的动态变化。阴影部分，即曲线下面积代表人时。◎代
表发生新发病例。单位人时数内，新发病例越多，发病密度越高。

表 3-1 累积发病率、发病率和患病率的联系与区别

项目	累积发病率(CI)	发病率(I)	患病率(P)
取值范围	0～1	0～+∞	0～1
是否为概率	是	否	是
单位	无	时间的倒数	无
分子	新发病例数	新发病例数	现有病例
分母	期初易感者数目	易感者总的易感时间(人·时)	某人群总人数
时间	一段时间	一段时间	时间点或特定时间段
测量的研究设计	队列研究	队列研究	横断面研究
意义	人群发病的平均危险度	发病的速率，或平均等待时间的倒数，可换算成危险度	疾病的人群负担；诊断试验的验前概率

发病率常用的表达方式是 x 例/10^n 人年，因此，如果某一疾病危险度不高时，该病 1 年的累积发病率即是 $x/10^n$。例如，某一研究观察到在 80 000 人月中有 8 例新发病例，则发病率为 1/10 000 月，亦等于 12/10 000 年。此时，由于危险度约等于发病率×观察时间，该病人群 1 年累积发病率（平均危险度）即是 0.12% 或 1.2‰。

需要注意的是，由于发病率的分母为人时，当发病率稳定时，10 万人平均随访 2 年和 1 万人平均随访 20 年是等价的。但实际上，发病率会随着时间、受试者年龄等因素而变化。特别是当要了解发病率的变化时，选择合适的样本量和随访时间就很重要。例如，我们可以在 1 万人随访 20 年的研究中发现肿瘤的发病率有上升，但在 10 万人随访 2 年的研究中，却不能得出肿瘤发病率上升的结果。虽然两者都是 20 万人年，但却会产生不同的结论。

2. 患病率 患病率是指特定时间、特定人群中存在的某病病例数在该人群中所占的比例。如果该时间较短，称为时间点患病率（point prevalence）；如果跨越了一段较长的时间，则称为期间患病率（period prevalence）。通过横断面研究可以计算患病率：

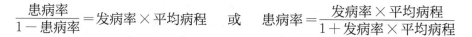

$$患病率 = \frac{特定时间内所有病例数}{同期平均人口数} \times 100\%$$

患病率也可用于一些人群特征的描述。例如,可以用患病率的计算方法去计算吸烟者在人群中的比例,不同社会经济条件或者教育程度在人口中所占的比例等。患病率与发病率有区别也有联系(表3-1)。发病率关注的是新发病例,常用于病因和危险因素研究;而患病率的计算中包括所有病例,其数值大小与发病率和病程均有关(图3-4),多用于疾病负担的研究和评价。当疾病发病率和病程处于稳定状态时,患病率和发病率的关系如下:

$$\frac{患病率}{1-患病率} = 发病率 \times 平均病程 \quad 或 \quad 患病率 = \frac{发病率 \times 平均病程}{1+发病率 \times 平均病程}$$

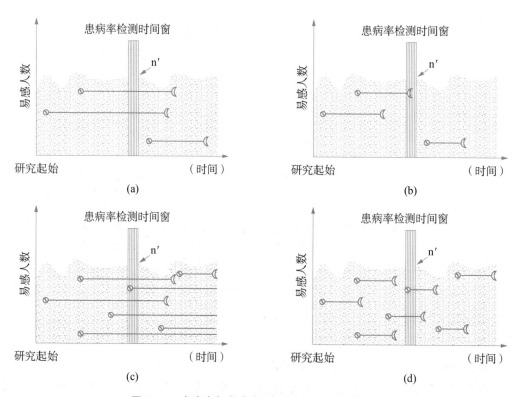

图3-4 患病率与发病率(发病密度)及病程的关系

注:a、b、c、d为4个相似的动态人群,竖条框为调查患病率的时间窗口,n′为当时该人群的人口数。图中每条横线代表一个患者的病程,◐代表疾病发生,☾代表疾病结束或者患者死亡。如图所示,a、b、c、d在调查当时的患病率分别是2/n′、1/n′、5/n′、2/n′。a与b的发病率相似,但a的病程长于b,此时a的患病率高于b。c与d相比,亦如是。另一方面,a与c病程均较长,但前者发病率低,其患病率低于c。b与d相比,亦如是。由此可见,发病率和病程均可以影响患病率。

当患病率较低(如<10%)时:

$$患病率 \approx 发病率 \times 平均病程$$

由上式可知,一般发病率越高,患病率也越高,但病程对患病率也有重要影响。发病率不高,但是患病后病程长,人群患病率可能很高;如果发病率高,但是疾病快速痊愈或致死均可以导致人群患病率低(图 3 - 4)。当采用患病率替代发病率来开展病因或危险因素研究时,需要考虑所研究的"危险因素"可能是通过影响疾病的发生和/或疾病的病程来影响患病率的。但对于一些发病隐匿的疾病,或出生缺陷等问题,由于使用发病率存在实际困难,此时常描述和分析患病率。

3. 死亡率(mortality)和病死率(case fatality rate)　对于发病率较低、病死率很高的疾病,死亡调查基本上可以反映该病的流行情况。例如,相当一部分的恶性肿瘤患者都以死亡为转归,故死亡调查的结果,基本上代表该病的发生水平、分布规律及动态变化。死亡率与病死率均是测量死亡事件的发生,与发病率和累积发病率概念类似。

(1) 死亡率:又称粗死亡率(crude death rate),与发病率相似,亦有时间概念,计算时必须有 3 种成分:①暴露于死亡危险的人数,即接触病原、危险因素等有死亡危险的人群;②有特定的时间,一般以 1 年为单位;③在该特定的时间内,有死亡危险的人群中死亡的人数。某一人群的年死亡率常用的计算公式为:

$$死亡率 = \frac{1 \text{ 年内总死亡人数}}{同期平均人口数}$$

同期平均人口数指该人群 1 年平均人口数,常取年中的人口数。

(2) 死因别死亡率(cause-specific mortality):与死亡率相似,但通常指一年内(也可为特定时期内)某一人群因某特殊原因死亡的死亡率。临床上某病年死亡率常用的计算公式为:

$$死因别死亡率 = \frac{1 \text{ 年内某致病因素致死亡人数}}{同期平均人口数}$$

需要注意的是,死亡率和死因别死亡率本质上也是发病率的一种特殊形式,除了上述两个常用的简化计算方法,均可采用人年等人时单位作为分母来计算。当死亡率较低时,人年死亡率与年累积死亡率接近。

(3) 病死率:测量疾病发生后转归为死亡所占的百分比,表示的是疾病严重(致命)程度,常用于疾病发生后转归较快(好转或者死亡)的一些急性感染性、中毒性疾病等。病死率应避免与死亡率和死因别死亡率相混淆。病死率与罹患率一样,也是一种累积发生率,是分母中包含了分子的百分比:

$$病死率 = \frac{该病发生后于规定时期内死亡的人数}{发生某病的总人数} \times 100\%$$

对于病程和转归时间很长的疾病,如糖尿病、多发性硬化等,多用 n 年生存率或生存曲线等方法来描述。

4. 其他指标　根据研究目的的不同,研究者可选用其他合适的指标,如事件(发病、转移、好转、复发、死亡等)发生时间,复发事件的分布,生存曲线,体态、生化、免疫等各种测量指标等。

五、筛检试验诊断标准的选择和确定

各项筛检试验的正常参考值都有一个范围，如血清反应是按其效价来判定阳性，血清转氨酶是按其单位数来判定正常与异常，皮肤试验是按皮肤红晕大小判定阳性，血糖、血清电解质是按其单位容积中的含量为正常参考值，高血压是以测量血压高低为标准。但是，通常遇到的情况是正常人的数值与病态时的数值有重叠。例如，在普通人群中，18 mmHg 的眼压属于正常范围，但是对于一些低眼压性青光眼患者来说就偏高了。肥达反应 H 凝集效价有些患者为 1∶100，而一些健康人也可以有这种凝集效价，这样的重叠情况如图 3-5 所示。图中可见，A、B 之间既有患者，又有非患者。如果人群筛查时将患者与非患者的分界定在 A，不会漏掉患者，但会将相当一部分健康人划入患者组中（假阳性）；如果将分界定在 B，则不会将健康人误诊为患者，但会漏掉相当一部分患者（假阴性）。将分界定在 A 和 B 之间的某个数值时，则有一小部分患者被漏检，一小部分健康人被误诊为患者。因此，筛检试验的诊断标准划在何处将会直接影响该试验的敏感度和特异度（详见第四章）。在人群中开展筛查工作时，应根据筛查试验的具体情况、被筛查疾病的特点、可能的后续处理，以及被检查者潜在的获益和风险，结合卫生经济学分析来确定合理的诊断标准。一般应是敏感度高、假阳性率相对低的标准。

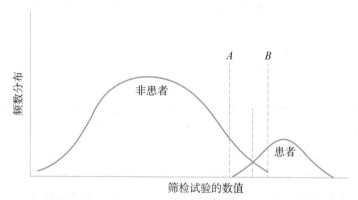

图 3-5 患者和非患者筛检试验数值的频数分布存在重叠

注：A 为患者中的最低值，B 为非患者中的最高值。

采用不同的诊断试验会影响我们观察到的患病率或发病率，如果采用敏感度高的试验，容易发现病例，观察到的发病率和患病率将会升高。例如，自 1985 年前列腺特异抗原（PSA）逐渐被广泛应用后，可以观察到前列腺癌的发病率有了明显的上升，但这并非前列腺癌的发病率真正增加了，而是因为 PSA 的高敏感性使活检病例增多，检出率增加，从而发现了更多的前列腺癌。而实际上虽然检测出了更多的前列腺癌患者，前列腺癌随后的死亡率仅略有下降（图 3-6）。因此，人群筛检工作的重点不在于发现了多少早期患者，而在于是否能真正使患者获益，减少疾病给患者、家庭和社会造成的负担。

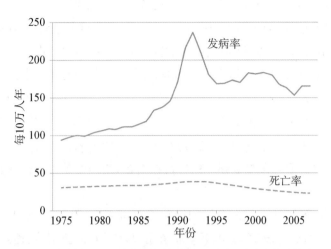

图 3-6　1975—2007 年美国年龄调整的前列腺癌发病率与
　　　　死亡率变化趋势

引自：HOFFMAN R M. Clinical practice. Screening for prostate
cancer [J]. N Engl J Med，2011，365(21)：2013-2019.

六、样本量的计算

许多描述性研究是为了了解某一特定人群的疾病健康等状况，这一特定人群即是目标人群(target population)，也是该研究问题指向的总体人群(population)。对全体研究对象进行调查，往往难以办到，通常在全体研究对象中抽取一部分作为样本(sample)来进行研究。研究样本的大小即样本量(sample size)。当然，样本量越大、样本中的调查对象越多，结果越精确，也越能说明问题。但是对象越多，所需的人力、物力越大，并且漏检的潜在问题也越大，但调查对象太少不仅会影响测量精度的估计，也可能影响代表性。

样本量的计算取决于研究问题和相关背景知识。描述性研究常常通过对样本的测量来估计总体的参数，例如通过测定样本人群来推断总体人群血红蛋白含量的正常值和范围，或者通过抽样来了解活产新生儿总体的 HBV 宫内感染率等。样本对总体的估计包括点估计和区间估计，其中区间估计反映了样本对总体估计的精确度，而样本量计算往往基于对该精确度的要求。因此，描述性研究确定样本量之前需要确定几个参数：第 Ⅰ 类错误 α，精确度(容许的误差范围)，以及变异程度。确定以上几个参数后，就可以按照相应的计算公式估算样本量。

1. 推断总体均数的样本量

$$n = (\sigma u_{\alpha/2}/\delta)^2$$

上式中，σ 是总体人群参数的标准差，反映的是变异程度。$u_{\alpha/2}$ 等于标准正态分布中自左向右累积概率为 $\alpha/2$ 时的 u 值。α 是第 Ⅰ 类错误，对应的是均数区间估计 $(1-\alpha)$

100%置信区间(confidence interval，CI)；α 常取 0.05，此时 $u_{0.05/2}=1.960$，即采用 95% CI 进行均数的区间估计；当 α 取 0.01 时，$u_{0.01/2}=2.576$，区间估计采用 99% CI。δ 为允许误差量，为置信区间的一半（即均数到置信区间的上限或下限的距离）。

未能预知 σ 时，可用样本标准差 s 来代替总体标准差 σ，这时应以 t 分布的 $t_{\alpha/2}$ 代替正态分布中的 $u_{\alpha/2}$，即 $n=(s\,t_{\alpha/2}/\delta)^2$。当 n 较大（如>50）时，t 分布与标准正态分布很接近，$t_{\alpha/2}\approx u_{1-\alpha/2}$。但当 $n<30$ 时，用 $n=(s\,u_{\alpha/2}/\delta)^2$ 公式计算误差较大，宜用 $n=(s\,t_{\alpha/2}/\delta)^2$ 计算。需要注意的是，$t_{\alpha/2}$ 受自由度 df（即 $n-1$）的影响。

【例 3-1】研究者欲调查 1 岁婴儿血红蛋白含量，希望误差不超过 5 g/L，如何确定研究样本量？

（1）根据以往经验，血红蛋白含量的标准差为 35 g/L，即 $\sigma=35$ g/L。

（2）第 I 类错误 α 设定为 0.05，即采用 95% CI 来描述误差，则 $\alpha=0.05$，且 $u_{0.05/2}=1.96$。

（3）研究者希望误差不超过 5 g/L（即血红蛋白含量的 95% CI 跨度不超过 10 g/L，或者说不超过 $\overline{x}\pm 5$ g/L 的范围），则 $\delta=5$ g/L。

将以上数值代入 $n=(\sigma u_{\alpha/2}/\delta)^2$，可得 $(1.96\times 35/5)^2=188.2$，所以，需要调查 190 人左右。

2. 推断总体率的样本量

$$n=p(1-p)(u_{\alpha/2})^2/d^2$$

上式中，p 是具有某种特性者（如病例）在人群中所占的比例，即估计的总体人群阳性率。当第 I 类错误 α 取 0.05，即采用 95% CI 进行率的区间估计时，$u_{\alpha/2}=u_{0.05/2}=1.96$。$d$ 为允许误差量，为置信区间的一半（即率的点估计值到置信区间的上限或下限的距离）。需要注意的是，上述公式基于 Wald 法，适用于预计样本量较大时。如果预计样本量较小，宜基于 Wilson 评分或 Clopper-Pearson 精确法等构建置信区间的方法来计算样本量，可参考相关统计学书籍。

【例 3-2】为研究 HBV 的母婴传播，研究者想了解活产新生儿的 HBV 宫内感染率，希望误差不超过 p 的 20%，需要调查多少名 HBsAg(＋)母亲所生新生儿？

（1）文献报道 HBsAg(＋)孕妇所生新生儿中 HBV 宫内感染率为 16%，即 $p=16\%$，且 $1-p=84\%$。

（2）第 I 类错误 α 设定为 0.05，即采用 95% CI 来描述误差，则 $\alpha=0.05$，且 $u_{0.05/2}=1.96$。

（3）研究者希望误差不超过 p 的 20%，当 $p=16\%$ 时，则误差为 3.2%（即率的 95% CI 跨度不超过 6.4%，或者说率值在 $\hat{p}\pm 3.2\%$ 之间），故而 $d=3.2\%$。

将以上数值代入 $n=p(1-p)(u_{\alpha/2})^2/d^2$，可得 $n=0.16\times 0.84\times 1.96^2/0.032^2=504.2$，所以，需要调查约 505 人。

以上均是采用公式法进行样本量计算，当熟悉其计算原理之后，根据掌握的资料数据及研究问题对精度的要求,可以利用统计学软件、样本量估算表格,以及一些在线计算工具等方法来确定样本量。在实际工作中,往往还要考虑调查中可能存在不应答或失访的情况,将计算的样本量适当扩大。如预计调查应答率为80%时,最终样本量应为计算样本量的100/80=1.25倍。

七、调查样本的抽取方法

除了确定样本量的大小,还要确定如何从全体研究对象中抽取所需的样本来进行研究。抽取样本的方法或过程就是抽样(sampling)。不同的抽样方法所获得的样本可分为非概率样本(nonprobability sample)和概率样本(probability sample)。前者又称方便样本(convenience sample 或 grab sample)。研究方便样本简单易行、花费较少,但是该样本情况不能代表总体情况。为了一定程度上减少选择偏倚,有时可以采用连续样本(consecutive sample)。但不管怎么说,采用方便样本无法解决代表性问题。

概率抽样使得总体中每个个体都有特定的概率出现于样本内,这种抽样方法是以样本来推导总体及计算置信区间的统计学基础,也是估计样本对总体的忠实反映程度的科学基础。常用的概率抽样方法有以下几种。

1. 单纯的随机抽样(simple random sampling) 对总体人群进行编号,然后利用随机数字表或者计算机软件生成随机数,以此为基础按一定比例从总体人群中抽取作为样本。例如总体人群1000人,通过样本量计算后确定需要抽取其中的100人作为研究样本。首先将被调查者编号(1~1000),然后在随机数字表中任意指定一个数字,以4个数字为一组连续取100个组号,这些四位数中凡大于1000直至2000者均减去1000,大于2000直至3000者减去2000……使每一组数字都不大于1000,与这些数字相对应的编号者就列为调查对象。如选取的随机数字有重复情况,可以参考上述方法向后填补空缺。对于样本量大的,利用统计学软件进行随机抽样更为便利。

2. 系统抽样法(systematic sampling) 又称机械抽样法或等距抽样法。首先将总体中各单位按一定顺序排列,根据样本容量要求确定抽选间隔,然后随机确定起点,每隔一定的间隔抽取一个单位的一种抽样方式。事先定义好样本距离,常用的如:样本距离=总体单位数÷样本单位数。举例来说,使用本地电话号码本进行抽样,共100 000个电话号码,准备抽样1000个,样本距离为100,那么每100个电话号码中取1个电话号码组成需要的样本。等距抽样方式随意用一个起点,例如,如果把一本电话本作为抽样框,必须随意取出一个号码决定从该页开始翻阅。假设从第5页开始,在该页上再另选一个数决定从该行开始。假定从第3行开始,这就决定了开始的位置。

这种方法方便易行,但有一定缺陷。首先需要防止周期性偏差,因为它会降低样本的代表性。例如,军队人员名单通常按班排列,10人一班,班长排第1名,若抽样距离也取10时,则样本或全由士兵组成或全由班长组成。另外,因为这种抽样方法具有可预测性,存在潜在的选择偏倚。

3. 分层抽样(stratified sampling)　许多疾病在人群中的患病情况不是均匀的,例如,不同年龄、性别、职业的人胃溃疡患病情况并不一样。当样本量相对较小时,单纯随机抽样有可能由于抽样误差,造成某一特征的人群在样本中占比过高或过低,从而使得样本的情况与总体的情况发生一定的偏离。故在抽样调查中可以利用年龄、职业、性别等重要相关特征来分层抽样,将人群按特征分为若干层,从各层抽取若干比例的人作为调查对象。各层抽取的比例应与其在总体人群中的构成比相当,即构成比高者按比例多抽,构成比低者按比例少抽等。需要注意的是,分层后层内的差异应比层间的差异小,否则就不是好的分层。

4. 整群抽样(cluster sampling)　在大范围调查时,采用单纯随机抽样或者分层抽样有时做起来相当困难,甚至不可能。如某地区有10 000人,按单纯随机抽样法用随机数字表抽500人,这500人一定分散在全区各处,寻找这500人既费时又费事,给调查带来困难,这时便可用整群抽样的方法。

整群抽样是以户、居委会、街道、区或者班级、年级、学校为单位来抽样,而不以个人为抽样单位。如某区有几个街道,一个街道又包括几个居委会,随机取若干个居委会作为样本,然后在此居委内调查每户的每个人。

例如,对某市做糖尿病流行病学调查,调查范围按随机抽样方法从全市12个区中抽取4个区,每个区中又抽取2个街道,再从2个街道中各抽取1个居委会,共8个居委会的所有居民共计62 577名作为调查对象,这就是以整群抽样法来确定研究样本,并且这是一种多级整群抽样。

整群抽样要求各"群"内的变异和总体的变异同样大,抽到的群才能充分代表总体,同时要求各群之间的变异越小越好。在整群抽样抽出的"群"内,如只需要调查其中一部分,例如抽出的群内有1 000户,现在只需要调查100户,则可在抽出的"群"内再随机抽100户即可,这种抽样也称多级抽样。

八、控制偏倚

抽样调查主要存在两种误差(error)。一种是抽样本身所带来的抽样误差,又称随机误差(random error),这是由机遇所产生的、不可避免的,但可以通过合适的样本量来减少和控制抽样误差。随机误差小则研究结果的精确性(precision)高。另一种是系统误差(systematic error),即偏倚(bias),往往是各种人为因素造成的。为了使调查结果正确反映客观实际,必须防止和减少可能发生的偏倚。偏倚少则研究的内部真实性(internal validity)高。偏倚主要可以分为三大类:选择偏倚、信息偏倚及混杂偏倚。混杂因素主要见于判断暴露因素和结局的关系中,单纯的描述性研究则较少涉及。

1. 选择偏倚(selection bias)　在描述性研究中,选择偏倚是由于样本不能很好地代表研究总体而产生的偏倚。常见原因是没有采用随机抽样,主观地选择调查对象,或没有严格遵守已定的抽样方法,以及由于各种因素使得所选择的研究对象无法代表研究总体。如开展抽样调查,调查者希望获得阳性率高的结果或被调查者希望不被抽入调查而任意更改抽样编号,有意抽取患病率高的层次或群体,均会影响发病率或患病率的统计。控制方法是使用随机抽样,严格按照设计的抽样方案执行。

无应答偏倚(non-response bias),是指调查对象拒绝合作或因外出等原因漏查,由于无应答者和应答者存在这样或那样的差异,使得样本与总体在被研究的疾病或特征上可能出现差别,由此产生偏倚。该偏倚属于选择偏倚。一般认为无应答率应该<10%,否则会影响结果。控制方法是进行广泛的宣传和动员、外出人员补查等,提高调查率。另外,尽量获取无应答者的情况以评估无应答偏倚对研究真实性的影响。

当用筛检的方法从人群中筛查无症状或疾病早期患者时,需要考虑两种特殊的选择偏倚,即超前期偏倚(lead time bias)和病程长短偏倚(length time bias 或 length bias)(图3-7、3-8)。

超前期(lead time)又称领先时间,是指从筛检发现疾病到该患者因出现临床表现而确诊的时间间隔。筛检出来的患者与临床常规发现的患者相比,其病程或带病生存期中还有一段超前期,因此其病程或带病生存期往往显得更长(图3-7)。

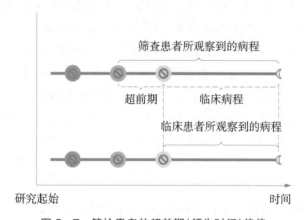

图 3-7 筛检患者的超前期(领先时间)偏倚

注:每条横线代表一位患者。⊘代表疾病的生物学发生,⊘代表通过筛查发现早期无症状患者,⊘代表疾病出现临床表现并得以诊断,⟨代表患者死亡。图中可见两位患者发病后生存期一样,但是所观察到的病程并不一样。

病程长短偏倚来源于疾病或患者的异质性。如图3-8所示,那些病程短的患者与病程长的患者相比,不是那么容易通过人群筛检而被发现或诊断。而病程短的患者,要么是罹患的疾病亚型较轻、肿瘤生物学行为较好、感染的病原毒力较低,自身的抵抗力和营养卫生条件等较好,疾病更快得以好转康复;要么是罹患的疾病亚型较重、肿瘤生物学行为较为恶性、感染的病原毒力较高,自身的抵抗力和营养卫生条件等较差,疾病更快导致死亡等终点事件。因此筛查出来的那些病程相对较长患者的情况无法代表所有患者。

2. 信息偏倚(information bias) 亦称测量偏倚(measurement bias),来源于研究

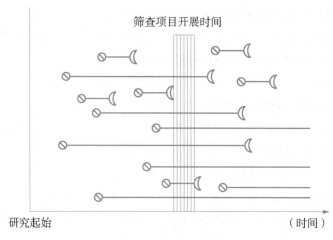

图 3-8　病程长短偏倚

注：图中每条横线代表一个患者的病程，◖代表疾病发生，◖代表疾病结束或者患者死亡，图中长方竖条框为筛查项目开展的时间段。图中可见，筛查项目中可以发现的患者多数是那些病程较长的患者。

对象、研究者，也可来自测量的仪器、设备和方法。调查对象对既往暴露史或病史的回忆偏差、对调查问题的回答不准确或不真实，可造成偏倚。如健康者遗忘了过去的暴露史，或患病者夸大了暴露史，可产生回忆偏倚（recall bias）；如调查者饱受疾病的折磨，容易夸大被调查的暴露因素，可以产生报告偏倚（reporting bias）。在测量方面，研究对象的个体差异或生物学变异也会产生信息偏倚。如室性期前收缩，每天的差异很大，同一患者 3 天内的次数从<20 次/h 到 380 次/h，如果只检测 1 分钟的期前收缩次数作为判断标准，误差就非常大，研究时应该考虑这种变异，采用 24 h 心电图的检测方法会更精确。血压的测量应该规定上午或下午几点，规定测量前的休息时间，以及测量部位和方法等，因为血压波动受到日夜节律、体力活动、体位和部位等多种因素的影响。

调查者（研究者）在调查时没有严格按照已设计的标准化方案执行，或采用主观指标判断疾病都会产生调查者偏倚。比如，调查者对患有某些疾病的调查对象特别关注，而对健康者只是很简略地询问调查。又如，需要研究者主观判断疾病诊断或结局的，往往变异较大，容易产生偏倚。例如，21 名放射科专家分别对 28 张急性肺损伤综合征摄片进行读片诊断，这 21 名专家诊断该疾病的阳性率为 36%～71%。防止偏倚的方法是调查人员经过统一培训，采用统一的调查方法和判断标准，尽量采用客观指标，严格实施设计方案。

实验室检测仪器或测量方法不准确，检查和检验不在同一实验条件下或者判断结果的指标不统一，标本处理不统一等，会产生测量偏倚。使用准确度高和重复性好的仪器、敏感度和特异度高的试验方法可以减少测量偏倚。制定合适的界值作为诊断标准，诊断临界值不同，得出的结论会有很大差异。

3. 混杂偏倚（confounding bias）　混杂偏倚是一种效应（effect）的混杂，来源于第三方危险因素（即混杂因素，confounder）。在研究暴露因素 E 和结局 O 之间的关系时，如果存在一个因素 C，该因素是结局 O 的危险因素，又在研究源人群中与 E 相关，且不是

E 与 O 因果关系的中间环节,则该因素可成为混杂因素。举例来说,研究不同纬度或者海拔高度的紫外线暴露与白内障发生的因果关系时,社会经济条件就可能是一个重要的混杂因素——社会经济条件是白内障发生的危险因素之一,不同纬度和海拔高度居住人群的社会经济条件不一样,而且社会经济条件不是紫外线暴露与白内障发生因果关系当中的一环。

关于偏倚的介绍详见第十三章。

九、优缺点

1. 优点

(1) 普查所有的相关人群,抽样调查选取有代表性的抽样人群来说明总体,获得的资料全面,可以较为快速地早期发现疾病,了解疫情,有利于疾病的早防早治。

(2) 可以提供病因线索,产生假设,作为分析性研究的起点。

(3) 可以建立正常参考值。

(4) 可以得到患病率等指标,了解疾病负担及其他相关信息。

(5) 伦理问题较少。

2. 缺点

(1) 工作量一般较大,组织工作复杂。

(2) 不能揭示疾病与暴露的时间顺序,不能判断因果关系。

横断面研究中暴露和结局被同时确认,研究焦点是患病,而不是发病。由于暴露和结局在同一时间被确定,两者的先后关系可能不清楚,所以无法得出因果联系的结论,只是提供了人群在特定时间的健康状况。例如,横断面研究发现,有关节炎的女性比没有关节炎的女性肥胖更常见,是增加体重导致关节炎,还是关节炎的女性不得不减少活动然后出现肥胖呢? 这种问题在横断面研究中是无法回答的。

临床医师经常犯的错误是根据描述性研究的结果,超越数据进行因果关系的谬误推理。例如,一项研究检测了 156 例急性髓细胞白血病患者(包括初发者、化疗后、复发者)的 HbsAg 阳性率为 10.3%,而同一医院骨折的患者 HbsAg 的阳性率仅为 5.6%,有统计学差异,据此得出 HBV 携带者容易发生急性白血病的错误结论。HBV 感染是在急性白血病发生前就存在的,还是白血病发生后或化疗后免疫抑制才发生的? 该研究无法确定 HBV 感染与白血病的时间顺序,所以不能得出因果联系。

第二节 病例报告和病例分析

病例报告(case report)和病例分析(case series)均包含对特定病例的描述展示、分析和思考,均无对照。虽然有学者以 5 例作为病例报告的上限,5 例以上作为病例分析的起点,但此分界线并未成为共识。从研究报道的目的来说,病例报告强调的是对重要、罕见、特殊、创新、超出预期、有启迪作用或有其他意义的事件(event/case)的及时介绍和报道,而病例分析强调的是对一组具有共同特征的患者的分析和讨论。

一、病例报告

病例报告是样本数最小的临床描述性研究,但却有重要的参考价值和教学意义。观察力敏锐的临床医师通常报告一些不同寻常的疾病或关系,然后推动更严密的研究设计。例如,一个临床医师报告了口服高剂量避孕药的妇女患了少见的肝细胞腺瘤,之后的一个大型病例对照研究是针对这个方面进行的,证实了长期口服高剂量避孕药和这种少见但有时致命的肿瘤存在很强的相关性。

但是,病例报告有很大的局限性,因为病例数少,没有对照,无法确认时间顺序,不能进行因果关系推断。利用病例报告的结果进行病因学推论是临床医师经常犯的错误。20世纪80年代美国加利福尼亚州的一个诊所里,7名妇女在服用新的多相口服避孕药过程中出现了功能性卵巢囊肿。该病例报告告诫:这种新药可能对患者的健康和安全造成威胁,导致全球不计其数的妇女停用该药。但以后的病例对照研究和队列研究确认该药与卵巢囊肿无关,这些研究共花了5年时间才得到这个阴性的结果。

病例报告的论文书写规范可以参考CARE(consensus-based clinical case reporting)指南。

二、病例分析

1. 定义 又称病例系列报告,研究者收集一组具有某些共同特征的患者,描述分析其疾病、治疗、暴露因素或诊断过程中的临床特点、病理生理等方面。病例分析一般集中报道几十例病例,也可以对上百、上千例进行临床分析,是常用的、重要的临床研究方法。我国医学统计专家曾对我国10本主要的医学杂志中发表的临床研究设计类型进行总结,以2008年杂志为例,随机对照试验占3.8%,队列研究占5.5%,病例对照研究占18%,病例报告和病例分析占30.2%,充分说明了该方法的常用性。在2019年我国部分眼科期刊发表的临床研究中,病例分析占了约1/3。

病例分析常用于较少见的疾病。例如,日本学者对108例EB病毒相关的NK/T细胞淋巴增殖性疾病进行了回顾性病例分析,这些患者原来均没有免疫缺陷的疾病,其中男性患者50例,女性患者58例,中位发病年龄为8岁,发病年龄范围为1~50岁,64例属于T细胞类型,44例属于NK细胞类型。108例患者可以分为4种临床类型:80例为慢性EB病毒感染后发生,15例为EB病毒相关噬血细胞淋巴组织细胞增生症,9例为蚊子咬后变态反应,4例为种痘样水疱病。中位随访时间46个月,47例(44%)死于各种严重的器官并发症,13例转变为非鼻型NK/T细胞淋巴瘤或侵袭性NK细胞白血病。108

例中 59 例接受了造血干细胞移植,其中 66％存活。发病年龄≥8 岁,肝功能异常是死亡的不良预后因素,接受移植的患者预后较好。该研究对 EB 病毒相关的 NK/T 细胞淋巴增殖性疾病的发病特征、临床表现、不同治疗方案及其转归进行了很好地阐述,对临床医师诊断、治疗、判断预后等均有指导意义。

2. 病例分析与队列研究的区别　病例分析样本量多数相对较小,病例多来自单个医疗中心,常采用方便样本,存在样本的选择偏倚,代表性较差。病例分析无对照组,研究对象的选择往往是基于其结局(outcome),无法计算结局发生率。当病例样本量相对较大,代表性好,比如是多中心、连续病例,观察时间从疾病的诊断开始、有长期完整的随访(属于起始队列),研究对象的选择是基于其暴露,在时间方面从暴露迈向结局,可以计算结局的发生率,这时候可以称为一个描述性的队列研究。队列研究详见第六、七章。

3. 优缺点　主要优点:容易收集资料,短时间内可以获得研究结果,为临床研究常用的方法;为深入的分析性研究提供线索和假设;少有伦理问题。主要缺点:没有对照组,结果缺乏可比性,证据级别低;不能确立时间顺序,不能得出因果联系;属于回顾性总结,受偏倚、混杂等因素影响,结论可靠性差。

4. 利用二次研究数据库进行病例分析　二次研究数据库定义为数据量大并可得出人口群体性结论的数据库,为已经存在的数据库,属于回顾性数据,可以用来进行大样本量的病例分析。如果有完整的随访资料,还可以进行疗效评价和预后分析。

例如,对于转移性结直肠癌患者化疗基础上加或不加贝伐单抗的中位生存时间是否有差别这个临床问题,有 2 个 RCT 研究,也有作者从美国国家癌症研究所的监测、流行病学和最终结果(SEER)数据库现有的数据进行分析。其他作者比较了从 2 个 RCT 研究获得的中位生存期和从 SEER 数据库获得的中位生存期,结论是 SEER 数据库和 RCT 得出的中位生存时间基本相同(表 3 - 2)。如均用 FOLFOX 化疗方案时,不加贝伐单抗的患者中位生存时间分别为 19.9 个月(RCT 结果)和 19.2 个月(SEER 数据库结果),两者十分接近,说明在这个问题上从 SEER 数据库获得的结论是可信的,可以与 RCT 研究相媲美。

表 3-2　转移性结直肠癌患者化疗基础上加或不加贝伐单抗的中位生存时间(月)比较(RCT 和 SEER 数据)

化疗方案	SEER 数据库		RCT	
	不加贝伐单抗	加贝伐单抗	不加贝伐单抗	加贝伐单抗
FOLFOX	19.2	19.2	19.9	21.3
IFL	13.0	18.1	15.6	20.3

注:FOLFOX 为奥沙利铂＋氟尿嘧啶＋亚叶酸;IFL 为伊立替康＋氟尿嘧啶＋亚叶酸。

二次数据来源广泛,多数属于“管理型数据”,包括以下各种数据库:政府公共数据库(如疾病预防和控制中心的数据库),医疗保险索赔记录,电子病历,患者出院小结,全国性疾病普查和疾病登记,医药公司药物试验,各种已经完成的研究数据等。

二次研究数据库的主要优点:样本量大;人群涵盖面广,往往代表真实世界的情况;适于罕见病例和少见事件的研究,如肿瘤等慢性病;因为是回顾性数据,对研究者而言更经济,更节省时间。

二次研究数据库的主要缺点:二次数据的质量和准确性,以及缺乏临床细节是其主要问题。由于缺少详细的临床信息,会使二次数据的使用受限,从而使其不能用于研究某些临床问题。例如,保险公司更在意患者的治疗和费用,对诊断的分型、分期不在意,保险公司仅仅需要知道诊断是多发性骨髓瘤就够了,不在乎分期是Ⅰ期、Ⅱ期或Ⅲ期;而多发性骨髓瘤的研究者就很在乎诊断分期,因为这与疗效和预后密切相关,在进行多因素统计学分析时往往要考虑分期这个预后因素,如果没有这个信息,很难进行细致地研究,只能做比较粗糙的总结。

三、临床注册研究

由于回顾性病例分析缺乏事先设计,关键资料不完整,随访不完整,各种偏倚很难控制,所以结论的可靠性较差。临床注册研究(registry study)是近年来国内外学术界兴起的一种临床研究形式。如果注册资料齐全,有完整的随访,可以进行队列研究,这是一种真实世界的研究方法。患者注册系统(patient registry)是为解决科学、临床或政策问题,针对具有某一疾病、状况或暴露因素的人群,采用观察性研究的方法统一收集临床和其他数据的系统。注册数据库有很多用途,包括研究疾病自然史,确定某种诊疗措施的临床有效性,进行费用-效果分析,测量或监测某一措施的安全性或其实施质量等。注册系统可以根据其所针对或纳入的人群进行分类。例如,产品注册系统纳入的是接受了某一生物医药产品或医疗器械的患者;健康服务注册系统纳入的是接受了某种操作或者治疗、具有某些临床状况,或需要住院的患者等;疾病注册系统则纳入诊断为某一疾病的患者。

注册研究需要网络数据库作为基础,往往多中心共同参加,采用标准化数据定义进行数据录入,有事先设计的、适合临床研究的详细资料。注册研究样本量较大,按照研究方案登记所有符合入排标准的病例,通过严格的研究设计和实施中的质量保证来控制和减少选择偏倚和信息偏倚,后期还可以调整校正一些混杂因素,可用于常见病和罕见病的治疗、预后、安全性等全方位的研究。患者无强制性治疗方案和分组,无强制性随访,可行性佳。但是,对数据库设计和管理的要求很高,涉及跨学科合作,需要一定的经费支持,需要多中心和多个团队的密切配合,实行起来有一定难度。

复习题

1. 患病率研究适用于:

A. 描述疾病的发病率   B. 研究急性发生、需要马上治疗的疾病

C. 估计疾病的持续时间   D. 描述特定人群中某种疾病的比例

E. 了解病因和疗效

2. 60%的美国成年人血胆固醇＞5.2 mmol/L，60%是什么率：

A. 时间点患病率   B. 并发症率

C. 发病密度   D. 累积发病率

E. 罹患率

3. 某疾病的发病率为每年 40/100 000，患病率为 60/10 000，一般而言，该病的平均病程大约多少年：

A. 10   B. 15   C. 25   D. 33   E. 40

4. 26%的成年人报告在 3 个月内至少有 1 天有持续的背部疼痛，这是什么率：

A. 累积发病率   B. 发病密度

C. 时间点患病率   D. 并发症率

E. 时期患病率

5. 2011 年，800 000 美国人死于心脏疾病或脑卒中，该数据属于哪种测量值：

A. 发病密度   B. 时期患病率

C. 死亡率   D. 病死率

E. 以上均不是

6. 阅读一篇有关某个人群中宫颈炎感染率的文献，决定该文是否具有科学性时，以下哪项相对不重要：

A. 随访感染发生的时间足够长   B. 研究人群的代表性

C. 所有研究对象均为女性   D. 宫颈炎的定义明确

E. 从已定义明确的人群中选择研究对象

7. 以下哪项研究不是队列研究：

A. 生存时间大于 5 年的胃癌患者的比例

B. 儿童期体重是否是糖尿病的危险因素

C. 2012 年儿童流感疫苗接种后的并发症

D. 某诊所中一组疾病患者的早期表现

E. 对医院重症监护病房中的患者进行随访，计算出院时存活的患者数

8. 以下哪项不会增加发病率：

A. 更努力地发现疾病   B. 疾病发病率的真正增加

C. 用更敏感的方法检测疾病   D. 降低诊断阈值

E. 调查大样本量的人群

9. 以下哪点不符合横断面研究特征：

A. 可同时调查一种疾病与多种暴露因素间的关系

B. 不适用于罕见病的研究

C. 能得到某病的患病率

D. 能得到某病的发病率

E. 一般不能确定暴露因素与疾病的因果关系

10. 准备调查小儿慢性乙型病毒性肝炎的患病率及危险因素。某区共有小学 50 所,中学 50 所,有接触 HBV 史、输注血制品史、乙型肝炎疫苗预防接种史等不同情况。最合理的抽样方法是:

A. 先分层,再整群抽样   B. 先整群抽样,再按不同情况分层抽样

C. 只需整群抽样   D. 只需分层抽样

E. 随机数字表法抽样

参考答案

1. D; **2.** A; **3.** B; **4.** E; **5.** E; **6.** A; **7.** D; **8.** E; **9.** D; **10.** B

（袁源智）

参考文献

1. 唐金陵. 研究人群的代表性: 理想和现实之间的取舍 [J]. 中华疾病控制杂志, 2019, 23(3): 249 - 252.

2. KIRBY, RUSSELL S. Designing Clinical Research [J]. Ann Epidemiol, 2014,24(5):410.

3. LI Z, GUAN X, MAO N, et al. Antibody seroprevalence in the epicenter Wuhan, Hubei, and six selected provinces after containment of the first epidemic wave of COVID - 19 in China [J]. Lancet Region Health-Western Pacific, 2021, 8: 100094.

4. PORTA M. A dictionary of epidemiology [M]. London: Oxford University Press, 2014.

5. ROTHMAN K J. Epidemiology: an introduction [M]. London: Oxford University Press, 2012.

6. SCHULZ K, GRIMES D A. Essential concepts in clinical research: randomised controlled trials and observational epidemiology [M]. Philadelphia: Elsevier Health Sciences, 2018.

第四章　诊断试验的研究与评价

诊断试验的研究是临床流行病学方法中重要的组成部分。应用临床流行病学的方法对新的诊断试验进行研究设计与评价，将有助于临床医师正确选择各种诊断试验，并在应用中科学地解释诊断试验的各种结果，从而提高诊疗水平。一些新的疾病缺乏诊断"金标准"，需要发展诊断试验并对其进行评价；一些新的诊断方法，如各种分子生物学检测方法是否优于已有的方法，是否适合在临床开展，其安全性和花费等方面也需要评估；多种诊断试验如何合理地选择与安排试验次序更需要结合临床科学地决策。这首先需要我们对诊断试验及其评价指标有正确的理解。

诊断试验不仅包括各种实验室检查，如生化检查、血液学检查、细菌学检查、免疫学检查、病理学检查等，也包括病史与体格检查所获得的临床信息特征，X线、CT、MRI、放射性核素、PET-CT、各种超声检查、内镜检查等所获得的影像学资料，心电图检查、动态血压、血糖、各种病理生理状态下的压力测定、电生理等器械检查，各种公认的联合诊断标准，如诊断急性风湿热的 Jones 诊断标准、诊断系统性红斑狼疮的 ARA 诊断标准，诊断性治疗的结果判断。

第一节　诊断试验评价的重要性及其临床应用

一、诊断试验的临床应用目的

按照临床应用需求不同，诊断试验的目的包括以下 7 个方面。

1. 诊断疾病　当诊断假设建立以后，可能有几个诊断，为了排除某病的可能性，针对该疾病的诊断试验需要选择敏感度高的试验，结果阴性有利于排除该疾病；同时，要肯定该病的存在，需要选择特异度高的试验，阳性结果有利于确定该疾病的诊断。

2. 筛检无症状的患者　在人群中进行筛检即普查。是否值得进行普查取决于以下原则。首先，被筛检的疾病是重大社会问题，早期发现能显著改善其预后，同时需要有足够的超前期（lead time）。超前期指从筛检发现疾病到疾病出现症状而被常规方法诊断的这段时间。其次,筛检效益要高于成本,用于筛检的诊断试验应灵敏和特异,试验方法必须简便、价廉和安全,易为受检查者所接受。

3. 疾病的随访 监测药物不良反应,要求诊断试验能体现治疗前后变化,重复性好,即一致性要高。

4. 判断疾病的严重性 如针对急性胰腺炎患者,低氧血症和血钙水平等常为反映胰腺炎是否发展为重症的标志。

5. 估计疾病的临床过程及其预后 例如,对一例新诊断为原发性恶性肿瘤的患者,检查其有无局部扩散和远处转移,与其预后评估有关。

6. 估计对治疗的反应 能体现治疗前后变化。例如,肝癌患者手术前 AFP 升高,手术后下降至正常水平,出现复发时,AFP 又升高。AFP 就可以作为该患者治疗变化的指标之一。

7. 测定目前对治疗的实际反应 如对甲状腺功能亢进患者重复进行甲状腺功能测定,可以判断目前的治疗是否恰当。

二、对诊断试验进行科学的评价能正确认识其临床应用价值

参阅文献可以发现,不少新的诊断试验在刚开始应用于临床时,作者往往过于夸大其临床价值。随着经验的累积,逐渐获得了比较正确的认识,发现有些诊断试验并不理想。例如,癌胚抗原(CEA)开始应用于临床时被认为对结直肠癌的诊断有很高的价值,但之后发现其他恶性肿瘤中也有这种抗原升高,并且在非肿瘤的吸烟者中也有近 20% 的阳性,某些慢性炎症也有一定的阳性比例。同样,在很多结直肠癌患者中,尤其是早期患者,CEA 水平并没有明显升高。这种诊断试验的临床价值在开始报道时主要是缺乏科学的评价方法,可能存在以下问题:结直肠癌患者组中没有包括早期癌症患者、不同病理类型的患者、不能手术的患者;对照组没有包括其他各种类型的肿瘤患者、其他可能导致 CEA 升高的人群;病例和对照组没有接受统一金标准诊断导致分组错误等。

三、科学地评价诊断试验是临床医师选择诊断试验的基础

临床医师选择诊断试验不能仅凭借经验,更需要采用临床流行病学的原理和方法进行科学性评价、结果大小的权衡,以及是否适合当前患者的判断。合理地选择诊断试验可以让医师在尽可能短的时间内为患者做出正确的诊断,排除容易混淆的疾病,并节约费用。

(1) 临床选择诊断试验需要依据不同的目的和对临床决策的影响。

(2) 对诊断试验的选择应考虑到该试验的诊断效率(灵敏度、特异度)、安全性、费用、可行性、结果的重复性、患者是否方便和舒适,以及能否改善患者最后的结局。当然,在临床应用中还要考虑进行此试验所需的时间长短、申请做这次试验患者需要等待的时

间,以及获得试验报告时间的长短。

（3）在开医嘱进行第一次试验前,应首先考虑该项检查对患者是否必要、该项检查或试验的结果是否影响对患者的处理。如检查结果不影响对患者的处理,则不必做该项检查。

（4）当验前概率（患病率）十分低时,所要选择的诊断试验必须价格低、方法简便、无创伤性、危险性小、患者不会感到不适（与筛选检查的要求相同）。相反,如果该病在检查前就有很大的可能性（验前概率高）,那么即使检查的费用高、侵入性强、有较大的危险性也要做。例如,一例症状很轻,无诱发因素,又无特异性实验室资料提示有胆石症的患者,无创伤性的 B 超检查危险性及价格均较低,可以首先采用。但如果是一例 B 超检查时发现胆总管结石伴胆管扩张的患者,应该考虑进一步做磁共振胰胆管造影（magnetic resonance cholangiopancreatography，MRCP）或者直接接受逆行胰胆管造影（endoscopic retrograde cholangiopancreatography，ERCP）,同时行乳头肌切开和取石等治疗。

（5）临床医师对一系列的检查事先要有计划。正确的次序十分重要,可以防止患者在诊断上不必要的延迟,并可以减少费用,增强诊断检查的能力。一般将最便宜、最无创伤的检查放在最先做。如在临床和实验室检查怀疑梗阻性黄疸的鉴别诊断时,常将 B 超放在首位,将其他复杂的检查放在后面：①B 超；②CT；③MRCP；④超声内镜；⑤ERCP；⑥肝穿刺。

（6）如果临床医师熟悉疾病的鉴别诊断,又了解各种诊断试验的似然比及该试验的灵敏度和特异度,就可以决定什么时候结束进一步检查最合适。当下一项检查的危害大于受益时,常不支持做进一步检查。

第二节　诊断试验研究设计的方法

发展新的诊断试验的目的是用简便、安全、经济的手段（诊断试验）替代复杂、有创、高成本、高风险的手段（诊断试验）。新的诊断试验需要进行评价,其基本思想是将新的试验同诊断该病的标准诊断方法进行盲法和同步的比较,以评价其对疾病诊断的真实性和临床应用价值。因此,诊断试验研究设计,第一,必须确立标准诊断方法；第二,选择研究对象,根据标准诊断将这些对象划分为"有病病例组"与"无病对照组"；第三,用被研究的诊断试验同步地测试这些研究对象,将获得的结果与标准诊断比较,应用灵敏度、特异度、预测值、似然比等指标来评价该试验的诊断价值。为了减少偏倚,在评价时应实行盲法的原则。

一、确定研究目的及选择诊断研究设计

诊断试验不仅需要接受金标准评价,还需要在临床实践中接受检验,检验的过程就

是和传统或者临床应用的诊断方法进行比较,评价新诊断试验在诊断准确性、诊断效率、诊断安全性等方面的差别。

新的诊断试验,比如新技术、新检验方法,需要评价。但也可以评价既往措施,尤其是应用时间较短的,需要重新评估其临床价值。老的措施用于新的不同的疾病诊断或者用途,也需要重新评估。另外,多个诊断评分、多个措施联合,也可以重新评价,提出新的标准。

诊断试验评价设计理念:①比较才能看到差别,任何诊断治疗手段多是,这也是临床研究的对照理论。对照可以是金标准,也可以是其他临床应用的诊断试验。②金标准,是对照的重要组成部分。

研究目的不同,研究设计也不同。评价一项新的诊断试验的临床价值,需要选择与当前最佳的诊断措施即金标准同步盲法测定并比较的研究设计。评估一项新的诊断试验是否优于传统的诊断试验可以采用同样的评价方法,研究人群同步盲法接受新的诊断试验、传统的诊断试验及金标准诊断,然后按照金标准分组,分别比较两种诊断试验的诊断价值。也可以选择随机对照临床研究设计,将某一人群随机分组后,分别接受新的诊断试验评估或者传统的诊断试验评估,比较两组诊断措施的诊断效率。

二、诊断试验方案实施及标准诊断方法的确定

新的诊断试验,或者待评价的诊断试验,首先需要经过评价可以进入临床开展研究,措施是相对安全的,或者设置了补救措施。诊断试验需要明确名称、具体实施过程、客观测量或者实施标准,可能存在的影响因素及如何克服。诊断试验结果具有一定稳定性和可重复性。

所谓标准诊断方法,是指当前为临床医学界公认的诊断疾病最可靠的诊断方法,或者叫作"金标准"。应用标准诊断方法能比较正确地判定疾病。

常用的标准诊断方法有病理学诊断(组织活检和尸体解剖)、外科手术发现、特殊的影像诊断(如冠状动脉造影诊断冠心病),也可采用公认的综合临床诊断标准(如系统性红斑狼疮的 ARA 诊断标准等)。长期临床随访获得的肯定诊断也可用作标准诊断。

诊断标准(金标准)的选择应结合临床具体情况而定。例如,肿瘤应选用病理诊断;冠心病应选用冠状动脉造影显示主干狭窄程度≥75%;胆石症应以手术发现为标准。如果采用的标准诊断方法选择不妥,就会造成对研究对象"病例组""对照组"划分错误,从而影响对所研究的诊断试验的正确评价。金标准的选择是相对的,评价 CTA 诊断冠心病时,冠脉造影是金标准;当 CTA 在临床应用非常成熟时,临床评价新的冠心病血液学指标时,CTA 又成为金标准。

第一种传统的设计,病例和对照均接受金标准诊断,并按照金标准分组,需要评价的诊断试验同时或先后在病例组和对照组进行检测并给出检测的结果。强调金标准比较的过程中,应用盲法原则、互相不影响原则。同期比较的两种或多种诊断试验都需要实

施,并且都遵循盲法原则和互相不影响原则。

第二种随机对照研究设计,按照随机对照临床试验分组原则,比较两种诊断措施的诊断效率,可以从诊断结果、诊断时间、诊断成本、诊断安全性等方面比较两种诊断试验。参与测试的人群只需要接受两种比较措施中的任意一种,但都需要接受金标准评价。

三、研究对象的选择

研究目的不同,选择研究的人群不同。诊断试验应用于确定疾病诊断,选择新患者与非患者对照,一般需要排除治疗过的患者;应用于评估疾病是否复发,选择治疗有效的患者人群,需要排除治疗无效的人群。

诊断试验的研究对象应能代表试验检查对象的总体。因此,病例组应当包括该病的各种临床类型:轻、中、重型,早、中、晚期,典型的和不典型的,有或无并发症者。是否包括治疗过的与未治疗的,也需要根据治疗不同区分,以使试验的结果具有代表性。对照组应选自确实无该病的其他病例,并且应包括易与该病混淆的其他疾病,这样的对照才具有临床鉴别诊断的价值。当然,在建立试验研究的初期阶段,正常人也可作为对照组。被试验的对象应是同期进入研究的连续样本或者是按比例抽样的样本,而不能由研究者随意选择,否则就会出现选择偏倚,影响试验的真实性。

四、样本大小的计算

诊断试验研究的样本大小与以下因素有关:①对试验灵敏度的要求,即假阴性率要控制在什么水平,一般用于疾病筛选都要求灵敏度高的试验;②对试验特异度的要求,即假阳性率要控制在什么水平,一般用于肯定诊断的诊断试验都要求特异度高的试验;③允许误差,一般取总体率 $100(1-\alpha)\%CI$ 宽度的一半。

$$n = \frac{u_\alpha^2 \rho(1-\rho)}{\delta^2}$$

式中,n:所需样本大小;u_α:正态分布中累积概率为 $\alpha/2$ 时的 u 值(如 $u_{0.05}=1.960$);δ:允许误差,一般定在 $0.05\sim0.10$;ρ:灵敏度或特异度,可采用该试验灵敏度的估计值来计算病例组所需样本量,用特异度的估计值来计算对照组的样本量。

临床上研究诊断试验,都是在样本中进行研究,所以在推论总体时应考虑样本例数的影响,因此,在诊断试验评价研究时进行数据统计学分析,还要计算灵敏度和特异度的 95% 置信区间:

$$\rho \text{ 的 } 95\%CI = \rho \pm Z_{\alpha/2}\sqrt{\frac{\rho(1-\rho)}{n}}$$

式中,ρ:灵敏度或特异度;$\alpha=0.05$,$Z_{\alpha/2}=Z_{0.025}=1.96$;$n=a+c$,即用金标准诊断

为病例总数（用于灵敏度置信区间计算）；$n=b+d$，即用金标准诊断为无病的例数（用于特异度置信区间计算）。

使用上述公式计算灵敏度或特异度的置信区间时，必须具备的条件是 $n\rho \geqslant 5$，同时 $n(1-\rho) \geqslant 5$。

五、盲法检测

合理选择金标准的同时，评价试验必须同金标准进行独立的盲法比较，即要求评价试验结果的人不能预先知道该病例使用金标准诊断为"有病"还是"无病"，同一患者诊断试验与金标准试验的结果应是互相独立进行评价的。因为在某些情况下，了解金标准试验的结果往往会影响对被考核试验结果的解释，导致测量偏倚。

六、列出评价诊断试验的四格表并计算各项诊断试验的评价指标

诊断试验的设计，首先应能列出四格表（表4-1），方能计算各项评价的指标。按照设计规定在纵列金标准诊断结果的栏下，分为"病例组"及"对照组"；而诊断试验结果则列为横行。当同期检测这两组对象后，将诊断试验阳性结果列为第一行，阴性结果列为第二行，于是就构成了四格表，将上述两组病例的结果分别填入。

表4-1 评价诊断试验的四格表

诊断试验结果	金标准诊断方法评估结果		
	病例组	对照组	合计
阳性	a 真阳性	b 假阳性	$a+b$
阴性	c 假阴性	d 真阴性	$c+d$
合计	$a+c$	$b+d$	N

注：a 为真阳性，为病例组内试验阳性的例数；b 为假阳性，为对照组内试验阳性的例数；c 为假阴性，为病例组内试验阴性的例数；d 为真阴性，为对照组内试验阴性的例数；N 为总人数。

各项评价指标的计算公式：

(1) 灵敏度 $=a/(a+c)$。

(2) 特异度 $=d/(b+d)$。

(3) 真实性 $=(a+d)/N$。

(4) 患病率 $=(a+c)/N$。

(5) 阳性预测值 $=a/(a+b)$。

(6) 阴性预测值 $=d/(c+d)$。

(7) 阳性似然比 $=[a/(a+c)]/[b/(b+d)]$。

(8) 阴性似然比 $=[c/(a+c)]/[d/(b+d)]$。

诊断试验的结果为连续变量(计量数据)时,第一种方法参考临界点或者正常值选择的做法,应用受试者工作特性曲线(receiver operator characteristic curve,ROC 曲线)法确定诊断试验的阳性或者阴性结果(详见本章第三节)。第二种方法可以根据临床实际情况确定正常与异常,或者分为不同的诊断区间。

多个诊断试验联合作为评价指标时,先行单独评估,再采用系列试验或者平行试验评价,也可以在方法部分提前确立联合试验的方式。

计量数据的联合试验,可以采用多元线性回归方程等方法转变为一个综合变量,通常称为诊断试验预测模型。

七、诊断试验验证

无论是四格表设计,还是综合变量的诊断试验模型建立,都需要通过验证进一步确认诊断试验评价的结果准确性。内部验证可以在同一人群范围内进行,在不同医院、不同人群进行的外部验证更有说服力,更有利于研究结果的推广应用。通常验证人群的样本量为评价或者建模人群的 $1/3\sim1/2$。

第三节 | 诊断试验的结果评价指标和临床意义

诊断试验的临床价值包括 3 个方面,即诊断试验研究的科学性、结果大小和结果准确性。结果大小需要一些指标评估。

一、灵敏度和特异度

每一个诊断试验描述其结果大小即测量结果的真实性都有两个基本特性:灵敏度(sensitivity)和特异度(specificity)。灵敏度是指由金标准诊断法确诊的病例组中经诊断试验查出阳性人数的比例[a/(a+c)],病例组中诊断试验阴性的部分为假阴性患者,所占的比例为假阴性率(又称漏诊率)。灵敏度和假阴性率是互补的,即灵敏度=1-假阴性率。

特异度是指由标准诊断法确诊无病的对照组中,经诊断试验检出阴性结果人数的比例[d/(b+d)],余下的即为假阳性人数。假阳性率又称误诊率,特异度和假阳性率是互补的,即特异度=1-假阳性率。当试验方法和阳性标准固定时,每个诊断试验的灵敏度和特异度是恒定的。

例如,为评估血小板计数与脾脏直径比值预测肝硬化患者食管胃静脉曲张情况,145例肝硬化患者根据胃镜检查结果分为有食管胃静脉曲张组和无静脉曲张组。每位患者同时接受血小板计数检查和B超脾脏直径测量,并计算血小板计数与脾脏直径比值。然后得到两组数据,数据分布如图4-1所示,以909为临界点,小于909诊断为静脉曲张,灵敏度100%,特异度71%(表4-2)。

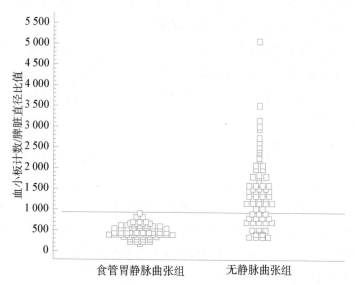

图4-1 血小板计数与脾脏直径比值预测肝硬化患者食管胃静脉曲张数据分布图

表4-2 血小板计数/脾脏直径比值诊断食管胃静脉曲张研究评价

血小板计数/脾脏直径比值	金标准评价结果	
	有静脉曲张	无静脉曲张
≤909(+)	89(100%)	16(29%)
>909(-)	0(0%)	40(71%)
合计	89	56

人群患病率=89/(89+56)=61.4%。

灵敏度=100%,特异度=71%。

阳性预测值=89/(89+16)=85%。

阴性预测值=40/(0+40)=100%。

一个理想的试验,从理论上讲灵敏度和特异度都应是100%,或有病和无病组中测定结果数据分布曲线没有重叠(图4-2a),而实际上这是不大可能的。多数诊断试验的分布曲线是有重叠的(图4-2b)。因此,诊断试验的结果呈连续性数据时(如空腹血糖和血压等),区分正常、异常(即阳性、阴性)的临界点(cut off points)划在哪里,将会影响灵敏度和特异度,如选择A点(图4-2b),该试验的特异度为98%,但灵敏度仅60%,造成许多患者漏诊;若要提高灵敏度,将临界点移向C点,灵敏度可达95%,但特异度降低为

60％,造成许多误诊病例。因此,灵敏病和特异度一般成反比关系,选择临界点即决定诊断标准时究竟取高灵敏度还是高特异度,必须权衡假阳性和假阴性造成的后果,通常采用折中选值,以减少过多的假阳性和假阴性。

高灵敏度试验适用于:①疾病严重但又是可治疗的,疾病的早期诊断将有益于患者,而疾病漏诊可能造成严重后果的,如结核病、霍奇金病等;②有几个诊断假设,为了排除某病的诊断;③筛检无症状患者而该病的发病率又比较低,因此当试验结果呈阴性时,高灵敏度试验临床价值最大。

高特异度试验适用于:①凡假阳性结果会导致患者精神和肉体的严重危害时,如诊断患者患癌,准备实施化疗;②要肯定诊断时,高特异度试验的阳性结果临床价值最大。

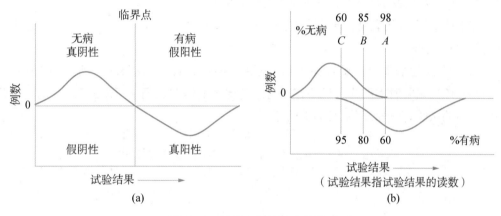

图4-2 灵敏度和特异度的关系

二、准确度

准确度(accuracy)指狭义的准确度,又称总符合率,粗一致性(crude agreement rate),表示观察值与标准值或真实值符合的程度,作为诊断试验的评价指标,它是真阳性与真阴性之和占受检总人数的百分比,反映正确诊断患者与非患者的能力。准确度高,真实性好。

三、预测值

上面讨论的灵敏度和特异度是诊断试验本身的特性,在选择诊断试验时要加以考虑,人们总希望选择灵敏度和特异度高的试验。在临床实践中,临床医师还关心运用某诊断试验如是阳性结果,患某病的可能性有多大,阴性结果时无该病的可能性有多大,这就是预测值(predictive value,PV)。阳性预测值(positive PV)是指试验阳性结果中真患病的比例[a/(a+b)],阴性预测值(negative PV)是指试验阴性结果中真正未患病的比例[d/(c+d)]。上述例子中,阳性预测值=89/(89+16)=85％,阴性预测值=40/(0+40)=100％,预测值的高低并不完全取决于试验本身,在很大程度上取决于患病率的高低[(a+

c)/(a+b+c+d)]。一般来说,越是灵敏的试验,阴性预测值越高;反之,特异度越高的试验,阳性预测值越高。但是,患病率对预测值的影响比灵敏度和特异度更为重要。

不同的临床情况,患病率变化很大,临床应用诊断试验结果时,预测值的变化同样很大。例如,在某三级医院开展的一项 AFP 诊断肝癌的研究显示,诊断试验的灵敏度和特异度分别为 80% 和 90%,研究人群为肝硬化患者,肝癌患病率为 50%(病例组和对照组病例数相等),如表 4-3 所示。AFP 阳性预测值为 80/(80+10)=88.9%。

如果慢性乙型肝炎的人群,年龄大于 35 岁,应用此诊断试验,人群肝癌患病率小于 10%(假设为 9.1%),表 4-4 显示阳性预测值为 44.4%。

如果在 HBV 携带者人群中,年龄大于 35 岁,应用该诊断试验,人群患病率不足 1%(假设为 0.99%),表 4-5 显示阳性预测值为 7.4%。

如果将 AFP 作为普通人群(肝癌患病率不足 100/10 万人,0.1%),表 4-6 显示阳性预测值为 0.8%。

由此可见,患病率对于预测值有非常重要的影响,因此在引用文献报道的试验时,应考虑确立该项试验时人群的患病率是否与当前患者的情况相同,一项在三级医院阳性预测值很高的试验,在一级医院可能就很低。

表 4-3　AFP 诊断肝癌的临床研究评价(人群患病率 50%)

项目	金标准评价最终结果	
	肝癌	非肝癌
AFP(+)	80(80%)	10(10%)
AFP(−)	20(20%)	90(90%)
合计	100	100

人群患病率=100/(100+100)=50%。

灵敏度=80%,特异度=90%。

阳性预测值=80/(80+10)=88.9%,阴性预测值=90/(20+90)=81.8%。

阳性结果似然比=80%/10%=8,阴性结果似然比=20%/90%=0.22。

表 4-4　AFP 诊断肝癌的临床研究评价(人群患病率 9.1%)

项目	金标准评价最终结果	
	肝癌	非肝癌
AFP(+)	80(80%)	100(10%)
AFP(−)	20(20%)	900(90%)
合计	100	1000

人群患病率=100/(100+1000)=9.1%。

灵敏度＝80％,特异度＝90％。

阳性预测值＝80/(80＋100)＝44.4％,阴性预测值＝900/(20＋900)＝97.8％。

阳性结果似然比＝80％/10％＝8,阴性结果似然比＝20％/90％＝0.22。

表 4-5　AFP 诊断肝癌的临床研究评价(人群患病率 0.99%)

项目	金标准评价最终结果	
	肝癌	非肝癌
AFP(＋)	80(80％)	1 000(10％)
AFP(－)	20(20％)	9 000(90％)
合计	100	10 000

人群患病率＝100/(100＋10 000)＝0.99％。

灵敏度＝80％,特异度＝90％。

阳性预测值＝80/(80＋1 000)＝7.4％,阴性预测值＝9 000/(20＋9 000)＝99.8％。

阳性结果似然比＝80％/10％＝8,阴性结果似然比＝20％/90％＝0.22。

表 4-6　AFP 诊断肝癌的临床研究评价(人群患病率 0.1%)

项目	金标准评价最终结果	
	肝癌	非肝癌
AFP(＋)	80(80％)	10 000(10％)
AFP(－)	20(20％)	90 000(90％)
合计	100	100 000

人群患病率＝100/(100＋10 000)＝0.1％。

灵敏度＝80％,特异度＝90％。

阳性预测值＝80/(80＋10 000)＝0.8％,阴性预测值＝90 000/(20＋90 000)＝99.98％。

阳性结果似然比＝80％/10％＝8,阴性结果似然比＝20％/90％＝0.22。

总之,由于患病率的影响,即使试验的特异度很高,当用于患病率很低的人群时,仍会出现大量假阳性患者。同样,一种灵敏度非常高的试验,当用于患病率很高的人群时,仍会出现大量假阴性患者。这就是为什么一项诊断试验在临床初评时,诊断价值较高,而用于普查时就不尽人意了,主要是因为应用于患病率相差很大的人群,临床初评时往往是在患病率很高的人群中检测,而普查时则应用于患病率很低的人群。用 Bayes 公式可以看出阳性预测值与灵敏度、特异度及患病率之间的关系:

$$阳性预测值＝\frac{患病率×灵敏度}{患病率×灵敏度＋(1－患病率)(1－特异度)}$$

四、受试者工作特性曲线

ROC曲线是用真阳性率和假阳性率作图得出的曲线（图4-3），可以表示灵敏度和特异度之间的关系。

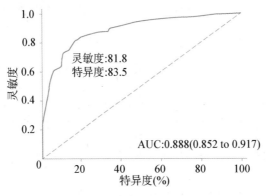

灵敏度：81.8
特异度：83.5

AUC:0.888(0.852 to 0.917)

图4-3　AFP诊断肝癌ROC曲线

1. 确定诊断试验的参考值　ROC曲线（图4-4）常被用来决定最佳临界点，如患病率接近50%时，最接近左上角那一点可定为最佳临界点。如果患病率极低或甚高，其最佳临界点可不在最接近左上角那一点。仅靠一次或两次试验想要找到一个灵敏度和特异度皆好的临界点是不可能的。

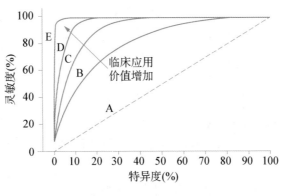

临床应用
价值增加

图4-4　ROC曲线

2. 不同试验诊断同一疾病优劣的比较　ROC曲线也可用来比较两种和两种以上诊断试验的诊断价值（图4-5），从而帮助临床医师对诊断试验做出最佳选择。

ROC曲线是一种全面、准确评价诊断试验非常有效的方法，并可以比较两种或多种诊断试验的诊断价值，除了上述的应用直观方法比较外，还可计算ROC曲线下面积（area under the ROC curve），来比较几种诊断试验的诊断效率，可用AUCROC表示，AUCROC越大，越接近1.0，其诊断的真实度越高；AUCROC越接近0.5，则诊断的真实度越差。AUCROC的计算方法可将曲线下面积分成多个梯形，求每个梯形面积，将多个

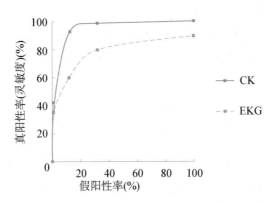

图 4-5 血清心肌酶 CK 水平和 EKG(ST 段改
变水平)诊断心肌梗死 ROC 曲线比较

梯形面积之和相加,即为 AUCROC,亦可借助计算机软件来计算。

ROC 曲线方法简单、直观,通过图形可观察分析方法的临床准确性,并可用肉眼做出判断。可准确反映某分析方法灵敏度和特异度的关系。

五、似然比

诊断试验的灵敏度与特异度分别反映患病人群和不患该病的对照人群试验结果的信息,不能用于估计疾病发生的概率,计量数据临界点的划分会影响灵敏度与特异度结果。预测值尽管为临床诊断提供了很好的信息,但受患病率影响明显,也不能用于估计疾病发生的概率。似然比(likelihood ratio, LR)是可以同时反映灵敏度和特异度的复合指标,即患该病者出现诊断试验某一结果的概率与不患该病出现诊断试验同一结果的概率的比值。当试验结果只有阴性和阳性两种时,似然比分为阳性试验结果似然比和阴性试验结果似然比:

$$阳性似然比(+LR) = \frac{真阳性率[a/(a+c)]}{假阳性率[b/(b+d)]} = \frac{灵敏度}{1-特异度}$$

$$阴性似然比(-LR) = \frac{假阴性率[c/(a+c)]}{真阴性率[d/(b+d)]} = \frac{1-灵敏度}{特异度}$$

似然比还可以避免将计量试验结果简单地划分为正常和异常,从而全面反映诊断试验的诊断价值。并且,似然比非常稳定,比灵敏度和特异度更稳定,更不受患病率的影响。似然比不仅可以更好地评价诊断试验,更重要的用途是估计疾病的患病概率。

阳性试验结果似然比为真阳性率和假阳性率之比,阴性结果似然比为假阴性率和真阴性率之比。如果诊断试验阳性结果的似然比为 9,也就是说该诊断试验结果为阳性时,患病的可能性是不患病可能性的 10 倍;诊断试验阴性结果的似然比为 0.22(2/9),也就是说,诊断试验结果为阴性患病的可能性仅为非患病的 2/9。选择诊断试验时,应当选择阳性结果似然比高的试验,或者阴性结果似然比低的试验。

（一）应用似然比估计疾病概率

某女性患者,45岁,因间歇性胸痛就诊,需要鉴别诊断的疾病有冠心病、食管或上消化道疾病及情绪紧张引起的胸痛等。通过文献了解45岁女性冠心病的患病率为1%,可根据以下公式计算验前比:

$$验前比 = \frac{验前概率}{1-验前概率} = \frac{0.01}{1-0.01} = 0.01$$

如患者所诉症状系典型的心绞痛（似然比≈100）,可计算其验后比和验后概率:

$$验后比 = 验前比 \times 似然比 = 0.01 \times 100 = 1$$

$$验后概率 = \frac{验后比}{1+验后比} = \frac{1}{1+1} = 50\%$$

所以,患者提供了典型心绞痛病史后,其患冠心病的概率就从1%升高到50%。该患者又做了心电图运动试验,发现ST段压低2.2mm（似然比为11）。

$$验前比 = \frac{验前概率}{1-验前概率} = \frac{0.5}{1-0.5} = 1$$

$$验后比 = 验前比 \times 似然比 = 1 \times 11 = 11$$

$$验后概率 = \frac{验后比}{1+验后比} = \frac{11}{1+11} = 91\%$$

此时,该患者患冠心病的可能性为91%。

综上所述,如果事先测出一些诊断试验的似然比,计算就能帮助我们推断患者患某病的概率,有助于做出正确的诊断。除了运用上述公式进行计算外,还可利用似然比应用图(Fagan's nomogram)（图4-6）,将直尺的一端放在验前概率,让直尺通过该试验的似然比所在点,直尺另一端所指的就是验后概率。此方法方便易行,有利于临床应用。

似然比的应用步骤如下:

（1）从文献中找出某一症状或体征的似然比,或找出不同诊断比,以及联合诊断的似然比。

（2）确定其可行性和诊断试验的理论结果。

（3）估计患者的验前概率,应用公式及似然比计算出第一个诊断试验后的验后概率。

（4）第一,诊断试验后的验后概率（或验后比）为下一项诊断试验的验前概率,重复上述过程,即可得到最后的诊断。

（二）应用似然比更科学地描述诊断试验

当一个试验仅有阳性或阴性结果时,可以计算阳性或阴性似然比;但当试验结果呈连续变量时,应计算不同区间的似然比。如试验结果的测定值为0~100,则可以分别计算不同区间值的似然比,如:

$$LR(11 \sim 20) = \frac{患者试验结果在11 \sim 20范围内所占概率}{无病者试验结果在11 \sim 20范围内所占概率}$$

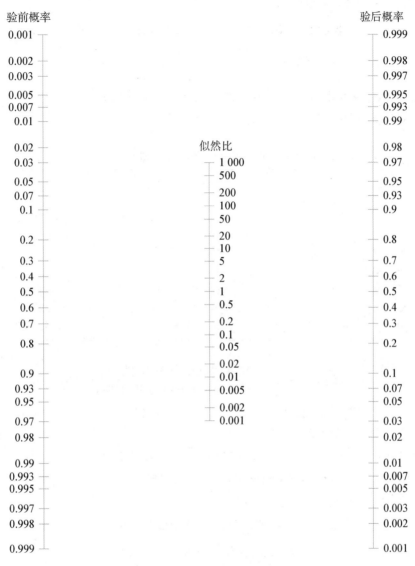

验前概率　　　　　　　　　　　　　　　　　　验后概率

似然比

图 4-6　似然比应用图

当试验测定结果呈连续变量时,灵敏度和特异度并非表示诊断试验特征最好的方法,此时应用似然比较为科学,能够全面地描述诊断试验的特征,并为临床处理问题提供更准确的判断。

例如,一位 18 岁女性患者,其病史及外周血检查结果提示患缺铁性贫血的可能性为 20%(验前概率),应用血清铁蛋白 $<12\ \mu g/L$ 作为诊断缺铁的标准,此时诊断缺铁性贫血的灵敏度为 65%,特异度为 99%。而该患者血清铁蛋白测定值为 $40\ \mu g/L$,于是可以计算阴性似然比:

$$阴性似然比 = \frac{1-灵敏度}{特异度} = \frac{1-0.65}{0.99} = 0.35$$

验前概率＝20％,验前比＝1/4。

$$验后比＝验前比 \times LR = 1/4 \times 0.35 = 0.0875$$

$$验后概率＝\frac{0.0875}{1-0.0875} = 8\%$$

结论:在做血清铁蛋白试验后,患缺铁性贫血的可能性减少。

根据文献资料总结如表4-7所示。

表4-7 铁蛋白诊断缺铁性贫血文献资料(金标准为骨髓活检)

铁蛋白(μg/L)	缺铁例数(%)	非缺铁例数(%)
≥100	50(6)	1300(70)
45~99	75(9)	400(22)
35~44	35(4)	45(2)
25~34	60(7)	50(3)
15~24	120(15)	30(2)
≤14	475(58)	20(1)
总数	815(100)	1845(100)

$$LR(铁蛋白40) = \frac{缺铁时铁蛋白为40的概率}{非缺铁时铁蛋白为40的概率} = 4/2 = 2$$

$$验后比＝验前比 \times LR = 1/4 \times 2 = 1/2$$

$$验后概率＝1/3 = 33\%$$

结论:作血清铁蛋白试验后,该女性患缺铁性贫血概率升高。

两种不同的结论,后者更准确地帮助临床做出判断。

（三）似然比在综合试验中的应用

用一个以上诊断试验计算疾病概率时,如两个试验是互相独立的,可用以下公式计算:

$$验前比 \times LR_1 \times LR_2 = 验后比$$

例如,一位52岁的女性患者,乳房有一可疑的肿块,肿块不能移动($LR=4$),乳房钼钯摄片阴性。查文献,10位放射专家阅读150例患者钼钯片与金标准比较的诊断结果如表4-8所示。

表4-8 钼靶诊断乳房恶性肿瘤文献数据(%)

钼靶片诊断结果	确诊乳腺癌中位数(范围)	确诊非乳腺癌中位数(范围)
正常	7(0~22)	36(20~69)
良性可能	9(4~26)	29(15~44)
临界(良恶性之间)	17(4~33)	21(7~35)
恶性可能	70(37~85)	7(1~15)

该年龄段女性乳房出现肿块、患乳腺癌的可能性为20%,肿块不移动$LR=4$,钼靶阴性$LR=7/36$。

$$验后比=\frac{20}{80}\times4\times7/36=0.194$$

$$验后概率=\frac{0.194}{1+0.194}=16\%$$

第四节 诊断试验结果测量的一致性评价

诊断试验的精确性(precision)又称可重复性(repeatability)。可靠性(reliability)是评价诊断试验的另一项指标。精确性或可重复性是指诊断试验在完全相同的条件下,进行重复操作获得相同结果的稳定程度。在研究中,所有观察测量几乎都存在测量变异(measurement variation),它可以来自观察者间的变异、观察者的自身变异、测量仪器、试剂的变异及研究对象的生物学变异(个体内及个体间)等,这些变异可以同时存在,且相互累加。

诊断试验精确性的评价指标主要用来评价测量变异的大小。计量资料,用标准差及变异系数表示,变异系数(CV)=标准差/均数×100%。变异系数和标准差越小,表示可靠性越好。计数资料,用观察符合率与Kappa值表示。

Kappa值是判断不同观察者间校正机遇一致率后的观察一致率指标,常用于比较两者的一致性。如果比较两个以上的观察者,则采用分别两两比较方法,如比较A和B、B和C、C和A等。

Kappa值的意义和推理举例说明如下。甲、乙两位临床经验相似的医师阅读相同的胸部X线片100张,结果如表4-9所示。两人均诊断肺门淋巴结结核46例,正常32例,观察一致率78%,此临床意见一致率似乎较高,但实际一致率并不高,根据一般常识,任何现象都包括偶然性(机遇)和必然性(非机遇),临床观察也不例外。假如上述甲医师不阅读胸部X线片,而采用掷钱币方法得到结果,做出诊断报告,正面向上报告为肺门淋巴结结核,背面向上报告为正常,则甲医师诊断肺门淋巴结结核的58例患者中,乙医师根据掷钱币方法报告相同结果者29例,甲医师报告肺部正常者42例,乙医师根据掷钱币方法报告相同结果21例,亦即两位医师的机遇一致率是50%,可以看出此100张胸部X线片的观察一致率虽高(78%),但机遇率也高(51%),而非机遇率却不高(49%),两人的诊断一致率仅55%,此种排除了机遇一致率后的观察一致率称为Kappa值。推算Kappa值的步骤如下:

$$观察一致率(po)=\frac{a+d}{N}=\frac{46+32}{100}=78\%$$

$$机遇一致率(pc)=\left(\frac{r_1+c_1}{N}+\frac{r_2+c_2}{N}\right)/N=\left(\frac{56\times58}{100}+\frac{44\times42}{100}\right)/100=51\%$$

$$非机遇一致率=100\%-51\%=27\%$$

$$Kappa\ 值=\frac{po-pc}{1-pc}=\frac{实际一致率}{非机遇一致率}=\frac{27\%}{49\%}=0.55$$

表 4-9 甲、乙医师阅读同样 100 张胸部 X 线片的一致率

医师	肺门淋巴结	正常	合记
甲	46(a)	10(b)	56(r_1)
乙	12(c)	32(d)	44(r_2)
合计	57(c_1)	42(c_2)	100(N)

甲医师在一个月后采用同一标准再阅读相同的胸部 X 线片 100 张，结果如表 4-10 所示，其排除机遇后的诊断一致率（Kappa 值）仅为 68%，说明医师本人前后的检查结果也不完全相同。

表 4-10 甲医师两次阅读同样 100 张胸部 X 线片的一致率

项目	肺门淋巴结	正常	合计
第一次	69(a)	11(b)	80(r_1)
第二次	1(c)	19(d)	20(r_2)
合计	70(c_1)	30(c_2)	100(N)

$$观察一致率=\frac{69+19}{100}=88\%$$

$$机遇一致率=\frac{80\times70}{100}+\frac{20\times30}{100}=62\%$$

$$非机遇一致率=100\%-62\%=38\%$$

$$实际一致率=88\%-62\%=26\%$$

$$Kappa\ 值=\frac{po-pc}{1-pc}=\frac{26\%}{38\%}=0.68$$

上述 Kappa 值的意义和计算步骤，还可采用以下简化公式计算 Kappa 值。

$$Kappa\ 值=\frac{N(a+d)-(r_1c_1+r_2c_2)}{N_2-(r_1c_1+r_2c_2)}$$

目前对判断 Kappa 值一致性强度的意义尚有争议，但多数认为 Kappa 值在 0.40～0.75 有中度至高度的一致性，>0.75 时有极好的一致性（表 4-11）。

表 4‑11　Kappa 值判断标准

Kappa 值	一致性强度	Kappa 值	一致性强度
<0	弱	0.41~0.60	中度
0~0.20	轻	0.61~0.80	高度
0.21~0.40	尚好	0.81~1.00	最强

第五节　参考值确立

一、参考值的概念

医学上，正常值范围的传统概念是正常人解剖、生理、生化等各种数据的波动范围。这些数据不仅因人而异，即使同一个人，还会因机体内外环境的改变而变化，因此需要有一个正常的波动范围。上述传统认识主要基于临床实践，着眼于个体，作为划分正常与异常的界限。现代医学中，正常值的概念有了很大发展，如预防医学实践着眼于群体，制订不同性别、年龄儿童发育评价标准，制订食品、水、空气的卫生标准及有害物质的允许浓度，作为保护健康的安全界限。这样对正常值的含义就超过了上述狭义的正常值，因而称为广义的正常值。

二、确定参考值的基本方法

制定正常值，常以"正常人"为对象，这与医学上的"健康"含义不同，所谓"正常人"，不是指机体任何器官、组织的形态及功能都正常的人，而是排除影响所研究指标的疾病和有关因素后，所确定的同质人群。为此，有学者提出了参考值（reference value）、习惯范围（customary range）和参考值范围（reference range）等来代替正常值一词。确定正常参考值的基本方法如下。

1. 均数加减标准差法　目前，在临床上或文献中大多采用"均数（x）±2 个标准差（s）"作为正常范围，凡超过平均数 2 个标准差者为异常。采用这种方法确定正常值必须是诊断试验的数据频数呈正态分布，在分布两侧各占 2.5％则认为异常（图 4‑7）。如有些资料不呈正态分布，可作对数转换变成正态分布后计算正常值范围。这种方法划分正常和异常，其缺点是异常的百分数固定。如上述结果显示 5％为异常，若有 2 项检测，则 10％为异常，$[1-(0.95)^2]$；5 项检测，则 23％为异常，$[1-(0.95)^5]$显然不合理。

2. 百分位数法　由于多数诊断试验测定值的频数分布并非正态，因此有人主张用百分位数制定正常和异常的界限，用这种方法可以不顾虑数据的分布问题。如采用双侧检

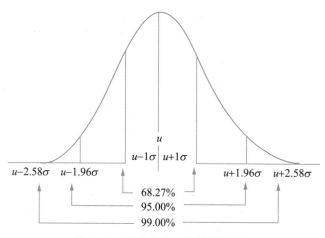

图 4-7　正态曲线下的面积分布图

验,则从第 2.5 百分位数到第 97.5 百分位数为正常范围;如采用单侧检验,数值过小为不正常,则正常下限定在第 5 百分位数;如数值过大为不正常,则正常值上限定在第 95 百分位数。采用百分位数制定正常值有时误差比较大,因此有人建议观察例数应在 120 例以上。

3. ROC 曲线法　ROC 曲线是用灵敏度为纵坐标,假阳性(特异度)为横坐标作图所得的曲线,可以用来决定最佳临界值(详见本章第三节)。将该点作为区别正常、异常的界限,作为制定正常参考值的依据。

4. 从治疗实际出发制定正常值　在临床上,一个诊断试验的测定值达到什么水平才需要治疗,常根据人群调查中是否系危险因素来判断。例如:血清胆固醇水平超过 6.5 mmol/L 时,发生冠心病的危险性显著升高,而低于此水平危险就不显著,故将血清胆固醇水平超过 6.5 mmol/L 定为异常。

三、影响正常参考值的其他因素

1. 研究对象的选择　第一,要根据研究目的选择适当的研究对象,切不可将研究指标主观地划一个标准来划分正常人和患者。第二,要保证研究对象的同质性,所谓"正常人"是指排除对所研究指标有影响的疾病和因素后的人群,所谓"同质"是对上述因素严加控制而言。第三,研究对象的选择应有代表性,即应遵守一个相应的整体中采用随机抽样的原则和方法来确定研究对象。

2. 研究对象的生理因素和环境因素　研究正常值时,必须先判明影响某指标正常值的生理因素和环境因素,如性别、年龄、民族、职业,女性的月经期、妊娠和哺乳的影响,以及测定的时间和地区因素的影响。如有性别和年龄差异,应分别制定不同性别和年龄的正常值。不少实验室指标的测定值有昼夜波动,如血浆 ACTH 浓度测定在早晨 8:00 抽血为宜。正常血压值的测定要有特定的条件。

3. 技术操作和仪器设备因素 为了获得正确的诊断试验正常参考值,对仪器设备、空间条件、操作技术和试剂的标准化都应当有严格的质量控制,应当千方百计地减少技术误差,使结果重复性好。

4. 统计处理问题 要有一定的样本含量,并严格控制系统误差和随机误差。要根据指标的实际用途来决定单侧或双侧值。要决定正常值是取正常人的 80%、90%、95% 还是 99% 的范围。此外,需注意正常值数据的频数分布。需注意随机误差,如随机抽样样本越大则误差越小。有时为了缩小误差,可对每个研究对象的同一观察指标测定多次,求其均值来统计正常值。要注意向均数回归现象,这纯属随机误差。

第六节 │ 提高诊断试验效率的方法

一、选择患病率高的人群(高危人群)应用诊断试验

由于估计患病率对阳性预测值的影响较大,一个诊断试验的灵敏度和特异度已固定,如用于患病率很低的人群,则阳性预测值很低,但用于高危人群,则阳性预测值可显著提高。例如,如何提高心电图运动试验的诊断效率? 其灵敏度和特异度分别为 80% 和 74%。可有 3 种情况:病例甲为有典型心绞痛的老年人,病例乙为胸痛性质待查的中年人,病例丙为情绪变化发生胸痛症状的年轻人。病例甲心绞痛的可能性有 90%,从表 4-12 可查知,阳性预测值为 97%,仅增加 7%;病例丙估计发生心绞痛可能性仅 10%,从表 4-12 可知,阳性预测值为 25%,增加数也不多(15%);病例乙估计发生心绞痛可能性为 50%,阳性预测值较试验前估计患病率增高 25%。因此,心电图运动试验用于估计患病率为 40%～60% 的人群,诊断效率最高,阳性预测值和阴性预测值增加最显著。

表 4-12 不同的估计患病率下心电图运动试验的预测值

估计患病率(%)	试验阳性预测值(%)	增加百分比(%)	试验阴性预测值(%)	增加百分比(%)
90	97	7	29	19
80	92	12	48	28
70	88	18	61	31
60	82	22	71	31
50	75	25	79	29
40	67	27	85	25
30	57	27	90	20
20	43	21	94	14
10	25	15	97	7

二、选择联合试验提高诊断试验效率

由于同时具有很高的灵敏度和特异度的诊断试验不多，因此可以根据临床需要，采用联合试验方法提高灵敏度或特异度，从而提高诊断效率。联合试验有两种：平行试验（parallel tests）和系列试验（serial tests）。平行试验是同时做几个试验，只要有一个阳性，即可认为有患病的证据。系列试验系依次相继的试验，要所有试验皆阳性才能做出诊断。因此，平行试验提高了灵敏度和阴性预测值，系列试验提高了特异度和阳性预测值。

平行试验又称并联试验，适用于：①住院或急症患者，或外地的门诊患者复诊有困难时，急需迅速做出诊断；②需要一种很灵敏的试验，但只有两项或两项以上不太灵敏的试验，组合成平行试验非常有效；③较单项试验提高了灵敏度和阴性预测值，使疾病漏诊减少，但降低了特异度与阳性预测值，因此可能做出假阳性诊断。

系列试验又称串联试验，适用于：①不需迅速做出诊断者，如长期随访的患者，但需要增加诊断的正确性；②当某些试验昂贵且有危险性时，可先用较简单安全的试验，一旦提示该病可能存在，才使用这些试验；③当单项试验特异度不高时，序列试验特别有效；④序列试验提高特异度和阳性预测值，但降低灵敏度和阴性预测值，试验阳性者表明患病更为可信，但增加了漏诊疾病的危险性；⑤先后使用两种试验诊断疾病，若其余条件均相同，应首先使用特异度高的试验，使较少的患者需要接受第二种试验，特别是该项试验花费少而又无危险性时，更应该首先使用。

三、联合试验灵敏度和特异度的计算

假设 A 试验和 B 试验为两个独立的试验，其灵敏度分别为 0.8 和 0.9，特异度分别为 0.6 和 0.9，并假设患病率为 20%。

1. 系列试验　两者均阳性才算阳性结果。假定先做 A 试验，A 试验阳性者再做 B 试验。两者均阳性的 144 例为阳性结果，占总病例数（200）的 72%，即联合灵敏度是 72%。试验阴性者为 480＋288＝768，占总阴性人数（800）的 96%，即联合特异度为 96%。由此可见，系列试验提高了特异度。

2. 平行试验　两试验中一个阳性就为阳性结果。为估算平行试验的灵敏度和特异度，先做 A 试验，A 试验阴性者再做 B 试验。将 B 试验真阳性 36 人加 A 试验真阳性 160 人，共 196 人，占阳性的 200 人的 98%，即联合灵敏度，这相当于假定 A 试验和 B 试验的效果是完全独立的，于是它们的联合灵敏度为 $0.8＋0.9－(0.8×0.9)＝0.98$。其阴性 432 人，占总阴性人数（800）的 54%，即联合特异度。由此可见，平行试验增加了联合灵敏度。

总之，在多项试验联合应用时，首先要考虑应用诊断试验的目的。采用平行试验是为了提高敏感度,在筛选病例中使漏诊率降到最低;采用系列试验则是提高特异度,为了确诊病例,使误诊率减少到最低水平。

四、联合试验的处理与临床应用

1. 诊断试验的独立性是提高联合试验诊断效率的基础　为提高灵敏度采用平行试验,为提高特异度选择系列试验。临床实践中应用联合试验要达到诊断试验的最大效率,联合的诊断试验应该具有独立性。如肝癌的诊断中,B 超检查、CT 检查及 MRI 检查都是从影像学角度诊断肝内占位,尽管它们各有特点,但不可能具有完全的独立性,而AFP 检查,从肿瘤分泌特殊蛋白质角度诊断肝癌,与各种影像学诊断具有相互独立性。因此,临床上为提高肝癌筛查阳性率,常采用 AFP 和 B 超联合检查(平行试验)以提高检查的灵敏度,而非采用多个影像学检查。其他影像学检查常常作为进一步确诊的依据。

2. 应用似然比处理多个试验结果　临床实践中,诊断疾病的依据包括症状、体征、各种实验室检查和特殊检查结果。所有这些都可以看作诊断试验,临床上都可以获得阳性或者阴性结果。临床实践中,为确定疾病诊断或者排除疾病,并不是采用联合试验提高灵敏度或者特异度的处理方法,而是应用似然比处理各种试验结果。支持疾病诊断(诊断试验阳性)的依据提高疾病诊断的概率,否定疾病诊断(诊断试验阴性)的依据降低疾病诊断的概率。应用似然比连续计算不同诊断试验结果的诊断概率时,同样需要注意每个诊断试验需要相互独立。

3. 处理非独立诊断试验　诊断试验研究中,同时评价几个不同的诊断试验,并且都与金标准进行比较时,可以评估诊断试验是否独立或者相关性大小。两个互不独立试验,可以分别计算两者均阳性、第一个阳性第二个阴性、第二个阳性第一个阴性、两者均阴性 4 种不同结果的似然比,供临床使用。多个诊断试验,或者 2 个以上计量数据的诊断试验,也可以采用多元线性回归方程的方法转变为一个综合变量,作为联合诊断试验的结果在临床上应用。

| 第七节 | 疾病早期诊断

| 一、疾病早期诊断的意义

绝大多数疾病是在自然病程出现临床症状就医时被诊断出来的,而早期诊断是指在临床出现症状之前的诊断,故是临床前期的诊断,此时,自然病程尚处于无症状期,但患者体内已出现结构和功能的改变。早期诊断列入二级预防的范畴,以便早期发现,早期治疗。尤其对目前尚无特效预防措施的疾病(如癌症和心血管疾病等)更为重要。

疾病的早期诊断有以下 5 种形式。

1. 筛检(screening)　通过某些诊断试验，从一般人群中将早期患者筛检出来。例如，在人群中同时检查多种项目，如血压、肺功能、血脂和尿糖等，称为多相性筛检(multiphasics screening)。

2. 定期健康检查(periodic health examination)　在特定人群中进行筛检，如学生、职工的体检，亦可在高危人群中定期检查，如在 HBsAg 阳性人群中定期作 AFP 检查，在有胃癌前期状态的人群中定期作胃镜检查等。

3. 医院常规检查(routine examination)　通过常规化验检查，可无意中发现早期病例，如尿常规检查发现隐匿性肾炎，血常规检查可发现慢性白血病等。

4. 病例搜索(case finding)　临床医师在临床实践中早期发现患者的手段。大多数居民一年之中至少去看一两次医师，此时通过适当检查，就可以发现早期患者。

5. 患者自我检查　例如，在已婚妇女(乳腺癌的高危人群)中举办学习班，教授如何检查乳房，以期一旦发现肿块即来就医，从而早期发现乳腺癌。

疾病早期诊断的意义是肯定的，尤其是对许多恶性肿瘤，如采用 AFP 和 B 超进行筛检，可以早期发现小肝癌，从而明显提高原发性肝癌 5 年生存率。但是，并不是所有疾病都值得进行筛检，决定某病是否值得进行筛检取决于以下 3 个条件。

(1) 该病必须有足够的超前期。所谓超前期，是指通过筛检发现疾病与患者因有症状就医至被诊断出来的间隔时间。特定疾病超前期的长短既取决于病程的快慢，又取决于筛检试验早期发现疾病的能力。如超前期很短，则筛检意义不大，如对肺癌高危人群，每半年摄胸部 X 线片一次，一旦发现肺癌迅速给予治疗。与对照组相比，即按常规出现症状就诊发现肺癌，两组人群肺癌 5 年生存率都不超过 10%，没有差别，这种筛检就没有意义。采用低剂量 CT 肺结节筛查则存在其他意义上的争议。相反，食管癌、胃癌、肠癌高危人群，接受胃镜检查、肠镜检查可以发现早期病变，及时处理的结果与临床就诊预后完全不同。

(2) 该疾病有一定严重性。早期诊断可以有效治疗，若按照常规有症状后才明确诊断，此时疾病常迅速发展，预后不佳，这种疾病适宜做筛检，如食管癌、胃癌、肠癌，早期发现目前可以通过内镜处理，不仅有手术治疗同样的临床效果，术后患者恢复及生活质量会得到极大提高。相反，如果疾病早期诊断以后并没有进行有效治疗，或者此种疾病并无严重性，可不必进行早期治疗者，就不宜进行筛检。

(3) 要选用灵敏度高、方法简便、筛检效益高于成本的筛检试验。无目的的多相性筛检常无好处，因此不主张在人群中毫无目的地进行多相性筛检以求早期诊断，而是倾向于有目的地在高危人群中采用少数质量高的筛检试验进行疾病筛检和早期诊断。

二、用于筛检的诊断试验选择

筛检试验的目的是在一般人群或高危人群中将无症状的患者筛选出来，然后再进一步检查明确诊断。用于筛检的诊断试验应当具有以下 4 个特点。

（1）灵敏度和特异度较高。筛检是在正常人群或高危人群中进行的，因此某特定疾病的患病率往往很低，因而不论筛检试验的特异度多高，其阳性预测值总是比较低的，仍会出现大量假阳性的患者，而且所采用的筛检试验越多，假阳性也越多。假阳性的患者思想负担很重，甚至给他们带来利少弊多的后果。因此，需要对筛检试验阳性结果的对象采用高特异度诊断方法来确诊，并排除假阳性的患者。X 线胸片筛查，由于其灵敏度不高，发现的肺癌手术治疗效果不佳。如果采用高分辨低剂量 CT 筛查，可以发现更早期肺癌，及时手术治疗，预后可以得到明显改善。

（2）试验方法必须简便、快速、价廉。国外适用于人群筛检的试验已向微量、快速、简便、自动化方向发展。这些也是目前我国在高危人群中采用高分辨率 CT、胃肠镜检查进行早期肺癌、早期食管癌、胃癌、肠癌筛查的困难之处。

（3）试验方法很安全。

（4）所采用的筛检试验必须为患者所接受，依从率要高。

三、筛查和早期诊断试验有效性的评判标准

（1）是否有临床随机对照试验的证据证明早期诊断的确改善了生存期或生命质量。

（2）患者如果被早期诊断，是否愿意依从治疗。如果患者被诊断患某病，而不愿依从治疗，最终不但不能得到有利于患者的结果，反而由于被诊断出该病，增加了思想负担。

（3）应当在不同人群和不同的筛查措施间进行比较。

（4）是否有能力和足够的资源做这项筛查。

第八节 诊断试验研究的发表标准及常见的偏倚

一、诊断试验研究的发表标准

诊断准确性研究报告标准（standards for reporting diagnostic accuracy，STARD）为评定诊断试验提供了详细的可遵照标准。STARD 提供了 25 条评价条款，并且采用图标设计以提高评价诊断研究报告准确性的方法学和信息质量（表 4 - 13）。2003 年初，STARD 发表在 *Clinical Chemistry*、*Annals of Internal Medicine* 和 *BMJ* 等几个主要的杂志上，2015 年进行了修订更新，英文版全文可以在 equator network 网站获得。有证据显示在 STARD 提出以后，发表的诊断试验研究报告质量得到了提高。

表 4-13　诊断试验正确性的报告标准（STARD 2015 修订）

项　目	条目	描　述
题目、摘要、关键词	1	把文章明确标记为"诊断准确性研究"，可使用 MESH 主题词"灵敏度与特异度"
前言	2	陈述研究问题或者研究目的，如评估诊断试验准确性，或者比较不同试验的准确性、不同研究对象群体之间的准确性
方法		
研究对象	3	描述研究对象的纳入和排除标准、数据收集的机构和场所
	4	描述研究对象的募集：研究对象的募集是基于目前的症状、各种检查结果，还是基于研究对象已经接受的被评价试验或者金标准试验的事实
	5	描述研究对象的抽样：是否根据条目3和条目4定义选择的连续的研究人群，如果不是，需要说明研究对象选择的依据
	6	描述数据收集：数据收集的设计是在被评价试验和金标准试验前（前瞻性研究）还是之后（回顾性研究）
试验方法	7	描述金标准方法及其原理
	8	描述被评价试验和金标准试验的材料和方法的技术要点，包括何时、何种方法进行各种测量，以及被评价试验和金标准的引用文献
	9	描述被评价试验和金标准试验的定义、原理，所用单位，以及所采用的界值、结果分类方法
	10	描述实施和读取被评价试验和金标准试验结果人员的数量和培训情况
	11	描述被评价试验和金标准试验读取结果的人员间是否设盲，同时描述结果读取者可获得的其他任何相关临床信息
统计学方法	12	描述计算和比较诊断试验准确性各项指标的计算方法，描述结果的不确定性（如95%CI）
	13	如果做了重复性研究，描述用来计算检验重复性的方法
结果		
被研究者	14	报告研究实施的时间，包括研究对象募集开始和结束的日期
	15	报告研究人群的临床和人口学特征（如年龄、性别、所具有的症状谱、其他伴随疾病、当前的治疗和所属的征集中心）
	16	报告满足入选标准的研究对象人数、实际参加和没参加被评价试验和金标准试验的人数；描述研究对象未能参加被评价试验和（或）金标准试验的原因（强烈推荐使用流程图）
试验结果	17	报告研究对象接受被评价试验和金标准试验的间隔时间，以及在此期间所接受的任何治疗措施
	18	报告具有目标状态的研究对象中疾病严重程度（给出明确定义）的分布；没有目标状态的研究对象报告其他疾病分布
	19	按照金标准分类，分别报告被评价试验结果（包括不明确的和缺失的结果），列出四格表，对于连续性结果变量，按照金标准分类分别报告连续性变量的分布
	20	报告被评价试验和金标准试验中发生的所有不良反应事件

（续表）

项　目	条目	描　　述
结果估计	21	报告评价诊断试验准确性指标的点估计结果和统计学不确定性的指标（如95% CI）
	22	报告被评价试验无法解释结果、不确定结果和中间结果的处理方法
	23	报告诊断试验的准确性和有效性在不同亚组、不同读取结果者和不同分中心间的不同
	24	如果可能，报告试验重复性
讨论	25	讨论研究结果的临床适用性

二、诊断试验研究中的常见偏倚

1. 工作偏倚　对诊断试验出现阳性结果的患者才决定进一步用金标准方法加以确诊，而对阴性结果的患者则不再做进一步检查，这会造成缺乏假阴性的资料。例如，确定病史体检在冠心病诊断中的作用评价时，1 030例门诊怀疑冠心病患者，通过病史体检有168例进一步做心导管确诊，报告诊断灵敏度74%，特异度84%，而无偏差的实际灵敏度为53%，特异度为93%，这是由于作常规检查（病史体检）阴性者没有被包括在最后的分析中，故会发现灵敏度假的升高、特异度假的降低，即工作偏倚（workup bias）。

【例4-1】在建立的儿童语言发育迟缓筛选项目的评价中，研究者从许多不同的诊断中随机抽样选出550例儿童对语言能力进行筛检，并进行评价，金标准是一个结构严谨的问卷调查，50例筛检结果阳性儿童使用了此问卷调查，另外在500例筛检阴性者中再抽出50例儿童使用问卷调查，结果如表4-14所示，表明存在工作偏倚。如果按照实际情况，结果如4-15所示。

表4-14　按照研究计算的四格表结果

诊断试验	金标准评估		合计
	患者	非患者	
阳性	$a = 35$	$b = 15$	50
阴性	$c = 4$	$d = 46$	50
合计	39	61	100

灵敏度 $= 35/39 = 90\%$。

特异度 $= 46/61 = 75\%$。

表 4-15 实际四格表结果

诊断试验	金标准评估		合计
	患者	非患者	
阳性	35	15	50
阴性	40	460	500
合计	75	475	550

灵敏度 = 35/75 = 46%。

特异度 = 460/475 = 96.8%。

两者的灵敏度不同，说明存在工作偏倚。工作偏倚可用以下方法加以纠正：

有误差的灵敏度 = a/a + c = 35/35 + 4 = 90%。

纠正的灵敏度 = (a/f)/(4/f + c/g) = (35/1)/(35/1 + 4/0.1) = 35/75 = 46%。

有误差的特异度 = d/b + d = 46/15 + 46 = 75%。

纠正的特异度 = (d/g)/(d/g + b/f) = (46/0.1)/(46/0.1 + 15/1)。

f = 试验阳性者再做标准试验的比例（本来全部接受，f = 50/50 = 100% = 1）。

g = 试验阴性者再做标准试验的比例（本例：50/500 = 10% = 0.1）。

2. 缺乏非患者群试验结果的信息造成的偏倚 例如，有腰背痛的患者做 MRI 检查，发现许多患者有椎间盘膨隆，故常用此结果来解释腰背痛，并给予治疗。另一篇文章在 98 例无腰背痛的人中做 MRI 检查，结果发现 2/3 无症状者也有椎间盘膨出，发生率仅略低于有症状者，两者统计学上无差别。

3. 疾病谱偏倚 许多诊断试验采用明确的健康者与诊断明确的患者比较，进行评价，因为没有纳入与该病混淆的其他疾病，亦即没有纳入检验结果呈"灰色带"（grey zone）的患者，因此高估了该诊断试验的各项性能参数（包括灵敏度、特异度等），导致研究对象的临床情况和该试验应用的目标人群情况显著不同，从而产生疾病谱偏倚（spectrum bias）。该偏倚对诊断试验性能的过高评价是文献中许多灵敏度和特异度报道结果不一致的原因。应当选择和纳入在临床实践中可能遇到的使用这种诊断试验的各种患者作为研究对象来评价该诊断试验的性能，而不是仅仅选择和纳入作者感兴趣的患者。

4. 由不明确结果者引起的偏倚 诊断试验常有结果不明确者或呈中间结果者，在资料分析时作者常将其剔除，造成结论不真实。诊断试验不明确，可能由于该患者不适合应用该项诊断试验，如体内含有金属物体，不适合 MRI 检查，应在入选患者中剔除，临床应用时，这类患者应视为禁忌证。诊断试验结果呈中间结果，应采用似然比而不是灵敏度和特异度的方式将结果表达出来，这样描述诊断试验更准确且不会出现偏移。

5. 审阅测量偏倚 评价标准者事先已知道试验结果所造成的偏倚。一种方法是采用盲法，在进行诊断试验研究时，临床报告应该与研究报告分开。临床报告不能代表科研报告。如评价 CT 检查诊断肝癌，患者接受 CT 检查也是一种临床需要，通常临床报告会参考临床诊断或者金标准诊断做出。作为研究报告时，应该另外请专门人员读片，在不知道临床结果的情况下，出具科研报告，并且应该在研究结束前集中全部研究患者的 CT 资料统一读片。另一种避免审阅测量偏倚的方法是多人独立判断，并进一步采用一致性评估。

6. 实验室测量偏倚　试验操作不规范，缺乏质量控制，没有进行重复性测定，没有对观察者、仪器在不同时间测定的变化加以分析；影响诊断试验评价质量的因素还有许多文章没有关于灵敏度、特异度、似然比置信区间的描述，样本数太少。

7. 参考试验偏倚　参考试验偏倚(references test bias)是指选择金标准不妥当造成的偏倚。例如，评价 B 超对胆石症的诊断价值，采用口服胆囊造影作为诊断胆石症的金标准，发现其中有少数患者 B 超呈阳性结果，口服胆囊造影阴性，而手术检查证实有胆结石，实际上作为金标准的口服胆囊造影要比 B 超差，造成灵敏度、特异度评价结果的不正确。

复习题

1. 胃癌是一种常见恶性肿瘤，通过胃镜检查＋活检确诊。处理包括早期胃癌的内镜下治疗、进展期胃癌的根治性手术治疗和晚期胃癌的化疗。采用何种处理方式，除了根据患者意愿和状态，最主要的依据是胃癌的分期。目前临床上用于胃癌分期(TNM 分期)的手段主要是超声内镜(EUS)和增强 CT。有人设计了一项临床研究，比较 EUS、增强 CT 检查用于胃癌侵犯深度和是否周围淋巴结转移的分期诊断价值。

(1) 以下哪种措施作为该诊断试验研究的金标准比较合适：

A. 胃镜检查＋活检病理诊断

B. EUS 检查＋增强 CT 检查联合结果

C. 手术所见＋切除标本病理诊断

D. 手术后随访结果

E. 肿瘤标志物

(2) 关于研究人群的选择，以下哪项描述更准确：

A. 研究人群包括胃癌、其他肿瘤、非肿瘤其他疾病、正常人

B. 研究人群包括早期胃癌、进展期胃癌、晚期胃癌患者

C. 研究人群必须剔除治疗过的患者

D. 研究人群必须剔除不能手术切除肿瘤的胃癌患者

E. 研究人群必须剔除原位癌

(3) 关于诊断试验和金标准诊断措施的实施，以下哪项描述更合理：

A. EUS 检查、增强 CT 检查的报告人应该不知道金标准诊断结果

B. 金标准诊断的报告人可以参考 EUS 检查和增强 CT 检查的结果

C. EUS 检查、增强 CT 检查的先后次序不会影响两项诊断试验结果的比较

D. EUS 检查、增强 CT 检查与金标准检查的间隔时间不会影响各自诊断试验结果的判断

E. EUS 检查技术员不会影响诊断试验的结果

（4）以下关于研究的设计，哪项说法不准确：

A. 可以采用 EUS 和增强 CT 同时与金标准比较的诊断试验评价设计方案

B. 可以采用 EUS 和增强 CT 分别与金标准比较的随机对照研究设计方案，比较 EUS 检查和增强 CT 检查的分期诊断价值

C. 部分对象接受 EUS 检查，部分对象接受增强 CT 检查，但全部对象必须接受金标准诊断

D. 全部研究对象都必须同时接受 EUS 检查、增强 CT 检查和金标准诊断试验评估

E. 全部研究对象都必须同时接受 EUS 检查、增强 CT 检查，但可以是部分患者接受金标准诊断试验评估

2. 胃灼热是诊断胃食管反流病的重要线索。一项研究评估了胃灼热和反酸症状诊断胃食管反流病的价值。研究在有消化不良症状的患者中进行，胃灼热和反酸通过患者报告，金标准诊断包括食管 24 小时 pH 值检查确认反流存在，以及胃镜等检查排除食管等其他病变。研究在三级医院消化科门诊进行，最后纳入 1 000 例患者，结果如下：

胃灼热	反酸	金标准诊断		合计
		胃食管反流病	非胃食管反流病	
+	+	144	16	160
+	−	16	64	80
−	+	36	144	180
−	−	4	576	580
合计		200	800	1 000

（1）胃灼热诊断胃食管反流病的灵敏度是：

A. 80%　　　B. 90%　　　C. 20%　　　D. 66.7%　　　E. 90.5%

（2）胃灼热诊断胃食管反流病的特异度是：

A. 80%　　　B. 90%　　　C. 20%　　　D. 66.7%　　　E. 90.5%

（3）胃灼热诊断胃食管反流病的阳性预测值是：

A. 80%　　　B. 90%　　　C. 20%　　　D. 66.7%　　　E. 90.5%

（4）胃灼热诊断胃食管反流病的阴性预测值是：

A. 80%　　　B. 90%　　　C. 20%　　　D. 66.7%　　　E. 94.7%

（5）胃灼热诊断胃食管反流病的阳性结果似然比是：

A. 2　　　　B. 8　　　　C. 0.88　　　　D. 1/18　　　　E. 2/9

（6）胃灼热诊断胃食管反流病的阴性结果似然比是：

A. 2　　　　B. 8　　　　C. 0.88　　　　D. 1/18　　　　E. 2/9

（7）该研究人群患病率是：

A. 80%　　　B. 90%　　　C. 20%　　　D. 66.7%　　　E. 90.5%

（8）反酸诊断胃食管反流病的灵敏度是：

A. 90%　　　B. 80%　　　C. 20%　　　D. 53%　　　E. 97%

（9）反酸诊断胃食管反流病的特异度是：

A. 90%　　　B. 80%　　　C. 20%　　　D. 53%　　　E. 97%

（10）反酸诊断胃食管反流病的阳性预测值是：

A. 90%　　　B. 80%　　　C. 20%　　　D. 53%　　　E. 97%

（11）反酸诊断胃食管反流病的阴性预测值是：

A. 90%　　　B. 80%　　　C. 20%　　　D. 53%　　　E. 97%

（12）反酸诊断胃食管反流病的阳性结果似然比是：

A. 9/8　　　B. 9/2　　　C. 0.82　　　D. 1/32　　　E. 1/8

（13）反酸诊断胃食管反流病的阴性结果似然比是：

A. 9/8　　　B. 9/2　　　C. 0.82　　　D. 1/32　　　E. 1/8

（14）反酸和胃灼热联合作为平行试验，灵敏度是：

A. 98%　　　B. 72%　　　C. 20%　　　D. 97%　　　E. 90%

（15）反酸和胃灼热联合作为平行试验，特异度是：

A. 98%　　　B. 72%　　　C. 20%　　　D. 97%　　　E. 90%

（16）反酸和胃灼热联合作为系列试验，灵敏度是：

A. 98%　　　B. 72%　　　C. 20%　　　D. 97%　　　E. 90%

（17）反酸和胃灼热联合作为系列试验，特异度是：

A. 98%　　　B. 72%　　　C. 20%　　　D. 97%　　　E. 90%

（18）一位60岁消化不良患者来三级医院消化科门诊就诊，主诉反酸症状明显。依据上述诊断试验，你认为该患者胃食管反流病的可能性有多大：

A. 低于20%　　B. 20%　　　C. 高于20%但低于53%　　　D. 53%

E. 80%

（19）如果这位患者在医师询问之后，仅报告反酸症状，但没有胃灼热症状，依据上述诊断试验，你认为该患者胃食管反流病的可能性有多少：

A. 低于20%　　B. 20%　　　C. 高于20%但低于53%　　　D. 53%

E. 80%

参考答案

1. （1）C；（2）B；（3）A；（4）E　**2.** （1）A；（2）B；（3）D；（4）E；（5）B；（6）E；（7）C；

(8) A；(9) B；(10) D；(11) E；(12) B；(13) E；(14) A；(15) B；(16) B；(17) A；(18) D；(19) B

（陈世耀　王吉耀）

参考文献

1. 王吉耀. 循证医学与诊断试验评价 [J]. 中华医学杂志，2001，81(7)：447-448.

2. BOSSUYT P M，REITSMA J B，BRUNS D E，et al. Towards complete and accurate reporting of studies of diagnostic accuracy：the STARD initiative. [J]. Am J Clin Pathol，2003，119(1)：18-22.

3. BOSSUYT P M M. The Quality of reporting in diagnostic test research：getting better，still not optimal [J]. Clin Chem，2004，50(3)：465-466.

4. GUYATT G，PATTERSON C，ALI M，et al. Diagnosis of iron-deficiency anemia in the elderly [J]. Am J Med，1990，88(3)：205-209.

5. HECKERLING P S，TAPE T G，WIGTON R S，et al. Clinical prediction rule for pulmonary infiltrates [J]. Ann Intern Med，1990，113(9)：664-670.

6. JAESCHKE R，GUYATT G，SCKETT D. User's guides to the medical literature. III. How to use an article about a diagnostic test. A. Are the results of the study valid [J]. JAMA，1994，271(5)：389-391.

7. JAESCHKE R，GUYATT G，SCKETT D L. User's guides to the medical literature. III. How to use an article about a diagnostic test. B. What are the results and will they help me in caring for my patients [J]. JAMA，1994，271(9)：703-707.

8. LEGAL G，RIGHINI M，ROY P M. Differential value of risk factors and clinical signs for diagnosing pulmonary embolism according to age [J]. Thromb Haemost，2005，3(11)：2457-2464.

9. MCQUEEN M. Evidence-based laboratory medicine：addressing bias，generalisability and applicability instudies on diagnostic accuracy：the STARD initiative [J]. Clin Biochem，2003，36(1)：1-2.

10. OOSTERHUIS W P，BRUNS D E，WATINE J，et al. Evidence-based guidelines in laboratory medicine：principles and methods [J]. Clin Chem，2004，50(5)：806-818.

11. SACKETT D L，HAYNES R B，TUGWELL P. Clinical epidemiology. A basic science for clinical medicine. 2. The clinical examination [M]. Little Boston：Brown and Company，1985：17-45.

12. SACKETT D L，STRAUS S E，RICHARDSON W S，et al. Evidence based medicine. 2nd edition：Diagnosis and screening [M]. New York：Churchill Livingstone，2000：72-76.

13. STRAUS S E，RICHARDSON W S，GLASZIOU P，et al. Evidence-based medicine [M]. 3rd ed. Edinburgh：Elsevier Churchill Livingstone，2005：67.

14. WONG E T. Improving laboratory testing：Can we get physicians to focus on outcome [J]. Clin Chem，1995，41(8pt2)：1241-1247.

第 五 章　临床疗效的研究与评价

　　临床医师都希望能够做出准确诊断并给予患者最佳治疗,尽量避免让患者暴露于伤害,同时为患者提供预后信息。因此,临床研究可以分为相互关联的几大类:病因、筛查、预防、诊断、治疗和预后。本章重点介绍治疗性研究,旨在帮助临床医师和临床研究人员运用临床流行病学的方法来开展、报告、评估临床疗效研究。

第一节 │ 临床疗效研究的目的和重要性

　　医学是一门不确定的科学和充满可能性的艺术,任何新疗法都必须接受科学的检验。治疗性研究(therapeutic research)旨在合理推断某种治疗措施(包括药物、医疗器械、外科手术、行为干预、特定形式的治疗模式等)能否给患者带来健康获益。在新药物、新疗法层出不穷的当下,临床医师经常会面临治疗选择的问题,如何开展、报告、评价疗效是临床医师需要掌握的基本技能,也是临床医师面临的挑战。在期刊中,不合理的临床疗效研究报告并不少见。例如,基础研究提示免疫细胞少量多次刺激母体,可以引起母体对胚胎的免疫耐受。因此,有研究者开展了一项"淋巴细胞主动免疫治疗不明原因复发性流产患者的疗效"的临床研究,入组 81 例不明原因复发性流产患者,给予淋巴细胞主动免疫治疗,随访发现妊娠成功率为 90%(73/81),得出了"淋巴细胞主动免疫治疗能提高不明原因复发性流产患者的再次妊娠成功率"的结论。显然,这项研究不足以推断出这个结论。由于习惯性流产的女性自然状态下就有一定概率成功怀孕,因此接受一种疗法后顺利怀孕,无法证明其有效。只有当免疫疗法和对照组比较以后,发现再次妊娠成功率存在显著性差异,并且该差异有临床意义时,才能推断治疗组能够显著增加成功受孕及分娩概率的结论。这项研究没有设置对照组,违背了疗效研究的最基本原则。事实上,Cochrane 的系统综述显示,没有证据能够证明免疫疗法的效果超越了安慰剂效应。

　　上述例子中,研究设计违背了疗效研究需要设置对照组的最基本科学原则,结论的错误容易被识别。然而在某些情况下,疗效的结果来自"金标准"设计的随机对照试验(RCT)研究,其研究结果曾被寄予厚望并被临床应用,但后续的规范设计 RCT 推翻了前

95

期的结论。例如,20 世纪 80 年代中期的 RCT 研究显示,Ⅰ类抗心律失常药物恩卡尼和氟卡尼可以显著减少频发、复杂的室性期前收缩,因此其被广泛应用于治疗包括心肌梗死后出现的复杂室性期前收缩。然而,随后的心律失常抑制试验(cardiac arrhythmia suppression trial, CAST)研究结果显示,相比于安慰剂组,虽然抗心律失常药物组(氟卡尼/恩卡尼)可以显著减少室性心律失常的发生率,但是试验组心血管病死亡率和全因死亡率均明显高于安慰剂组。CAST 研究给以中间指标作为主要观察终点的临床试验敲响了警钟。由此可见,即使是来自 RCT 的疗效研究结果,也同样需要经过严格的科学评价。

第二节 临床疗效研究设计的内容与原则

从宽泛的概念来说,临床研究设计的常见类型都可以用于疗效研究(详见第二章第二节)。但是,不同的研究设计类型适用于回答处于研究进程不同阶段的临床问题,不同研究设计所得到的证据等级不同。

临床科学家从已知的背景知识开始,通过"PICOTS"框架[即患者(patient)、干预(intervention)、对照(comparison)、结局(outcome)、合理的研究时间(timing)和设计类型(study design)]提出疗效问题、构建假设,完成研究以证实或推翻假设。从探索性研究开始,逐步深入到确证性研究,研究过程是一个连续的整体。

在早期探索性研究阶段,可以采用观察性研究设计的方法。在观察性疗效研究设计中,研究者不主动给患者施加治疗干预措施,患者在真实临床环境中接受治疗,研究者观察患者治疗后的反应情况。研究类型包括病例报告(case report)、病例系列分析(case series)、病例对照研究(case-control study)、队列研究(cohort study)、生态学研究(ecological study)。由于观察性研究在研究对象的纳入和分组中往往存在选择偏倚(selection bias),组间预后因素的不平衡可能导致混杂(confounding);在研究因素及其效应的测量上,还可能存在信息偏倚(information bias)。因此,观察性研究设计用于治疗效果的评价一般作为探索性研究。值得注意的是,探索性研究在指导后续研究计划中常常扮演重要角色,是疗效研究进展中不可或缺的环节。如果探索性研究发现治疗措施的确会带来一些改变,那么可以考虑开展后续确证性研究。

确证性研究通常需要采用实验性研究设计,实验性疗效研究设计也称临床试验(clinical trial)。临床试验能够为某种治疗措施和疾病疗效的因果关系提供更为明确的答案。为了将一般医疗实践中接受治疗的患者与参加临床试验的患者区分开来,参与临床试验的患者通常被称为受试者(subject)。高质量的随机、对照、双盲临床试验被认为是评价疗效的"金标准"。以质量较高的随机对照试验为基础进行二次研究(系统评价和Meta 分析)能达到多中心、大样本随机对照试验的效率,也是疗效评价的重要依据。

本章重点介绍实验性研究设计的疗效研究。观察性研究设计和二次研究(系统评价和 Meta 分析)内容详见第三章和第十一章。

一、平行组设计随机对照试验

"平行"一词强调试验组和对照组同时分别接受不同的治疗方案和同期的随访,因此避免了与时间变化有关的许多偏倚。测试新药物或新治疗措施有效性的实验性设计中,最常见的设计是平行组设计 RCT。经典的双臂平行组设计 RCT 流程如图 5-1 所示,通过随机分组的方式,合格的受试者被同等的机会分配到试验组和对照组,两组受试者的跟踪随访方式完全相同,唯一的区别就是接受的治疗方案不同,因此,RCT 可以得到治疗与效果之间的因果关系解析。

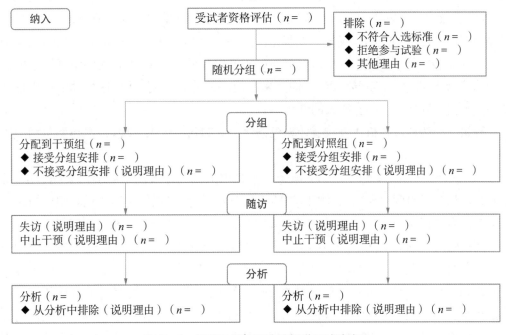

图 5-1 双臂平行组设计随机对照试验流程

RCT 方案中应当对流程图中各环节的方法学预先做出明确的规定。

(一) 选择受试者

资格标准(eligibility criteria)旨在保护受试者的安全并确定研究人群的特征。资格标准由入选标准(inclusion criteria)和排除标准(exclusion criteria)两部分组成。

入选标准是指进入临床试验的受试者必须完全满足的条件,用于定义所研究的患者群体,通常包括年龄范围、性别、该治疗措施未来所适用患者群体的临床特征。此外,受试者自愿参与并签署知情同意书也是入选标准中的必要内容。

排除标准是指候选人不应被纳入临床试验的判断条件,候选人即使已完全满足入选标准,只要符合排除标准中的任何一条,就不能进入试验。排除标准界定可能干扰研究的实施、增加受试者不利结果等风险因素，例如，排除患有其他病症或并发症者需要同时服用治疗其他疾病的药物或依从性差者；某些特殊人群（如孕妇、婴幼儿、儿童、老人、危重或晚期疾病患者）如入选则可能有悖伦理，也常常被排除在试验外。

资格标准控制了一些主要的混杂因素，可以最大化治疗效果；另一方面，严格的资格标准使得受试者呈同质样本，会影响试验结果在真实临床环境中对不同情况下患者的适用性。例如，高龄、有多种疾病或有多种并发症、服用多种药物的患者常常被临床试验排除，因此缺乏针对这些患者所采用的治疗措施的获益-风险信息。

（二）随机化和分配隐藏

1. 随机分配(random allocation)　指通过随机化(randomization)的方法，使每个受试者都有同等的机会进入试验组或对照组，从而实现各种已知与未知的预后因素在组间均衡分布的目的，以最大限度地减少分配偏倚。随机化是 RCT 中控制与避免选择偏倚、混杂偏倚的关键环节。因为患者对于治疗的反应不仅受到治疗措施的影响，还受许多潜在的混杂因素，如年龄、疾病严重程度、合并症、遗传因素等已知或未知预后因素的影响。因此，为了评价真实的疗效，只有通过随机化分组，使试验组和对照组间除了所研究的治疗措施这一唯一差异因素，其他因素在组间的分布均衡可比，这样才能得出疗效的差异是由不同的治疗措施所致的结论。

随机化一般通过随机数表或者计算机程序生成的随机数来实现，基本类型包括以下 5 种。

（1）简单随机化(simple randomization)：简单随机化是最基本的随机分配方法，除了对样本量及各组间分配比例（例如，试验组和对照组的比例为 2：1，则试验组的概率为 2/3，对照组的概率为 1/3）有所要求，简单随机化对随机化序列不附加任何限制。

简单随机化的局限性：①在小样本量的试验中，有可能会发生一组受试者人数明显多于另一组的情况，从而影响统计效力(power)；②可能会出现一些重要的预后因素在试验组和对照组之间分布不均衡。例如，在一项多中心研究中，所有受试者被随机分配到治疗组或对照。如果中心 A 的受试者主要分配到对照组，而中心 B 的大量受试者分配到治疗组，即使这是简单的随机分配，但是不能忽略每个中心随机化率的不平衡。因此，简单随机化（非限制性随机化）的这种不平衡通常需要通过限制性随机化来解决，其中区组随机和分层随机是最常被采用的限制性随机化方法。

简单随机化常见的一个错误是交替入组。例如，根据患者的出生日期、参加试验日期或者病历号来分组，对尾数是偶数的患者进行一种治疗，对奇数的患者进行另一种治疗，虽然这些方法原则上都是无偏的（与患者特征无关），但由于分配系统的开放性，受试者将进行哪种治疗可以被预测，因此交替入组事实上是一种假随机化。

（2）区组随机化(block randomization)：区组随机分组序列由若干个区组块组成，在每个区组块内随机分配受试者。由于每个区组块内试验组和对照组的比例固定，因而有助于解决简单随机所致的试验组和对照组受试者数量不平衡的问题。

区组随机化的局限性：在区组块长度固定、规模较小的开放性试验中，研究者很容易通过前序受试者的分组情况预测下一受试者的分组,导致随机化被破坏。克服这一局限的方法是采用多个区组块长度,并且试验组和对照组受试者数量不必完全相等。

(3) 分层随机化(stratified randomization):分层随机可以根据重要的预后因素分层,在每层内将患者随机分配到试验组和对照组,有助于消除偶然性造成的重要预后因素的不平衡。例如,肿瘤化疗药物的临床试验中,可以把肿瘤分期作为分层因素。在多中心研究时,受试者常按研究中心进行分层。分层随机可以减少重要因素的失衡,增加统计效力。

分层随机的局限性:如果有几个重要的预后因素影响结果,分层的数量会增加,某些层内受试者数量可能非常少,增加了招募难度。为了降低这种风险,应仔细选择用于分层的因素。在统计分析期间和研究结束时,应再次考虑这些因素对结局的影响。

(4) 分层区组随机化(stratified blocked randomization):将区组随机化、分层随机化和简单随机化相结合的一种随机化方法,兼具区组随机“样本量在两组间基本相等”和分层随机“重要影响预后的协变量在两组间均衡”的优点,是一种比较理想的随机化方法。目前,大型多中心试验通常通过中央随机化系统,采用分层区组随机化实现高效的受试者分配。

(5) 适应性随机化(adaptive randomization):适应性随机化是一种根据研究的进展和效果反应改变分配概率的动态随机分组方法,是临床试验的各种适应性设计的重要组成部分。适应性随机化包括多种类型,常见的有偏性掷币法、瓮法和最小化法。适应性随机化实施和统计分析相对复杂,也容易引入选择偏倚。但是由于适应性随机化可以用更少的样本量达到同样的统计效力,降低成本,缩短试验的时间,以及具有伦理学和研究实施便利等优点,近年来,适应性随机化的使用日益增多。

2. 分配隐藏(allocation concealment) 随机化成功与否取决于两个内在相关但彼此独立的步骤,即产生一个不可预测的随机分配序列,以及隐藏此序列直至分配开始,即为分配隐藏。分配隐藏确保所有研究者和受试者不能有意或无意地操纵受试者分配到研究的哪个组中。如果分配隐藏不充分,即使采用了随机化和盲法,仍可能使随机分配顺序遭到破坏。

常见的不充分或错误的分配隐藏:①随机化提供者是非独立的第三方;②虽然采用信封随机,但没有特别说明信封是否按顺序编码、密封并且不透明;③没有设置严格的分配隐藏措施,多中心试验通常使用防篡改的随机化装置。当疗效研究的结果是主观指标而非客观指标时,分配隐藏不充分或不明确的 RCT 结果往往偏向有益效应。

在随机化和分配隐藏执行良好的试验中,受试者在接受处理措施之前的基本情况(基线特征)应该均衡可比。偶尔有统计学检验某个基线特征不平衡的情况,通常是随机误差所致。

(三) 设立对照

1. 设立对照(control)的意义 包括以下几个方面。

(1) 避免疾病自然史和均值回归效应(regression to the mean)对疗效的影响。例如，某些急性自限性疾病，患者即使不治疗也可自然转归、好转或自愈。如上呼吸道感染和急性胃肠炎，患者常于症状最明显时来就诊，服药后症状的改善很可能是疾病自行缓解的结果，而非所给治疗的效果；对于慢性非自限性疾病，其自然史也会出现缓解、复发、缓解和活动的交替过程，若未设对照组，则极易将疾病的缓解误认为药物的疗效。例如，系统性红斑狼疮的病程长，病情可自行缓解和活动，呈"波浪形"曲线。如无对照，则可能将病情的缓解误认为疗效。

（2）避免安慰剂效应（placebo effect）。安慰剂是指与所考核药物在外形、颜色和气味方面相同但不含有效作用成分的制剂，常用淀粉片或生理盐水注射液作为安慰剂。安慰剂效应是由于人们预期干预会有所帮助而产生的有益健康结果。在患者信任的情况下给予安慰剂，可以使多达1/3患者的一些严重或不适症状减轻，即所谓的安慰剂效应。在临床疗效评价中，应当识别、区分所考核的治疗方案本身特异性的治疗作用与其他非特异性的作用（安慰剂效应），不同疾病在进行疗效评价时，这两者所占的比例不同。例如，在抗感染和抗代谢治疗的疗效中，以特异性治疗作用为主，而在止痛、抗抑郁药的疗效中，非特异性的安慰剂可能起到较大作用。安慰剂效应只能通过设置对照加以排除。

（3）避免霍桑效应（Hawthorne effect）等期望效应。霍桑效应是指当人们知道自己成为观察对象，会改变行为的倾向。在临床试验新治疗措施的疗效考核中，受试对象将受到许多特别的关注，患者本身也对试用新药满怀希望，这就可能造成一种后果，即患者会因此而更多地向研究人员报告好的结果，而实际上药物本身的疗效并没有那么好。例如，如果受试者正在进行体重管理的临床试验，如果他们被要求记录他们所吃的一切并将其提交给研究者，他们更有可能减肥，即使受试者碰巧服用了安慰剂，健康状况也会有所改善。与一般观察性的治疗不同，在临床疗效评定中，所测得的治疗效果包括了霍桑效应。

（4）控制混杂因素对疗效的影响。临床疗效评价的目的是识别所考核治疗措施本身的特异性治疗作用。要达到这一目的，最好的方法就是在治疗组以外，另行设立一个通过随机化分配得到的、受到同样关注的对照组，这样除研究治疗措施外，受试者可能影响疗效的其他因素如年龄、性别、疾病类型、病程、严重程度和治疗经历等在试验组与对照组间均相同，即治疗组和对照组应均衡可比，最后将两组的治疗结果进行比较，才能确定所研究的治疗措施的真实疗效。

2. 常用的对照类型　对照类型总体上可以分为阴性对照和阳性对照，还可以进一步细分为以下几种类型。

（1）空白对照（no-treatment control）：指对照组未予任何治疗。空白对照仅仅适用于安慰剂盲法试验无法执行或者执行起来极为困难的情形。例如，试验组为某种外科手术，没有其他有效的手术治疗作为对照组，而对照组设置"假性手术对照组"也不符合伦理规范。由于空白对照组不接受干预治疗，所以盲法无法执行，这使得试验结果评价的偏倚风险增高。

（2）安慰剂对照（placebo control）：安慰剂是试验药的"模拟药物"，不含有效成分，但外观、气味、口味等与试验药一致,无法分辨。安慰剂对照可以确定受试药物的"真实"或"绝对"效力(efficacy),适用于测试新疗法疗效的双盲试验。从伦理要求来说,只有在不存在被证明有效的干预措施时,才可以采用安慰剂对照。通常情况下采用加载设计,即治疗组与对照组仍应维持相同的常规治疗,治疗组加用要考核的新药,对照组加用安慰剂。

(3) 阳性对照(active control):阳性对照是相对于安慰剂或空白对照而言的,又名"标准对照"。在很多临床情况下,特别是当某种疾病已经有了疗效肯定的疗法时,空白对照和安慰剂对照并不符合伦理,需要与目前临床上公认的标准疗法做比较。在阳性对照设计中,为了实现盲法,研究者也可以采用"双盲、双模拟"的方法,即使用两种安慰剂。例如,如果比较两种药物,一种是胶囊,一种是片剂,研究者就需要分别准备胶囊和片剂的两种安慰剂。这样两组都同时服用一个胶囊和一个片剂,一个是试验药物,另一个就是对照药物,以确保盲法的顺利实施。

采用标准对照,所得试验结果的含义显然与安慰剂对照不同,旨在考核新疗法在疗效或安全性方面是否等同或优于已经为临床所采用的疗法。因此,依据不同研究目的和对照类型,RCT 可以细分为优效试验(superiority trial)、非劣效试验(non-inferiority trial)和等效试验(equivalence trial)三类。

安慰剂或空白对照的试验采用非劣效或等效是没有科学意义的,必须采用优效试验设计。

阳性对照的试验根据研究目的,可以选择 3 种试验类型中的一种。有些研究者采用非劣效设计,在结果达到非劣效界值后再进一步分析试验药物是否优于阳性对照药物,即非劣效试验转优效试验的设计。值得重视的是,优效试验没有达到统计学意义时,不能转非劣效试验的设计。还需要注意,如果阳性对照选择非劣效或等效试验,通常是新药比目前在用的药物便宜、安全或易于获取,如果研究结果试验药物疗效不亚于对照药物,则可以在临床上优先考虑应用。

(四) 盲法

随机、对照、盲法是 RCT 避免偏倚、控制混杂的三大基石。

盲法(blinding 或 masking)是通过合理的科研设计,使涉及疗效研究的各方面人员(包括受试者、干预措施管理者、疗效评估者、数据管理和统计人员等)对随机分组情况不知晓,直到试验结束。在发生严重不良事件等紧急情况下,个别受试者可以提前破盲。设盲的目的是尽可能消除受试者和研究人员主观因素对研究过程和结局测量的影响,从而减少信息偏倚,使研究结果更加真实、可靠。

根据设盲程度的不同,盲法分为 3 类。

1. 双盲(double-blind) 研究者和受试者对随机分组都不知晓。如条件许可,试验应尽可能采用双盲,尤其是在试验的主要结局指标易受主观因素干扰时。双盲试验需要采用两次揭盲法,第一次揭盲在试验结束盲态审核数据锁定后,揭盲标明哪些受试者在 A 组,哪些在 B 组;第二次揭盲在统计分析结束总结报告完成时,揭盲标明 A 组和 B 组中哪一组为试验组。

2. 单盲(single-blind)　研究者知晓随机分组情况，受试者不知晓。某些情况下，如果双盲不可行，则应优先考虑单盲试验。

3. 非盲(non-blind)或开放性(open label)　研究者和受试者均知晓随机分组情况。在某些特殊情况下，由于一些原因而无法进行盲法试验时，如不同外科手术方式的比较，则进行开放性试验。

一项临床疗效研究，除了受试者和研究者(给予治疗的医师)外，常常涉及试验的其他各方面人员，包括结果评估人员(如终点事件随访核实者、影像学评估者)、数据采集人员、统计分析人员等。有的参考文献中，存在设盲相关的"术语混乱"，把涉及试验的结果评估者等其他各方面人员设盲称为三盲(triple blind)。事实上，在双盲情况下，受试者和研究者(给予治疗的医师)设盲，疗效评估人员和统计分析人员等肯定也实施了盲法；即使在非盲的试验中，结果评估人员和统计分析人员等也应该尽可能设盲。

（五）临床试验中治疗措施的设计

干预措施不仅包括药物，也包括生物制品、细胞治疗、外科手术、放射治疗、医疗器械、行为疗法、预防保健等。试验设计中应对干预措施做明确的规定，如试验组和对照组所用的药物，包括制剂、生产厂家、用药途径、剂量、疗程等，都必须做出明确而详细的规定，除非出现异常的不良反应，需破盲或终止以保护受试者的安全，试验的执行者和受试者均应按设计的管理要求如实执行。对照组的干预也应明确界定，采取有效对照或安慰剂对照都规定其制剂、给药途径、剂量与疗程，均与试验组同步，对某些特殊的治疗性研究，如手术治疗，包括外科医师水平、手术硬件、设备条件等都必须在设计方案中详细写明，以备读者评价其适用性。应明确制定终止和撤出试验的标准。明确要求研究者对试验终止的原因及与临床试验的关系认真记录，对受试者终止临床试验时需进行相应的临床评价，并规定终止临床试验后的资料统计处理原则。受试者中途提出退出临床试验要明确记录原因。

特别值得注意的是，所有受试者除了随机分组方案分配的治疗措施，所接受的其他检查、伴随治疗、随访等都应该相同，即所有受试者应该被同等对待。假设在随机化之后，除了所研究的治疗措施，各组之间还存在其他检查、处理措施、结局指标测量的差异，受试者最终结局上的差异就无法归因于所研究的治疗措施了。当试验组受试者额外地接受了有利的治疗，结果夸大了该治疗措施的有效性，称为干扰(co-intervention)，也称为计划外的干预措施(non-protocol intervention)。如果对照组受试者额外地接受了试验组措施或其他有利的治疗，人为地夸大了对照组的疗效，称为沾染(contamination)。干扰与沾染都会影响疗效评估的正确性。

（六）随访

受试者签署知情同意书并筛选合格，在进入临床试验后，确保受试者随访完整性是决定研究项目成败的关键因素之一。随访的完整性包括两个方面：①是否所有纳入的研究对象均完成了随访；②受试者的随访时间是否足够长。随访时间应该根据不同疾病的特征,需要有足够的长度。通常,临床观察疗程至少数月,有的甚至1年以上才能充分显示治疗措施的重要效果。如观察某药物预防慢性心力衰竭患者因心力衰竭加重再入院的研究,随访时间6个月是不够的,至少应1年。

理想状态是所有受试者严格遵循研究方案,完成全程访视。然而,研究实施过程中,不可避免地会遇到各种原因导致的受试者脱落(drop out)。

1. 受试者脱落的原因　脱落指签署知情同意书并筛选合格进入临床试验后,受试者无论何种原因不能完成试验规定的全部流程。脱落有以下两种情况。

(1) 退出(withdraw):退出可分为研究者实施的退出和受试者要求退出试验两种情况。研究者实施的退出通常是由于受试者在试验中出现符合方案规定的中止标准,例如,药物过敏反应或出现严重不良反应需要停止试验。受试者退出的原因通常有疗效不佳、不能耐受不良反应或无任何理由主动退出试验。

(2) 失访(lost to follow-up):指不明原因研究者与受试者失去联系。失访原因多种多样,常见的有:①疗效不佳或者有不良反应,受试者不愿继续接受治疗;②受试者在随访这段时间中发生变故或死亡,无法联系;③由于病情已缓解,受试者不愿继续治疗或随访;④受试者搬迁离开原地址;⑤受试者拒绝接受某些检查,特别是创伤性检查;⑥随访期长,受试者不愿意或不能经常往返研究中心等。

2. 脱落对研究结果的影响　受试者脱落除了减少有效的样本量外,更严重的后果是影响研究结果的完整性,许多失访原因与疗效有关,导致退出与保留的受试者特征不同而产生选择偏倚。例如,心脏康复运动对急性心肌梗死患者的疗效研究,康复运动组比常规运动组失访率更高。脱落的受试者可能病情更重,这使得他们对高强度康复治疗方案耐受性较差。如果是这样,将导致偏倚的估计,特别是高估了康复运动的益处。判断脱落是否严重影响结果,可以假设缺失数据的最坏情况,并查看结果是否会发生变化。例如,假设试验组失访者均有终点事件,而对照组失访者均无终点事件,对数据重新进行统计分析,如果在这种最坏假设情景下,研究结果的大小与方向没有显著改变,疗效的推论才可靠。经验法则认为,<5%的脱落导致较少的偏倚,>20%会对有效性造成严重威胁。也有研究者认为,即使很小比例的患者失访也可能导致显著偏倚,需要做"最坏假设"等敏感性分析。

3. 减少脱落率的措施　在研究过程中,应该制定有针对性的受试者保留措施,尽可能保证完整随访,如①研究者管理:有资质、经验、知识和能力的人员组成研究团队,考虑研究者的时间、成果与利益等;②受试者管理:考虑受试者群体,如在资格筛选的磨合阶段排除依从性差的患者,增加受试者对研究团队的信任感等;③试验过程管理:治疗方案的设计,随访避免过于繁复;做好随机隐藏;创新的自动随访与主动随访相结合的随访方式等。

(七) 结局指标的选择

评价治疗效果的指标通常称为结局(outcome)或终点(endpoint)。合适的结局指标应该能反映患者、医师和其他决策者所关心的临床问题及所得证据决策的预期用途。理想的疗效结局评定应采用盲法。常用的结局指标可以概括为以下4类,各有优缺点。

1. 临床相关的终点（clinically relevant endpoint）　包括病残、死亡、缓解、复发及某些重要临床事件发生等，这些是影响患者决定是否使用治疗的最重要指标。死亡和生存是受试者疗效的"硬指标"，其临床意义不言自明，但往往不够敏感，无法作为良性疾病的疗效指标；常常需要大样本和/或漫长的研究过程及高昂的成本；另外，临床事件终点也容易受到其他死亡原因及患者后续治疗的影响。

2. 复合终点（composite endpoint）　复合终点是指将多个临床相关结局合并为一个单一变量。例如，在心血管疾病临床疗效研究中，经常采用主要心血管事件（major cardiovascular events，MACE）来判断疗效。只要发生心肌梗死、心力衰竭、冠心病猝死等任一事件，将被视为有终点事件发生。复合终点的优势在于：①增加结局事件的数量与统计学效力，从而减少样本量，降低成本；②避免多个终点进行多次结果比较所带来的统计多重性问题；③避免对来自竞争风险的结果产生误解。任何复合终点的报告需要提供每个组成终点的发生频率。当复合终点中的某些结局组分临床意义不同，存在异质性时，应该"审慎"解读研究结果。

3. 替代终点（surrogate endpoint）　替代终点是指用于间接反映临床获益的终点指标，也称中间指标。合理的替代终点可以快速评价疗效，但是替代终点的选择务必恰当。替代指标可以分为3类：①在相关研究领域公认的替代指标。例如，降压药的临床试验，采用替代指标"血压达标"来评价药物的疗效，因为临床研究和流行病学已证实"血压达标"可以降低MACE事件的发生。②替代指标与临床终点之间有关联，但关联强度不确定。例如，基于肿瘤测量的无进展生存期（progression-free survival，PFS）与总生存期（overall survival，OS）相比，PFS研究样本量相对较小，所需时间较短，常被作为替代终点。但是，PFS与OS的相关性在不同瘤种和治疗中并不一致，这就要求研究者充分评估可能的偏倚。③没有得到研究证实的替代指标。例如，症状评估的终点和生物标记终点等，虽然可以快速并廉价地得到答案，但是生物标记物等与真实临床终点之间是否确定关联需要研究验证，没有在相关研究领域得到验证的替代指标，不建议用于确证性试验。本章第一节中提到的CAST研究采用"室早控制率"替代死亡率，就是不恰当地采用了替代终点的经典案例。

4. 其他结局指标　患者是否从药物治疗中得益，除了死亡和严重并发症这样一些硬指标外，临床症状和体征是否得到改善也十分重要。近年来，在一些慢性病的药物疗效评定中，已采用生活质量作为疗效考核的重要指标。相关内容详见第九章。

确定了疗效研究的结局指标后，需要根据研究目的进一步明确哪个指标作为主要终点（primary endpoint），哪些指标作为次要终点（secondary endpoint）。主要终点通常只设一个，若一个主要终点不足以说明治疗效果，可采用双终点或共同终点（co-primary endpoint），要求两个主要终点均显著时才认为研究药物有效。主要终点将用于样本量估计，在双主要终点的情况下，需要制定对总Ⅰ类错误概率的控制策略并保证研究有足够的把握度。次要终点可以根据研究目的设定为多个。例如，在一项研究经皮修复还是开胸修复二尖瓣反流的手术疗效比较研究中，主要终点是术后1年生存率，次要终点是二尖瓣再手术率和严重的二尖瓣反流发生率。上述 3 个结局变量在临床或生物学方面均高度相关,如果受试者死亡,则无法获取次要终点,即各结局事件之间形成"竞争"关系,互为竞争风险事件。因此,采用多个临床终点来反映临床研究的效果时,除观察主要终点的疗效外,还应报告所有终点的疗效。

（八）样本量估计和统计分析考虑

1. 样本量估计　在研究设计时估算样本量,并在发表的报告中充分描述关键细节,是衡量临床疗效研究质量的重要标准之一。样本量的大小由 4 个关键因素决定。①α:即犯第Ⅰ类错误(假阳性错误)的概率,一般 α 要求严格控制在双侧 5%(单侧 2.5%)。如果有多个主要研究终点,需要将 α 在多个研究终点之间合理分配,保证研究总体 α 控制在 5%。②β:即犯第Ⅱ类错误(假阴性错误)的概率。1−β 又称统计效力(power)、检验效能或把握度。检验效能只取单侧,它的值越大,说明犯第Ⅱ类错误的概率越小,研究结果也越可靠。一般认为 1−β 至少取 80%,确证性研究要求 1−β 取 90% 以上。③Δ:效应大小(effect size),即希望发现的试验组和对照组主要结局差异大小。效应越大,所需的样本量越小。样本量足够大时,即使很微小的、没有临床意义的效应也可能检验出显著性差异。因此,在研究设计阶段,一般需要预设临床获益目标——效应大小界值(margin)。在优效、非劣效和等效试验设计中,分别称为优效性界值、非劣效性界值和等效性界值。④σ:个体的变异度,标准差的估计值。试验设计之初,用于估计样本量的方差往往是未知的,其估计值通常来源于以往的经验和文献资料。如果设计标准差估计过大,会造成资源浪费;反之,会导致把握度不足。

样本量具体计算方法根据研究设计类型、主要结局指标选择和参数估计等的不同而各异。常用的统计软件都提供了样本量计算模块。专业样本量计算软件 PASS(power analysis and sample size)提供了多种统计学检验条件下的样本量计算方法。网上也有一些免费的样本量计算工具。

2. 统计学考虑　理想情况下,所有进入临床试验的对象都应完成规定的治疗程序。但在真实试验过程中,几乎不可避免存在受试者脱落导致数据缺失的情况。因此,对 RCT 资料的处理,可以有以下两种分析方法。

（1）意向治疗分析(intention to treat analysis,ITT)。ITT 分析是指受试者随机分组后,不管他们是否完成了试验,或者是否真正接受了该组的治疗,是否有干扰或沾染,都保留在原组进行结果分析。

1) ITT 分析的优点:①ITT 分析反映了实际的临床情况,忽略了受试者退出、不遵守研究方案、偏离研究方案等随机化后发生的情况,包含了随机化的每个受试者,从而保持了从随机分配得到的试验组和对照组间预后因素均衡;②ITT 避免对因去除不合规者而导致的干预效果的过度乐观估计,换言之,ITT 分析对治疗效果的估计通常是保守的;③ITT 分析保留了不合规的受试者,从而维持了研究设计要求的统计效力。

2) ITT 分析的局限性:ITT 将实际依从性差及没有接受任何治疗的受试者都纳入了分析,对治疗效果的估计通常是保守的,可能导致假阴性结果。另外,ITT 在最终分析中将退出、不遵守研究方案的受试者和遵守研究方案完成试验的受试者混合在一起，可能会引入异质性。事实上，如果很大比例的受试者交叉到另一个治疗组，结果解释可能会变得非常困难。

（2）符合研究方案（per-protocol，PP）分析。符合方案人群定义为严格按照方案执行试验过程的受试者，他们完成了方案设计的全过程治疗。PP 分析排除了所有方案违反者，包括不坚持治疗、转换组或错误测量的人。ITT 倾向于使两种治疗看起来相似，而PP 去除了未完成治疗的患者，更能反映治疗差异。实际上 PP 是 ITT 的子集，在一定程度上已经破坏了随机化的原则。

在优效性设计中应采用 ITT 分析；在非劣效性试验中，PP 分析和 ITT 分析同样重要，只有当 ITT 和 PP 分析得出基本相同的结论时，研究结果才可信。

（九）RCT 的优缺点

设计及执行良好的随机、对照、双盲试验能为临床问题提供最强的证据，被认为是评价疗效的"金标准"。然而，RCT 研究也存在质量参差不齐的情况，不能因为某项研究被冠名"随机对照试验"，就认为是一项高证据级别的研究。

RCT 的局限性主要有以下几个方面：①RCT 具体实施时有一定的难度，对伦理学的要求非常高；②如果所要研究的结局发生率很低，则需要很大的样本、随访时间很长，花费大；③RCT 受试者有相对严格的入选标准和排除标准，试验对各种因素的控制较为严格，理想 RCT 环境下的治疗效力（efficacy）与真实临床环境中的治疗效果（effectiveness）存在差距，因此 RCT 试验结果应用于其他人群时会受到一定影响，即存在外推性（generalization）或外部真实性（external validity）的问题。

二、交叉设计随机对照试验

（一）交叉设计随机对照试验

交叉设计随机对照试验（randomized cross-over trial）是按事先设计好的试验顺序，将受试者随机分配到试验组和对照组，分别给予不同的干预措施，经过一个治疗效应期及洗脱期（washout period）后，再将试验组和对照组接受的干预措施互换，最后将结果进行比较的试验方法。交叉设计是将自身比较和组间比较设计思路综合应用的一种研究设计类型。最简单的交叉设计是 2 种药物、2 个阶段的形式，又称 2×2 交叉设计，对每个受试者安排 2 个试验阶段，分别接受 A、B 2 种试验药物，而第一阶段接受何种试验药物是随机确定的，第二阶段必须接受与第一阶段不同的另一种试验药物。因此，每个受试者接受的药物可能是先 A 后 B（AB 顺序），也可能是先 B 后 A（BA 顺序），故这种试验又简记为 AB/BA 交叉试验。每个阶段相当于一个平行设计试验。更为复杂的交叉设计类型包括 3 种或 3 种以上的干预措施，以及 3 个或 3 个以上的处理阶段。例如，一项沙丁胺醇治疗哮喘的基因型分层随机、安慰剂对照的交叉试验中，采用 2×2 交叉，研究方案如图 5-2 所示。

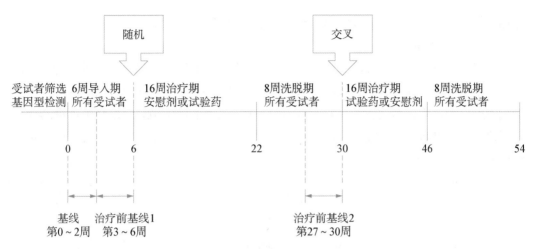

图 5-2 沙丁胺醇治疗哮喘的随机安慰剂对照的 2×2 交叉试验方案示意图

注：每个受试者需经历几个试验过程，即准备阶段（导入期）、第一试验阶段、洗脱期和第二试验阶段。

交叉设计适合那些症状具有反复复发/缓解、周期性规律发作的疾病、稳定的慢性病的短期效果评估，如应用于缓解期哮喘、癫痫及透析等疾病的疗效研究。但在以下情况中应用交叉设计则可能不妥：①病情会随时间而进展，尤其是病情进展迅速时，如退行性病变，在试验过程中病情会逐步恶化；②主要结局为不可逆性指标，如死亡、怀孕率等，或干预措施彻底治愈了疾病；③在干预措施疗效持久时，如药物的半衰期较长，则在前一阶段给予的干预措施，其疗效会持续到后一阶段，即存在延滞效应（carryover effect）；④前后两个处理阶段之间的洗脱期，引发了干预措施的撤退效应；⑤如疾病在第一种治疗阶段可被治愈，则不可能也不需要再接受后一种治疗，因此不适用这种方法。

与平行设计试验相比，交叉设计的优势在于：①每个受试者都是其自身的对照，消除了受试者个体间的变异；②在达到同等检验效能的情况下，样本量只有平行设计试验的一半；③每个受试者接受每种干预措施，有利于筛选出最佳干预措施。

与平行设计试验相比，交叉试验的局限性在于：①应用病种范围受限，对于各种急性重症疾病或不能恢复到第一阶段治疗前状况的疾病（如溃疡病、心肌梗死），以及那些不允许停止治疗（洗脱期）让病情回到第一阶段前的疾病（如心力衰竭、昏迷、休克等），都不能采用交叉设计。②每个试验阶段的用药对后一阶段可能存在延滞效应。前一试验阶段后，需安排足够长的洗脱期或有效的洗脱手段，以消除其延滞效应；洗脱期长短依所选药物的半衰期和病种、病情而定。过短会难以避免前一阶段治疗的影响，过长则使患者长期不能得到治疗。③每阶段治疗期的长度受到限制，有些药物的有效性可能在试验期内尚未得到充分发挥。④整个研究观察期较长，不能避免病情和观察指标的自然波动。比如，考核抗高血压药的疗效，每一治疗阶段至少维持 4 周，然后交换。在第二阶段治疗开始前，虽经洗脱期，往往血压不能完全恢复到第一阶段治疗前水平。⑤由于整个研究观察期较长，受试者的依从性不易得到保证，也会增加脱落率。⑥有时，交叉设计也存在伦理学问题，研究周期比一般研究要长，会给患者增加负担。

（二）单病例随机对照试验

单病例随机对照试验（N-of-1试验）可以视为交叉设计 RCT 的一个特殊类型，是基于单个病例进行双盲、随机、多周期两阶段交叉设计的随机对照试验，以确定每种治疗的相对益处和危害。单病例随机对照试验没有将受试者随机分配，而是将干预措施随机分配给个体受试者，最后将两次观测的结果进行比较的一种设计方案。两阶段期间也要经历一个洗脱期（图5-3）。

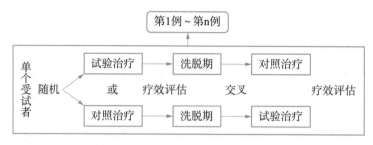

图5-3 N-of-1试验方案示意图

N-of-1试验适应范围与应用指征也与交叉设计 RCT 类似，尤其适用于需要长期治疗、服用多种药物的慢性病患者，例如，高龄合并糖尿病的射血分数保留心力衰竭（heart failure with preserved ejection fraction，HFpEF）患者，常常无法耐受大多数药物，因而需要多次住院治疗。N-of-1试验提供了一种为这样的个体患者做出基于证据的治疗决策的研究方法。值得注意的是，N-of-1试验并非指只有一例受试者的研究，通常纳入多个受试者。既往 N-of-1试验常被称为自身前后对照研究（before after study in the same patients）。N-of-1试验中，方法和结果的报告规范可以参考 CONSORT 声明扩展版。

三、招募富集设计随机对照试验

富集是指通过筛选，在最有可能获益的受试者中开展临床试验。招募富集（enriched enrollment）设计也可以视为交叉设计的一种特殊类型，主要适用于研究那些只有某个亚组患者有治疗反应的干预措施。例如，某项 RCT 研究结果在全人群中的疗效比较并无统计学意义，但该干预措施似乎对某个特定的患者亚组（如存在某个基因突变）有效，将那些有治疗反应的患者募集进入第二个临床试验。

近年来，招募富集设计越来越受到重视。精准医学领域的临床研究者，运用基因组学、蛋白质组学、转录组学和生物标记物等方法，探索研究能从试验药物中获得最佳效益风险比的亚组人群。在治疗干预的研究中，招募富集设计之所以日益受到临床关注，是因为它提供了关于治疗反应的一些有限证据，从而提示进一步研究的可能性。但是假如富集策略与设计运用不当,则可能会导致错误的结论。例如,第一个试验受试者接触治疗措施可能会破坏第二个试验中的双盲,特别是那些有明显副作用的治疗措施,有时可能导致假阳性。招募富集设计的另一个问题是其阳性结果无法外推至整个患者人群,而仅仅适用于那些有相似治疗反应的患者。国家药监局药审中心于 2020 年 8 月发布了《药物临床试验富集策略与设计指导原则》(征求意见稿),对于规范和正确开展富集策略与设计提供了权威性指导意见。

四、成组序贯设计随机对照试验

成组序贯试验(group sequential trial)是把整个试验分成若干个连贯的分析段,每个分析段病例数可以相等,也可以不等,但试验组与对照组的病例数比例与总样本中的比例相同。每完成一个分析段,即对主要结局进行分析,在试验进行的过程中进行数据分析称为期中分析(interim analyse)。依据每一次期中分析的结果做出后续试验的决策,决策通常有 4 种可能:①依据优效性终止试验;②依据无效性终止试验;③依据安全性终止试验;④继续试验。如果到最后一个分析段仍不拒绝无效假设,则作为差异无统计学意义而结束试验。

成组序贯设计常用于创新药物的临床试验。适用于以下 3 种情况:①怀疑试验药物有较高的不良反应发生率,采用成组序贯设计可以较早终止试验;②试验药疗效较差,采用成组序贯设计可以因无效较早终止试验;③试验药与对照药的疗效相差较大,但病例稀少,或临床观察时间过长。

成组序贯设计的优点是有可能较早地得到结论,从而缩短试验周期,降低财务和/或人力成本。较适合临床工作的特点。但是,在序贯试验中,研究者反复分析数据,第 I 类错误的概率会增加。因此需要在每次中间分析时调整 α 水平,使整体的第 I 类错误概率保持在期望的水平(如 α=0.05)。试验设计中需明确 α 消耗函数的方法。序贯试验仅适用于单个研究结局指标,且要求可以快速判断治疗效果。

五、析因设计随机对照试验

析因设计(factorial design)是一种多治疗干预的交叉分组设计。它不仅可以检验每种治疗各组间的差异,而且可以检验各治疗间的交互作用。在析因设计中,受试者接受的不是单一治疗,而是随机分配的联合治疗方案。例如,控制糖尿病心血管风险行动研究(action to control cardiovascular risk in diabetes,ACCORD)是一项大型、多中心随机对照临床试验,2×2 双析因设计。同时考察控制血糖、血脂和血压 3 个因素对患者心血管结局(心血管疾病的死亡率、非致命性心肌梗死及中风发生率的复合终点)的影响。其中 ACCORD-血脂治疗和 ACCORD-血压治疗都有 2 个水平(强化血糖控制和标准血糖控制)。因此,该研究有 8 个可能的治疗组合(2×2×2)(图 5-4)。每一名受试者有 1/8

（12.5%）的概率随机进入其中某一组。因为每一种治疗组合都被分配在不同的组，所以研究者可以估计不同治疗之间的交互作用对结果的影响。

析因设计最大的挑战在于需要一个足够大的样本量，只有这样才有足够的把握发现有意义的交互作用。析因设计主要用于在单个试验中进行多个假设的检验。以ACCORD研究为例，该研究的目的是明确3种治疗方法在减少心血管病终点事件中的作用。与分别为每种治疗方法开展一项平行对照临床试验相比，开展一个析因研究更节约资源。

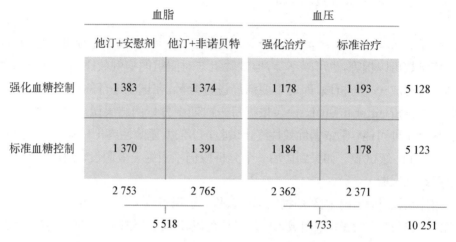

图 5-4 ACCORD 研究 2×2 双析因设计及样本量分布示意图

六、群组随机化试验设计

群组随机化试验（group-randomized trial）或称组群随机化试验（cluster-randomized trial）是指随机化的单位不是单个个体，而是一个或数个群组。这种设计在公共卫生领域很常见，分配单位可以是学校、工作场所、诊所或整个社区，观察单位是这些群体中的学生、员工、患者或居民。在临床治疗性研究中，群组随机化试验通常仅适用于以个体受试者为单位接受干预措施难免受到沾染（contamination）的情况。例如，假设有一种护理模式是通过改变重症监护室（intensive care unit，ICU）亲属探视方式这种大环境来评价能否改变 ICU 患者的临床结局，因为这个干预措施无法单独分配到个人，因此按不同医院或者病区进行群组随机化较为合适。观察和测量每个受试者的临床获益。因为每个群组都有大量的个体受试者，所以随机分配的群组数量往往较少。而随机分配的群组过少则可能会影响试验的内部效度（较少的随机化群组不足以控制潜在偏倚），这也是此类研究设计主要的缺点。降低潜在偏倚的方法包括选用合适的数据分析方案、严格按照试验设计方案操作、预计和测量可能的混杂变量，以及增加受试者的保留率（retention rate）。例如，当随机分配到每个研究条件的组数有限时，可以先验匹配和先验分层，以帮助确保研究条件之间潜在混杂因素的平衡。

七、历史性对照试验

历史性对照试验(historical control trial，HCT)，常被称为单臂试验(single arm trial)或单组临床试验，即试验设计不用随机、平行对照组，只有一个治疗组，其治疗反应是与他人或过去的研究结果比较的。例如，与以往文献资料对照。HCT 的优点是只需一半的受试者样本，实施简单、易行，研究费用低、周期短，可以较快获得有效的证据。但其缺点也很明显，除了其他非随机对照研究的所有缺点，历史对照无法提供一个很好的对照，由于试验组与外部对照组的受试者来自不同受试者总体，数年前对照的各种情况和治疗策略都已经发生了很多改变；即使是在较短时间内，诊断方法、治疗方案、各种技术和患者医疗护理计划都可能会发生改变。此外，患者的人群特征也可能发生改变，会在评价治疗效力时导致严重的偏倚，所以论证强度比较差。

目前，单臂试验在晚期肿瘤和罕见病领域的应用日益增多。虽然理想状态下，希望有同期对照的随机试验证据，历史性对照在偏倚和混杂的控制上存在非常大的局限性。但是，如果某种晚期癌症尚无有效的治疗方法，1 年总生存率不到 10%。由于该疾病的自然病程和预后十分明确，医学常识或临床经验表明不进行治疗则不可能自行恢复。而试验药物在早期的探索性研究过程中，数据显示 1 年总生存率超过 50%，此时再做同期对照试验，就会面临伦理学问题。所以，在某些特定的临床情况下，与历史数据对照的单臂试验也能够提供比较强的证据。例如，2020 年 7 月，美国食品药品监督管理局(Food and Drug Administration，FDA)加快批准了一种 CD19 定向基因修饰的自体 T 细胞免疫疗法，用于治疗成年复发或难治性套细胞淋巴瘤(mantle cell lymphoma，MCL)。批准基于一项开放标签、多中心的单臂试验，试验纳入了 74 名受试者。主要疗效指标替代终点——客观缓解率达到 67%(95%CI 为 53%~78%)。但在大多数情况下，临床疗效评价应设立明确的同期对照组。

八、非随机对照试验

非随机对照试验(non-randomized control trial，NRCT)与 RCT 的区别在于研究分组时没有采用随机化，受试者分组是由研究者决定或由患者的意愿决定的。因为没有随机分组，无法控制试验组与对照组之间预后因素的平衡，容易受到各种偏倚的影响。即使研究者在统计分析阶段，对已知的预后因素进行校正，仍然不能排除潜在的未知混杂因素对结果的影响。由于这种限制，NRCT 仅仅在"不可能"或"非常困难"将受试者随机分配到试验组和对照组的情况下采用，而且研究结果仅可用于探索目的。事实上，目前在具有影响力的期刊上报告的 NRCT 研究日趋罕见。

第三节 | 评价疗效的指标

疗效的测量方式主要根据结局指标的数据类型和临床意义来决定。常用的评价疗效大小的指标主要有两种数据类型，即二分类变量和连续性变量。

一、二分类变量的效应指标

二分类变量是指结局只有两种可能，非此即彼，例如，生存或死亡、有效或无效。二分类变量的结局指标通常以其中一个作为临床事件，分别计算其在试验组和对照组的发生率，如病死率（或生存率）、治愈率、缓解率、复发率等，对临床决策最具参考价值。通过比较试验组和对照组的事件发生率的相对和绝对差异来表达结局效应。

（一）相对效应指标

评价疗效常用的相对效应指标有相对危险度（RR）、风险比（hazard ratio，HR）、相对危险度减少（relative risk reduction，RRR）。

1. 相对危险度 RR 指试验组结局事件的发生率与对照组该结局事件的发生率之比。

$$RR = \frac{试验组结局事件的发生率}{对照组该结局事件的发生率}$$

2. 风险比 HR 大致相当于 RR，用于生存分析。HR 可以定义为试验组与对照组结局事件在时间 t 发生的相对风险。如果该临床试验随访时间很短，结局很少，HR 和 RR 的风险估计非常接近。

3. 相对危险度减少 RRR 表示试验组与对照组相比，其不良事件减少的相对数。

$$RRR = \frac{对照组该结局事件的发生率 - 试验组结局事件的发生率}{对照组该结局事件的发生率}$$

（二）绝对效应指标

常用的绝对效应指标为绝对危险度，亦称绝对危险度降低（absolute risk reduction，ARR）和需要治疗的病例数（number needed to treat，NNT）。

1. 绝对危险度降低 ARR 指对照组结局事件的发生率减去试验组该结局事件的发生率。

$$ARR = 对照组结局事件的发生率 - 试验组该结局事件的发生率$$

2. 需要治疗的患者人数 NNT 是 ARR 的倒数，即采用某种治疗方案，治疗多少患者才能避免一个不良结局。

$$NNT = \frac{1}{对照组结局事件的发生率 - 试验组该结局事件的发生率}$$

NTT 是一个衡量临床治疗效果、指导临床决策非常有用的指标，它具有表达统计学意义及临床意义的双重作用，并且易于使临床医师接受和理解，是一种比较直观的指标。理想的 NNT 是 1，即每个人都能通过治疗得到改善。NNT 越大，治疗效果越差。使用 NNT 也存在一些问题，包括偏倚和缺乏可靠的置信区间，一般而言，不同研究中的 NNT 不能进行比较。

绝对效应指标和相对效应指标是从不同的角度对同一结局效应的不同表达方式，相同的相对效应指标在不同的危险度水平时其临床意义可能会有很大差异，在报告临床结局时，应根据临床意义选择适合的效应指标，并予以说明。在表 5-1 和表 5-2 的模拟案例中，RR 均为 0.2，RRR 均等于 80%，都可以解读为试验药与对照药比较，降低了 80% 的病死率。然而，在不考虑经济因素等其他因素的前提下，相对于每治疗 2.5 个患者就能挽救 1 个生命来说（$NNT=2.5$），每治疗 250 个患者才能挽救 1 例的临床意义并没有那么大（$NNT=250$）。也就是说，当对照组结局事件发生率非常低时，相对危险度明显降低可能没有临床意义。

表 5-1　模拟案例 1

组别	受试者人数	死亡人数	病死率
试验组	100	10	10%
对照组	100	50	50%

注：$RR=10\%/50\%=0.2$；$RRR=(50\%-10\%)/50\%=80\%$。$ARR=50\%-10\%=40\%$；$NNT=1/ARR=2.5$。

表 5-2　模拟案例 2

组别	受试者人数	死亡人数	病死率
试验组	10 000	10	0.1%
对照组	10 000	50	0.5%

注：$RR=0.1\%/0.5\%=0.2$；$RRR=(0.5\%-0.1\%)/0.5\%=80\%$。$ARR=0.5\%-0.1\%=0.4\%$；$NNT=1/ARR=250$。

二、连续变量的效应指标

在临床终点结局指标的测量不可行（如需要大样本和很长时间）时，通常采用替代指标来评估干预措施的效果。替代指标一般是易于测量的连续性指标，如常用的生物学指标，包括实验室理化检测和体征发现，如血脂、血糖、血压、血清胆固醇含量、实体肿瘤体积的缩小等。如上一节所述，采用替代指标必须有足够证据支持其与临床终点结局的关系，并可以预测疾病结局。连续性变量可以转化为分类变量，例如，根据临床意义转换为有效率、治愈率。

连续变量效应指标用治疗组和对照组之间的均数差（mean difference，MD）来呈现。均数差即试验组均数与对照组均数的差值，表明了干预措施导致的结局指标的平均变化大小。

上述效应指标计算公式中，计算结果都是一种点估计。点估计有其临床意义，在临床决策时可做参考。但仅有点估计不够，通常还需要知道基于样本所作估计的误差范围，可以计算相应的 CI，常取 $95\%CI$。对于一项临床试验，样本量越大，结局指标 CI 范围越窄，估计越精确。如果某项小样本 RCT，试验组和对照组的主要结局比较 RR 差异没有统计学意义（$P>0.05$），除了治疗方案与对照方案疗效的确相同之外，还可能有样本量不足造成的阴性结果，可以通过计算主要疗效指标 RR 的 $95\%CI$ 是否包含 1（或 MD 的 $95\%CI$ 包含 0），或者计算把握度，来推断是否有假阴性的可能。利用常用的统计软件，能够方便地进行总体参数 $95\%CI$ 估计。临床试验报告国际标准（CONSORT）要求报告置信区间，相对于 P 值，$95\%CI$ 可以提供更多的信息，因此，建议在研究报告中同时报告置信区间和 P 值。

第四节 临床疗效研究的伦理法规与报告规范

一、研究者发起的临床试验与新药临床试验

本节重点阐述研究者或学术机构发起的临床研究（investigator-initiated clinical trial，IIT），与以药品注册上市为目的的临床试验及制药企业申办的研究（industry sponsored trial，IST）在设计和规范与准则方面既有许多相同之处又有不同之处。

总体而言，新药的临床试验要求更严格。自 1970 年起，一些发达国家和地区如美国、澳大利亚、加拿大、欧共体、日本、北欧等先后制定了药品临床试验质量管理规范（good clinical practice，GCP），在此基础上，WHO 为协调国际标准和促进药品的国际交流，又制定了 WHO 药品临床试验质量管理规范指南。我国国家药品与食品监督管理局于 1999 年公布了中国的药品临床试验质量管理规范，我国新药临床疗效评价研究都必须遵循上述原则规定。

新药在批量生产、投放市场前，按我国国家药品与食品监督管理局规定，除了应按规定进行动物药理试验、毒理试验等基础试验外，还必须按规定进行临床试验，临床试验分 4 期进行：①一期临床试验，主要确认药物可耐受的剂量范围和安全性；②二期临床试验，评价药物疗效与不良反应，决定最合适的剂量水平；③三期临床试验，扩大临床试验，能够提供疗效与常见不良反应发生率的明确证据，包括足够的患者以检测出重要的临床效应，目的是在较大范围内对新药进行评价，通常由多个临床单位参加试验，试验时间亦较长；④四期临床试验，在药物批准上市后进行。因三期临床试验的样本数还不足够，一

些少见的不良反应难以发现，因此，在药物常规应用后随访更大样本数的患者，以发现少见的不良反应，这一过程即上市后监督。对新药进行社会性考察和评价，考察药物在长期使用中的效果，以发现新的用途及大面积推广后出现的不良反应。

研究者发起的临床试验，许多研究可以参照二期和三期临床试验的相关法规和要求。

二、伦理委员会审批和 GCP 证书

开展临床试验的受试者是人，必须符合伦理学要求。《赫尔辛基宣言》中指出："凡涉及人的生物医学实验，必须遵循科学的原则。应建立在足够的实验室和动物实验及科学文献认识的基础之上。"所有临床试验在开展之前，必须得到伦理委员会（Institutional Review Board，IRB）的审批通过，并且在受试者招募中，必须取得受试者的知情同意（informed consent）。

疗效研究的工作人员，也必须获得药物临床试验质量管理规范（GCP）培训证书后方可参与研究工作。

三、临床试验的在线注册

为了避免信息不透明误导医师和患者，乃至危害公众健康，开展临床试验前，必须到 WHO 认可的临床试验注册平台（WHO ICTRP）或者国际医学期刊编辑委员会（ICMJE）认可的注册机构进行登记注册，使公众能够查询到临床试验的相关信息，从而保证临床试验的透明化。我国学者最常用的注册登记平台有中国临床试验注册中心和美国国立卫生研究所（NIH）下属美国国立医学图书馆（NLM）与美国食品药品监督管理局（FDA）运行的临床试验资料库平台。

四、人类遗传资源采集申请

如果临床疗效试验涉及人类遗传资源材料和人类遗传资源信息，必须符合《中华人民共和国人类遗传资源管理条例》，向国务院科学技术行政部门申请人类遗传资源采集审批。人类遗传资源材料是指含有人体基因组、基因等遗传物质的器官、组织、细胞等遗传材料。人类遗传资源信息是指利用人类遗传资源材料产生的数据等信息资料。

五、临床试验报告国际标准——CONSORT 声明

临床试验报告统一标准（Consolidated Standards of Reporting Trials，CONSORT 声明）是被广泛接受的随机对照临床试验报告的规范。CONSORT 声明包括 1 个 25 项

条目的清单和1个流程图，RCT试验结果应该按照该规范的要求撰写报告。此外，临床研究者还可以根据该规范的各项条目严格设计一项RCT。CONSORT声明主要针对经典的两组平行随机对照试验。其他试验类型，如群组随机临床试验、非劣效临床试验、N-of-1试验等，可以参考各种CONSORT扩展版及其他相关资料。此外，研究者可以参照CONSORT声明的清单来评价某项疗效研究的科学性。

六、临床试验偏倚风险评估工具——Cochrane RoB 2.0

Cochrane偏倚评估工具2.0版(Version 2.0 of the Cochrane tool for assessing risk of bias in randomized trial, RoB 2.0)是针对RCT偏倚风险的评价工具，覆盖了包括整群RCT、交叉试验等多种设计类型的RCT。可以采用Excel文件操作。RoB 2.0是目前Cochrane系统综述、非Cochrane系统综述中常用的RCT偏倚风险评估工具。RoB 2.0设置了5个评价领域：随机化过程中的偏倚、偏离既定干预措施的偏倚、结局数据缺失的偏倚、结局测量的偏倚和选择性报告结果的偏倚。RoB 2.0对于RCT的偏倚风险评价较为全面和准确，方便临床研究人员在启动RCT前、中、后对照核查试验方案和报告。

复习题

1. 临床疗效的评价不包括：
   A. 评价药物、手术的疗效　　　　　　B. 预防措施的评价
   C. 一组治疗方案的评价　　　　　　　D. 药物利用的评价
   E. 特定形式的治疗单元的评价

2. 在临床试验中，对研究对象规定严格的入选标准，其主要缺点是：
   A. 结论的可推广性差　　　　　　　　B. 研究结果的可信度差
   C. 研究对象不易入选　　　　　　　　D. 研究对象依从性差
   E. 不容易出现统计学检验有意义

3. 阿尔茨海默病(Alzheimer's disease, AD)是一种以进行性认知功能障碍和记忆衰退为特点的中枢神经系统疾病。研究表明，β-淀粉样蛋白是AD发生的关键，被认为是遗传因素和环境因素共同作用引发AD病程的上游分子。一项中草药治疗AD的随机对照临床试验。采用β-淀粉样蛋白下降作为结局指标，该结局指标属于：
   A. 临床相关终点　　　　　　　　　　B. 上游指标
   C. 替代终点　　　　　　　　　　　　D. 复合终点
   E. 生物标记物终点

4. 在临床疗效评价中，对一组患者治疗前后的指标进行比较，以确定治疗效果，这种研究方法是：
   A. 对照合理，结果可信　　　　　　　B. 有对照，但对照不够合理

C. 为自身前后对照   D. 实际上没有对照

E. 有对照,结果可能可靠

5. 有关临床试验资料分析处理中,按意向性分析处理不依从病例的缺点,以下哪项是正确的:

A. 破坏了随机分组   B. 不符合临床实际

C. 增加了治疗效果的假阴性概率   D. 增加了治疗效果假阳性概率

E. 组间可比性被破坏

6. 一项临床试验结果中,NNT(为预防一次不良结果事件所需治疗的患者数)除了与所考核的治疗措施的疗效有关外,还和以下哪项参数有关:

A. P 值   B. 95% 置信区间

C. 不良反应发生率   D. 基础危险度

E. OR 值

7. 两组白细胞减少症的患者,一组用粒细胞集落刺激因子治疗,另一组应用利血生治疗,同时随访观察 1 个月,比较白细胞上升的效果,这项研究属于:

A. 序贯试验   B. 平行对照试验

C. 自身对照试验   D. 交叉对照试验

E. 随机对照试验

8. 某治疗研究的相对危险度减少(RRR)为 0.32,其意义为:

A. 治疗组和对照组相比,不良事件发生相对概率为 32%

B. 治疗组不良事件发生率为 32%

C. 治疗组和对照组不良事件危险度差为 32%

D. 治疗组不良事件较对照组减少 32%

E. 以上都不对

9. 双盲临床试验,揭盲时间应在:

A. 临床观察结束   B. 疗效评定结束

C. 监督员检查后   D. 统计分析结束后

E. 论文初稿定稿后

10. 多中心临床试验如有 4 个中心参加,二疾病亚型有 3 个,进行分层随机化,应分几层:

A. 4 层   B. 3 层   C. 7 层   D. 9 层   E. 12 层

11. 临床试验中,对照组的患者额外接受了试验组药物,人为地夸大了对照组的疗效,称为:

A. 干扰   B. 沾染   C. 霍桑效应   D. 依从性不佳   E. 随机误差

12. 关于随机对照试验的描述,以下哪项是正确的:

A. 必须采用双盲观察疗效

B. 不存在任何影响研究结果的偏倚

C. 各组研究对象间不可能存在差异

D. 研究对象不必随机选取

E. 没有选择性偏倚

13. 以下哪项不是双盲随机对照试验的优点：

A. 研究对象完全可以代表目标人群

B. 混杂性偏倚较观察性研究减少

C. 观察性偏倚得到控制

D. 使统计学检验的应用符合要求

E. 选择性偏倚较少

14. 关于 RCT 的叙述，以下哪项是错误的：

A. 研究费用较大，难度较高

B. 因存在伦理问题，不是所有的研究假设都能用 RCT 加以证实

C. 随机化分组后，研究对象不得中途改用其他治疗或退出研究

D. 试验对象可能排除了一些较复杂的病例，不能完全代表发病人群

E. 选择性和混杂性偏倚较少

15. 有关随机对照试验，以下哪项说法是错误的：

A. 采用随机化分组，使试验组和对照组均衡可比

B. 有严格的诊断和纳入标准，研究对象均质性好

C. 是一种实验性、前瞻性研究，论证能力强

D. 研究对象具有高度选择性，研究结果外推将不受限制

E. 采用双盲法观察结果，减少了测量偏倚

参考答案

1. D; **2.** A; **3.** C; **4.** D; **5.** D; **6.** D; **7.** B; **8.** D; **9.** D; **10.** E; **11.** B; **12.** D; **13.** A; **14.** C; **15.** D

（金雪娟　陈波斌）

参考文献

1. ACCORD STUDY GROUP, CUSHMAN W C, EVANS G W, et al. Effects of intensive blood-pressure control in type 2 diabetes mellitus [J]. N Engl J Med, 2010, 362(17): 1575 - 1585.

2. ACCORD STUDY GROUP, GINSBERG H N, ELAM M B, et al. Effects of combination lipid therapy in type 2 diabetes mellitus [J]. N Engl J Med, 2010, 362(17): 1563 - 1574.

3. CAMPBELL M J, WALTERS S J. How to design, analyse and report cluster randomised trials in medicine and health related research [M]. Chichester: John Wiley & Sons, 2014.

4. ECHT D S, LIEBSON P R, MITCHELL L B, et al. Mortality and morbidity in patients receiving encainide, flecainide, or placebo. The Cardiac Arrhythmia Suppression Trial [J]. N Engl J Med, 1991, 324(12): 781 - 788.

5. HIGGINS J P, ALTMAN D G, GØTZSCHE P C, et al. Cochrane bias methods group; cochrane statistical methods group. The cochrane collaboration's tool for assessing risk of bias in randomised trials [J]. BMJ, 2011, 343: d5928.

6. ISRAEL E, CHINCHILLI V M, FORD J G, et al. National Heart, Lung, and Blood Institute's Asthma Clinical Research Network. Use of regularly scheduled albuterol treatment in asthma: genotype-stratified, randomised, placebo-controlled cross-over trial [J]. Lancet, 2004, 364(9444): 1505-1512.

7. MOHER D, SCHULZ K F, Altman D for the CONSORT Group. The CONSORT statement: revised recommendations for improving the quality of reports of parallel-group randomized trials [J]. JAMA, 2001, 285: 1987-1991.

8. O'CONNOR C M. N-of-1 clinical trials [J]. JACC Heart Fail, 2019, 7(7): 630-631.

9. SCHULZ K F, GRIMES D A. 临床研究基本概念: 随机对照试验和流行病学观察性研究 [M]. 王吉耀, 主译. 2版. 北京: 人民卫生出版社, 2020: 233-259.

10. WANG M, MUNOZ J, GOY A, et al. KTE-X19 CAR T-cell therapy in relapsed or refractory mantle-cell lymphoma [J]. N Engl J Med, 2020, 382(14): 1331-1342.

11. WONG L F, PORTER T F, SCOTT J R. Immunotherapy for recurrent miscarriage [J]. Cochrane Database Syst Rev, 2014, 2014(10): CD000112.

第 六 章　病因和危险因素的研究与评价

　　疾病的发生是有原因的,寻找疾病发生的原因和危险因素非常重要。明确病因和危险因素、了解发病机制,有助于预防和诊治。医师要重视病因学研究,要有判断因果关系的能力。病因学研究在临床医学中是构成诊断、预防和治疗疾病的基础,因此具有十分重要的意义。

第一节　基本概念

一、病因和发病机制

　　病因即导致疾病发生的始动因素。病因学研究即寻找疾病的病因、各种病因的相互关系及其对疾病发生、发展的影响。

　　临床医师所做的研究大多是在疾病自然病程的后期进行的。比如,在某些类型的肾小球肾炎中发现的循环免疫复合物可以用来解释肾小球病理损害的途径,即发病机制的研究。但是,为什么在一些人群中有这种异常的免疫反应,而在其他多数人群中则无此反应,这就需要研究这种异常的原因。于是,我们不仅要研究患者,还要同时研究一般健康人群,进行对比,从而揭示各种可能在疾病自然病程的早期即已影响疾病发生的病因。这种研究即为病因学研究。一般来说,临床医师对可治疗的或可逆转的病因比较感兴趣,研究人员则对目前尚无法治疗或预防的病因更感兴趣,以期通过研究揭示病因,为进一步防治打下扎实基础。

二、单病因和多病因疾病

　　早在一百多年前,科赫(Koch)就提出了确立传染病病因的假设:①该可能的病原性微生物因子必须在每个被研究的病例中存在;②该微生物因子必须能从患该病个体身上分离获得,并能在体外取得纯培养;③将该因子接种于易感动物时,能导致同样的特定疾病；④该因子必须在其后重新自该动物身上分离获得并得到鉴定。在单因性疾病的因果推论中，科赫假设对病因概念的确定和理解起了很大的作用。在科赫之前，人们以为任一已知疾病都是由许多不同细菌引起的。科赫的这些假设提出后，结束了一段时期的混乱，明确了已知病原微生物引起某一特定疾病。根据这一共识，在1977年发现了军团菌病是由革兰氏阴性杆菌引起，而获得性免疫缺陷综合征（AIDS）是由1980年新发现的人类免疫缺陷病毒（HIV）所致。近年来，许多生物医学的研究仍在应用科赫假设确定单因性病因。

但是，对大多数多病因性疾病，尤其是许多慢性非传染性疾病，应用科赫假设来确定病因就不适宜了。传染病、中毒等都是单因性疾病，一个病因导致一种疾病。而许多非传染性慢性病却并非如此，往往是一种疾病有多个原因，或一种病因导致多种疾病。例如，吸烟可以引起肺癌、慢性阻塞性肺疾病、胃溃疡、膀胱癌、冠心病等；冠心病可由吸烟、高血压、高胆固醇血症、遗传等多种因素的共同或顺次作用导致。因此，病因推论就比较复杂。多致病因素的危害比单一因素存在时严重得多，因为在致病效应上，有着彼此间的交互作用（interaction）。例如，冠心病的病因学研究发现高胆固醇血症、高血压、吸烟等都是重要的致病因素，没有这些因素的群体中患病率为1.2%，有一种或两种因素时患病率提高到2%～6%，而当3种因素同时存在时患病率可以达到31%。

三、直接病因和间接病因

有时，某一病因因素对形成某特定疾病来说是必需的（必要因素），即少了它该病不能发生，但单是它还不足以引起该病，尚需其他补充因素的参与，共同组成病因网络（web of causation）才能引起该病，其中既有必要因素也有补充因素。

直接病因是指只有该病原体入侵人体，才能引起疾病，也称为近因或必要病因。例如，结核分枝杆菌是结核病的直接病因，HIV是AIDS的直接病因。绝大多数传染病都有一个很明确的直接病因，但是慢性非传染性疾病的直接病因就不太明确了。

间接病因（远因）的存在可以促进发病。例如，结核病的发生是由结核分枝杆菌侵入易感宿主组织并引起相应的组织反应后导致的。但是，结核病的发生似乎远不是那么简单，除直接因素外还有其他因素，如一些社会经济因素及影响宿主易患性（liability）的因素，诸如居住拥挤、营养不良、未接种疫苗、遗传因素等，都是远因或间接病因。但应注意，间接原因不是伴随因素，后者不起病因作用。因此，因果联系可以是直接的，也可以是间接的。

临床医师往往对近因或直接病因比较感兴趣，不够重视远因或间接病因。其实，社会经济环境都会影响宿主的易感性，例如，改善居住环境、增加营养可以减少结核病的发病率。

四、危险因素

危险因素（risk factor）是那些受暴露后患病危险性增加的因素，消除该因素后疾病的发病率下降。危险因素的范围很广，包括遗传基因、理化因素、心理、精神、社会环境、经济条件等。例如，有单倍体 HLA-B27 基因型者容易发生强直性脊柱炎，有苯和化学毒物接触容易发生血液系统肿瘤，精神紧张、郁郁寡欢是癌症的危险因素，肥胖是心脏病的危险因素等。慢性非传染性疾病因为直接病因不明，往往集中于危险因素的研究。

有几种方法可以描述暴露的危险因素：曾经暴露于某危险因素、当前的暴露剂量、最大暴露剂量、总的累积剂量、暴露年等。研究危险因素时要详细记录暴露方法和剂量，正确的测量暴露方法才能得到正确的研究结果，如暴露于阳光的累积剂量越高，发生皮肤肿瘤的危险性越大，但是偶尔的暴晒却可以减少黑色素瘤的发病。

危险因素是一种危险信号，它的出现在先，某些危险或疾病跟随在后，因此它可以是其后出现的疾病的原因，但也可以不是原因而只是真正原因的伴随因素。例如，缺乏孕产妇教育是新生儿低体重的一个危险因素，但实际上它不是低体重的真正原因，只是同该类教育有关因素（如不良营养条件、缺乏产前保健、孕期吸烟等）的一个伴随因素，真正原因是不良营养条件等。

危险因素由于种种原因，在出现后其相应的结果（某种疾病）不一定出现或不一定马上出现。比如，需经过一段较长的潜伏期，如儿童期放射线的暴露会增加成人后甲状腺肿瘤的发生，需要几十年时间的潜伏；需有该危险因素的反复多次作用，如理化毒物导致血液肿瘤的发生往往需要多次接触；需有其他因素的共同或顺次参与，如高血压、高血脂、吸烟、糖尿病等多种危险因素对冠心病的发生有协同作用。对这样一些危险因素与疾病间因果联系的确认比较困难。何况还有概率问题，即不是每个个体当具有某危险因素之后，都会 100% 出现相应的疾病，即使单因性疾病也是如此。

如果危险因素本身即病因，那么也可用于疾病的预防，如控制吸烟、血压和血脂可以降低 50% 心血管疾病死亡率。如果某危险因素不是病因，只是一些真正病因的伴随因素，或称为标记（marker），那么针对它的预防措施是不会起什么作用的。例如，同型半胱氨酸尿症是一种罕见的儿科疾病，属于常染色体隐性遗传病，同型半胱氨酸的异常增高会导致严重的动脉粥样硬化。有多个研究证实，在成人中同型半胱氨酸的升高也是冠心病的危险因素，同型半胱氨酸每升高 $5\,\mu mol/L$ 将增加 20% 的心血管疾病。所以，有作者希望通过叶酸、维生素 B_6 和维生素 B_{12} 等降低同型半胱氨酸的水平来减少心血管疾病的发生，但研究发现补充这些物质降低同型半胱氨酸水平并不能减少心血管疾病的发生率，所以同型半胱氨酸升高只是成人心血管疾病的一个标记，并非真正的病因，降低其水平并不能预防心血管疾病的发生。

第二节 | 病因的确定

一、统计联系和因果联系

并非有联系即为因果联系，需辨别真伪(图6-1)。对屡屡相伴发生的事件，在未证实其为因果关系之前，把这种相伴发生的关系称为"联系"，联系是以成组人群为对象的，两组相比经统计学处理如有显著性差异，即为统计学联系，有了统计学联系之后，尚需进一步鉴别是否为表面的联系，即是否由选择或测量偏倚和机遇作用所致，如果这些问题不存在，那么这种联系就存在了。但是在确立因果联系之前，必须说明这种联系是通过别的(混杂)因素间接产生的，还是直接产生的，如果没有发现混杂因素，则可能是因果联系。

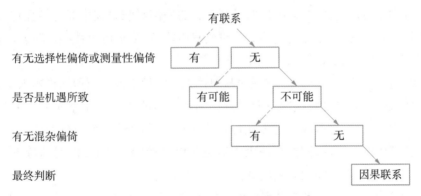

图6-1 因果联系的判断步骤

在图6-1中的病因被确定后，也许在某个将来的时间，该病会被更进一步的直接原因所取代，而原先被确定的原因则会成为一个间接原因。例如，若干个研究发现女性冠心病患者在冠状动脉搭桥手术后，其预后不如男性患者。当时认为女性患者不良的预后可能同性别有关。其后经进一步研究发现，导致女性术后心力衰竭乃至死亡的一个重要原因是女性体表面积小，因而与之相关联的冠状血管断面直径较狭小，而不是因为女性性别本身。因此，在某一个时期发现而被确定的原因，可以在其后某个时候发现它只是某一疾病的间接原因，因为在那时发现了其他更直接的原因。

二、确立病因的各种研究设计方案的选择

按照各种设计方案确立因果联系程度的强弱顺序，依次介绍如下。

1. 随机化对照试验　随机、对照、双盲试验所得出的有关因果联系判断的证据是最佳、最能令人信服的。如果随机对照试验的随机化实施得好，可以使那些已知重要的因

素均衡可比,也能使各种未知的可能混杂因素达到均衡可比,可以最大限度地减少混杂偏倚。但是,由于伦理等的限制,随机对照双盲的方法用于病因学研究可行性差,主要用于提供治疗和预防方面因果联系的证据,而用于研究病因则可以考虑后文介绍的观察性研究。例如,不可能把人群随机分为吸烟组和非吸烟组来研究吸烟是否是肺癌的病因。

2. 队列研究　其在提供因果联系强度方面排在随机对照试验方法之后,但优于其他观察方法。如果各队列建立得好、暴露因素的确定有良好的真实度(validity),非暴露组确为未暴露人群,随访仔细,失访率低,或对失访者作一定的失访原因调查,对发生病例的诊断可信度各队列一致,那么队列研究可使已知的混杂作用降到最低,同样也可使选择和测量偏倚控制到最低限度。

3. 病例对照研究　尽量采用巢式病例对照研究设计,它也是一种病例对照研究设计,但其病例及对照皆来自队列研究中的暴露队列或非暴露队列,也可称嵌套式病例对照研究,可以保证病例都是新病例,对照也都来自病例选自的人群,代表性好,且暴露因素的确定及有关标本的采集等皆在病例发生之前,时间顺序明确,加之其后在暴露因素确定的过程中注意避免各种偏倚,那么良好实施的病例对照研究也能提供强有力的因果联系的线索。总的说来,普通的病例对照研究偏倚较多,结论可靠性相对较差,但这却是罕见病、长潜伏期疾病的重要的、常用的研究方法。

4. 现况调查(横断面研究)　它是对从总体人群中随机抽样所得的样本人群,在一规定时间点所做的该人群健康状况及同时存在的可疑危险因素的定量研究。由于它不能提供事件发生的时序证据,因此也无法提供合乎逻辑的因果联系的有力证据。但是,由于它不大会产生选择偏倚,如果在调查中尽量避免测量偏倚,那么现况调查也可以对病因假设做初步检验,为可能的病因提供粗线条的线索。

5. 病例系列分析　成组的系列病例研究方法不同于单个病例报告,它往往含有10例或以上某特定病例的较大的病例组。有时,某特定疾病成组病例的描述,对认识某个罕见疾病,或某个新出现疾病的临床症状还是很有用的,如对AIDS症状的描述,由于其并发症在正常人中极少见,而且其患病人群又十分特殊,虽无对照人群的同时报道,也给了读者一个有关AIDS的清晰印象,并为进一步研究其危险因素及临床特征创造了条件。它的重要缺点是无对照组,以致容易得出错误的有关因果联系的结论。其次,成组病例是研究一组在某一时间点上收集起来的某病存活病例症状的治疗问题,它有别于一般的队列研究或治疗的临床观察试验,后两者是有头有尾的,对一组某病病例自开始治疗,其后随访至最终观察治疗结果(或其他某事件出现特定结局)都包括在内的研究设计。因此,成组病例研究由于常做回顾性的观察研究,作为一种研究预后或因果联系方法的价值十分有限,只能提供病因假设或线索。

6. 生态学研究　以上讨论的各种方法都是从了解、分析、观察对象个体已知的暴露和疾病状态入手探究原因的,而生态学研究(或称群体研究)只是以各群体为单位,视其是否受暴露入手,它对组成该群休的各个个体的暴露情况并不关心。简便的办法是以国家、地区、省、市、州、县为单位。分析的内容是判定暴露率高的生态学单位是否也是疾病发生率高的单位。收集较多的单位或群体，按其暴露强度不同，疾病发生的频度（frequency）也有相应的不同，即有否剂量效应关系，以此来研究暴露与疾病间可能的联系。例如，比较几个国家酒的消费量与心血管疾病的死亡率，来研究酒与心血管疾病的相关性；研究某地区肿瘤发生率与化学物质泄漏是否相关，以另一无泄漏的地区肿瘤发生率作为对比。由于该研究对危险因素的暴露是以各个个体所属人群的总体平均暴露水平来表示的，故而又称集聚危险性研究（aggregate risk study）。但是，由于人群是根据他们所在环境的总暴露水平分类的，故称为生态学研究似乎更恰当。生态学研究一般只用作寻找可能的病因线索，然后紧跟着进一步的假设检验加以证实。

生态学研究中还包括时间序列研究（time-series study），比较不同时间点的疾病发生率，特别是采取某一防治措施前后的比较，来研究可能的病因。例如，重症监护病房中，耐甲氧西林金黄色葡萄球菌（MASA）感染是死亡的重要原因，美国退伍军人协会启动了一项预防 MASA 感染的研究，建立了预防 MASA 综合措施，包括洗手、鼻腔清洁、MASA 患者隔离等措施，比较这些措施采用前各年 MASA 的感染率和采用后的感染率，发现 MASA 感染率显著下降，间接证实了 MASA 感染的危险因素。

虽然前瞻性研究的证据级别较高，结论可靠，但在实际临床应用中，为了确定病因，往往先从病例报告、病例分析或横断面研究中发现病因线索，提出病因假设；为了节约时间和经费，先进行回顾性研究，如病例对照研究；再进行前瞻性研究证实病因，如队列研究或随机对照研究；最后进行实验病因学研究来进一步验证发病机制，如分离鉴定病原菌、疾病模型的复制等。

三、确立因果联系的各要素

确立因果关系有时候很难，Hill 提出的判断标准（表 6-1）比较经典，现在仍在应用。其中的铁律是时序性：病因必须早于发病。

表 6-1　因果关系判断原则（Hill's Criteria）

项　目	描　述
1. 时间顺序	可能的致病因素必须出现在疾病发生之前，这是必需条件
2. 联系强度	常以 RR 或 OR 表示联系强度，RR 或 OR 越高，联系强度越强。一般认为 RR>3 或 OR>4 时联系强度较大
3. 联系的一致性	在不同的时间、不同的研究单位，用不同的研究方法，选取不同人群的样本等获得同一结果，这样的因果联系更强
4. 剂量-反应关系	暴露水平越高，疾病发生风险越大，说明因果关系可能性越大
5. 特异性	可疑致病因素会产生特异性的效果，该条目对于单因疾病比较重要，但是对于多因疾病重要性不大
6. 生物学合理性	可疑致病因素与疾病的关系可以用已知的生物学、病理学等相关知识解释，这是可能的、合理的

（续表）

项　目	描　述
7. 与现有知识的一致性	这种联系是否与其他来源的证据（如实验室研究）一致
8. 实验证据（反证法）	在实验研究中，把可疑的致病因素去除或进行干预，导致疾病风险下降
9. 类比	相似的因素会产生相似的结果（疾病发生）

1. 因在先、果在后　在果之后的"因"绝不是该果之因。所有在果之前发生者不全都是因。因此，单是时序证据只是一个较弱的病因证据。尤其在病例对照研究中，很难测定两变量间的时序关系。

2. 联系的强度　若以 RR 或 OR 表示联系强度，那么 RR 或 OR 越高，可以说联系强度越强。在单因素疾病中，病因联系强度越大，错判成假阳性的可能越小，发生偏倚及混杂的机会也越少。一般认为 $RR>3$ 或 $OR>4$ 时联系强度较大，因为病例对照研究偏倚较多，所以要求 OR 值较大。

3. 联系的一致性　某病因同某疾病间的因果联系，在不同的时间、不同的研究单位，用不同的研究方法，选取不同人群的样本等获得同一结果，必然会使该因果联系更强。比如，吸烟同肺癌关系的研究，经多项病例对照研究、前瞻性队列研究后都取得了吸烟同肺癌的高相对危险度。同时，生态学研究发现，纸烟消耗量的增长同肺癌患病率、死亡率的增长一致，男性吸烟量比女性高，其肺癌死亡率也高于女性。城市吸烟率高于农村，其肺癌患病率也高于农村，这些都加强了吸烟同肺癌的因果联系强度。

4. 剂量-反应关系　如果所怀疑的病因的量的递增或递减也相应引起疾病程度的增减，那么这无疑为暴露和疾病之间的联系提供了更强的证据。当然，由于混杂因素的存在，有剂量-反应关系不一定就是因果联系的明证；反之，因果联系也不一定都需要剂量反应关系。

5. 联系的特异性　对于一因一果的单因素疾病，特异性是判定因果联系真伪的一个重要因素，但对一因多病或多因一果、多因多果的疾病来说，对本要素的要求并不严格。

6. 生物学合理性　在评价因果联系时，应判断其是否同现有关于该病发病机制的知识相符。例如，早在 20 世纪 80 年代，有人推荐使用一种苦杏仁苷，将其吹捧成治癌的良药，但科学界人士认为这是没有生物学根据的。为了弄清这一问题，最后将此苦杏仁苷进行随机对照试验，经研究，最终证明苦杏仁苷对所研究的癌症无拮抗或控制活性作用。

对于这一条"要素"，我们应记住，所分析的因果联系是否具有生物合理性还取决于当时的医学知识水平。有些因果联系也许是真实的，但不为当时的知识水平所认识，这也是可能的。

7. 与现有知识的一致性　比如，与一些实验室的基础研究的结果、病理机制一致，则更有可能存在因果联系。

8. 反证法　如果将某可疑病因去除，导致假设的因果联系中断，疾病的发生减少，那么该假设的病因更可能是该病的病因。可以采用 RCT 研究进行实验性研究，获得实验性证据。

9. 类比　如果有已知的某病毒或药物能引起某种疾病或结果,现有另一种类似的病毒或药物,判断其是否也能引起类似的结果时,常与过去已反复证实的那种联系作类比,从而做出类似的判断,这样误判的机会较少。比如,已知慢病毒能引起慢性中枢神经系统变性疾病(如亚急性硬化性全脑炎),那么我们也比较容易接受对于另一种慢病毒可能引起免疫系统变性的判断(获得性免疫缺陷综合征),但一般来说,类比法对确定病因来说所提供的仅是一个较弱的证据。

综上所述,确定病因比较强的证据是时间先后顺序、联系强度、剂量-反应关系、进行干预以反证,以及不同设计、不同地区所得的结果一致。其次是生物合理性,以及当前的结果同已知的事实相符等。但应注意,许多疾病是多因性的,而且有些是共同作用,有的则是顺次作用,有近因也有远因,有的是必要因子,有的则是补充因子。关键是找出那些在预防、治疗实际中控制它即能有效控制疾病发生或病情发展的主要因子,尽管暂时对有些疾病的病因并未充分了解,直接原因不一定能找到。

第三节 | 从疾病到暴露的研究方法——病例对照研究

一、设计原理

病例对照研究(case-control study)属于回顾性调查,是分析性研究中最常用的一种方法。它选定患有某病的病例组和可比性好的非病例组(对照组),在两组对象中用同样的方法,回顾调查有无暴露于与某病有可疑关系的某因素及其暴露程度,然后比较两组的暴露情况有无差别,从中找出该因素与某病之间是否存在联系,以及联系的程度,这是从"病"探索可能的"因",即是"从果推因"的调查研究(图6-2)。

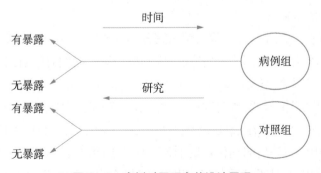

图6-2　病例对照研究的设计原理

近代应用病例对照调查方法进行病因调查最早是从1926年开始的。第二次世界大战后,这种方法广泛应用于流行病学研究,先后阐明了包皮过长与阴茎癌、输血与乙型肝炎、吸烟与肺癌等的关系。20 世纪 50 年代以后，病例对照调查已广泛应用于肿瘤发病因素的调查。近年来，应用病例对照调查阐明了妊娠期吸烟与胎儿先天性畸形、小剂量放射性接触与白血病、氯霉素与再生障碍性贫血、单纯疱疹病毒与面神经麻痹、体力活动与冠心病突然死亡、月经期使用棉塞与中毒性休克综合征、糖精与膀胱癌等的关系。由于病例对照研究可以快速而有效地提出解决问题，其在医学文献中的作用日益增长，根据几个主要国外医学杂志的近期报道，病例对照研究占所有论著的 5%～10% 和流行病学文献的 30%～40%。

二、设计方法

一个结论可靠的病例对照研究取决于 4 个方面：病例的正确选择、对照的合理选择、暴露的正确测量和混杂因素的控制。

（一）病例组的选择

如果要研究某病的发病因素，则必须有该病的统一、公认的诊断标准，诊断要正确，还需要确定病例选择的标准。

使用的病例最好是新病例。新病例比较单一，对发病前的暴露因素容易记忆。老病例，如已经患糖尿病 10 年的患者，对发病前的暴露因素不容易回忆，或错误回忆。病例组应该是全部病例或随机抽样的样本，代表性好。病例对照研究往往需要询问调查，因此昏迷患者或病情过重不能回答者有时不能纳入，如果有的暴露问题家属可以回答，为了样本有代表性，也应尽量纳入这些病例。病例应当是有可能暴露于被研究因素之下者，如果要研究口服避孕药和冠心病的关系，就不能把已经手术绝育者及有避孕药禁忌者列为研究对象，否则会减弱研究因素与该疾病的关系；研究口服避孕药和下肢血栓形成，最好不要用妊娠期或分娩后及手术后的病例，因为这些病例本身会有下肢血栓形成。病例组和对照组应该有相同的暴露于危险因素的可能性，如研究体育运动与猝死的关系，病例组和对照组都应该是可以参加体育运动的人。

（二）对照组的选择

根据对照组的来源不同，把病例对照研究分为人群病例对照研究和医院病例对照研究。如果病例和对照都来自同一个研究队列，则称为巢式病例对照研究。

1. 人群病例对照调查(population-based case-control study)　病例选自某时某地所有的病例，或随机抽样调查，对照组从病例组所在地区无该病者中随机抽样而来。

2. 医院病例对照调查(hospital-based case-control study)　病例选自某时间某医院或几所医院中所有该病的病例，或抽样而来，对照组选自与病例住同一医院不患该病的其他患者。但因为对照组是有病的患者，容易产生各种偏倚，如慢性胃溃疡的患者饮食、用药等方面可能与病例组有显著差异，可比性差。尽量选择阑尾炎、骨折等急性发病、接近健康的患者，可以减少偏倚。

上述两种方法，前者设计较好，而后者则省时、省费用，容易在临床医师中推广，有时一个病例选择两个对照组,一个可以来自医院,另一个来自人群。

3. 巢式病例对照研究(nested case-control study) 病例组和对照组来自同一个队列,是病例对照研究和队列研究相结合的一种设计方法,避免了病例对照研究中偏倚较多的缺点,论证强度较高。

前瞻性队列研究中,在有详细的基线调查和血样、标本保存的基础上,进行随访,在随访期间新发的病例组成"病例组",在同一队列中,没有发病的对象按照病例对照配对的要求,用随机或分层随机抽样的方法从中选择一定的对照,组成"对照组",一般是 1:1～1:10 的对照。然后,按照一般病例对照研究的方法进行统计分析。例如,435 例骨髓增生异常综合征(myelodysplastic syndrome, MDS)患者随访 2 年,41 例患者转变为急性白血病(转白)为病例组,394 例患者没有发生转白,从这 394 例患者中按照 1:2 配对(按照重要的预后因素,如疾病亚型、染色体等配对)的原则选择 82 例作为对照组,建立巢式病例对照研究组,采用患者诊断时冻存的骨髓标本,利用基因芯片等手段进行转白相关基因筛选(图 6-3)。

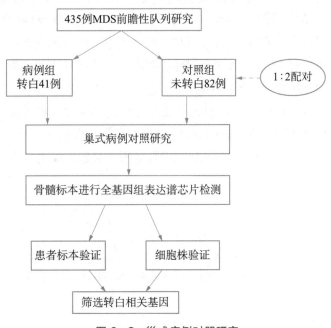

图 6-3 巢式病例对照研究

可以利用其他研究已经建立的数据库和标本库进行研究,如美国进行了 EB 病毒(EBV)感染后存在不同抗体与非霍奇金淋巴瘤(non-Hodgkin lymphoma, NHL)的发病危险性的研究,就是利用其他已经完成的研究——PHS 队列和 NHS 队列。PHS 队列始于 1982 年,是一项随机对照研究,主要研究阿司匹林和 β-胡萝卜素是否有预防心血管疾病和肿瘤的作用,共纳入 22 071 名男性内科医师,年龄 40～84 岁。NHS 队列始于 1976 年,主要研究肿瘤的危险因素,共纳入 121 700 名女性护士,年龄 30～55 岁。纳入研究时均采血保留了血样。在 1982—2003 年随访期间,确诊 350 例 NHL,男性 205 例,女性 145 例,包括多种淋巴瘤类型,组成病例组。从未发生淋巴瘤的人群中选择对照组,1∶2 配对,配对条件是年龄、性别、种族、与病例组采血时间相近(±1 月内),有多个符合条件 的对照时,随机抽样选择对照者。病例组和对照组均检测 EBV 衣壳抗原、EBV 早期抗 原、EBV 核抗原 1 和核抗原 2,进行统计分析,计算 OR 值和 RR 值,Logistic 回归进行多 因素分析,发现在免疫正常的普通人中,存在 EBV 抗体并不提示增加 NHL 的发病危险 性,但某些特殊类型可能与 EBV 感染相关。

巢式病例对照研究的主要优点:①暴露存在于发病之前,符合因果推论要求;②以 人群为基础,选择性偏倚小;③暴露资料和临床标本是在疾病诊断前收集的,反映发病前 的状态,不受发病后的影响;④研究样本小,只针对病例和对照进行检测,减少花费,出结 果快,特别适用于分子流行病学研究;⑤可以利用已经建立的标本库进行研究;⑥除了 计算 OR 外,还可以计算 RR。

4. 对照组的选择原则　病例对照研究中,对照组的选择非常重要,若选择不当,容易 因方法不对造成结论被夸大或缩小,甚至被掩盖。从理论上讲,对照组的目的是提供一 个暴露率,当所研究的病例组和该危险因素无关时,病例组和对照组的暴露率应相同。 两组应尽可能做到有同样的暴露条件,但对照组必须是不患被调查疾病者。在医院病例 对照研究中,凡与所研究的危险因素有阳性或阴性关系的病种不能列为对照,例如,要研 究服用阿司匹林和急性心肌梗死的关系,则慢性风湿性关节炎(常用阿司匹林)和慢性消 化性溃疡(常忌服阿司匹林)作为对照就不妥当,会低估或高估 OR 值(表 6-2);要研究 口服避孕药和心肌梗死的关系,选择妊娠或绝育妇女做对照就不妥当。为减少偏倚,最 好对照组来自不同的病种,而病种与所研究的危险因子又是无关的。

表 6-2　对照选择不合理导致错误的结论

病例	对照	代表性	选择性偏倚
急性心肌梗死患者	因关节炎住院的患者	对照暴露于 NSAIDs 的概率很高	错误地低估 OR
急性心肌梗死患者	因消化道溃疡住院的患者	对照暴露于 NSAIDs 的概率很低	错误地高估 OR

注:NSAIDS,非甾体抗炎药。

如果疾病是罕见病,病例组数量较少,为了提高统计效能,可以采用多个对照的方 法,提供更多的信息,例如 1 个病例 2 个对照(1∶2),一般不超过 1∶4 个对照,因为再提 高对照例数,统计效能提高不多。

(三) 暴露的测量

暴露危险因素可以来自完整的病历记录,如用药史、手术记录等,如果记录详细、正 确,可以用来进行研究,但有时记录往往不完整,会导致较大的测量偏倚。例如,吸烟史、饮 酒史等在病历中的记录往往是非常粗略的,没有具体的量或年限的资料,不足以用作研究。

有些暴露因素(如饮食、运动等)只能通过询问病例和对照者获得,所以在病例对照研究中,调查表是常用的测量暴露因素的方法。调查表制定时,要正确选定所要研究的因素,在调查项目中应包括真正的病因和可能起作用的可疑因素,不应遗漏,否则会影响调查结果。提问方式分为开放式和闭锁式两种。闭锁式的询问结果精确、统一、易于编码统计,但资料比较局限;开放式对调查要求高,所获得的资料内容比较多,但整理和统计需要很多时间。闭锁式适用于大样本的病例对照调查。

(四) 避免偏倚

病例对照研究的偏倚主要来自以下 3 个方面。

1. 选择性偏倚(selection bias) 进入率偏倚及诊断错误,如血栓栓塞的诊断就比较困难,很难保证对照组中不混入血栓栓塞的病例。研究样本中的病例不一定能代表全部病例,如住院病例可能不包括轻病例及入院前就死亡的病例。对照组选择上的偏倚也属于选择性偏倚,会导致错误的结论(表 6 - 2)。

2. 测量偏倚(measurement bias) 确定暴露时容易产生的偏倚,包括回忆偏倚(recall bias)、调查者偏倚(interviewer bias)等。回忆偏倚很普遍,如患者趋向于努力搜寻记忆来分辨可能导致疾病的原因,常会把自己的发病归咎于父母遗传或药物不良反应,而健康者则没有这个动力。调查者偏倚是指如果询问者知道谁是患者,谁是对照,可能不知不觉向患者询问得较详细,寻求正面的联系。调查者不知道谁是病例组,谁是对照组,即盲法询问,或不知道研究目的,可以减少这些测量偏倚。

3. 混杂偏倚(confounding bias) 混杂指外部变量全部或部分地掩盖或夸大了所研究的暴露因子和研究结果间的真实联系。例如,研究饮酒与冠心病的关系,发现病例组比对照组有更多的吸烟者,而吸烟是冠心病的危险因素,因此吸烟是个混杂变量,与饮酒和心脏病都有关系。

为消除混杂因素对暴露因素的影响,经常运用配对(matching)和分层(stratification)两种方法来消除其对疾病的影响。为每个病例配一个或多个对照,除研究因素外使两组因素尽量相同,许多因素可作配对用,如年龄、性别、种族、血型、入院日期、地区、婚姻、收入、血压、体重、职业、个人史和家族史等。但是,研究因素不能作配对因素,否则会造成配对过度(overmatching)。配对比例可为 1:1~1:4,比例再高,效益并不以相应比例增高,故到 1:4 即足够,一般 1:2 较好。

应用分层方法消除混杂因素影响如表 6 - 3、6 - 4 所示。

表 6 - 3 饮酒和心肌梗死关系分析

饮酒	心肌梗死	对照组	
有	71	52	$OR = 2.26$
无	29	48	$\chi^2 = 7.62$
合计	100	100	$P = 0.006$

表6-4 饮酒和心肌梗死关系分层分析

饮酒	不吸烟		吸烟	
	心肌梗死	对照组	心肌梗死	对照组
有	8	16	63	36
无	22	44	7	4
合计	30	60	70	40
	$OR=1$		$OR=1$	

表6-3中,OR为2.26,提示饮酒是心肌梗死的危险因素。表6-4说明饮酒与心肌梗死本无联系,吸烟在其中起混杂作用,吸烟是混杂因子,对饮酒起正混杂,使饮酒对心肌梗死的OR由真实的1变为虚假的2.26。

（五）样本大小

病例对照研究需要一定的样本量,减少机遇。样本大小取决于以下4项因素:对照组中暴露者的比例（p_0）、疾病的相对危险度（RR）、显著性水平（α）和第Ⅱ类错误（β）。计算公式如下:

$$n=[u_\alpha\sqrt{2p(1-p)}+u_\beta\sqrt{p_0(1-p_0)+p_1(1-p_1)}]^2/(p_0-p_1)^2$$

p_1为病例组内暴露者比例。

$p_1=p_0RR/[1+p_0(RR-1)]$。

$p=(p_0+p_1)/2$。

n为所需的病例数;u_α、u_β为相对应于α和β的标准正态分布的u值,一般情况下,α取0.05、β取0.1,则$u_{0.05}=1.96$、$u_{0.1}=1.28$。

三、统计分析方法

病例对照研究的分析方法可以从简单到复杂,先列出四格表（表6-5）,分析暴露因素和疾病之间有无联系,然后进一步用分层来消除混杂因素对暴露因素的影响,观察消除混杂因素后,暴露因素和疾病之间是否仍然相关。最后,进行剂量反应关系的检验。有多个混杂因素时,还需进行多变量分析,常用Logistic回归分析。

表6-5 病例对照研究四格表

暴露因素	病例组	对照组	合计
有	a	b	a+b
无	c	d	c+d
合计	a+c	b+d	a+b+c+d(N)

注:$OR=ad/bc$。

（一）不配对资料的分析方法

对 RR 进行估计，即计算 OR，OR 也称为比值比，同时计算 95% 置信区间并进行 OR 值的显著性检验，现在均用统计软件进行计算。

当调查疾病是人群中的罕见病，调查人数又相当多时，$RR \approx OR$，否则，RR 和 OR 值会有较大差异。一般认为当非暴露组疾病的发生率大于 5%，OR 的估计就存在较大的偏差。

回顾性调查中的 OR，是一个近似的估计相对危险度，其含义与 RR 相似，如果 $OR >1$，表明该暴露因素可能增加疾病危险，如果 $OR < 1$，则表明该因素可能是保护因素。判断 OR 意义时，要以 95% 可信限为准，如果包含 1，如 95% OR 为 $0.9 \sim 1.2$，说明差异无统计学意义，认为疾病与暴露因素间无联系。

（二）分层分析

为消除混杂因素对暴露因素的影响，经常采用分层法，即按可疑的混杂因素的有无将病例组和对照组分成若干亚组，若分层后各亚组的 OR 比较一致，即可计算总的 OR。一般用 Mantel-Haenszel 法。

（三）剂量反应梯度

按照暴露水平，分别计算 OR 值，观察是否存在上升或下降的趋势。如表 6-6 所示，随着苯的暴露年限增加，OR 值逐渐增大，说明苯的接触与白血病的发生有密切联系。

表 6-6　苯的接触年与白血病的关系

苯暴露时间(年)	白血病(例)	对照组(例)	$OR(95\% CI)$
0	48	207	1.0
>0 且 <1.1	6	38	0.7(0.3~1.7)
$\geqslant 1.1$ 且 <5.5	7	20	1.4(0.6~3.5)
$\geqslant 5.5$ 且 <16.8	5	12	1.9(0.6~5.9)
$\geqslant 16.8$	6	8	3.6(1.1~11.7)
趋势检验 P 值			0.02

（四）配对设计的分析

1. 一个病例一个对照　四格表内是对子数（表 6-7）。

表 6-7　1∶1 配对设计的四格表

病例	对　　照	
	暴露	未暴露
暴露	r	s
未暴露	t	u

注：$OR = s/t$。

2. 一个病例两个对照 四格表内是对子数（表6-8）。

表6-8 1:2配对设计的四格表

病例	对照		
	＋＋	＋－	－－
暴露	r	s	t
未暴露	u	v	w

注：$OR=(s+2t)/(2u+v)$。

（五）多变量分析

如果有多个因素混杂，以致分层太多，分层法不能胜任控制混杂的任务，则须用多变量分析来校正重要的混杂因素，如 Logistic 回归法，利用统计软件运算。配对资料则用条件 Logistic 回归法。

（六）计算 NNH

NNH（number needed to be harm）是指导致一例疾病的发生，需要暴露在可疑危险因素中易感个体的人数，或导致一例不良反应发生，需要接受治疗的患者数，与疗效中的 NNT 有类似的意义。例如，在1000例服用 NSAID 的患者中，每年有3例发生消化道出血，在1000例不服用 NSAID 的患者中，每年有2例发生消化道出血，NNH＝1000。又如，2000人服用钙通道阻滞剂才会导致额外1例癌症的发生，NNH＝2000。NNH 越小，说明因果关系越明确。

当 $OR>1$ 时，计算公式如下：

$$[1+PEER/(OR-1)]/PEER(1-PEER)(OR-1)$$

当 $OR<1$ 时，计算公式如下：

$$[1-PEER/(1-OR)]/PEER(1-PEER)(1-OR)$$

PEER（patient expected event rate）是患者预期的事件发生率，即在非暴露组不良事件的发生率。如 PEER＝0.1、$OR=1.5$，则 NNH＝27；PEER＝0.05、$OR=0.5$，则 NNH＝38。

四、优缺点

（一）优点

（1）适用于少见疾病的研究，无须大样本，因为调查者确定病例可不受疾病自然发生频率的约束。如为了征集100例子宫内膜癌女性患者使用雌激素危险性的资料，用前瞻性调查需要对10000例停经后妇女随访10年，而病例对照调查只要在医院收集百余例病例和没有该病的对照组进行比较，这样对数百名妇女可在数周或数月内完成调查，只需花费前瞻性调查的一小部分时间即可取得结果。

（2）适用于有很长潜伏期的疾病病因的探索，从暴露于危险因素到出现病理变化之间需要很长一段时间。如不同化学品的致癌性需要 15 年（或以上）才表现出来，但病例对照研究可不必等待 15 年即可证实一个疑似的危险因素。

（3）研究费时短，节省人力、财力，易得出结果。

（4）牵涉道德问题最少，对患者无危害。

（5）允许同时调查分析多种因素。

（6）可以使用病史资料。

（二）缺点

（1）有回忆偏差，资料通过病史和询问获得，病例和对照组对暴露史回忆的可靠程度往往不等。如药物的剂量和使用时间，调查者对两组调查的认真程度亦往往不等，从而产生偏倚。盲法调查或调查者不知道研究目的和研究假设可以减少回忆偏倚。

（2）对照组的选择有偏倚，有时选择恰当的对照是很困难的。

（3）不能直接估计某因素与某病的因果关系，不能确定暴露与非暴露人群中疾病的发病率，只能计算出近似的相对危险度，以提供发病因素分析的线索。

第四节 | 从暴露到疾病的研究方法——队列研究

一、设计原理

队列研究又称发病率调查（incidence study）、纵向研究（longitudinal study）。研究某因素是否与某病的发生有关系，可将一个范围明确的无该病人群划分为两组，一组为暴露于某因素组，另一组为非暴露于某因素组，然后观察一定时期的两组某病的发病率或死亡率，并进行比较，确定其危险程度，这就是队列研究。这是由因到果的研究，对病因的特定假设进行直接检验。

经典的前瞻性调查是 Doll 与 Hill 关于吸烟和肺癌关系的研究。到 1950 年为止，就吸烟与肺癌的因果关系已进行了一些回顾性调查，然后 Doll 与 Hill 首先在开业医师中就这个问题进行了大规模的前瞻性调查研究。1951 年，他们写信给在英国登记的所有开业医师（约 60 000 人），寄给他们一张简单的关于吸烟习惯的调查表，然后将这个材料与回信者之后的死亡资料做对比。选定一定的职业人群（如医师）的优点之一是比较容易建立起一个获得所有回信者死亡证明的判断，当证明上的死亡原因是肺癌时，就对开证明的医师直接进行访问。

据调查表的回答，可将其分为吸烟者与非吸烟者，须注意的是，这种定义包含了各种可能性。吸烟者每天吸烟量不同，或有些是近期开始吸烟，有些是多年的成瘾者，除吸香烟外，还有吸烟斗或雪茄。同样，在非吸烟者中，有些可能是近来患急性病而听别人的劝告不吸烟的。因此，研究者必须极其清楚地阐明其确定的危险因素的定义。

第一阶段的随访是在 4.5 年后进行的，在 4.5 年中，174 例 35 岁以上的男性中，83 例死于肺癌，另 3 例死亡证明上开具肺癌但实际上死于其他原因（表 6-9）。表 6-9 提示了吸烟和肺癌之间的联系，吸烟者中肺癌死亡的危险性为非吸烟者的 13 倍（0.90/0.07＝13）。

表 6-9　吸烟者与非吸烟者的肺癌死亡率

项　　目	非吸烟者	吸烟者
暴露人年	15 107	98 090
肺癌死亡人数	1	83
每 1 000 暴露人年死亡率（粗死亡率）	0.07	0.85
经年龄校正的死亡率	0.07	0.90

二、设计方法

（一）研究人群的确定

在大多数情况下，队列研究的目的是检验特异的病因因子，对某一特定的疾病的发病率或死亡率的影响。在做这种研究计划时，首要的一点是确定将要调查和随访的人群，该人群应该满足 3 个条件：①确定随访起点时未患所要研究的疾病，同时该研究人群有发生所要研究疾病的危险。如研究苯暴露与慢性白血病的关系，要确保研究人群开始随访时没有慢性白血病；而研究子宫内膜癌，必须是有完整子宫的人群，不能把已经切除子宫的患者纳入研究人群。②保证有足够长的随访时间。如研究儿童颈部放射线暴露与甲状腺肿瘤的关系，5 年随访时间是不够的。③该研究队列的每个人都可以随访到，其适当的应答率可以预料，或用各种方法加以保证随访率，随访率应＞90%。

研究人群可分为两部分：一组为暴露人群，另一组为非暴露人群，两组在年龄、性别等其他条件配对，除了研究的因素外，其他因素不应有显著差异。或者在一组人群中确定其暴露和非暴露成员，然后进行随访。应注意该两组人群都应无该病，或不在该病的潜伏期，或不是该病的亚临床型。同时，应注意非暴露组人群绝无某研究因素的暴露史，或至少在多少年内无该因素的暴露史。

Beasley 在研究原发性肝癌和乙型肝炎病毒的关系时，选择的研究人群为 22 707 名政府机关男性工作人员，这是因为男性中原发性肝癌的发病率较女性高 3～4 倍，政府工作人员中男性居多，平均年龄较女性大，且在政府机关工作的年限较长，尤为重要的是，这些人均参加了寿命保险，保险公司可以提供死亡及死亡原因的登记资料，这些人均在指定的国家医院就诊，包括常规体检，因而可以获得可靠的临床资料。

队列研究可以分为前瞻性队列研究和回顾性队列研究，根据队列收集的时间而定，之前收集的为回顾性队列研究，从现在开始收集的则为前瞻性队列研究（图 6-4）。回顾性研究可以利用病历、医疗保险数据库、肿瘤登记库等，省时、省钱、易行，但有的资料没有登记或不详细，如患者的生活习惯、经济条件、体育运动等，则无法进行研究，或偏倚较多。

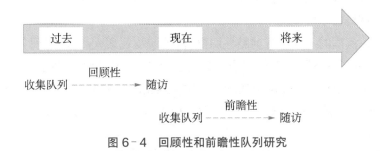

图 6-4　回顾性和前瞻性队列研究

回顾性队列研究可以较快地得出研究结论。儿童孤独症在 20 世纪 90 年代发病率上升，因为风疹（MMR）疫苗的接种率也同步上升，所以有学者提出是否与麻疹、腮腺炎、MMR 疫苗接种相关。丹麦学者进行了一项回顾性队列研究，研究人群为 1991—1998 年出生的 537303 名儿童，其中 82% 接种了 MMR 疫苗（因为医师要拿到接种费用必须登记和报告接种的儿童，所以该数据可靠性强），在接种儿童和未接种儿童中孤独症的发生率相当，说明孤独症的发生与 MMR 疫苗接种没有明确的相关性。

（二）基本资料的收集

确定了适宜做调查的人群后，就需要考虑收集基本资料的最佳方法，可以用调查表、谈话、检查或调查来收集数据资料。收集这些基本资料时，正确划分暴露组和非暴露组（对照组），一定要保证人群暴露的病因因子的分类上（有、无及程度）所获得的资料是准确的、没有偏倚的。前瞻性调查的优点是与"健康"人群打交道，他们作为调查对象，并从他们那里收集包括暴露于潜在的病因因子的定量数据等资料。当假说是试探性时，须注意用相当普通的语言来询问被调查者。例如，在一次调查中问及业余活动量时，不宜公开表明这个调查的目的是查明体力活动量与冠心病发病或死亡之间的关系，不让被调查者知道该研究中病因因子与结果的关系，这样，对于所研究因子的暴露分类就不大可能产生偏倚。

（三）人群的随访工作

当所选的人群已获得确实的数据资料时，就需要组织对该人群的随访工作，特别是要核对或整理所选的终点或结局（end point/outcome）的资料。有两种方法来收集随访的材料。第一种方法是定期随访，当所要查找的结局指标不一定明显发病，而是要精确地确定被调查者或其生活方式的改变时，特别需要这种定期随访的方法。如在美国进行的 Framingham 研究中，对确定的 30～59 岁的研究对象，经检查确定无冠心病。由 2 年 1 次的复查、住院期间的每天记录、私人医师的资料、医学检查报告及死亡证明来监察新的冠心病是否发生。在2年1次的常规检查中,收集和寻找与冠心病有关的生活方式和习惯,包括饮咖啡、吸烟、体育活动等,同时检查血脂、血压和血糖。当结局指标比较明确时,如登记为癌症,或因某种特殊疾病住院或手术,或死于某病等,便可以考虑第二种方法来收集随访资料,即可以将样本收集的基础数据资料与常规发病及死亡的登记资料所确定的结局联系起来,如Beasley在确定死于肝癌的人数时,对结局为肝癌者从临床表现、实验室检查(肝放射性核素扫描、肝动脉造影和甲胎蛋白测定)和病理学检查证实,并结合死亡登记资料加以确诊。

对低发病率疾病的病因进行前瞻性调查时,因涉及观察人数多、时间长、学科间的配合协作等问题,为了使各阶段工作保质保量地正常进行,还需要有调查组织计划,包括:①负责调查的机构组织;②确定调查方式、方法和期限;③调查工作的分工及联络,工作检查及偏差的纠正;④人员的培训。尽量用多种方式进行随访,保证足够高的随访率。

（四）样本大小

队列研究需要一定的样本量以减少机遇,根据如下:①非暴露组的发病率(P_1);②疾病的相对危险度(RR);③显著性水平(α);④第Ⅱ类错误(β)可以计算样本量,具体公式见专业统计书籍。

（五）控制偏倚

队列研究中可以存在各种偏倚,如选择性偏倚、测量偏倚、混杂偏倚。

1. 选择性偏倚　参加的研究对象不能很好地代表整个人群,暴露组和非暴露组之间缺乏可比性。队列研究的暴露组和非暴露组除了研究因素外,在其他重要方面应该是类似可比的,但因为是非随机分组,可能存在明显的差异,影响研究结果。例如,队列研究和病例对照研究显示心肌梗死后慢跑可以预防心肌梗死的再次发生,然而随机对照研究不能确定这种益处,那些慢跑锻炼的人可能在其他方面与不锻炼的人不同,如饮食、吸烟、是否存在心绞痛等。

无应答偏倚也属于选择性偏倚。例如,吸烟者不大可能会像非吸烟者那样归还调查表,应答者和不应答者的临床特征不同。

2. 测量偏倚　也称信息偏倚,源于不正确地确定暴露因素或结局。在队列研究中,暴露组和非暴露组应该用同样的方法获得病例和结局的信息。例如,调查者在床旁收集病例的暴露信息,但仅通过电话收集对照者的信息,就会产生测量偏倚。

3. 混杂偏倚　该混杂因素与暴露变量相关,与结局也相关,会增大或减小暴露变量与结局的联系。混杂因素有3个条件:①与暴露相关;②与研究的结局相关;③不是暴露到结局这条病因链中的一部分。例如,研究高脂饮食与心血管疾病的相关性,高脂饮食是要研究的暴露变量,心血管疾病是研究结局,高脂饮食会导致高胆固醇血症,高胆固醇容易引起心血管疾病,但是高胆固醇血症是中间变量(intermediate outcome),而不是混杂因素,因为高胆固醇血症是病因链中的一部分,去除高胆固醇血症就可以掐断高脂饮食与心血管疾病之间的联系。又如,研究服用维生素是否可以减少心血管疾病的发生,如果选择服用维生素的人,同时注意良好的生活习惯,如不吸烟、运动、清淡饮食、控制体重等,研究结果发现服用维生素可以减少心血管疾病的发生,其实可能是良好的生活习惯在起作用,维生素并不能减少心血管疾病的发生,在这个研究中,生活习惯可能就是混杂因素,也可以降低心血管疾病的发生率。

有多种方法可以控制混杂偏倚,如暴露组和非暴露组的随机化分组(在队列研究中可行性差)、限制研究人群的某些特征(会导致人群的代表性差)、配对、分层、标准化、多因素校正等(详见预后研究相关章节),在一个研究中可以同时应用多种方法。例如,研究急性心肌梗死后随访的患者中发生心室期前收缩是否会降低生存率,可以采用以下方法控制混杂偏倚:①限制,排除年龄很大和很小的患者,排除一些特殊原因引起的心肌梗死,如动脉炎、夹层主动脉瘤;②配对,如年龄配对;③分层分析,根据临床疾病的严重性进行分层分析;④多因素分析,将与预后相关的多个变量进行 Logistic 回归分析或 Cox 回归分析。

三、统计分析

1. 相对危险度 队列研究的数据整理格式如表 6-10,暴露组的发病率为 a/(a+b),非暴露组发病率为 c/(c+d),在控制各种偏倚后,如果暴露组发病率明显高于非暴露组,则说明该暴露因素与该疾病有联系,可能是因果联系。

表 6-10 队列研究数据整理表

组别	病例组	非病例组	合计
暴露组	a	b	a+b
非暴露组	c	d	c+d
合计	a+c	b+d	a+b+c+d

当观察人数较多、人口稳定、观察时间较短(固定队列)时,可以直接以观察开始时的人口作为分母,如表 6-10 中(a+b)和(c+d)。如果人群观察时间很长、研究对象不断增减、队列人群不稳定(动态队列),则需要计算人年数,人年数＝观察人数×观察年数,以人年数作为分母。

暴露组发病率 I_1＝a/(a+b),或者＝a/暴露组人年数。

非暴露组发病率 I_0＝c/(c+d),或者＝c/非暴露组人年数。

相对危险度(RR)＝暴露组发病率/非暴露组发病率。

$$=I_1/I_0=a/(a+b)\div c/(c+d)$$

RR 是暴露组和非暴露组发病率的比值,表示暴露组发病的危险性为非暴露组的倍数。如果 $RR>1$,表明该暴露因素可能增加疾病危险;$RR<1$ 则表明该因素可能是保护

因素。判断 RR 意义时要以 95% 可信限为准，如果包含 1，如 95% RR 为 0.9～1.2，说明差异无统计学意义，认为疾病与暴露因素间无联系。

2. 归因危险度(attributable risk, AR)　又称危险度差值（risk difference, RD），是指暴露组和非暴露组发病率之差。表示暴露者中完全由某暴露因素所致的发病率，即暴露人群比非暴露人群增加的疾病发病率，如果去除该暴露因素，就可以减少这个数量的人发病，更具有疾病预防和公共卫生意义。

$$RD = I_1 - I_0$$

3. 归因危险度百分比(attributable risk percent, $AR\%$)　表示暴露者中由暴露所致的发病率占暴露者发病率的百分比，即某病发病中，专由暴露因素所致者占的百分比。

$$AR\% = (I_1 - I_0)/I_1 \times 100\% = (RR - 1)/RR \times 100\%$$

4. 人群归因危险度(population attributable risk, PAR)　也称人群率差，为整个人群发病率(I_t)和非暴露组发病率(I_0)之差。它是指整个人群中，暴露因素所引起的发病率增高的部分，表示人群中因为暴露于某个因素所致的发病率。

$$PAR = 整个人群发病率(I_t) - 非暴露组发病率(I_0)$$
$$= (a+c)/(a+b+c+d) - c/(c+d)$$

5. 人群归因危险度百分比(population attributable risk percent, $PAR\%$)　表示人群中由暴露所致的发病率占人群发病率的百分比，控制该暴露因素后人群中发病率下降的程度。

$$PAR\% = (I_t - I_0)/I_t \times 100\%，或者 = f(RR - 1)/[1 + f(RR - 1)]$$

f 是某因素在人群中的暴露率。

以表 6-11 中的数据为例，说明各个指标的意义。

表 6-11　代谢综合征与心血管疾病发病率的队列研究

指　标	数　据	意　义
代谢综合征心血管病发病率(I_1)	161.1/100 000	代谢综合征者中心血管病发病率为 161.1/100 000
无代谢综合征心血管病发病率(I_0)	82.3/100 000	无代谢综合征者中心血管病发病率为 82.3/100 000
人群心血管疾病发病率(I_t)	92.1/100 000	人群中心血管疾病发病率 92.1/100 000
RR	161.1/82.3 = 1.96	有代谢综合征者心血管病发病危险是无代谢综合征者的 1.96 倍
$AR(RD)$	161.1/100 000～82.3/100 000 = 78.8/100 000	代谢综合征所致的心血管病发病率为 78.8/100 000

（续表）

指　标	数　据	意　义
AR%	78.8/161.3 ×100% = 48.9%	有代谢综合征的人群中,有 48.9% 的心血管病是由代谢综合征引起的
PAR	92.1/100 000～82.3/100 000 = 9.8/100 000	人群中代谢综合征所致的心血管病发病率为 9.8/100 000
PAR%	9.8/92.1 ×100% = 10.6%	人群中 10.6% 的心血管病是由代谢综合征引起的

6. NNH　NNH 是指导致一例疾病的发生,需要暴露在可疑危险因素中易感个体的人数。如果 NNH=1 000,说明 1 000 人暴露于某个危险因素,将会有 1 人发生某病。NNH=1/[a/(a+b)−c/(c+d)]=1/RD。

7. 标化死亡比(standardized mortality ratio,SMR)和标化发病比(standardized incidence ratio,SIR)　死亡率受多种因素影响,如工厂职工肿瘤发病率不能与一般人群比较,因工厂 55 岁以上职工都退休,而该年龄组恰好是肿瘤的好发年龄。人群的年龄、性别构成对某些疾病,特别是肿瘤和心血管病等影响极大,如不能排除这些影响因素,就不能得到正确的结论。为能合理比较不同人群之间同一种疾病的死亡率水平,需消除因不同人群内部年龄和性别构成差异所带来的影响。为此,人为选出一个有代表性的人口作为标准人口,并将该标准人口的各年龄和性别组死亡率应用于所研究人群的相应各组人口数目上,由此得到其死亡人数的预期数,即计算出能进行合理比较的 SMR,可以反映某一人群与标准人群的人口死亡的相对水平。标化发病比有同样的概念和意义。

SMR 为实际死亡数与预期死亡数之比值。若 SMR>1,表示被标化人群的死亡率高于标准组;若 SMR<1,表示被标化人群的死亡率低于标准组。在计算预期死亡数时,首先要确定一个标准人口死亡率,一般可以采用全国或研究组所在地区全人口死亡率作为标准,然后按研究组人群的不同性别、年龄组的观察人年数分别乘标准人口中相应的死亡率,得到各年龄组的预期死亡数(表 6-12、6-13),然后再计算 SMR。

表 6-12　某县 1999—2001 年全县各年龄组肿瘤死亡率

年龄组(岁)	肿瘤死亡率(1/100 000)
<20	6.06
≥20	14.53
≥30	27.13
≥40	112.56
≥50	344.25
≥60	399.00

表 6‑13　某县 1999—2001 年某行业职工肿瘤死亡率

年龄组(岁)	职工人数	实际死亡数	预期死亡数	SMR
<20	13 837	2	0.84	2.38
≥20	60 635	3	8.8	0.34
≥30	32 961	11	8.9	1.24
≥40	22 389	26	25.2	1.03
≥50	10 302	64	35.5	1.80
≥60	2 124	86	84.7	1.02
合计	142 248	192	163.9	1.17

表 6‑13 中，SMR＝实际死亡数/预期死亡数＝192/163.9＝1.17，该行业职工死于肿瘤的危险性是一般人群的 1.17 倍，但还需要计算 SMR 的 95%CI 并进行统计显著性检验，才能最后确定该行业的死亡率是否高于一般人群。该例 95%CI 为 1.01～1.35（$P<0.05$），说明该行业肿瘤死亡率略高于一般人群。

四、队列研究的优缺点

（一）优点

（1）前瞻性调查能直接估计某因素与发病的联系和联系程度，甚至因果关系（可以直接计算 RR），而回顾性调查仅对 RR 作间接的估计。

（2）如确定严格的标准，前瞻性调查则可以提供一个无偏倚地收集关于病因因子资料的机会。在调查开始时，由于不知道调查对象的结局，因此不会影响调查对象的选择。

（3）可以在疾病结局产生前就确定有关致病因子的暴露状况，且随着时间的推移，观察这些暴露状况的改变。

（4）有可能在某一阶段中研究一个以上疾病的结局。

（二）缺点

（1）前瞻性研究在研究罕见病时，必须随访观察较多人，并观察比较长的时间，较费财力。

（2）在确定疾病的结局时，可能会带入偏倚。

（3）被调查者或调查者均会在某些方面影响病因因子和疾病的联系。

（4）由于随访中的失访（drop out），很难获得完整的或接近完整的数据资料，极易导致调查中的偏倚。

（5）在长期随访过程中，结局的形成除了归因于所研究的暴露因子外，很难排除其他各种不明暴露因素的参与，即混杂因素的参与。

||||||||||||||||||||||| **复习题** |||||||||||||||||||||||

1. 以下研究设计进行病因学研究,哪种研究因果关系比较明确:
   A. 横断面研究　　　　　　　　　　B. 病例对照研究
   C. 前瞻性队列研究　　　　　　　　D. 回顾性队列研究
   E. 生态学研究

2. 有一队列研究吸烟与中风的关系,结果如下表,表中数据为每 1 000 人 12 年中风的发病率,40 岁年龄段吸烟者与非吸烟者比,发生中风的相对危险度是多少:

年龄分组(岁)	不吸烟者	吸烟者
45~49	7.4	29.7
65~69	80.2	110.4

   A. 1.4　　　　B. 4.0　　　　C. 22.3　　　　D. 30.2　　　　E. 72.8

3. 利用第 2 题表中数据,60 岁年龄段每 1 000 人中吸烟者和非吸烟者比较,归因危险度是多少:
   A. 1.4　　　　B. 4.0　　　　C. 22.3　　　　D. 30.2　　　　E. 72.8

4. 利用第 2 题表中数据,40 岁年龄段每 1 000 人中吸烟者和非吸烟者比较,归因危险度百分比是多少:
   A. 5　　　　B. 25　　　　C. 50　　　　D. 60　　　　E. 75

5. 根据第 2 题表中数据,以下哪项是不正确的:
   A. 要计算人群归因危险度,需要其他数据
   B. 与 40 岁年龄段相比,在 60 岁年龄段有更多的患者因吸烟发生中风
   C. 相对危险度提供了暴露组和非暴露组发病率的信息,归因危险度没有反映发病率的信息
   D. 吸烟是中风的危险因素,40 岁年龄段的 RR 值提供了更强的证据
   E. 年龄可能是一个混杂因素

6. 病例对照研究中最直接的结果是:
   A. 患病率　　　　　　　　　　　　B. 危险差
   C. 相对危险度　　　　　　　　　　D. 发病率
   E. 比值比

7. 选择研究对象的最佳途径是:
   A. 动态人群　　　　　　　　　　　B. 社区医院
   C. 社区人群　　　　　　　　　　　D. 可以代表人群的研究队列
   E. 一个医院

8. 病例对照研究不用于以下哪项研究:

A. 胃癌的早期症状 B. 婴儿猝死的危险因素

C. 成人的自杀发生率 D. 阿司匹林的保护效果

E. 传染性疾病的传播方式

9. 病例对照研究运动与猝死的关系，配对的作用是：

A. 控制所有可能的混杂变量

B. 在一些重要特征方面，使病例组和对照组相似

C. 可以研究配对因素的作用效应

D. 检验对照是否选择合理

E. 增加研究的推广性

10. 人群病例对照研究对哪种研究特别有用：

A. 人群归因危险性 B. 研究多种疾病

C. 罕见病的发病率 D. 疾病的患病率

E. 疾病的危险因素

参考答案

1. C; **2.** B; **3.** D; **4.** E; **5.** C; **6.** E; **7.** D; **8.** C; **9.** B; **10.** E

（王小钦）

参考文献

1. 吴桂贤，吴兆苏，刘静，等.11 省市代谢综合征患者中心脑血管病发病率队列研究［J］.中华流行病学杂志，2003, 24（7）: 551 - 553.

2. SCHULZ K F, GRIMES D A. 临床研究基本概念：随机对照试验和流行病学观察性研究［M］.王吉耀，主译.2 版.北京：人民卫生出版社，2020: 52 - 78.

第 七 章　疾病预后的研究与评价

疾病发生后,不论医师还是患者,都希望有一个好的转归,了解疾病的发展趋势、预测疾病的结局,对选择治疗方案、合理诊疗有重要的意义。预后研究就是关于疾病各种结局发生的概率及其影响因素的研究。

第一节 | 疾病预后的概念

一、疾病预后及其研究的意义

预后(prognosis)是指疾病发生后,对将来发展为各种不同后果(痊愈、复发、恶化、伤残、并发症和死亡等)的预测或事前估计,通常以概率表示,如治愈率、复发率、5 年生存率等。医师、患者及其家属都迫切需要了解该病的预后情况,医师知道该病预后情况,不仅对选择治疗方案有重要意义,而且可以回答患者及其家属提出的各种问题。然而,要对预后做出客观估计与判断,尽可能使预后的结果接近患者的实际结局,有时有一定难度,只有对疾病的预后进行科学的研究,掌握大量的预后信息,才能做到科学预测。

疾病预后研究的意义在于了解某种疾病的发展趋势和后果,从而帮助临床医师做出治疗决策;研究影响疾病预后的各种因素,有助于干预并改善疾病的预后。例如,*TP53* 突变在新诊断慢性淋巴细胞白血病(CLL)中的发生率约为 10%,突变者预后差。对于突变的患者应积极治疗,应用 BTK 抑制剂等靶向药物,提高长期生存率,而无突变者预后较好,可以暂时不治疗,观察病情变化。此外,可以从疾病预后研究中正确评定某项治疗措施的效果,从而促进治疗水平的提高。例如,治疗癌症方案 A 的 5 年生存率高于方案 B,则说明方案 A 的治疗效果较好,应该选择方案 A。因此,疾病预后的研究具有重要的临床意义。

二、疾病的自然史

疾病的自然史(natural history)是指在不给任何治疗或干预措施的情况下,疾病从发生、发展到结局的整个过程。疾病的自然史包括以下 4 个时期。

1. 生物学发病期(biologic onset)　病原体或致病因素作用于人体引起有关脏器的生物学反应,造成复杂的病理生理改变,此时很难用一般临床检查手段发现疾病已经存在。

2. 亚临床期(subclinical stage)　病变的脏器损害加重,出现了临床前期的改变,患者没有明显症状,自觉"健康",但若采用某些实验室检查或特异性高、灵敏度高的诊断手段,发现疾病已经存在而被早期诊断,可以获得早期治疗。

3. 临床期(clinical stage)　患者病变脏器更加严重而出现解剖上的改变和功能障碍,临床上出现了症状、体征和实验室检查的异常,而被临床医师做出诊断,并进行及时的治疗。

4. 结局(outcome)　疾病经历了上述过程,发展到终末的结局,如痊愈、伤残或死亡等。

不同疾病的自然史差别很大。某些疾病自然史较短,如急性感染性疾病,短期内出现症状体征和实验室异常,进展较快,较短时期内即可出现结局;而某些慢性非传染性疾病的自然史较长,甚至可达数十年之久,如心脑血管疾病、糖尿病、高血压等,这些疾病的自然史也比较复杂。研究疾病的自然史对病因和预后研究、早期诊断和预防、判断治疗效果都有重要意义。

三、临床病程

临床病程(clinical course)是指疾病的临床期,即首次出现症状和体征,一直到最后结局所经历的全过程,其中可能经历各种不同的医疗干预措施。临床医师可以采取医疗干预措施来改变其病程。

病程的概念和疾病自然史不同。病程可以因受到医疗干预(包括各种治疗措施)而发生变化,从而使预后改变。在病程早期就采取积极的医疗干预措施,往往可以改善预后,在病程晚期进行医疗干预措施的效果就不那么明显,疾病预后比较差,因此临床医师十分重视疾病临床病程的估计。

四、预后因素

凡影响疾病预后的因素都可以称为预后因素(prognostic factors),若患者具有这些影响因素,其病程发展过程中出现某种结局的概率就可能发生改变。预后因素的研究有助于临床医师进行医学干预,包括筛检、及时诊断、积极治疗和改变患者影响健康的不良行为等,从而为改善患者疾病预后做出努力。预后因素和危险因素不同,危险因素(risk factor)是指作用于健康人,能增加患病危险性的因素,而预后因素是在已经患病的人群中研究与疾病结局有关的因素,因此疾病的危险因素和预后因素是不同的概念。虽然有些疾病中某些危险因素也可能同是预后因素,但多数是不相同的。例如,急性心肌梗死的危险因素与预后因素,有些是相同的,且作用相似,如年龄和吸烟,随着年龄增大,患病危险性增加,预后也不好;但有些因素是相反的,如性别,男性发生急性心肌梗死的危险性比女性增加,但发生心肌梗死后女性的预后比男性差。又如,高血压是危险因素,发生急性心肌梗死后低血压则预后不佳。

影响疾病预后的因素是复杂多样的,概括起来有以下6个方面。

1. 早期诊断、及时治疗 任何疾病能否得到早期正确诊断,及时合理治疗,是影响预后的重要因素,尤其是恶性实体肿瘤,如能早期及时诊断,通过手术治疗,常能获得较好的预后。而发现较晚,已多处转移,失去手术根治机会,则预后很差。比如胃癌,通过胃镜发现的早期胃癌,微小胃癌术后五年生存率可达100%,原位癌术后10年生存率也可达80%,侵及黏膜下者10年生存率65%,侵及固有肌层者术后5年生存率70%;通过临床诊断的中晚期胃癌术后5年生存率不到20%。

2. 疾病本身的特点 疾病本身的特点包括疾病的性质、病程、临床类型与病变程度等常是影响疾病预后的重要因素。某些自限性疾病如上呼吸道病毒感染,不需要治疗也可自愈,预后良好,同样是病毒感染如AIDS和重症肝炎,预后就很差;败血症虽然病情很重,但可采用有效抗生素治疗而痊愈,但运动神经元疾病肌萎缩侧索硬化虽发展缓慢,但无有效治疗,预后很差,最终都因呼吸麻痹并发肺部感染死亡;霍奇金病的预后和病理类型有关,结节硬化型预后最好,5年生存率90%以上,而淋巴细胞削减型预后最差,5年生存率仅约30%。

3. 患者的病情 通常,病情与预后密切相关,病情重者预后较差。例如,黄疸腹水型重症传染性肝炎的预后远比无腹水的轻或中型肝炎的预后为差。

4. 患者的身体素质 患者的身体素质是项综合指标,包括年龄、性别、营养状况、免疫功能等。同一种疾病,由于患者身体素质不同,预后差别可以很大。同一病理类型的非霍奇金淋巴瘤,如患者身体素质较差,年龄大,营养状况差,不能耐受强烈化疗,因而病情易进展、预后差、生存期短;身体素质好的患者,经过正规强烈化疗,不仅可以长期生存,甚至可以治愈。

5. 医疗条件 医疗条件的优劣直接影响疾病预后。比如,败血症可因抗生素选择不合理而疗效差;如果结合细菌培养、药物敏感试验合理选用抗生素,疗效可以提高,预后也就较好。又如,急性心肌梗死在医疗条件差的医院,许多疗效好的治疗措施都不能实施,病死率较高;条件好的医院不仅医疗设施好,患者早期的正确诊断概率高,且有抢救经验丰富的专科医师及许多有效治疗措施如溶栓治疗、经皮冠状动脉腔内成形术、冠状动脉支架术、冠状动脉搭桥手术等都可以选择,从而降低病死率,改善预后。

6. 社会、家庭因素 医疗制度、社会保险制度、家庭成员关系、家庭经济情况、家庭文化教养、患者文化教养及心理因素都会影响疾病的预后。

第二节 疾病预后研究中常用的结局指标

描述疾病的预后应该全面，不仅应包括死亡，还应包括躯体疼痛、心理痛苦、生活自理、恢复工作等各项指标，简单地概括为5Ds（表7-1），包括死亡、疾病、不适感、伤残、不满。预后研究中，常用各种率和生存时间来描述预后。

表7-1 描述疾病预后常用的指标（5Ds）

指　　标	描　　述
死亡（death）	最差的结局
疾病（disease）	症状、体征、实验室检查
不适感（discomfort）	疼痛、恶心、呕吐、头昏、耳鸣、乏力、瘙痒等
伤残（disability）	失去生活自理能力或无法正常工作
不满（dissatisfaction）	抑郁、愤怒等情绪

一、各种率的指标

（一）病死率

病死率（case-fatality rate）是指在患某病患者的总人数中，死于该病的患者所占的比例。常用于病程短且容易死亡的疾病，如各种传染病、急性中毒、心脑血管疾病的急性期和迅速致死的癌症。

$$病死率（\%）=\frac{死于该病的患者人数}{患该病的患者总人数}\times 100\%$$

（二）疾病死亡率

疾病死亡率（disease-specific mortality）是指一定时期内（通常一年），某一人群中因为某病死亡的人数所占的比例，一般以1/10万或1/万为单位。

$$疾病死亡率=\frac{一定时期内死于某病的人数}{同期平均人口数}\times 10万/10万（1万/1万）$$

（三）治愈率

治愈率（cure rate）指患病治愈的患者人数占该病接受治疗患者总人数的比例。

$$治愈率（\%）=\frac{患某病治愈的患者人数}{患该病接受治疗的总患者人数}\times 100\%$$

(四) 缓解率

缓解率(remission rate)是指进行某种治疗后,进入疾病临床消失期的病例数占总治疗例数的百分比。有完全缓解率、部分缓解率和自发缓解率之分。

$$缓解率(\%) = \frac{治疗后进入疾病临床消失期的病例数}{接受该种治疗的总病例数} \times 100\%$$

(五) 复发率

复发率(recurrence rate)是指疾病经过一定的缓解或痊愈后又重复发作的患者数占观察患者总数的百分比。

$$复发率(\%) = \frac{复发的患者例数}{接受观察的患者总例数} \times 100\%$$

二、生存指标

(一) 生存时间

生存时间(survival time)是指从起始事件至终点事件之间所经历的时间间隔,用 t 表示。终点事件(outcome event)又称失效事件(failure event),指研究者所关心的特定事件,如死亡、复发、进展等。起始事件,指研究对象生存过程开始的特征事件,与终点事件相对应,如确诊、手术、开始采取措施、开始观察等。由于各种原因无法得知确切的生存时间的为删失数据(censor),删失的常见原因包括失访、退出研究、研究终止等。生存时间常用于描述长病程致死性疾病,如各种癌症。

在肿瘤研究领域,常常会使用 OS、PFS、无病生存期(disease-free survival,DFS)等作为结局的判断。总生存期是指从研究的起始事件至所有原因引起死亡的时间。无进展生存期是指从研究的起始事件至疾病进展或任何原因引起死亡的时间。无病生存期是指患者从根治性治疗(如完全手术切除,或治疗达到临床缓解之日)开始至疾病复发或任何原因引起死亡的时间。

(二) 生存率

生存率(survival rate)是指个体患者存活过某个时间点的概率。报告生存率时常常需要说明是什么时间点的生存率。需要注意的是,生存率的概念不同于生存概率。如资料中没有删失数据,则生存率的计算公式为:

$$S(t) = P(T > t) = \frac{t \text{ 时刻仍存活的例数}}{观察的总例数}$$

若资料中含有删失数据,需分时段计算生存概率。假定观察对象在各个时段的生存事件独立,应用概率乘法定理将分时段的生存概率相乘得到生存率。

$$S(t) = P(T > t) = p_1 \times p_2 \times \cdots \cdots \times p_k = S(t_{k-1}) \times p_k$$

式中，p_i（$i=1,2\cdots\cdots k$）为各分时段的生存概率，因此生存率又称累积生存概率（cumulative survival rate）。

在肿瘤研究领域，对于病程较短的癌症可用 1 年生存率，一般癌症用 5 年生存率表示预后。例如，急性髓系白血病（acute myelocytic leukemia，AML）的 5 年总生存率为 20%，表明从诊断该病开始有 20% 的患者可以生存 5 年以上。除了总生存率，也常见有研究报道 5 年的无进展生存率、5 年的无病生存率等结果。

（三）中位生存时间

中位生存时间（median survival time）又称半数生存期，即当累积生存率为 50% 时所对应的生存时间，表示只有 50% 的患者可以活过这个时间。例如，AML 的中位总生存期（median overall survival，mOS）为 20 个月，说明诊断为 AML 后只有 50% 的患者可以活过 20 个月。

从生存曲线可以知道中位生存时间，从图 7-1 我们可以看到夹层主动脉瘤的中位生存时间不足半年，肺癌不足 2 年，HIV 感染约为 3 年。

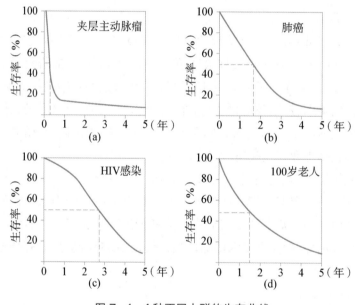

图 7-1　4 种不同人群的生存曲线

注：(a～d) 5 年生存率均为 10%，但生存曲线明显不同，说明仅报道 5 年生存率有很大的局限性，虚线为中位生存时间。

与中位总生存时间的概念类似的还有中位无进展生存期（median progression-free survival，mPFS）和中位无病生存期（median disease-free survival，mDFS）。如果 AML 的中位无病生存期为 18 个月，表明有 50% 的患者可以在无临床疾病的状态下存活 18 个月。

三、生命质量

生命质量也是常用的预后研究指标,常用量表进行评定,不同的疾病有不同的量表,主要包括生理功能、心理功能、社会功能和对健康状况的总体感受等方面(详见第九章)。在肿瘤研究中,经常采用东部肿瘤协作组(Eastern Collaborative Oncology Group,ECOG)人体功能状态评分量表进行简单的生命质量评估(表7-2)。

表 7-2　ECOG 人体功能状态评分量表

人体功能状态	定　义
0	无症状
1	有轻微症状,但不需要卧床,生活可以自理
2	有症状,每天需要卧床的时间不到 50%
3	有症状,每天需要卧床的时间超过 50%
4	全天卧床
5	死亡

第三节｜疾病预后研究设计方案

一、疾病预后研究常用设计方案

疾病预后研究包括预后因素的研究及预后的评定,根据研究的目的及可行性原则,选择有关研究设计方案,包括描述性研究、病例对照研究、回顾性队列研究、前瞻性队列研究、实验性研究,但预后研究的最佳研究方案是队列研究,包括回顾性队列研究和前瞻性队列研究,以后者更佳。随机对照试验研究可以用于预后研究,明确治疗组和对照组不同的预后结局,但往往因为研究对象有严格的纳入标准,所以对全体患者的代表性较差。病例对照研究常用于罕见疾病或需要长期随访疾病的预后研究,但因为该研究设计方案容易发生选择性偏倚和测量偏倚,结论的证据不够强。所选用研究设计方案不同,研究结果可以相差很大,如泌尿系统结石的复发率可为 20%～100%,溃疡性结肠炎癌变的概率可为 3%～10%,相差数倍。这是研究方法不当造成的偏倚所致。

队列研究(cohort study)由一组人群组成,可以将人群分为两组或多组,从暴露到结局的方向进行研究,是明确疾病发病率和自然史的最佳方法,也可以用于研究由单一暴露因素导致的多种研究结局,发病率研究(incidence study)、纵向研究(longitudinal study)、随访研究(follow-up study)都是队列研究的同义词。疾病预后的评定指标,如描述疾病的病死率、治愈率、缓解率、复发率、致残率、生存率等，可以对研究对象进行长期随访，纵向调查获得，其基本设计方案是纵向的描述性研究。如要进行两组病例预后评定的比较，如两组生存率比较等，其基本设计方案就是队列研究。

病例分析也可以用于描述疾病的临床病程、总结临床经验。病例分析一般病例数为几十例，用于少见的疾病，样本量小，病例来自单个医疗中心，代表性较差，常常存在选择性偏倚，无对照组。例如，美国一个儿童医院报道了 10 年间 24 例被响尾蛇咬伤儿童的治疗经验，19 例被证实有毒液进入体内并注射了抗蛇毒血清，3 例进行外科清创和降压，抗蛇毒血清没有严重的不良反应，所有患儿都没有遗留功能障碍。这个病例分析对指导如何处理响尾蛇咬伤有临床意义，但不能全面反映毒蛇咬伤的处理和预后，因为并非这个地区所有被毒蛇咬伤的患儿均被送到这家医院，有的自行处理后没有送医，有的送到最近的医院，也有的可能在送到医院之前已经死亡。因此，不能全面代表所有患儿的临床病程，即不是起始队列，因而该研究只是一个选择性的病例分析，而非队列研究。

二、疾病预后研究设计中的注意事项

（一）队列研究的起始点

预后研究采用队列研究设计，其起始点称为零点时间（zero time），该起始点在研究设计时必须明确规定，是从病程的哪一点起进行观察，在两个队列中的每个研究对象都要用同一起始点，进行追踪和观察及预后结局的比较。对于预后研究，要尽可能选择疾病的早期，如收集的队列其集合时间接近疾病初发时日，则称为起始队列（inception cohort），采用起始队列的研究更接近疾病的真实预后。在队列研究中，不同患者在病程中开始观察的时间不同，则对康复、复发、死亡等时间的描述很难正确，假如有些患者采用普查检出计算零点时间，有的按治疗开始日算起，这种杂乱的零点时间，难以评价真正的预后，甚至会得出错误的结论。如果研究对象不采用同一起始点，研究结果就会不正确。例如，同一组 AML 患者，如果以诊断之日作为研究起始点，其中位生存时间为 20 个月，如果以化疗第一天作为起始点，则中位生存时间为 28 个月，因为有一部分患者诊断后还没来得及化疗就已经死亡了，没有被纳入研究。诊断之日作为起始点更能反映疾病的本质。

（二）研究对象的来源和分组

研究对象的来源要具有代表性，能代表目标疾病的人群。研究对象的特征（如年龄、性别、疾病严重程度、并发症等）、研究对象的来源（社区医院、二级医院或三级医院）、如何进行抽样（全部患者、随机抽样、随意选择）等均会影响研究结论的正确性。例如，同一种疾病来自不同级别的医院，其预后研究结果可能不同，如果采用来自三级医院病例的结局评估该病目标疾病人群的预后，显然代表性较差，因为三级医院常集中病情较重、病程接近后期的患者，因而预后差。如果采用来自某地区各种级别医院中该疾病的病例作为预后研究对象，通常包括各种型别及病情严重程度各异的病例，能反映目标人群的特点,因而代表性较好。

利用大型的国家数据库、保险数据库、肿瘤数据库进行预后研究是近年来推崇的方法,因为包括了大多数人群,样本的代表性好。例如,美国 SEER 数据库登记了初发的肿瘤患者,并有随访数据,该数据库覆盖了美国 28% 的人口,利用该数据库已经发表了多种肿瘤的发病率、生存率等有用的数据。

研究对象的分组也必须遵循可比性原则,即非研究因素在两组分布应相同时才有可比性。在评价治疗方案对预后的影响时,尽量做到随机化分组,确保两组除了需要研究的治疗方案不同外,其他各种影响预后的因素能够相同。例如,比较分子靶向药物吉非替尼和常规化疗作为一线治疗肺癌方案的长期疗效,应该对新诊断的肺癌患者随机分组,一组为吉非替尼治疗组,一组为常规化疗组,保证两组病情特征等预后因素的均衡可比,长期随访,观察 PFS 和 OS 等预后指标。

(三) 随访和失访

预后研究中,随访工作十分重要,随访工作应组织严密,要尽量使所有研究对象都随访到,做到失访率越低越好。如果失访率小于 5%,一般可以接受,其对结果的影响小,大于 10% 则应引起注意,如果大于 20%,则研究结果可能没有参考价值。因为失访的患者会使疾病预后的信息丢失,从而影响预后结果的可靠程度。防止病例失访应注意以下几点:加强对患者及其家属进行随访意义的宣传,以提高随访的依从性;建立健全随访管理制度,随访要有专人负责,并对失访者及时采取随访措施;做到积极回答患者提出的要求,不失信于患者;改进随访信格式与内容,不使用患者及家属反感的措辞,要采用关心、体贴的语言,等等。

随访期限视疾病病程而定,原则上要有足够长的随访时间,以便观察到疾病的所有结局及一些少见的不良反应。随访间隔时间的确定要合理,以便观察到各种变化的动态过程。随访间期不同,得出的结论也可能不同,例如,同样一组肺癌患者,如果观察间期分别定为 2 个月和 6 个月,2 个月的患者可能更容易被观察到肿瘤的进展,DFS 时间可能短于 6 个月的患者。对于一般短病程的疾病,随访间隔时间要短些,对于病程长的疾病,随访间隔时间可以长些。随访过程中确定的各种结局,一定要有明确的定义和判断标准,在设计时就规定好,执行中不再变动,标准要有客观性,为了防止测量偏倚,最好用盲法观察。

对失访者的处理可以采用两种简单的方法,一是按死亡统计,另一种是从观察患者人数中删除,不予统计,这两种方法均损失了预后的信息,带来偏倚。对于有失访病例的研究,可以采用 4 种方法评估失访对研究结果是否有明显的影响。第一种方法是采用敏感性分析估计失访对研究结果的影响,具体方法为先假定失访者均出现预定结局,得到结局指标"最高"发生率,然后假定失访者均不出现结局指标,得到结局指标"最低"发生率,比较"最高"和"最低"率,如两者相差不大,则结果可取,如两者相差很大,则研究结果不可靠。例如,有 100 例研究对象,研究结束时 4 例死亡,16 例失访,粗病死率为 4.8%(4/84),按照最坏估计,16 例失访者均死亡,则最高病死率为 20%(20/100),按照最好估计,16 例失访者均存活,则最低病死率为 4%(4/100),最高病死率 20% 与粗病死率 4.8% 相差很大,认为失访对研究结论有比较大的影响,该研究不可信。第二种方法是比较失访者和随访者的基线特征,如果两者没有显著差异,可以认为不是选择性失访,而属于随机失访,失访对结果的影响较小。第三种方法是上述介绍的"5 和 20"原则,>20% 的失访率对结果影响大,<5% 的失访对结果影响小。第四种方法是经验法则,失访率不能超过结局事件的发生率,如结局事件发生率为 3%,那么失访率就不应该超过 3%,对于一些低概率的结局事件更适用。

第四节 | 疾病预后研究基本步骤

一、基本步骤

以上海市中美联合白血病协作组完成的 623 例 AML 预后研究为例,说明预后研究的基本步骤。

1. 确立研究的疾病及研究目的　研究原发性、初治 AML 的预后。

2. 确定观察指标及研究因素　结局观察指标为完全缓解率、3 年复发率、3 年生存率、中位生存时间,分析影响生存的预后因素。

3. 确定研究方案　预后研究常用前瞻性或回顾性队列研究,本研究采用前瞻性队列研究的设计方案进行预后研究。确定 AML 的诊断标准,定义 OS 为从诊断之日到死亡或最后的随访之日,确定随访终止时间为 2009 年 12 月 31 日。

4. 收集队列及登记资料　前瞻性收集 2003—2007 年的上海市白血病协作组 24 家医院的原发性、未治疗的初发 AML 患者 623 例,所有骨髓标本统一送到中美实验室进行诊断,以防误诊。登记病例信息和所有相关的实验室资料,包括身份证号码、联系电话、地址、主管医师的联系信息等。

5. 随访　每 6 个月随访一次,同时随访患者本人(或家属)和主管医师,随访内容包括症状、体征、治疗方案、并发症、血象和骨髓检查结果。多种随访途径对减少失访有很大作用。

6. 统计分析

(1) 病例一般资料分析。患者年龄、性别、WHO 亚型、染色体等资料的分析。

(2) 完全缓解率、复发率的计算。

(3) 生存率、中位生存时间、生存曲线。应用 Kaplan-Meier 方法计算生存率,绘制生存曲线。

(4) 单因素分析。应用 Log-rank 方法统计与生存相关的预后因素,得出与预后相关的因素如 WHO 亚型、染色体分组等。

（5）多因素分析。综合单因素分析中 $P<0.1$ 的预后因素，以及研究者的先验知识，筛选最终的预后因素纳入 Cox 回归模型进行多因素预后分析。

二、生存率和中位生存时间分析

（一）生存率的计算

在生存分析中，生存率的计算方法有两种：直接法和间接法。

1. 直接法　如果病例数多，没有失访，则结果可靠，计算简单。例如，5 年生存率＝活满 5 年的例数/总随访例数。但是，一般生存数据均存在删失值（censored data），也称为终检值、截尾数据，需要用间接法计算生存率。

2. 间接法　删失值包括 3 种情况：①失访；②死于其他疾病；③观察到规定的随访截止时间仍存活（图 7 - 2）。Kaplan-Meier 法和寿命表法为常用的间接法。寿命表法用于例数较多的研究，每一例观察对象的生存时间不是确切时间点，而是按生存时间分组的频数资料，如仅仅知道每一年（月）的死亡例数，而不知是哪天死亡的资料，可以将研究对象的生存时间按照某个时间段（年、月）进行分组，计算其生存率。Kaplan-Meier 法可以用于小样本的研究，也可以用于大样本的研究，利用各个时间点上生存概率的乘积来估计某个时间点的生存率。目前，有多种统计软件可以进行生存分析，不需手工计算。

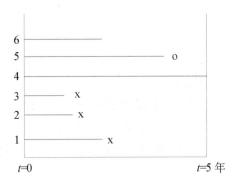

图 7 - 2　截尾数据

注：6 例患者，3 例死亡（x 表示），第 4 例患者在随访 5 年结束时仍存活，第 5 例患者失访（o 表示），第 6 例患者死于其他疾病，所以第 4、5、6 例患者均为截尾数据。

生存曲线是以随访时间为横坐标，累积生存率为纵坐标作图，常用的 Kaplan-Meier 曲线为表示时间与生存关系的函数曲线。随访时间单位越小，精密度越高，即生存期用日计比月计为佳。生存曲线分析能获得有关疾病过程任何时刻的生存率，提供的信息远远超过点估计值，例如，几种疾病的 5 年生存率相同，但各种疾病的生存曲线却大不相同（图 7 - 1）。小样本获得的曲线为阶梯形，而大样本则形成光滑的曲线。应用间接法进行生存率分析时必须注意，所绘生存率曲线纵坐标所示是一个假想队列的生存概率，而不是患者实际的生存率，因此曲线左侧的估计值较右侧可靠，因为左侧的观察病例数总是比右侧多。

生存资料需要以下几个基本要素才能进行生存分析：结局、随访开始和结束时间、研究因素，按照表 7 - 3 数据格式整理，便于统计软件分析。随访开始和死亡时间最好精确到天，例如，最后随访截止日期为 2009 年 12 月 31 日（表 7 - 3）。多数统计软件进行生存分析时，默认事件发生为 1，未发生为 0。

表 7-3 生存分析数据整理格式

病例编号	诊断	随访起始日期	死亡或截止日期	结局 （死亡=1）	变量 1	变量 2
1	1	2000.4.5	2005.5.6	1	1	2
2	2	2004.3.2	2009.12.31	0	4	1
3	1	2005.7.5	2009.12.31	0	3	1
4	3	2003.6.1	2008.8.9	1	1	2
5	4	2002.8.10	2009.12.31	0	4	2

（二）中位生存时间的计算

预后研究中，还需要计算生存期的长短，即存活期。常用 mOS、DFS、无事件生存（event-free survival，EFS）、PFS 等表示。生存时间是一种连续变量，但其分布是非正态分布，因此要计算中位生存期，不能计算平均生存期，因为有删失值的存在，也不能用普通的方法计算中位数，应该用生存分析计算中位生存时间。生存分析的统计特点即包含了截尾数据。

例如，有 12 例患者，其中 8 例死亡、2 例失访、2 例截至随访日尚存活，生存时间分别为 10、20、20、30、80、50、100、150、80、10、120、200 个月，按照生存分析计算中位生存时间为 80 个月，但按照一般的统计分析计算该组数据的中位数为 65 个月。

三、疾病预后因素的研究方法

（一）单因素预后因素分析

从前述已知影响疾病预后的因素很多，包括患者一般情况如性别、年龄、体质和营养情况、社会经济和心理状况等，疾病本身的情况如病理组织类型、病灶大小、病原体种类、临床分期等，治疗方法及患者、医护人员的依从性等。对疾病预后因素的识别、研究并予以干预将改善疾病的预后，这是疾病预后研究中另一项重要内容。预后因素的研究方法和疾病危险因素的研究方法相似。一般可以先从回顾性的临床资料中进行筛检，然后通过病例对照研究，以及进一步行前瞻性队列研究加以论证，从而确定是否为预后因素。分析方法可以先从单因素分析开始，然后进行多因素分析。

单因素分析常用的统计方法是 Log-rank 检验，常以 Kaplan-Meier 生存曲线的形式来直观地展示，上述计算中位生存时间的 12 例患者的预后（男性和女性）如表 7-4 和图 7-3 所示，显示女性预后良好。Log-rank 检验又称时序检验，不是比较某个固定时间点的生存率，而是使用全程曲线比较两种生存函数，是比较两组或多组之间的总体生存情况。

表 7-4　采用 Log-rank 分析进行单因素预后分析

性别	例数	死亡例数	中位生存时间(月)	χ^2 值	P 值
男	7	5	30	6.55	0.01
女	5	2	150		

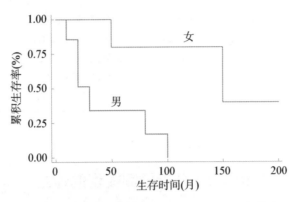

图 7-3　不同性别患者的 Kaplan-Meier 生存曲线

在单因素研究中确定某因素是否系预后因素时,必须保证观察组(存在某预后因素)和对照组(不存在该预后因素)两组的临床特点和其他非研究预后因素都要相同,但在实际工作中常不易做到。所以,单因素分析结果提示某个有意义的预后因素很可能不是独立的预后因素。为了尽量减少混杂性偏倚,使预后因素的研究获得比较正确的结论,可以采用限制、配比、分层及标准化等方法加以平衡。如果有多个混杂因素,应该进行多因素分析。

(二) 多因素预后因素分析

由于疾病的结局与多种预后因素有关,各种预后因素互相影响,对结局的作用大小也不相同。为了全面、正确地衡量预后因素的作用,近年来随着统计学方法的发展和计算机的应用,众多自动化筛选方法如逐步回归、Lasso、最优子集、随机森林等可以帮助研究者便捷地筛选出与疾病结局可能有关的预后因素。但是,我们还应从既往的先验知识中总结、识别可能的预后因素,借助因果推断理论、有向无环图(directed acyclic graph,DAG)等工具来确定多因素模型中需要校正的混杂因素,来最终建立有关该疾病预后函数或预后指数。

本例中,由于主要研究终点为生存资料,因此采用 Cox 比例风险模型来构建多因素模型。在变量的筛选过程中,我们主要借助单因素模型的结果($P<0.1$)及先验知识的综合判断。在 Cox 模型做分析时,可估计风险比(hazard ratio, HR),$HR=e^\beta$,其意义与相对危险度类似。表 7-5 是有关 435 例骨髓增生异常综合征(myelodysplastic syndrome,MDS)患者的预后因素分析,年龄≥60 岁、中性粒细胞绝对值<1.0×10^9/L、血红蛋白<90 g/L、血小板<30×10^9/L、国际预后积分(IPSS)高危组均是独立的影响 MDS 生存的

不良因素,如血红蛋白<90 g/L 的患者与血红蛋白≥90 g/L 的患者相比,在校正了其他影响因素后,死亡风险增加了 2.38 倍。

表 7-5　MDS Cox 模型多因素预后分析

因　素	回归系数 β	HR(95% CI)	Z	P
年龄(≥60 岁)	0.63	1.87(1.38～2.54)	4.00	<0.001
中性粒细胞绝对值(<1.0×10⁹/L)	0.37	1.45(1.05～2.01)	2.24	0.025
血红蛋白(<90 g/L)	0.87	2.38(1.50～3.79)	3.66	<0.001
血小板<30×10⁹/L	0.36	1.44(1.06～1.95)	2.34	0.019
IPSS 积分分组	0.74	2.10(1.71～2.56)	7.16	<0.001

第五节 | 预后预测模型的建立

疾病预后预测模型就是利用各种参数建立数学模型,计算出未知结局发生的概率。预测模型可以帮助医师估计未来发生特定事件的风险,为医疗决策提供信息。如恶性肿瘤的 TNM 分期系统就是一种预测模型。如上述 MDS 的国际预后积分(international prognostic score system,IPSS)也是一种预测模型,可以把 MDS 分为低危、中危、高危组,不同危险组的治疗策略不同。

疾病预测模型一般通过各种回归分析方法建模,如线性回归模型、Logistic 回归模型、Cox 回归模型等。主要分为建立模型和验证模型两部分(图 7-4),以上述建立 MDS 预后预测模型为例,具体步骤如下。

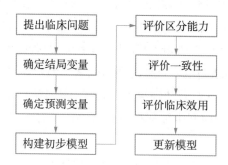

图 7-4　疾病预测模型的研究思路与步骤

(一)明确临床问题,提出科学假设

根据临床需要,提出建立预测模型的目的和意义。MDS 是一种综合征,成人有 6 个亚型,异质性大,预后差异也很大,治疗方法选择困难。建立预后预测模型的目的是对于新诊断的 MDS 患者进行不同危险度分级,高危患者应该积极化疗或骨髓移植。

选择用于建立模型的数据集,可以是前瞻性收集的数据,也可以用回顾性数据,前瞻性数据质量更高,希望用于建模的数据质量高、样本量大。现在很多人采用国外现成的数据集,如美国 SEER、TCGA 等数据库,数据量大,但是数据的质量良莠不齐。

建立预测模型时需要两组数据:第一组数据称为建模组(training set 或 derivation set),用于建立预测模型;第二组数据称为验证组(test set 或 validation set),用于验证建立的模型的真实性。这两组数据可以是同一数据库来源,然后根据 5∶5,7∶3 或者 8∶2 等比例分为两组,一组建模,一组验模,建模的数据量需要大些,这属于内部数据验证。也可以建模用一个数据库,验证模型用另外一个数据库,这属于外部数据验证。该 MDS 研究用的是前瞻性队列研究的数据库,435 例患者用于建立模型。应用其他医院的 MDS 患者作为外部数据验证。

（二）确定结局变量

结局变量可以是死亡,也可以是复发等临床感兴趣的事件。MDS 是恶性肿瘤,无法治愈,患者和医师最关心的结局变量是生存,对临床治疗选择最有价值的也是生存。所以结局变量是总生存(包括生存状态与时间两个变量),生存状态的编码:死亡＝1,生存＝0。

（三）筛选预测模型的预测变量

对 MDS 预后有影响的变量很多,如年龄、外周血白细胞计数、中性粒细胞计数、血红蛋白、血小板、骨髓原始细胞、染色体核型、基因突变等,尽量选择全面一些,考虑周全一些,将临床上认为有关的、文献上报道有关的变量尽量纳入作为研究变量。

如何选择纳入多因素回归分析的变量很重要。可以根据临床经验、文献报告、单因素分析的结果等综合方法进行选择,也可以考虑使用一些自动化筛选技术,例如逐步回归、Lasso、随机森林等。在本例的 MDS 研究中,综合 Log-rank 结果($P<0.1$)与研究者的先验知识,最终筛选出纳入多因素分析的预测变量有年龄、中性粒细胞绝对值、血红蛋白、血细胞减少系列数和染色体核型。

（四）构建预测模型

根据选定结局变量资料(总生存)与筛选出的预测变量,采用 Cox 回归的方法建立最终模型。当研究终点为二分类结局时(如治愈 vs 未治愈,复发 vs 未复发),常用 Logistic 回归模型。

利用最终构建的 Cox 回归模型,获得每个有统计学差异的变量的 HR 值,根据 HR 值给予每个变量分值(权重),建立评分系统(表 7-6)。

表 7-6　骨髓增生异常综合征预后积分系统

项　目	分　值			
	0	0.5	1	2
年龄	＜60 岁	—	≥60 岁	—
中性粒细胞绝对值	≥1.0×10^9/L	—	＜1.0×10^9/L	—

（续表）

项　目	分　值			
	0	0.5	1	2
血红蛋白	≥90 g/L	—	60～89.9 g/L	<60 g/L
血细胞减少系列数	0、1、2系	—	3系	—
染色体核型	正常	非复杂核型	复杂核型	—

注：低危，0～2分；中危，2.5～4.5分；高危，5～6分。

预测模型的呈现形式多样，常用的有以下4种。

1. 公式　直接用数学公式作为预测模型工具，但是不太直观，医师应用起来比较烦琐。

2. 列线图（nomogram）　把回归模型的回归系数经过合适的数学运算转化为分值，并绘制列线图作为预测模型工具。

3. 网页计算器　也是把回归模型系数经过合适的数学运算转变为分值，并制成网页形式，在线使用。

4. 评分系统　把回归模型系数经过合适的数学运算转变为可量化的评分系统。

（五）预测模型的验证

预测模型的效果很可能因人群、环境等变化而改变，所以完整的预测模型研究应包括模型的验证。验证的内容包括内部验证和外部验证。外部验证是最好的，可以体现模型的外推性和普遍性，但有时很难拿到外单位的数据库。MDS研究采用外部数据验证法，发现在其他数据库中也可以很好地预测预后，把不同危险程度的患者区分开。

内部验证法的常用方法如下：

1. 半分法　收集现有数据，分为两部分，一部分用于建模，另一部分用于验证模型。此法对于样本量较小的研究不太适合。

2. 交叉验证法　是半分法的演化，有半折交叉验证法和十折交叉验证法。半折法将数据分为两部分，两部分数据相互依次作为建模和验模的数据，互相验证。十折法是将数据分为10部分，用其中9部分建模，1部分验模，这样依次做10次模型构建和验证，可得到相对稳定的模型。

3. Bootstrap法　在原数据集中进行有放回地随机抽样，每次抽取一定数量的病例，重复抽样n次，被抽中的所有观测值作为训练集，原始样本为测试集。用训练集构造模型，然后应用模型分别计算训练集和测试集的预测值。重复前述步骤n次，计算有关统计量的平均值用于验证模型的效果。Bootstrap方法的应用非常灵活，建议读者在需要时查阅专业的统计书籍。

（六）评估模型的区分度、校准度与临床效用

疾病预测模型的目的是应用于临床，是否可以准确预测预后，改变患者的行为、治

疗、结局或成本效应。所以要看模型的灵敏度、特异度、准确度(区分能力,discrimination)如何。区分能力常用 C‑统计量来表示,其含义与 ROC 曲线下面积(AUC)类似,>0.7 表示区分准确度良好。根据上述建立的评分系统,该模型预测的准确性>0.8,可以把不同危险度的患者区分开(图 7‑5)。

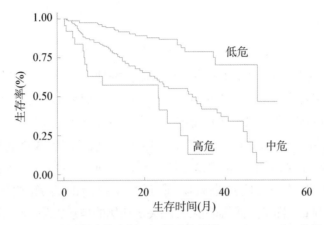

图 7‑5 骨髓增生综合征不同预后分组的 Kaplan-meier 曲线

一致性或校准度(calibration)是指结局实际发生的概率与预测概率的一致性。以实际的概率为纵坐标,预测概率为横坐标,可以得到一致性曲线图(校准曲线),在 Logistic 回归模型中,常用拟合优度检验(Hosmer-Lemeshow goodness-of-fit test)来衡量。

决策曲线分析法(decision curve analysis,DCA)也是目前评估临床效用的一种方法。其优势是整合了患者或决策者的偏好,更有助于临床决策。横坐标为阈概率,纵坐标为净获益率,具体做法可以参考统计专业书籍。

(七) 模型的更新

由于诊疗水平不断发展,检测技术提高,治疗手段更新,预测模型需要与时俱进,经常更新。

(八) 预后预测模型的报告规范

针对个体的预后或诊断多因素预测模型报告规范(Transparent Reporting of a Multivariable Prediction Model for Individual Prognosis or Diagnosis,TRIPOD)是用来规范化多因素预测模型的报告过程,以期提高预测模型类研究的质量。TRIPOD 报告规范中列出了 22 个条目的清单,该清单包括论文标题和摘要(条目 1、2)、前言(条目 3)、方法(条目 4~12)、结果(条目 13~17)、讨论(条目 18~20)和其他信息(条目 21、22)共计 6 个部分。TRIPOD 报告规范既可供模型建立类研究使用,也可供模型验证类研究使用。在设计阶段、研究实施、结果报告、论文撰写时,均应按照 TRIPOD 的要求来进行,这样才可以保证预测模型的成功建立和应用。

第六节 | 预后研究中常见的偏倚及其处理方法

一、常见偏倚

（一）样本偏倚

样本偏倚(sampling bias)是指研究对象不能很好地代表整个疾病人群，属于选择性偏倚。由于各医院的性质和任务不同，收治患者的病情、病程和临床类型可能不同，就诊患者的经济收入在不同地区也可能有所不同。当集合成队列进行随访，随访结束时发现预后的差异是上述因素造成的而不是研究因素所致。从各医院收集病例组成队列进行预后研究，由于收集的队列不一定都是起始队列(inception cohort)，而是可供研究的病例，都是该病病程中某一时间点进入队列，且都是存活的病例，故称存活队列偏倚(survival cohort bias)(图7-6)，那些未入院失访病例的信息丢失，造成预后判断的不正确。比如，心肌梗死，未入院的病例可能病情严重，在家里或救护车上就已死亡，可供研究的入院病例病情较轻，造成高估预后。例如，采用起始队列进行研究，集合队列150例，随访结果时预后好的75例，预后不好的75例，各占50%；如从医院可供研究的病例组成队列，共50例进入队列，其中预后好的40例(80%)，预后不佳的10例(20%)，可是未被随访到的100例中预后好的35例(35%)，预后不佳的65例(65%)，那么不良预后差异是20%：65%，而真值为50%。可以发现，同一例子因为形成队列不同，如果采用起始队列，则50%病例预后良好；如果采用可供研究的病例集合成队列，结果有80%的病例预后良好。

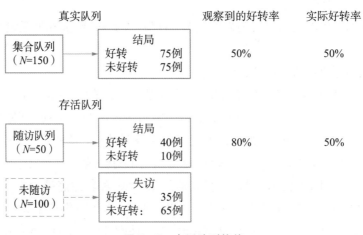

图7-6 存活队列偏倚

（二）迁移性偏倚

迁移性偏倚（migration bias）是指随访观察期间患者退出、失访或从一个队列移至另一个队列等各种变动引起的偏倚。这在临床预后研究中经常遇到。由于观察时间长，观察对象因迁移、外出、不愿继续合作、因药物不良反应而停止治疗或死于非终点疾病等原因脱离了观察，即失访造成对研究结果的影响，称为失访偏倚，属于选择性偏倚。如果变动的人数不多，或属于随机失访，则对结果的影响小。如果失访过多，或者失访者的临床特征与保留在队列中的研究对象有显著差异，必然会影响结论的真实性。例如，一项预后研究是对 100 例患者进行随访观察，但最后有 20％的患者失访，在观察到的 80％的病例中，其疗效为 80％。如果失访的 20 例中也同样有 80％的疗效，则该研究的实际疗效为80％。若在失访的 20 例中疗效差的占 80％，则实际疗效仅 68％。可见失访偏倚可严重影响研究结果的真实性和可靠性。

（三）测量偏倚

测量偏倚（measurement bias）是指观察与评定结局过程发生偏倚，有些如死亡、脑血管意外、某些肿瘤诊断十分明确，不容易遗漏，但是有些结局如特殊死因、死亡原因、亚临床疾病、不良反应、残疾等就不那么清楚，判断有出入，从而影响研究的结论。如果病例组和对照组两组患者采用不同的判断结局标准或不同的判断方法，就容易产生测量偏倚。事先制定严格的、可行的结局判断标准，采用盲法评定结局，每一例患者均采用相同的方法判断结局，可以减少测量偏倚。

（四）混杂偏倚

在研究某因素是否是预后因素时，理论上必须保证观察组（存在某预后因素）和对照组（不存在该预后因素）两组的临床特点和其他非研究预后因素都要相同，但在实际工作中不可能做到。其他各种影响疾病结局的因素可能是混杂因素，这些因素引起的偏倚就是混杂偏倚（confounding bias），可以用下面介绍的方法处理。

二、处理方法

（一）随机化

从理论上讲，两个队列进行比较，除研究的预后因素外，其他因素最好两组均相同，即基线状况要相同，这样才能比较该预后因素在两组中有无差异。随机化（randomization）方法进行分组是消除选择性偏倚最好的方法，真正的随机化是指每个研究对象都有同等的机会进入观察队列和对照队列，随机化分组使两组可比。

（二）限制

在选择研究对象时，限制（restriction）在具有一定特征的对象中进行观察，以排除其他因素的干扰。例如，研究年龄是否是急性心肌梗死的预后因素，如将研究对象限制在黄种人、男性、无并发症的前壁心肌梗死患者中进行观察，这样就可以排除种族、性别、心肌梗死部位和并发症等因素的干扰和影响，就能比较清楚地反映年龄对急性心肌梗死预后的影响。但是，用这种方法来控制偏倚所获得的预后结论常有很大局限性，结论外推性差。

（三）配比

配比（matching）就是为观察组的每个研究对象匹配一个或几个具有同样因素的对照，然后比较两组的预后因素，这个方法能消除这些因素对结果的潜在影响。许多研究者常以年龄/性别和种族作为配对条件，因为这些因素常是最常见的混杂因素，许多其他因素也可以作为配对条件，如病期疾病严重程度和先前的治疗等。但是，千万不能把研究因素作为配对条件，否则无法观察该研究因素在两组中的差异。

（四）分层

分层（stratification）是最常用的检出和控制偏倚方法之一，特别是有潜在的混杂偏倚时，应用分层方法控制偏倚主要是在临床科研资料的分析阶段。分层是指将资料按某些影响因素分成数层（亚组）进行分析，观察研究因素是否在每层内两组间均有差异，以明确该研究因素是否系独立的预后因素。例如，A、B 两家医院冠心病搭桥术后死亡率的比较（表 7 - 7），总体粗死亡率 A 医院为 4%，高于 B 医院的 2.6%，认为 A 医院手术死亡率高。如果以术前危险度进行分层，重新计算各层内的死亡率，A 和 B 医院是相同的。为什么会出现这样的结果呢？主要是因为这两个医院的患者病情危险度不同，A 医院高危病例较多，而 B 医院低危病例较多，经过分层分析消除了疾病危险度这个混杂因素。

表 7 - 7 分层分析案例：2 家医院冠心病搭桥术后死亡率（以术前危险度分层）

危险度	A 医院				B 医院			
	患者数	死亡数	粗死亡率（%）	标化死亡率（%）	患者数	死亡数	粗死亡率（%）	标化死亡率（%）
高	500	30	6		400	24	6	
中	400	16	4		800	32	4	
低	300	2	0.67		1200	8	0.67	
合计	1200	48	4	3.6	2400	64	2.6	3.6

（五）标准化

当我们比较两个率时，如果两组对象内部构成的差别足以影响结论时，可用率的标准化（standardization）加以校正，即使可能影响结果的因素受到同等的加权，则这两个率可比，这种方法称为标准化（或校正）。表 7 - 7 中，医院 A 和 B 的标化死亡率 =（1/3×6%）+（1/3×4%）+（1/3×0.67%）=3.6%，每个危险度的权重均为 1/3。

（六）多因素分析方法

在临床预后因素研究中常比较复杂，可以有多个预后因素相互作用，从而影响结局，应用单因素分析还不能将各预后因素对结局的影响分析清楚，此时应借助多因素分析方法，多因素分析可以同时处理许多因素，可以从中筛选出与疾病结局有关的主要预后因素，以及这些因素在决定预后中的相对比重。

::: 复习题 :::

1. 有一队列研究欲研究儿童医院内首次发热性惊厥儿童的 1 年惊厥复发率,比较感染性发热与其他原因发热的惊厥复发率。但是,有些儿童再次发生惊厥时不去这家医院诊疗。以下哪项最可能影响研究结果:

A. 为什么有些儿童失访

B. 离开研究队列的时间点

C. 失访儿童是否与预后相关

D. 在感染性发热组与其他原因发热组失访数量是否相同

E. 进入队列研究的时间点

2. 有一队列研究比较前列腺癌手术和非手术治疗后尿失禁的发生率,根据病历资料判断是否有尿失禁,以下哪项不属于测量性偏倚:

A. 患者更愿意向手术医师报告尿失禁

B. 手术医师一般不愿意在病历中记录手术的并发症

C. 手术患者需要频繁地随访

D. 病历阅读医师根据自己的判断标准来判断是否存在尿失禁

E. 手术患者发生尿失禁的比例较高

3. 建立预测社区获得性肺炎的预后模型,要考虑以下哪项因素:

A. 计算预后积分要简单化　　　　B. 临床预后数据要容易获得

C. 要包含多种预后因素　　　　　D. 对治疗有指导作用的因素

E. 上述因素都要考虑

4. 欲研究某一少见的神经系统疾病的临床过程,研究患者的临床特征、治疗、现在的疾病状态,患者来自专科医院。采用哪种研究设计比较好:

A. 队列研究　　　　　　　　　　B. 病例对照研究

C. 病例分析　　　　　　　　　　D. 横断面研究

E. 随机对照试验

5. 进行 100 例心力衰竭患者的生存分析,在 3 年中有 60 例患者删失。以下哪项不属于删失的原因:

A. 在 3 年内死于其他疾病

B. 患者退出研究

C. 患者罹患其他更致命的疾病而转诊

D. 患者随访时间不足 3 年

E. 患者死于心力衰竭

6. 以下哪项研究不能用于预后研究:

A. 患病率调查　　　　　　　　　B. 生存分析

    C. 病例对照研究   D. 队列研究

    E. 随机对照研究

7. 有关生存曲线的描述，以下哪项是正确的：

    A. 如果有患者失访，是对生存事件的无偏估计

    B. 从零点开始对生存率的估计

    C. 失访结束后仍然存活的研究对象的比例

    D. 离开队列的人数的率

    E. 估计研究队列将来的累积生存率

8. 以下哪个样本更适用于预后研究：

    A. 社区人群   B. 社区医院的门诊患者

    C. 社区医院的住院患者   D. 专科医院的患者

    E. 取决于研究结果的使用者

9. 为了研究多发性硬化症的临床过程，研究者随访了已经完成的随机对照临床试验的患者，患者来自三级医院，在确诊时入组，符合统一的诊断标准。10 年间，每年随访患者。10 年后，40% 的患者仍然能够行走。以下哪项影响研究的可信度：

    A. 零点不一致   B. 结论的普遍性

    C. 测量偏倚   D. 迁移偏倚

    E. 没有采用生存分析

10. 研究吸烟与周围动脉疾病的关系，继续吸烟患者与戒烟患者相比，HR 值为 5，以下哪项说明了 HR 的意义：

    A. 继续吸烟患者比例除以戒烟患者比例

    B. 可以从病例对照研究中获得

    C. 不能判断与预后的关系

    D. HR 的含义与相对危险度一样

    E. 根据继续吸烟患者和戒烟患者的发生率进行计算

参考答案

1. C; **2.** E; **3.** E; **4.** C; **5.** E; **6.** A; **7.** B; **8.** E; **9.** B; **10.** D

（王小钦）

参考文献

1. 周支瑞，李博，张天嵩. 临床预测模型构建方法学［M］. 长沙：中南大学出版社，2021：2-20.

2. 陶立元，刘珏，曾琳，等. 针对个体的预后或诊断多因素预测模型报告规范（TRIPOD）解读［J］. 中华医学杂志，2018，98（44）：3556-3560.

第 八 章　临床经济学分析与评价

| 第一节 | 临床经济学概念

医疗保健领域的经济问题越来越受到人们的关注。由于健康服务对象中老年人口的比例增加,医疗技术向高科技发展,新药不断涌现,高级仪器设备问世,患者对医疗保健的期望值提高,卫生总费用不断上升,致使医疗保健的预算提高远远跟不上医疗费用上涨的速度,出现了医疗卫生的经济需要与提供资源之间的矛盾。如何提高医疗资源的使用效率成为当今社会关注的热点和难点。一种新药上市,一种新仪器或新技术的使用,如 PET - CT 检查、腹腔镜下外科手术、新型支架技术、器官替代治疗等均需通过经济学评价。

卫生经济学(health economics)是一门研究卫生、人口和经济发展三者之间相互关系的学科,是研究卫生事业的经济规律及其应用的科学,它运用经济学的基本原理和方法来研究卫生资源的筹措、配置和利用,研究卫生服务的需求、定价与供给中的经济学问题及卫生经济的政策与策略,是经济学在卫生保健领域中的应用。

要合理分配和使用有限的经费和设施,提高医疗保健的效率,做到有限资源的最优使用。只有对于每一项医疗或预防措施在比较其成本和获益后,从对社会是否有利的角度,做出经济分析,提出经济学依据,作为共识或者临床指南推荐到临床实践中,才能为临床广泛接受。

临床经济学(clinical economics)是卫生经济学的一个部分,是由临床医师及其他相关人员应用经济学的原理和方法评价临床诊断、预防和治疗技术与措施的经济学效果,找出影响合理利用有限资源的因素,指导临床医师在临床实践中做出决策。临床医师在选择一项医疗措施时,不仅要注意其临床结果,如有效率、治愈率、敏感度、特异度,更要注意提高患者的生活质量及所花费的医疗成本。

临床医师每天接触的是患者,较关注的是提供给患者的诊断措施是否能获得正确的诊断,治疗手段是否能取得明显的疗效,相对而言较少注意在这一诊疗过程中的费用问题。当某一临床医师自己成为患者并需要支付部分或全部医疗费用时,他所关心的医疗结果就不仅是诊断措施的正确和治疗效果的好差，还会关心医疗费用的多少。当医疗体制改革需要患者自己承担其中一部分医疗费用时，患者要求医师提供的就不仅是正确的诊断和有效的治疗，还包括很好的生命质量，并且能承担这一医疗过程的费用。实际上患者、患者家属、医院、医疗保险机构、政府以至整个社会都一直在关注医疗费用问题。

临床医师应该了解经济学，掌握临床经济学评价方法。临床医师承担着医疗保健资源利用这扇大门"守门人"的角色，因此临床医师必须有社会责任心，即如何使用好这笔钱，每开一张处方、一项检查，都应考虑是否值得，应多考虑医疗保健资源的最优使用。

近年来，经济评价已广泛应用于卫生资源分配的决策上。经济评价在英国卫生服务改革中对决定是否需要该项服务起很大作用，是对国家卫生服务和发展策略起重要作用的新建的技术测定中心的组成部分。美国的医院调查显示，有72%的新药使用临床经济分析中的成本-效果分析提供的信息。在澳大利亚，经济评价已列为政府批准新药的发展指南中的必需部分。加拿大的安大略省已起草对可报销药品列单时必须做经济分析。我国也成立了医学技术评估中心（Medical Technology Assessment Research Center），对高科技的医学技术项目进行经济评价。医疗保险局也通过经济评价，筛选基本药物和基本检查项目。

在医学文献中，人们不仅注重效力（efficacy）和效果（effectiveness）的评价，也出现了在效力和效果分析基础上所做的包括经济评价的效率分析（efficiency）研究，为临床决策提供了更有力的证据。

第二节 | 临床经济学分析的基本元素

一、成本

成本是指临床医疗或者卫生服务过程中的投入或资源消耗，包括直接成本、间接成本和无形成本。

（一）直接成本

直接成本（direct costs）即卫生服务成本，指将资源用于直接提供治疗、服务时所花费的成本，包括直接医疗成本和直接非医疗成本。

1. 直接医疗成本（direct medical costs）　卫生服务过程中用于治疗、预防、保健的成本，包括住院费、药费、诊疗费、实验室检查费、影像检查费、手术费、家庭病房费、康复费及假肢费等。

2. 直接非医疗成本（direct nonmedical costs）　患者因病就诊或住院所花费的非医疗服务的个人成本，如伙食、交通、住宿、家庭看护、由于疾病而添置的衣服、住院后家属探望的往返路费、外地患者家属的住宿费等。

在计算直接成本时，应注意收费的多少并不等于成本，收费既可以由市场调节来决定，也可以由宏观政策所决定。在我国医疗服务收费中，既存在收费大于成本（盈利）的情况，也有收费低于成本（亏本）的现象。但是，从患者的角度，用收费来替代成本使用还是能说明患者的经济负担的，故在大多数情况下仍使用收费的多少代替成本的计算。随着国家对医院管理的加强，收费的多少也越来越接近直接医疗成本。

自 2018 年 12 月，国家组织"4＋7"共 11 个城市试点开展药品集中带量采购以来，我国已组织开展 5 批药品集中带量采购，共采购成功 218 种药品。药品和高值医用耗材均开始进行集中带量采购，通过集采降低价格，平均降幅均超过 50％，累计节约药费已超过 1500 亿元。最近开展的第 5 批集采更是创下了采购药品数量、金额历次之最。以心脏支架为例，平均价格由 1.3 万元降至 700 元左右。同时，每年开展医保目录调整，一些价格昂贵的新药、救命药通过医保谈判降价进入医保。这些举措使患者受益面不断扩大，大大减轻了患者的看病、用药费用负担。医保发挥战略购买优势，以 13.6 亿参保人的全球最大市场，谈下合理的价格，为患者大大减负。

（二）间接成本

间接成本（indirect costs）即社会成本，指由于疾病而丧失的资源。

1. 与病残率（morbidity）有关的成本　由于病假和疾病引起工作能力减退及长期失去劳动力所造成的损失，如因病损失的工资、奖金及丧失的劳动生产力造成的误工产值。

2. 与死亡率（mortality）有关的成本　由于病死所造成的损失。

间接成本的计算有一定的困难，常用的方法包括人力资本法和意愿支付法。

（1）人力资本法（human capital approach）：用工资率、失业率、期望寿命、退休年龄等计算由于病残或死亡引起的收入减少。本法测定容易，但问题很多，因不同人群的收入并不相同，同时对没有收入的老人、儿童、失业者很难测定。

（2）意愿支付法（willingness to pay）：或称支付意愿法，是将市场经济的原则用于人的生命价值。提出任何结果和生命的丧失，某一脏器的切除，如果用钱能将此结果挽回，用某人愿意支付的金额数来估计，即直接测定由于减少疾病的病残和死亡个人自愿支付的费用。虽然此法符合经济理论，但也有不少问题。例如，在调查为了改善某一健康状况，人们愿意付出多少费用时，富人与穷人的回答是不一致的。同时，当人们真正处于某一危险时，或感到付出的多少会引起结果不同时，他们就会愿意多付。

（三）无形成本

无形成本（intangible costs）代表另一类很难测定的成本，是一类疾病导致的疼痛和死亡给家属带来悲痛等疾病和医疗上非经济的结果，如精神损失等。

二、结果

结果是指临床医疗或者卫生服务过程中的产出，包括效益、效果和效用。

（一）效益

效益指用货币表示临床医疗或者卫生服务投入后的产出。通常指实施某项计划之后节约的卫生资源，或者减少的经济损失。

（二）效果

效果指临床医疗或者卫生服务带来的各种直接医疗指标或者临床结果。效果可以同时或分别使用中间结果（intermediate measures）和健康结果（health measures）。前者包括症状、危险因素或测定的结果，如溃疡的愈合率、乙型肝炎病毒 e 抗原的阴转率、血清胆固醇的下降程度等。后者包括病残天数、生命年的延长、死亡数等。也可以用干预之后结果的变化来描述，如挽回的死亡人数（death averted）、延长的生命年（life years gained）、预防的病例数（cases prevented）、失去的健康日（healthy days of life lost，HDLL）、失去的健康年（healthy years of life lost，HYLL）、失去的生命日（potential days of life lost，PDLL）、潜在减寿年数（potential years of life lost，PYLL）、病残日（days lost due to disability，DLDD）等。例如，在高血压的治疗项目中，血压下降的程度或者百分率为中间结果，预防由于脑卒中造成的死亡是最终健康结果。当最终结果的测定所需时间太长时，可选择中间结果。

（三）效用

效用是效果的一种特殊结果表达形式。其结果测定以病残或病死为依据，通过生命质量转换，获得对生活水平和生命质量的满意程度。最常用的指标为质量调整生命年（quality adjusted life year，QALY）。

1. 生命质量（quality of life，QOL）　从医学角度出发，对患病、受伤或治疗干预影响下的个体的生理功能、心理功能和社会功能等健康状况的客观评价和主观满意度评价的综合指标，是以健康的内涵为基础，对特定个体生活质量的一种主观与客观、内部与外部的综合评价。一般包括以下 5 个方面的内容：①生理功能：运动、自我保健、日常生活能力、疼痛；②心理功能：压抑、愤怒、忧虑、孤单，对未来的期望；③社会功能：参加社交活动的能力、家庭关系、娱乐的活动；④认知功能：记忆、警觉、判断；⑤一般健康：健康、感觉、生活满意度。

2. 效用值（utility）　根据生理或心理功能，对每种疾病或不同的健康水平进行量化，得到其效用值，范围从 0～1，完全健康为 1，死亡为 0。通常可以从文献中找到不同疾病状态的效用值（表 8-1），应用时要注意是否适合自己的患者。

表 8-1　常见疾病的效用值

健康状况	效用值
健康	1
高血压治疗的副作用	0.95～0.99
肾移植	0.84

（续表）

健康状况	效用值
中度心绞痛	0.70
家庭透析	0.54～0.64
严重心绞痛	0.50
抑郁	0.45
死亡	0
失去知觉	<0.00

3. 效用值测定方法　标准概率法、时间交换法和等级尺度法等。

（1）标准概率法（standard gamble）：在一种风险选择（最坏和最好的结果）和确定选择间做出判断。例如，某病的处理有两种方案，即手术或者非手术治疗（观察，维持现状），假设没有其他选择。手术的最坏结果是死亡，最好结果是存活 25 年，生活质量很好；两者的概率均为 50%。这是一种风险选择。另一种选择为观察，维持现状，可以存在一定年数，但患者生活质量不佳。例如，该病不手术可活 6 年时，患者选择手术，而不手术可活 7 年时，患者选择不手术，即宁愿不手术活 7 年，而不愿冒 50% 死亡的危险有可能多活 25 年，此时两边就相等：该病的效用值为 7/25＝0.28。

（2）时间交换法（time trade-off）：直接对不同的状态做等量估计，让患者在"好的健康状态但活得时间短些"与"目前的疾病状态但活得时间长些"间作选择。例如，告诉心绞痛患者，如果不进行特殊治疗可再活 25 年，但有一种特殊治疗可使心绞痛完全缓解，但会缩短寿命，问他当后者缩短到哪种程度时，他宁愿选择治疗，如果缩短到能活 15 年愿意选治疗，若活 14 年宁愿选择不治疗，这时没有心绞痛的 15 年就相当于有心绞痛的 25 年，心绞痛的效用值为 15/25＝0.6。

（3）等级尺度法（rating scale）：画一条线，由患者自己操作，每一条线两端写上描述性短语，线可划为 10 等分，0 为死亡，1 为健康，要求患者在线段上某一点最能说明自己目前状态处划一条竖线，画线处为自己所得效用值。

第三节 | 临床经济学分析的要求和基本类型

一、临床经济学分析的出发点

进行临床经济学分析，首先要明确经济分析的目的或者出发点，是单纯从患者的角度出发，还是从医疗费用的实施者（医院）、提供者或者全社会的角度出发。

二、临床经济学分析的目的

临床经济学分析的基本目的是从经济学角度，评估不同临床医疗措施或者健康服务的投入与产出，即不同措施的成本和结果。因此，必须有两个或两个以上的备选方案进行比较，以供选择。

三、临床经济学分析的基本要求

一项完整的临床经济学分析必须对两种或者两种以上方案的临床疗效和成本同时进行比较。

【例8-1】在50岁以上人群中筛查发现早期肺癌。目前有两种医疗措施可以用于这一筛查：高分辨CT检查和传统的X线胸片检查。

如果这项研究仅仅报告了高分辨CT检查发现早期肺癌有很好的临床效果，如在50岁以上的人群筛查，可以发现250例/10万人。这只是一种结果描述，我们既不知道这种措施是否比其他措施好，也不知道我们是否能接受其成本。如果已知每例患者的CT检查成本是250元，我们就可以知道，在这一人群中，总成本为250×10万＝2500万元，发现了250例早期肺癌患者，平均每例10万元。这仍然是一种描述性研究，尽管包括了结果描述和成本描述。如果已知在同样人群中，应用X线胸片筛查，可以发现50例/10万人，但是没有报告成本，这样的比较是一种临床疗效的比较。两种不同的筛查措施，在同样的人群中筛查，高分辨CT发现的早期肺癌250例/10万，高于X线胸片50例/10万，临床疗效前者优于后者。这样的比较在诊断试验研究、疗效评价、预后研究等中都有详细的介绍和评价。如果同时已知X线胸片检查的成本是80元，在这一人群中，总成本为80×10万＝800万元，发现了50例早期肺癌患者，平均每例16万元。同时评估两种措施（高分辨CT检查和X线胸片检查）的临床疗效和成本，这才是完整的临床经济评价。

表8-2回答了两个问题：①是否对两种以上的方案进行了比较；②是否同时检查了每种方案的成本和效果两个方面。1A仅检查了一种方案的结果，称为效果描述；1B仅检查了一种方案的成本，为成本描述。表中"2"同时描述了一种方案的效果与成本，都是对单项方案的描述，没有与其他方案进行比较。表中3A比较了两种以上不同方案的效力或效果，一般的随机对照临床研究属于这一类；3B仅比较了不同方案的成本，称为成本分析。以上各项均不是完整的经济分析，只能称为部分评价，是完整分析的中间阶段。完整的经济评价为表中4，包括最小成本分析、成本-效果分析、成本-效用分析、成本-效益分析4种类型。

表 8-2　临床经济分析完整性分析

是否对两种或两种以上的方案进行比较	是否同时检查了各种方案的成本与效果		
	否		是
	仅检查效果	仅检查成本	
否	1A 部分评价 效果描述	1B 部分评价 成本描述	2 部分评价 成本-效果描述
是	3A 部分评价效力或 效果分析	3B 部分评价 成本分析	4 完整的经济评价 最小成本分析 成本-效果分析 成本-效用分析 成本-效益分析

四、临床经济学分析的基本类型

(一) 最小成本分析

最小成本分析(cost minimization analysis,CMA)也称为成本最小化分析或成本确定分析(cost identification analysis)。测定不同医疗措施的成本并进行成本比较,假定这些措施的结果基本相同,成本低的措施经济效果好。例如,围手术期预防应激性溃疡,预防措施为应用抑酸药物问题,一种措施为静脉应用质子泵抑制剂(PPI),一种为口服应用。在可以口服药物的患者中,两种方案的疗效相同。但是,前者成本较高,后者成本很低,应选择口服药物预防达到较好的经济学效果。

【例 8-2】胃食管反流病的治疗,静脉＋口服用药与口服用药,如何选择?

第一种方案为静脉用药 1 周(花费 $80 \times 7 = 560$ 元),再维持口服用 PPI 治疗 3 周($160 \times 3 = 480$ 元),达到 80% 的疗效。第二种方案为直接口服用药 4 周($160 \times 4 = 640$ 元),也可以达到 80% 的疗效。这两种方案疗效相当,后者花费 640 元,明显低于前者 1 040 元。这里仅仅计算了直接医疗成本,如果加上静脉补液治疗包括的直接非医疗成本(患者静脉用药到医院的交通等费用)和间接成本(患者因静脉用药不能上班的误工损失),而口服药物没有直接非医疗成本和间接成本,这一差别将更大。

(二) 成本-效果分析

成本-效果分析(cost-effectiveness analysis,CEA)是分析成本消耗后得到的效果。其表示方法为每一效果单位所耗费的成本(成本-效果比)或每个增加的效果所需要耗费的增量成本(增量比)等。这就使两种不同的医疗措施在进行比较选择时有了相同的评价单位,从而为临床决策单位提供了科学的依据。

1. 成本效果比(cost/effectiveness,C/E)　CEA 的一种表示方式,即每延长 1 个生命年、挽回 1 例死亡、诊断出 1 个新病例或提高 1 个结果单位所花费的成本。通常 C/E 值越小,就越有经济效率,单一的 C/E 值是没有意义的,主要用于两个或两个以上项目的比较,并且是比较有相同结果单位的两个项目。

【例8-3】消化性溃疡根除幽门螺杆菌治疗,比较的方案为奥美拉唑＋阿莫西林＋克拉霉素三联治疗和奥美拉唑＋铋剂＋阿莫西林＋克拉霉素四联治疗,如何选择?

应用三联治疗,疗效达到80%,平均每例成本为480元。每获得一个完整疗效的费用为480/80%＝600元。应用四联治疗,疗效达到90%,假设平均每例成本为522元,每获得一个完整疗效的费用为522/90%＝580元。如果我们不考虑其他因素,如药物不良反应等,四联治疗尽管单个成本增加了,但从成本效果比上看,在增加疗效的同时,每获得一个完整疗效的费用仍然低于三联治疗,并没有增加。

临床上,对两项措施的比较,常关注新措施疗效增加的同时其成本如何变化。如果新的措施不仅疗效增加,成本也减少,在其他条件（如适应证）相同的情况下,肯定会选择新的措施。如果新的措施疗效增加的同时,成本也增加了,比较两种措施的成本效果比,即单位效果所付出的成本,选择成本效果比更低的方案,如例8-3所示。如果新的措施疗效增加的同时,成本也增加了,并且成本效果比也高于传统的措施,该如何选择呢?无论从群体还是个体角度看,临床疗效是我们首先选择的,而成本效果比只适用于有限的资源,用于可以无限放大的群体中。如果我们希望增加投入来获得更高的产出,如何评判成本效果分析的结果呢?增量分析可以帮助我们权衡。

2. 增量分析(incremental analysis)　由于成本效果分析包含对两种或两种以上的措施进行比较,因此成本-效果比还不能充分显示两者的相互关系,故常用增量分析来表示。增量分析计算一个项目比另一个项目多花费的成本,与该项目比另一个项目多得到的效果之比,称为增量比例,能充分说明由于附加措施导致成本增加时,其相应增加的效果是多少,以及是否值得推荐。

$$\frac{新成本 - 旧成本}{新效果 - 旧效果} = \frac{增加的成本}{每个增加的效果单位}$$

$$\frac{\Delta C}{\Delta E} = \frac{C_N - C_0}{E_N - E_0}$$

式中,ΔC 表示两个方案成本之差,ΔE 为两个方案效果之差,$\Delta C/\Delta E$ 为增量比;C_0 为新成本,C_0 为旧成本,E_N 为新效果,E_0 为旧效果。

例如,某疾病的一项治疗措施平均投入成本3 000美元,产生的效果为50%的患者存活1年,故成本/效果比为3 000美元/0.5＝6 000美元/生命年。新的措施平均投入成本为9 000美元,产生的效果为80%患者存活1年,成本-效果比为9 000美元/0.8＝11 250美元/生命年,根据这些资料可以说明,同样挽救1个生命年,新措施比老措施成本高。但是,老措施挽救的生命少,故需要提出的问题是:你愿意付出多少来增加1个生命年。

$$\Delta C/\Delta E = \frac{9\,000 美元 - 3\,000 美元}{0.8 - 0.5} = 20\,000 美元（提高1个生命年）$$

第一种决策除了老措施之外,没有其他比较,可以依据当前社会价值取向决定。如在美国社会,根据平均工资或者生活负担,1 年的费用在 4 万美元左右,在此基础上增加 2 倍或者 4 倍(即 6~16 万美元),可以作为提高 1 个生命年的参考价值。增量成本低于这一水平可以选择新的措施增加挽回的生命年,增量成本高于这一水平可以放弃选择新的措施。

第二种决策,除了老的措施之外,还有其他可以比较的措施,在依据社会价值取向的范围内,选择增量成本少即增量比小的措施。

【例 8 - 4】预防肝硬化食管静脉曲张破裂出血的筛查与干预措施比较(图 8 - 1)。第一种方案为不筛查(do nothing),出血再干预;第二种方案为不筛查,直接经验性药物治疗(empiric BB therapy);第三种和第四种方案为首先进行胃镜普查,按照不同的静脉曲张状态分别给予内镜治疗(EGD - EBL)或者药物治疗(EGD - BB,失败后接受内镜治疗);第五种和第六种方案仅高危人群接受胃镜检查,然后按照不同的静脉曲张状态分别给予内镜治疗(sEGD - EBL)或者药物治疗(sEGD - BB,失败后接受内镜治疗)。

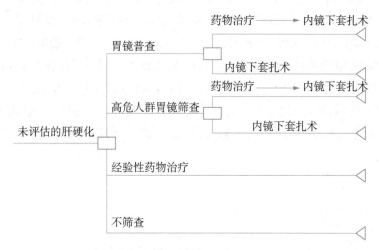

图 8 - 1 预防肝硬化食管静脉曲张破裂出血的筛查与干预措施比较

图 8 - 2 显示了 6 种方案比较的增量分析结果。横坐标为干预 3 年的效果(减少的出血率),纵坐标为增加的成本。单从增量比的大小可以看出,与 BB 方案比较,sEGD - BB 和 sEGD - EBL 增加的疗效少,但增加的成本多,因此可以不考虑。BB 方案作为选择的依据,如果仍然希望增加疗效,EGD - BB 方案和 EGD - EBL 方案都可以达到,但增量比从 12 408 美元增加到 175 855 美元(多减少 1 例出血)和 178 400 美元(多减少 1 例出血)。差别在 10 倍以上,因此不考虑。

3. 敏感性分析 在得出上述经济评价的结果后,计算当其中几个主要的变量如价格、成本、贴现率、结果的判断标准等发生变化时对评价结果的影响程度,称为敏感性分析。如果稍微改变一下变量的数值,其经济学分析的结论就发生改变,表明可靠性较差。

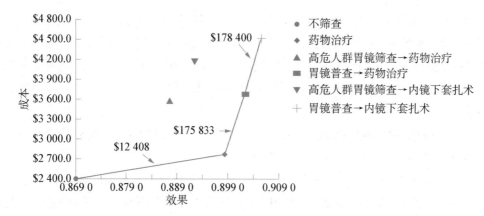

图 8-2　预防肝硬化食管静脉曲张破裂出血的筛查与干预措施比较的增量分析结果

【例 8-5】从难治性胃食管反流病中筛选嗜酸粒细胞食管炎。难治性胃食管反流病中有一类患者系嗜酸粒细胞食管炎。通过内镜下食管多点活检可以确诊，但活检后病理检查会增加很多费用。是否常规内镜下活检成为临床争议的问题。研究结果显示，在 7% 的患病人群中，常规活检的成本为 12 490 美元，可以获得 4.076 QALYs；非常规活检的成本 12 280 美元，可以获得 4.080 QALYs。增量成本为 51 420（增加一个 QALYs）。

在本研究中，难治性胃食管反流中嗜酸细胞性食管炎的比例（患病率）是一个重要的影响因素。比例越高，活检阳性率越高，越值得活检，即支持活检；相反，如果患病率非常低，活检阳性率低，活检的价值就不高。图 8-3 显示了患病率影响的敏感性分析，可以看到，患病率越高，增量成本越低；患病率越低，增量成本就越高，不值得活检。

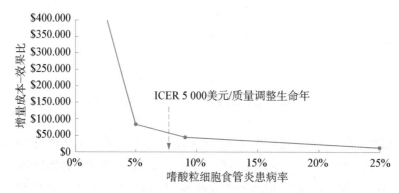

图 8-3　基于嗜酸粒细胞食管炎患病率变化进行的增量成本-效果比（ICER）的敏感性分析

4. 成本-效果分析的特殊性　成本-效果分析的计算包括成本的计算和效果的计算。成本和效果的计算有时很复杂，根据比较措施及进一步处理的不同，可以引入决策分析模型，包括决策树模型和 Markov 模型，分别计算投入成本和产出的临床结果，如延长的生命年（详见第十章）。

5. 成本-效果分析的局限性　①CEA 不能比较两种对病残率或病死率有影响的措

施。比较两个完全不同的项目如新生儿注射乙肝疫苗预防乙型肝炎和治疗高血压预防脑卒中发生时,由于缺乏相同的单位,CEA 不能提供明确的经济学决策依据。解决的办法是应用成本-效益分析;②CEA 只能用于在同一种疾病或条件下比较不同的干预措施,或结果都为延长生命年时,所采用的不同措施的比较。由于没有考虑是否改善了生存质量,如化疗对有些类型的恶性肿瘤患者可以延长生命,但是降低了生存质量,此时就需要既能衡量数量(生命年),又能衡量质量(生存质量)的方法,这样就能更客观地比较以下两种措施:一种措施延长生命,但没有损害生存质量;另一种措施比前者延长生命时间更长,但降低了生存质量。成本-效用分析是一种特殊形式的成本-效果分析。

(三) 成本-效用分析

成本-效用分析(cost-utility analysis, CUA)是成本-效果分析的一种特殊形式,其结果的测定是以病残和病死为结果的综合指标,通常用质量调整生命年(quality adjusted life year, QALY)表示。将某项措施所能延长的生命年乘以效用值,就等于该措施实施后所能延长的 QALY。

【例 8 - 6】肝硬化食管静脉曲张首次出血的预防。临床上可以采取包括内镜下治疗或者普萘洛尔(心得安)药物治疗两种不同的干预措施。这两种措施都可以达到减少首次出血的目的,但疗效有一定差别,前者优于后者。同时,前者单次治疗的费用较高,需要 2~4 次治疗,并存在一定操作风险,或者需要长期维持治疗,有一定药物不良反应,每例患者的费用较少,失败后仍需进行内镜治疗。

研究结果显示,药物治疗投入成本 6 745 美元,获得 3.15 生命年;内镜治疗投入成本 9 402 美元,获得 3.177 生命年,增量成本 98 407 美元。如果我们考虑不同治疗的患者生活质量差别,前者为 2.67QALYs,后者为 2.77QALYs。重新计算增量成本比为 25 548 美元/每增加一个 QALY。可以看到成本-效果与成本-效用的差别。

与成本-效果分析一样,成本-效用分析结果同样需要进行敏感性分析。敏感性分析可以基于一个变化的因素。如果结果可能存在多个影响因素,并且这些因素可能同时发生变化,这时就可能需要进行多维度敏感性分析。图 8 - 4 中两图分别显示了成本-效果与成本-效用增量分析结果基于内镜套扎治疗和药物治疗相对危险性的二维敏感性分析。

(四) 成本-效益分析

在比较完全不同的医疗措施时,由于所得结果截然不同,必须用一个共同的单位来比较,除了上述用 QALY 为单位外,将某一项目及医疗服务的所有成本和效果均用货币量为单位来表示,就是成本-效益分析(cost-benefit analysis, CBA)。不同的干预措施所得的效益,如减少死亡及发病而节约的资源转化为货币量表示其经济效益。测定方法包括:①人均收入,用每年人均生产力或人均创造的国内生产总值作为评价健康效益或因死亡或疾病造成的损失,现已少用;②支付意愿法(willingness to pay, WTP),该方法用得较多,但均处于实验阶段。

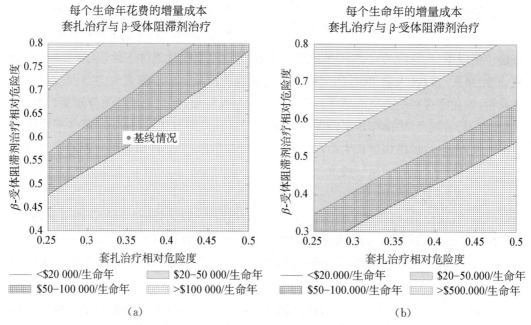

图 8‑4　基于内镜套扎治疗和药物治疗相对危险度变化的增量分析结果的敏感性分析

　　表示方法有效益(B)成本(C)比(B/C)或净效益(效益货币值－成本货币值,即 $B-C$),如果一项医疗保健措施其效益成本比>1,净效益>0,则该措施是可取的,效益成本比值越大越好。

　　临床经济评价中较少应用 CBA。更多用于政策制定者分配资源做决策时(policy making)提供经济学依据。

五、完整的临床经济分析的基本内容与步骤

　　1. 确定所要分析的项目和两种以上将要进行比较的措施　对准备评价的问题必须明确,为什么要进行这项研究。首先确定需作具体分析的方面,再确定具体的对象和方法。确定两种或两种以上可做比较的措施和经济分析的类型。

　　2. 计算成本　详细列出每种方案中所有有关的成本项目,包括每项细目,是否从不同的角度进行了分析。

　　3. 各项措施实施后的效果和利益　增加生存率,挽回生命,延长寿命,减少病残率,恢复健康,回到工作岗位,提高患者满意度,以及治疗带来的不良反应和依从性带来的损失。在开始研究前,需确定所实施的效果分析是有效的,最好是临床随机对照试验,如果不是,应说明其有效程度。

　　4. 对发生在将来的结果和成本作贴现计算　在进行某一项目投资时,一般人的心理都希望早些取得效果,可以先享受由于该项目的实施带来的好处,而总想晚些付钱。因为随着物价上涨,钱的实际价值随着时间的推移是减少的,所以当某一医疗措施的实施

需要数年完成时,为了准确地估计成本和效果,去除物价上涨带来的影响,必须对发生在将来的成本和效果通过贴现(discounting)的方法,换算为目前的实用价值。贴现率一般相当于银行利率。

5. 经济学分析结果 根据不同经济分析类型,选择不同的表达结果。

6. 敏感性分析(sensitivity analysis) 由于对将来发生的某些情况如工资、失业率、期望寿命、治疗费、年贴现率等不能确定,或者临床疗效结果本身存在一定的可变范围,故敏感性分析是经济评价中的必要步骤,也是经济评价结果能否推广应用的依据。

7. 推广及应用价值 在前面分析基础上,得出结论,并加以说明,应在复习文献的基础上,与其他同类研究结果进行比较,说明本结论的可推广性及有关医德的问题,必要时做决策分析。

第四节 临床经济学分析的评价标准

临床经济学分析的文献评价标准包括 3 个方面,即经济分析的结果是否正确,结果是什么,结果能否用于临床实践(表 8-3)。

表 8-3 临床经济学分析的文献评价标准

标　准	内　容
1. 结果是否正确	① 是否提供了完整的经济分析 ② 站在何人的立场上进行评价 ③ 是否比较了所有相关的临床措施 ④ 成本和效果的测量是否正确 ⑤ 成本和效果资料是否进行了增量分析 ⑥ 是否进行了敏感性分析 ⑦ 估计的成本和效果是否来源于干预人群
2. 结果是什么	① 增量成本和效果是多少 ② 各亚组增量成本和效果有无不同 ③ 允许变化的不确定结果是多少
3. 结果是否适用于临床实践	① 治疗的收益? 益处? 是否超过成本或危害 ② 我的患者是否有相似的临床结果 ③ 我的患者是否有相似的成本

一、结果是否正确

这一问题强调经济分析是否真实地反映了其中某一项临床措施可能提供更好的成本效果。与其他类型的研究一样,卫生经济评价的真实性取决于使用的方法是否正确。通常包括以下标准。

第一，该分析是否提供了完整的经济评价。完整的经济分析是比较两种或两种以上治疗、诊断或其他医疗措施，并且同时从临床结果和成本两方面进行评价。

第二，目的是否明确，经济评价是站在何人的立场上。经济分析可以从不同的角度进行，如患者、医院、医疗费用提供者（如保险公司）或者全社会。从不同的角度或立场进行的经济分析，其成本和结果的评价常常是不同的。因此，经济分析的目的是否明确，立场是否得到广泛认同，对评价结果的真实性起很大作用，也决定了能否将这一经济评价结果应用于临床实践。

第三，是否比较了所有相关的临床措施。同时，对所要比较的方案是否做了详细的描述，是否写清楚：什么人、在什么时间、什么地点、何种范围、采取什么方法来制定要比较的方案。

第四，成本和临床效果是否都得到了正确的测量和评价。在经济分析中，首先要建立正确的临床结果。临床结果的来源包括单一的随机对照临床试验、一系列临床试验的系统复述、临床试验的合成资料（Meta 分析）等。上述 3 种资料的来源都可以应用。重要的是，资料的来源合理、可信，同时要保证临床试验的结果与实际临床工作尽可能相似。

第五，成本和效果资料是否进行了增量分析。在两种措施进行比较时，由于新措施在增加了临床疗效的同时也增加了成本，尽管单位效果的成本新措施比老措施少，但决定是否采用新措施还需要进行增量分析。

第六，是否进行了敏感性分析，这是因为经济分析的结果常常受很多因素的影响。

第七，是否估计了治疗人群的基线成本效果。

二、结果是什么

如果第一个问题的回答是肯定的，那么经济分析产生一个无偏倚的临床结果和成本，这样的结果才值得进一步分析。这一问题考虑从采取的最有效措施中获得期望的好处和成本的大小，以及在结果中不确定部分的水平。在临床经济分析中，我们关注的并不是某种药物的费用或疗效，通常关注一项措施的实施与另一项措施成本效果的比较。我们也不仅仅关注一项措施比另一项措施更有成本效果这一结果，而更关注一项措施在多大程度上优于另一项措施。

第一，每种措施的增量成本和效果是多少。

第二，在不同亚组人群中，增量成本和效果是多少。

第三，不确定因素对结果的影响有多大。

三、结果能否用于临床实践

在得到了两种措施的经济分析结果及经济分析的精确性评价之后，我们需要回答的是，我们的患者是否适用这一结果，我们给患者选择何种治疗更合理。有两点可以帮助选择，一是成本效果分析的增量比，二是患者在多大程度上与经济分析中的病例人群相似。

　　总之，临床经济分析能帮助临床医师在临床诊疗过程中做出更合理的选择。应用循证医学的方法，首先确定需要解决的问题，然后进行文献检索，更重要的是评价这些医学文献，从结果是否真实可信，到列出具体结果，再确定是否适用于自己的患者。值得关注的是，国内在这一领域的研究开展很少，而且药物及医疗收费的标准变化很大，而国外文献报告的资料与国内存在很大差别。同时，国外资料的病例人群与国内也存在很大差别，国内外人们对生命价值的取向不同等，我们要更加谨慎地应用临床经济分析的研究结果。

复习题

1. 以下哪一项不属于卫生经济评价：
   A. 骨髓炎患者早期出院与常规住院治疗的费用分析
   B. 尿毒症的成本-效果分析
   C. 下消化道出血最小成本分析
   D. 上海市教学医院门诊与住院费用分析
   E. 骨髓移植与传统化疗方法的费用比较

2. 在卫生经济学的评价中，费用或成本(cost)一般分为：
   A. 直接成本，间接成本，边缘成本
   B. 直接成本，间接成本，无形成本
   C. 直接成本，间接成本，固定成本，可变成本
   D. 固定成本，可变成本，边缘成本
   E. 直接医疗成本和间接医疗成本

3. 患者的家庭病房费和康复费用属于：
   A. 间接成本　　　　　　　　　B. 可变成本
   C. 直接非医疗成本　　　　　　D. 直接医疗成本
   E. 间接医疗成本

4. 间接成本的计算方法不包括以下哪项：
   A. 人力资本法　　　　　　　　B. 贴现
   C. 意愿支付　　　　　　　　　D. 绝对估计
   E. 用期望寿命计算因死亡引起的收入减少

5. 以下哪项叙述不正确：
   A. 完整的经济分析是同时从临床结果和成本两方面比较两种或两种以上医疗措施
   B. 成本通常包括三大类，即直接成本、间接成本和无形成本

C. 经济分析的文献也包括科学性和是否适用于自己患者的评价，但没有结果的具体大小描述

D. 经济学评价方法包括最小成本-分析、成本-效果分析、成本-效用分析、成本-效益分析四种类型

E. 成本确定分析又称最小成本分析

参考答案

1. D; **2.** B; **3.** D; **4.** B; **5.** C

（陈世耀　王吉耀）

参考文献

1. IMPERIALE T F, KLEIN R W, CHALASANI N. Cost-effective analysis of variceal ligation vs. Beta-blockers for primary prevention of variceal bleeding [J]. Hepatology, 2007,45:870 – 878.

2. MILLER S M, GOLDSTEIN J L, GERSON L B. Cost-effectiveness model of endoscopic biopsy for eosinophilic esophagitis in patients with refractory GERD [J]. Am J Gastroenterology, 2011,106: 1439 – 1445.

3. SPIEGEL B M R, TARGOWNIK L, DULAI G S, et al. Endoscopic screening for esophageal varices in cirrhosis: Is it ever cost effective [J]. Hepatology, 2003,37:366 – 377.

4. Users' guides to the medical literature. XIII. How to use an article on economic analysis of clinical practice. B. What are the results and will they help me in caring for my patients [J]. JAMA, 1997, 277(22):1802 – 1806.

第九章 生命质量量表的建立和生命质量评估

生命质量评价是健康相关实践活动评价的重要内容,与治疗效果、症状改善同等重要。目前生命质量测定广泛用于心脑血管疾病、糖尿病、风湿免疫病、老年病、眼耳鼻喉、精神性疾病等慢性病及其疫苗接种、预防措施等评价;涉及新药临床试验、人群和患者的健康状况评价、预防保健措施的效果评价、资源分配、决策的制定等各方面。临床研究者、医疗实践者、政策制定者都应该掌握生命质量评价原则和有效实施生命质量的研究方法。

第一节 生命质量概述

一、生命质量的定义

1993 年,WHO 生命质量评估组定义生命质量为"个体在不同的文化背景和价值观下,与个体目标、期望、标准及所关心的事物有关的生存状况的体验和满意度"。

广义的生命质量涉及所有影响生命质量的因素,如国内生产总值、人均国民收入、居住条件等。医疗实践活动相关的是"健康相关生命质量"(health-related quality of life, HRQL),即"在疾病、医疗干预、个体经济收入、年龄老化、社会环境变化等影响下的健康状况,是与经济、文化背景和价值取向相联系的主观满意度,是在临床情况下或在临床研究中受到正面或负面影响的生命质量方面"。

英文名词"quality of life"在中文文献中被译为"生命质量"或"生存质量"或"生活质量"。从社会学、心理学、医学学科角度来看,"生命质量"不仅具有"生存质量"和"生活质量"的含义,即包含维持生命、保持躯体的完好,强调生活的多彩、与社会的和谐;更重要的是强调自身价值的实现和对社会的作用。Levi 提出"生命质量是由于个人或群体所感到的躯体、心理和社会各方面良好状态的一种综合测量指标,是用幸福感、满意感或满足感表现出来的",生命质量名称贴切此内涵。因此,在本章中统一使用"生命质量"。

二、生命质量的特点

生命质量的提出是顺从社会的进步和人民的需求，以及生物心理社会医学模式的转变。

生命质量的本质是反映每个个体特质在特定环境下的相互关联，对现有状况的满意度和幸福感，具有明显的主观特性。生命质量受个体复杂因素的综合影响，除了当地的经济、医疗保险和治疗水平制约，还有个体疾病及损害、文化教育、经济来源和经济水平、信仰、医疗保障、社会关系、期望目标、对疾病和损害的承担等，生命质量的内容除了传统的生理功能，还重视心理功能、处事独立性、社会功能、总体感受、体力等，但是在不同的种族和文化群体中，以及在不同的时代和阶段，生命质量的内容可以不同。因此，生命质量具有主观性、个体性、空间性和地域性。

WHO生命质量的定义是建立在WHO"健康"定义的基础上的，但是又不同于健康。WHO对"健康"的定义为"健康，不仅意味着没有疾病，而且是生理、心理及社会功能等方面都要处于一种完全的良好状态"，具有客观性。个体的功能状况是疾病对机体的损害和功能损伤，是由疾病的直接损害或持续疾病状况的逐渐积累，可以通过疾病客观表现和功能减退来评价，也可以直接影响生命质量。生命质量则是个体对目前状况的主观感受和对目前期望值的满足度，而疾病、损伤/残疾、健康状况仅仅是影响生命质量的一部分因素。

第二节 | 量表评价健康相关生命质量

一、健康相关生命质量量表

由于生命质量的大多数内容为受试者的主观体验，在最初直到目前均是采用量表（scale）来评价，通过量表来评价和动态跟踪一般人群或患病人群生命质量的水平和变化。20世纪30年代，人们应用量表评估人的心理活动获得了成功，如智力测验和人格测验等。20世纪40年代，Karnofsky首次应用简单的KPS量表，来评价肿瘤患者化疗后的功能状况，七八十年代欧美许多学者在各自学科领域内尝试建立量表，来评价疾病或干预，此后，生命质量的评价在医学领域被逐渐重视并蓬勃发展，不同疾病、疾病的不同亚型、特殊治疗等相关生命质量量表相继建立。

二、健康相关生命质量量表的多维度

健康相关生命质量量表包括生理功能、心理功能、社会功能等不同的维度（dimension），维度也可以称为领域（domain）或亚量表（subscale）；每一维度又可以包含不同方面（facet），如生理功能包含日常生理功能、认知水平、角色功能 3 个方面，躯体功能包含疾病相关症状、治疗不良反应 2 个方面。每个方面又可以有多少不等的条目（item）构成（图9-1）。

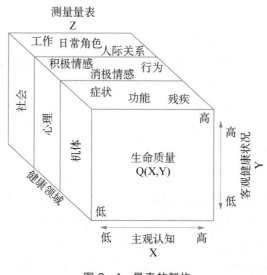

图 9-1　量表的架构

生命质量评价一般包括生理功能、心理功能、角色活动、社会能力和对健康状况的总体感受等方面。生理功能反映受试个体活动能力和体力，包括躯体症状、自我照料能力、睡眠和体力，受影响的生理功能方面常与疾病所致的躯体症状和严重程度、损害/残疾相关。心理功能主要是指受试个体情绪反应（焦虑、抑郁、紧张等）应对能力和认知能力（时间地点定位、注意力、记忆力、思维能力等），因为疾病（慢病长期存在、残疾、生活不能自理、工作无法完成等）和环境因素（治疗费用承担、药物不良反应、与家人关系等）都会给患者带来不同程度的心理影响、应对和变化。角色活动是指疾病或治疗对受试个体的工作、学习、家务活动的影响，如出现工作能力下降，工作或学习退步或无影响等；社会能力则主要体现在个人的社会关系网的质量和数量，如家人、亲朋好友进行接触的频率和密切程度，个体对社会活动、娱乐活动的兴趣和参与积极性。健康状况的总体感受是由患者对自身的健康状况和治疗的满意度做出自我评价，体现了受试个体对自身状况和治疗、疗效、不良反应、费用、治疗相关诊疗环节的主观感受。

三、健康相关生命质量量表的特点

不同种族、文化背景、信仰、经济水平、职业的人群对生命质量的要求和内涵可以是完全不同的。不同年龄层次人群由于从事的社会工作、承担的社会/家庭责任、活动的爱好不同，其生命质量测定的内容也相差甚远。对成年人来说，工作和事业、广泛的社会关系（与夫妻、父母、朋友）、生活中的地位（照顾家人、管理财务等）、娱乐、社会活动等是他们关心的主要方面，但是对儿童和青少年来说，与他们年龄相适宜的娱乐、运动和社区活动、上学、交友、家人关系等为他们生命质量测定的主要关注方面。

不同目的和用途的生命质量量表，其具体测定内容可以有所不同或有所侧重，研究者可以根据研究的疾病特点、受试对象特征和研究目的选择经过验证的高质量生命质量量表。

个体生命质量评价在每一功能方面获得分值均是综合主观感受和客观健康状况与功能水平的结果，而个体整体的生命质量好坏是所有测量的功能方面的评分相加（图9-1）。由于在方法学上不断探索和完善，疾病和治疗对个体患者的影响、判别疾病或预测疾病的预后等一系列生命质量的研究中积累了经验，取得了一定的成绩。

四、健康相关生命质量评价与传统评价的区别

健康相关生命质量评价不同于传统评价。传统评价主要是诊疗的医师，通过问诊、体格检查、实验室依据、患者的症状主诉等来评价，根据专业的诊断标准、评价标准判断患者是否有病、是否有疾病活动、是否疾病进展、是否为预后不良的人群等，更多体现客观证据。健康相关生命质量受个体复杂特质综合影响，如疾病及损害、疾病治疗、文化教育、经济水准、经济来源、信仰、医疗保障、社会关系、期望目标等。直接来自患者的感受，涉及躯体症状（疾病/心理/药物）、生理功能、心理功能、社会活动、总体感觉、体力、不适；影响因素为多方面，强调主观感受和多维度评价。

健康相关生命质量与传统评价相互联系、相互独立，有时也相互排斥。图9-1显示生命质量的每个方面和疾病的特性可以平行正相关或负相关，甚至毫无关联，相互间不能替代。现有的研究也显示生命质量的总体评价或每一维度评价可以辅助诊断、疾病的活动性、预测因素、预测损害/功能损害、疗效等。不同用途需要建立相关的量表。

五、健康相关生命质量量表的分类

根据量表应用范围和内容的不同，Guyatt将量表划分为普通生命质量量表（generic QOL instrument）和专用生命质量量表（specific QOL instrument）。

普通生命质量量表包含常规生活方面和心理状况，其内容适用于不同种类的疾病，并能在世界范围内使用，常用的普通量表包括SF36、EQ5D、HUI、Nottingham健康量表、疾病影响程度量表（sickness impact profile，SIP）等。这类量表优点是能够直接比较不同疾病的严重性及不同干预措施的利弊，比如类风湿关节炎的治疗与冠状动脉介入治疗比较，或与肿瘤化学治疗进行直接比较，有利于决策者权衡不同疾病的损害或治疗对患者的影响，从而对有限的资源做出有效的决策。然而，这类量表常常未包含与研究疾病特征有关的条目，忽视了研究疾病所受影响的重要功能方面，因而该类量表

用于特殊疾病时的信度和效度是低的。专用生命质量量表是为某一类疾病制定的量表,能有效反映该类疾病对患者生命质量的影响,适用于该类疾病不同干预措施的比较。如常用的关节炎专用生命质量量表(arthritis specific QOL instrument)为 AIMS(arthritis impact measurement scales)。但是,专用量表也有局限性,因为不同地区文化传统、信仰、风俗等不同,有时需建立不同的量表,而且对不同的疾病不能进行同等的评价。

近年来,国外学者提出了采用患者报告结果(patient report outcomes,PROs)形式来评价疾病或治疗的结局。PROs 包括来自患者的全面报告,通过在医院、诊所、患者记录日记或其他可能的方式获得患者对疾病或治疗的反应,可以是单项指标的测量、事件记录、症状主诉或健康相关生命质量量表填写、健康状况、依从性和对治疗的满意度的报告等。对于某些缺乏客观指标评价的疾病,当疾病具有多方面表现,或治疗目的是维持或改善功能,如鼻炎、功能性胃肠疾病,PROs 可能是决定治疗作用的关键指标;PROs 可以较全面地了解患者的疾病状况和身体的总体感觉,补充了传统评价指标的不足,多方面、个体化地了解患者对诊治的意见;从患者角度评估治疗作用的重要性,有利于个体患者诊治措施的回顾和修正治疗方案;PRO 有利于患者参与治疗决策;有助于了解疾病负担,可以为健康资源分配决策提供指南。如呼吸困难,因疾病严重性的不同,有些患者诉在日常生理活动中出现气急,有的则在做家务中出现气喘。不同患者在不同的日常活动状况下激发呼吸困难,或通过改变平日活动以避免发生呼吸困难,应用肺功能常不能真实反映呼吸困难对患者的日常生理活动的影响,因此,北美的学者采用患者自我报告的形式来尝试表达患者呼吸困难在治疗前的状况和治疗后的变化。即基线时用力后呼吸困难指数(magnitude of effort component for the baseline dyspnea index,BDI),可供选择的状况为:①没有呼吸困难,仅在竭尽全力时才出现气急;②轻度呼吸困难,当用全力做某项活动时感到气急,则必须停下来;③中度呼吸困难,用中等度力气时感到气急,在完成一项工作时,要比一般人花费更长的时间;④严重呼吸困难,用很小的力气时感到气急,要比别人多花费 50% 的时间去完成一项工作;⑤很严重呼吸困难,在休息状况下出现呼吸困难。用力后呼吸困难变化指数如图 9-2 所示。

第三节　健康相关生命质量量表建立

当已有的量表不能满足研究者需要,或量表内容不符合本地的文化背景时,临床医师应根据研究需要建立新的量表。参与制作量表的人员分为工作小组、责成小组和核心小组,分别安排和完成每一项具体工作,搜寻文献,参与小组会议,网络远程会议,审核评价,讨论与综合,再次评价;确定量表所包含的概念,制作量表的评价、反馈与决策等。

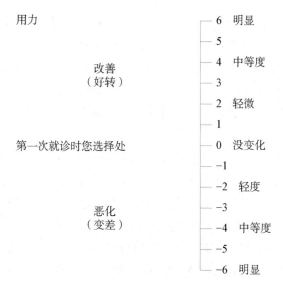

用力   6 明显

                5

改善   4 中等度
（好转）

                3

                2 轻微

                1

第一次就诊时您选择处   0 没变化

                −1

                −2 轻度

                −3

恶化   −4 中等度
（变差）

                −5

                −6 明显

图 9-2 用力后呼吸困难变化指数

一、量表的条目和维度

1. 条目库的建立 确定建立量表的目的和应用对象，制定访谈策略和访谈内容，选择 10～12 名研究对象开展专题小组访谈（focus group discussion，FGD），获得患者信息；从有关专家处获得信息；查阅文献资料，从国外量表中获得条目内容。信息整理，建立条目库。

2. 问题形成 每个问题应有一个明确的目的，以利于研究者收集信息。在形成问题之前，应该确定需测量的概念和亚量表，明晰该概念与其他终点的关系。定义目标人群，明确需获得哪些信息，建立概念性框架，然后确定获得信息的可能方法和相应条目，如要了解 NSAID 镇痛的效率和可能的胃肠道不良反应，就需要获得 3 个方面的信息，即疼痛是否缓解、起效时间、是否出现胃部不适，在此概念框架下建立要获得上述信息的 3 个问题。

基于概念性框架形成的问题力求清晰明确，答案详尽且互相独立。避免提问包含双重问题、含义不确切或有几种意义存在，尽可能不用双重否定。为适用于不同文化层次的对象，条目的语言文字应当尽可能简单扼要，同时应尊重受试者的文化、信仰和隐私。

3. 答案的形式

（1）Likert 等级评定法（Likert-type scale）：分三点、五点、七点测量法，多数研究认为五点等级评价法较为适宜，能够较好地区分不同的临床状况和具有良好的应答率。如问题为：“你的疾病影响了你的行走活动吗？”答案选择为 Likert 五点分级法：完全没有影响；有一点影响；有影响；比较有影响；很影响。

（2）视觉模拟刻度法（visual analogue scale）：一条 10 cm 长度的线段两端分别代表回答的两个极端（如不痛和极痛），回答者根据自身情况在线段上画记号选择，用刻度尺可以定量量出。例如，近两周来，您的关节疼痛程度如何？线性条目直观、精确，较易分析，但文化程度低者不宜理解。

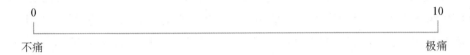

（3）数字分级法（number rating scale）：用 0～10 代表不同程度的状况，如以疼痛为例，0 为无痛，10 为剧痛，根据疼痛程度，让患者圈出一个最能代表自身疼痛程度的数字。

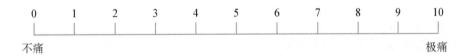

（4）语言分级法：让回答者在等距离的一些程度词语间选择，如很差、差、中等、好、很好或总是、大多数时间、经常、偶尔、从来没有。语言分级法较易理解和回答，但在程度词语的设置和分析上不及线性条目。

（5）Wong-Bake 脸：解释每张脸代表所感受不适或疼痛的程度，要求患者选择能够代表其状况的表情（图 9-3），适用于儿童受试者。

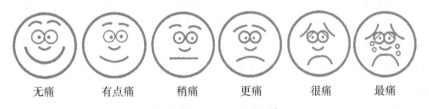

无痛　　　有点痛　　　稍痛　　　更痛　　　很痛　　　最痛

图 9-3　Wong-Bake 脸

4. 量表中条目确定　联合以下方法，从条目库中选择患者认为最重要的条目。

（1）变异度法：计算各条目的标准差，删除小于 1.250 者。

（2）相关系数法：计算各条目与其所在亚量表得分的 Spearman 秩相关系数，删除相关系数低于 0.60 的条目。

（3）逐步回归分析法：将条目得分与量表总分作逐步回归分析，选择对总分贡献大的条目。

（4）因子分析法：对条目作因子分析，并作方差最大旋转。删除在各因子上负荷系数较小（<0.500）的条目，以及 2 个或 2 个以上因子负荷系数相近而无特异性的条目。

（5）重要性评分法：计算受试者对各条目重要性评分的均值，删除低于 60 分的条目。

5. 生命质量量表的构成　不同用途的生命质量，其具体测定内容可以有所侧重。一般来说，生命质量量表是由躯体功能、心理功能、社会功能等几个主要领域（domain）组成的，每个领域又有一些小的方面（facet），每个小方面包含一些具体的条目（item）。

亚量表的形成可以采用 Delphi 法，由专家归纳生命质量所涵盖的领域，并赋予适当的名称，即邀请 10 名或以上相关的专家进行咨询，对每位专家至少进行两轮反馈，针对反馈结果组织小组讨论，确定生命质量评价领域的结构，经过 2～4 轮函询（以邮寄调查或匿名方式进行），包括将每轮的专家意见汇总整理，并且在接下来的函授中予以反馈，让专家们再根据反馈意见重新进行分析、判断，提出新的见解，最后使专家的意见重新趋于一致。亚量表形成的第二种方法是采用因子分析或聚类分析的方法进行归类，聚为同类的条目即属于同一个领域，可以根据这些条目反映的共同特征对领域进行命名。

6. 评分方法

（1）直接计分：将每个条目的编号作为分值直接计分，如正向条目编号 1～5，直接计分为 1～5 分，即选第一个等级时计 1 分，选第二个等级时计 2 分，以此类推，逆向条目则反向计分。例如，"你的疾病影响行走活动吗？"备选答案为：①完全没有影响；②有一点影响；③有影响；④比较有影响；⑤很影响。若受试者选择"有一点影响"选项，直接计分为 2 分。按此方法计算每一条目分，相加分别计算亚量表和总量表分数，得分越高，代表生命质量越差。研究者也可以定义为选第一个等级时计分 5 分，选第二个等级时计 4 分，以此类推，这样得到的总分越高，提示生命质量越好。

（2）赋予权重值：量表的条目依据对受试者重要性不同赋予不同分值，可以采用：①Delphi 法，由专家对每一项指标的重要程度进行排序和打分；②层次分析法是按领域（或条目）的相对重要程度等级标准，对领域（或条目）两两比较打分，建立判断矩阵，对判断矩阵进行一致性检验，若判断矩阵具有较好的一致性，可通过公式 $W_j = [\text{II}_{j}a_{ij}]^{t}/w$ 计算各领域的权重。

（3）因子分析法：通过主成分分析方法，进一步通过方差最大正交旋转、斜交旋转，计算因子数和每一因子中条目的贡献率、条目的组成等，即该因子为对应领域的权重值。

7. 指导语和指导者手册　指导语内容包括此次调查的目的，需要花费的时间，对调查内容保密的承诺和感谢语。好的指导语可以激发被调查者填写和按要求完成量表。一般来说，成熟的量表通常还备有指导者手册，详细说明完成量表的细则，包括量表适用的人群、由谁完成、量表的组成、评分方法、注意事项，既往量表应用情况等内容。按完成量表的主体不同分为自评量表和他评量表。所谓自评量表，是由受试者独立完成量表，他评量表则是由调查员、主管医师、护士或家属等其他非受试者代理填写量表。生命质量量表是受试者主观感受的真实表现，因此原则上最好由受试者独立完成。但是在某些情况下，如晚期肿瘤患者、危重患者、文盲、幼童（年龄小于 7 岁）尚无法自己完成量表，只能由代理者提供资料。调查员在开展调查前充分了解调查的目的和要求，熟悉调查方法和调查项目的意义，同时调查员必须具有实事求是的科学态度，在调查时，调查员应注意把握技巧,避免对调查对象的诱导暗示性提问,填写调查表时字迹要清楚,检查没有缺项,以保证资料的完整性。

二、量表评价

量表验证。在正式应用量表前需对量表进行评价。量表验证选择的对象包括:①该量表将来适用和准备应用的研究对象。有调查员在场完成量表的填写,调查员可以从研究对象处详细了解条目和指导语是否合适,答案选择项目是否详尽等;②研究者的同事,从同事的反馈中了解量表是否达到了研究目的;③具有课题专业知识的人员,有助于检查量表的准确性,有无存在偏倚。预试验的样本量不需要很大,一般 20~30 人。在预试验时需要关注的问题:①每个条目是否检测了原先打算检测的内容;②条目是否被所有的应答者理解(包括语言文字、数字);③答案与条目是否相符(有无答非所问或有让人不能理解的答案);④每个封闭性的条目是否为每个应答者提供答案;⑤量表是否存在提示受试者的偏倚;⑥量表的形式和指导语是否激发应答者完成量表。

量表质量的评价。为方便理解,现以中国类风湿关节炎生命质量量表编制过程和分析来说明。该量表共分为生理、心理、社会和健康认识 4 个方面,最初有 32 条条目。根据预试验时类风湿关节炎患者填表后的反馈意见,增加了部分内容,如洗脸,特别是拧毛巾困难程度测定;另外,还对部分提问和答案进行了修改,例如,"与家人关系受到影响"这一条目原先答案是"没有影响、轻度影响、中度影响、重度影响和极度影响",但是影响有正反两方面可能,于是修改答案为"与家人关系很好、比较好、一般、变坏、破裂",使答案更明确。针对某些患者平时骑自行车,而不乘公共汽车,无法填写乘公共汽车困难程度,对该项进行调整。以后又经过多次检验和调整,最终确定该量表共 29 条条目。量表统计学分析应用 STATA 软件说明。

(一) 条目分析

对条目进行统计学分析,区分条目的"好"和"坏"。

1. 条目分布分析　要求条目结果呈正态分布,若呈偏态分布,则该条目辨别能力差,应予以删除。

2. 内部条目相关矩阵(inter-item correlation matrices)　以每一条目与所在亚量表其他条目的相关性,以相关系数为指标,要求相关系数在 0.20~0.90;若相关系数<0.20 或>0.90,则提示该条目与其他条目内容不相关或内容相似度高,应予以删除或合并。

表 9-1 是有关类风湿关节炎生理功能方面内部条目相关性矩阵,结果显示各条目之间相关系数在 0.30~0.85,提示生理功能各条目既相关又不失独立性,表现生理功能的不同方面。

表9-1　生理功能亚量表内部条目相关矩阵

条目	p1	p2	p3	p4	p5	p6	p7	p8
p1	1.0000							
p2	0.7040	1.0000						
p3	0.7851	0.6106	1.0000					
p4	0.6345	0.6782	0.6188	1.0000				
p5	0.5389	0.7750	0.5083	0.7328	1.0000			
p6	0.8480	0.6704	0.7685	0.5703	0.4501	1.0000		
p7	0.6246	0.5270	0.4699	0.6321	0.4473	0.5689	1.0000	
p8	0.5888	0.4420	0.3490	0.5371	0.4239	0.4904	0.8392	1.0000

注：p代表生理功能；1~8代表亚量表中的条目序号。

3. 亚量表条目间一致性(item-subtotal correlation)　以每一条目与去除该条目后的亚量表之间的相关系数为指标，相关系数达到0.2或以上的条目较好，提示该条目测定内容与量表总的测定内容具有较好的一致性。

以中国类风湿关节炎生命质量量表为例，在健康认识亚量表中，患者对医师治疗信任程度这一条目与其他6条条目相关性仅0.058~0.182，与健康认识亚量表相关系数为0.103，该条目被去除了。同样，在生理功能亚量表中，疼痛程度和晨僵与某些条目间相关系数比较低(0.093、0.129)，若分别去除这两条目，亚量表α系数反而升高，提示患者对晨僵的理解及在疼痛阈值方面存在个体差异，因此这两个条目也删除了。

（二）信度评价

信度即对测定工具所得结果的稳定性和对变化的反应性的评价。影响量表信度的三大因素是测定内容、测定时间和测定人。对这三大因素常用的检验方法有重测信度、评定者间信度、内部一致性和折半信度等。

1. 重测信度(test-retest reliability)　也称为测试再测试信度。选择20~30名量表适用对象，相隔一段时间(一般不超过2周)2次完成同一个量表，若得到相同的结果，说明这个量表有好的重测信度。可以应用Kappa值来检验2次测量结果一致性程度，若是连续变量，可以采用组内相关系数(intraclass correlation coefficients，ICC)进行统计，一般来说，Kappa在0.4~0.75或ICC>0.6说明重测信度较好；若Kappa或ICC>0.75，则为极好。

2. 评定者间信度　用来评价评定者之间的一致性程度。可用Kappa值或组内相关系数进行评价。

3. 内部一致性系数　也称α系数(cronbach's alpha)，可用来检验亚量表内部条目之间一致性水平。理想情况是每个亚量表α系数均≥0.70，达到这一水平说明量表各条目所测内容具有相关性；然后依次每次去除一条目，去除条目后的系数和亚量表总系数进行比较,若 α 系数显著增加,提示该条目可能降低量表内部一致性,应予以去除。表 9-2 列出类风湿关节炎生命质量量表中的 4 个亚量表 α 系数,可见各亚量表 α 系数均大于 0.70,依次分别去除条目 1~7 或 8 后,各 α 系数均小于所在亚量表的总 α 系数。

表 9-2　各条目和 4 个亚量表 α 系数

条目序号	α 系数			
	健康自我认识	生理功能	心理功能	社会功能
1	0.775 4	0.899 3	0.752 1	0.873 8
2	0.759 3	0.905 4	0.753 3	0.878 2
3	0.741 9	0.910 3	0.734 8	0.855 1
4	0.739 0	0.905 2	0.748 0	0.864 6
5	0.734 2	0.913 3	0.717 8	0.884 0
6	0.762 2	0.906 2	0.744 3	0.880 1
7	0.732 2	0.916 7	0.709 1	0.859 6
8		0.880 1		
亚量表	0.797 8	0.918 8	0.757 6	0.892 0

4. 折半信度(split-half reliability)　用奇偶分半的方法将量表条目分成两部分,同时测定同一组患者,看两个"半量表"测定内容的吻合程度。

（三）效度评价

效度是用来检测量表测定内容与真实情况的吻合程度,即检验量表的真实性和准确性。效度评价包括表面效度、内容效度(content validity)、结构效度和效标效度(criteria-related validity)。

1. 内容效度　表明测定的内容能否真实反映或真正代表所要测定的现象。内容效度基于实践观察和经验的积累。它立足于本地文化特定人群,通过对患者的调查,由专业人员提供经验资料,建立丰富的条目库,从中选择有代表性的条目,只有这样才能保证量表的内容效度。

2. 结构效度　通常采用因子分析,先进行主成分分析,根据特征根大于 1,确定因子数目(即亚量表数)。然后取极大方差正交旋转法,将量表中的条目组合成若干因子(即亚量表),以评估亚量表组成的合理性。应注意统计结果所得到的因子结构与临床解释性,且能否概括所要测定的主要内容。STATA 命令语:factor p1 p2 p3…p8 m1 m2 m3…m7, pcf, p1~p8 为生理功能亚量表条目序号,m1~m7 为心理功能亚量表条目序号,通过此命令确立因子数;rotate, factor(♯), ♯ 代表经主成分分析获得的因子数,通过该命令语可以检验不同因子包含条目的合理性。表 9-3 为类风湿关节炎生命质量量表 29 条条目因子分析结果。采用因子分析的方法识别生理功能、心理功能、社会功能和健康认识不同功能领域。

表 9-3　类风湿关节炎量表 29 条条目因子分析

条目	因子			
	因子 1 （生理功能）	因子 2 （心理功能）	因子 3 （社会功能）	因子 4 （健康自我认识）
p1	0.72	—	—	—
p2	0.61	—	—	—
p3	0.60	—	—	—
p4	0.58	—	—	—
p5	0.74	—	—	—
p6	0.74	—	—	—
p7	0.77	—	—	—
p8	0.77	—	—	—
m1	—	0.64	—	—
m2	—	0.86	—	—
m3	—	0.75	—	—
m4	—	0.88	—	—
m5	—	0.64	—	—
m6	—	0.58	—	—
m7	—	0.63	—	—
s1	—	—	0.72	—
s2	—	—	0.66	—
s3	—	—	0.81	—
s4	—	—	0.85	—
s5	—	—	0.54	—
s6	—	—	0.78	—
s7	—	—	0.82	—
h1	—	—	—	0.51
h2	—	—	—	0.59
h3	—	—	—	0.74
h4	—	—	—	0.55
h5	—	—	—	0.69
h6	—	—	—	0.71
h7	—	—	—	0.63

注：四因子方差累积贡献率为 69.2%。p1～p8 为生理功能条目序号；m1～m7 为心理功能条目序号；s1～s7 为社会功能条目序号；h1～h7 为健康自我认识条目序号。

3. 效标效度　所建量表和已有的标准测定结果一致程度。标准测定可以是成熟的量表、临床指标或长期临床随访结果。效标效度分为两种，一种为平行效度（concurrent validity），即用所评定量表和标准测定方法同时测定一组研究对象，评价两者测定结果的一致性；另一种是预测量表（predictive validity），即量表能否预测未来事件（如疾病复发、治疗反应等）。以中国版本 SF-36 测定肿瘤患者生命质量为例来说明 SF-36 效标效度。应用 eastern cooperative oncology performance status（ECOG PS）来评价疾病严重性，将 SF-

36 结果和临床测量指标比较(表 9 - 4),可见病情尚好者,SF - 36 量表各领域得分高,病情差者 SF - 36 得分低。

表 9 - 4　SF - 36 量表得分与疾病严重性比较

亚量表	均数±标准差	ECOG PS		t 检验 P 值
		好(n = 82)	坏(n = 130)	
PF	43.9±31.8	65.9	30.1	0.001
RP	8.1±23.3	16.5	3.3	0.001
BP	44.9±32.6	58.3	32.8	0.001
GH	38.7±22.7	48.2	34.2	0.001
VT	41.8±24.6	57.2	33.2	0.001
SF	36.4±30.1	48.2	28.5	0.001
RE	24.1±40.0	44.3	12.1	0.001
MH	60.9±22.4	72.0	53.6	0.001

注:PF、RP、BP、GF、VT、SF、RE、MH 分别代表躯体功能、躯体角色、疼痛、总体健康、活力、社会功能、情绪角色、心理健康亚量表。

(四) 反应性

反应性(response)随时间变化或采取干预措施后,患者的情况发生改变,相应生命质量也发生变化,量表反映这种变化的能力称为反应性。

三、非中文量表译本的评价

1. 目前国内使用的量表多为国外量表的中文翻译　由于各国社会、经济、信仰、文化背景等诸多方面的差异,非中文量表某些内容对于中国的患者是不合适的。例如,老年精神评定量表(psychogeriatric assessment scales,PAS)是澳大利亚 Jone AF 等在 1994 年将堪培拉老年访谈表修订成的简便易行的量表,在国外社区调查研究中信度和效度较为满意。贾西津等将 PAS 进行了翻译和回译,由于文化背景的差异,在被试会谈背景资料提问中有"您是哪个国家出生的?"改为"您是哪个地方出生的?"又如,在被试会谈认知受损量表中涉及知名人物如"卓别林"等,在我国应用时可能不合适,需要调整为我国受试者普遍熟悉的如相应换为"梅兰芳"等。有些量表在国外使用时具备良好的信度、效度,但直接用于中国的临床有时就得不到很好的信度和效度。因此,国外量表应用到我国必须重新进行文字和条目的斟酌,信度和效度的检验。

2. 非中文量表汉化制定过程

(1) 了解西方量表发展、评价和使用情况。有许多非中文量表质量并不高,因此在使用和推广一个非中文量表前,首先要查阅与该量表有关的文献,全面熟悉这一量表的建立、发展和使用过程:编制量表时的原始条目库是否全面? 确定量表条目时,选择条目的方法是否适当? 对量表是否进行了信度、效度分析? 接着还需要了解:该量表研究目的是否和我的研究目的一致？是否适用于我的研究人群？

（2）编制量表翻译和回译（translation and back-translation）。翻译组将原版量表翻译成中文，然后让回译组将中文翻译稿翻译成原语种文字，比较原版和回译的量表，对有差异的地方进行修改和再次回译，直至回译本尽可能接近原版本。

（3）文化调适（culture adaptation）。对某些条目进行适当的修订，使之更适应中国文化的特殊性。

（4）对调适后的量表进行信度、效度检验。

（5）等价性考察。主要考察：①概念等价性（conceptual equivalence），所测概念在不同文化背景下等同。不同语言、文化背景下对生命质量和健康的定义和理解，以及对健康和生存质量的不同领域的重视程度。可以采取访谈和多维相似结构分析法来考察；②语义等价性（semantic equivalence），评价的具体条目反映的内容在内涵和外延上的等价；追求不同的语言环境下对应答者有同等的效果，要求在翻译前对量表中的关键字有清楚、准确的理解；③条目等价性，特定领域进行测量的条目的有效性在不同的文化背景下可能存在的差异；④技术等价性（technological equivalence），测量的方式、具体实施过程及语言的等价；⑤标量等价性（scalar metric equivalence），翻译成中文的量表与原量表具有可比的信度、效度和反应性；⑥操作等价性，使用相似的文卷格式、说明语、调查模式和测量方式。

第四节 | 如何实施生命质量试验

将生命质量评价方法应用于临床来解决临床问题是我们建立量表的主要目的。实施生命质量试验的一般策略如下。

（1）选择测量生命质量有意义的课题。对于长期带病状态（高血压、慢性活动性乙型肝炎、糖尿病等）、影响正常生活能力（类风湿关节炎、抑郁症、脑血管病变等）、威胁生命（肿瘤）的疾病，不仅使患者受到疾病折磨，生活能力、经济能力下降，也会加重家庭、社会负担，对这一类疾病，研究生命质量有其现实意义和重要性。对那些自限性（上呼吸道感染）、具有良性结局（大叶性肺炎）疾病，则生命质量研究的临床意义不大。

（2）理想的研究应同时测量对照组和研究组生命质量和生理资料，其目的是科学评价干预措施对生命质量的作用，以排除可能存在的非干预措施影响。

（3）使用真实可靠的生命质量。量表根据临床研究需要，选择经过证实信度和效度俱佳的量表，以获得有价值的生命质量结果。

（4）在研究设计时，确定生命质量测量次数和时间。不能在对照组感到不适而治疗组感觉良好时测量。

（5）随访所有的患者，且随访时间应足够长。尽可能随访到所有患者，因为退出的患者通常可能是疗效问题或是安全性因素，这样会导致研究结果的假阴性或假阳性结果。随访时间足够长也十分重要，有些药物起效较慢或剂量累积到一定程度出现不良反应，因此必须了解药物的特性,确定研究时间。

(6) 除了评价总体生命质量,还要评价生命质量每个小的方面,包括生理功能、心理功能、社会功能、不良反应等。

(7) 其他。除了选择均数来分析生命质量数据,还可以选择时序分析、多因素方差分析、Cox 回归模型分析法等来反映治疗的社会和生物学作用。

第五节　生命质量评价中的问题

目前尚无公认的的生命质量评价方法,而且测量内容主要是主观感觉内容,因此不可避免地在测量和内容、信度和效度检验受试患者、评分和结果解释等方面产生疑问和意见不一致。

1. 代理者问题　当受试患者在某种情况下不能自己填写量表或不识字无法填写量表,只能由代理者填写,但是代理者往往不能提供全面和完整的生命质量资料,不能真正代替患者进行测量。代理者可以是医师、护士、家属、好友等,对于谁是最佳代理者目前意见不一。有资料报道,在资料的真实性方面家属与患者的相关性优于主管医师和护士与患者的相关性。在有关父母评估儿童生命质量有效性方面,有研究认为父母常常夸大儿童临床症状和生理功能损伤,也无法了解儿童心理。学龄儿童和青春期少年父母的评估和儿童的自评有差别(0.35~0.67),父母过高的估计躯体症状、自理能力下降,而对心理和情绪改变关注较少;父母可能在评估功能如家庭影响、兄弟姐妹关系和行为方面比较好,但不能精确评估患儿症状及与同伴的关系。主治医师和护理者与儿童评价结果无相关性。

2. 信度和效度问题　信度评价时,若两次测试时间间隔短,人为增加了两次测试相关性;若时间间隔长,患者生命质量发生改变,势必造成两次测试结果相关性下降。

另一方面,临床使用的不少量表仅仅信度评价,而没有效度评价。信度和效度是量表的两个基本特征,反映量表的不同方面,信度低的量表得出的结果不可能是真实的,但是,信度高的量表也不能保证其效度,因为它的条目内容可能没有包含希望测量的内容。例如,设计一份有关饮食知识的调查表,想通过该量表获得调查者真实的饮食习惯和行为,尽管量表的信度很高,但是良好的饮食知识并不能真正说明受试者实际的饮食行为,其效度有可能很低。

3. 量表的分析　如何利用量表来判断生命质量的好坏或治疗方案的优劣,若应用一个数字来表示可以简化复杂的过程,如在临床试验中,A 治疗方案生命质量得分是 85 分,B 治疗方案是 92 分,B 治疗方案有较高的分数,因而优于 A 方案。这样的方法临床上应用起来很方便,但是,生命质量评价分数究竟达到多少才认为是对患者有影响且有临床意义的?生命质量分高低的分界又如何界定? 目前开展的"最小意义的临床变化值"有助于回答个体生命质量分变化的意义,以及干预措施是否有助于改善生命质量。

4. 对国外引进量表应全面评价　国内开展对引进量表进行评价,但评价的方法有很大的局限性。主要表现在：①忽视了量表的文化校正，有些量表包含不适合我国国情的内容或不符合中国本地的语言表达方式和文化习俗的条目，完成这样的量表往往使人感到无从着手；②信度分析评价不全面，只评价评定者内部的一致性，而未进行条目与总分、量表 α 系数等条目同质性检验；③效度分析片面强调平行效度，忽视了量表的内容效度和结构效度，而后两者对评价一个量表的好坏是很重要的。

5. 健康相关生命质量的多维性、连续性和时代性　普通生命质量量表包含内容较广泛，比如功能状况、心理和社会的良好状态、健康意识等，专用生命质量量表则包括疾病与治疗相关症状，健康相关生命质量是一个多维的概念。生命质量构成目前有争议的是是否包括客观指标，有些学者认为应该包括反映客观物质生活条件的指标，因为个体的生活条件影响着个体的健康与疾病的发生、发展；但是，有些学者认为客观物质条件与生活感受无必然相关性。

"生命质量"与"健康状况""患者结局"在含义上有相似之处，但又不完全一样。健康状况是指在某一特定时间点生命质量的一次测定。患者结局通常是指经过一段时间或经过治疗后患者的最终健康状况测定。每个患者在不同的阶段生命质量是不同的，患者在某一阶段的生命质量结果是通过对患者不同时间点生命质量的测定和一系列健康状态主观感受的测定值综合而成的，生命质量是连续性的变量。生命质量的内容应随着不同的人群和年代的变化而不同。例如，骑自行车对年轻人来说是经常使用的交通工具，但随着年龄增加，到了老年，因为体力和安全等因素骑自行车人会减少，或随着经济、交通、工业的发展，骑自行车被自驾轿车取代。

总之，生命质量的研究开拓了临床医学研究的一个新领域，而在该领域应用科学方法建立和评价生命质量可以帮助临床医师进一步复习和评价有关文献，了解进展，确立自己的研究方向，并指导临床医师正确和合理地选用药物；同时还有助于医疗管理部门对资源的分配和医疗决策。

复习题

1. 有关生命质量的评价，以下哪项表述是正确的：
   A. 是主观感受　　　　　　　　　B. 可以取代临床疾病评价
   C. 是独立于临床疗效的评价　　　D. 可以通过抽血和影像学检查获得
   E. 是预防医学评价的内容
2. 有关生命质量的评价，不包括以下哪项：
   A. 疼痛　　　　　　　　　　　　B. 血沉
   C. 日常活动　　　　　　　　　　D. 情绪
   E. 总体感受
3. 生命质量量表效度评价，包括以下哪项：
   A. 重复一致率　　　　　　　　　B. 治疗效果

C. 结构效度　　　　　　　　D. 内部一致性

E. 完成量表时间

4. 生命质量量表信度评价，包括以下哪项：

A. 内部一致性　　　　　　　B. 不良事件记录

C. 量表内容全面性　　　　　D. 治疗前后量表结果的一致性

E. 患者亲口所述

5. 有关生命质量的描述，以下哪项是正确的：

A. 健康个体就一定有好的生命质量

B. 肺功能检查可以预测生命质量

C. 不同疾病生命质量是相似的

D. 生命质量受个体特性和缓解的影响，生命质量水平和疾病可以不成正比

E. 生命质量评价主要来自患者的诉说

参考答案

1. A; **2.** B; **3.** C; **4.** A; **5.** D

（姜林娣）

参考文献

1. 李鲁，王红妹，沈毅. SF-36健康调查量表中文版的研制及其性能测试［J］. 中华预防医学杂志，2002, 36（2）：109-113.

2. TESTA M A. Assessment of quality-of-life outcomes［J］. New End J Med, 1996, 334: 835-840.

3. WHOQOL Group. Study protocol for the World Health Organization project to develop a quality of Life assessment instrument（WHOQOL）［J］. Qual Life Res, 1993, 2(2): 153-159.

第十章 临床决策分析

第一节 | 基本概念

决策是人们为了解决当前所面临的问题而进行的计划或者方案选择及实施的过程。在临床实践中,为解决患者的疾病诊断或者治疗问题所进行的各种选择即临床决策。科学的临床决策需要在权衡不同的临床治疗或诊断方案的风险(risks)和收益(benefits)后做出,目的是更有利于患者的健康。

决策发生在临床实践的全过程中,不仅诊断和鉴别诊断需要决策,是否接受处理、接受何种处理、如何处理等同样需要决策。从下面的案例中我们可以看到诊断决策。

【例 10-1】患者,女性,30 岁,无明显诱因突发脐周疼痛 8 小时,并逐渐转移到右下腹部,解稀便一次,伴有低热,体格检查发现腹部平,右下腹麦氏点压痛及反跳痛,腹部 B 超检查未见异常,血常规检查:血红蛋白 130 g/L,白细胞 1.2×10^9/L,中性粒细胞 85%。患者平时体检,无腹部手术史,末次月经在 10 天前,与以往同,规律。临床考虑急性阑尾炎,行急诊手术切除阑尾治疗。临床的问题是:该患者急性阑尾炎诊断明确吗? 可能性有多大?

决策可以很简单,如甲状腺手术是否需要术前应用抗生素预防感染? 黑便患者是否需要进行胃镜检查? 决策也可以很困难,如肝硬化患者出现腹水是否需要预防性应用抗生素预防自发性腹膜炎? 肝硬化患者是否需要常规检查评定有无食管胃底静脉曲张? 是否需要通过药物或者内镜、手术等手段进行干预以减少发生首次食管胃底静脉曲张破裂出血的风险? 同样,下面的例子就是临床困难的决策。

【例 10-2】患者,女性,38 岁,因停经 2 个月入院,B 超及尿 hCG 检查证实早孕,患者有慢性乙型肝炎肝硬化 10 年,肝功能失代偿状态,反复食管静脉曲张破裂出血 3 次,目前存在低蛋白血症(白蛋白 30 g/L),凝血酶原时间延长(正常对照 60%),中等量腹水。临床问题是:是否终止妊娠? 何时终止? 如何终止? 一方面是必须终止妊娠,另一方面是无论采用何种终止妊娠的方法,都存在很大的风险,并且,随着时间的延长,肝功能状态可能有暂时好转,但终止妊娠的风险却更大? 如何处理即治疗决策。

决策过程可以分为科学决策和经验决策。经验决策指临床医师根据临床经验对面临的问题做出判断和处理。科学决策则强调根据有关研究结果，在有效的科学证据的基础上，使用合理的定量分析方法，充分评估不同方案的风险和效益，从各种备选方案中选择最优方案，以减少临床不确定性和利用有限资源取得最大效益的过程，这也是我们强调的用循证医学的思维方法进行临床决策，即循证决策过程。

在例10-1急性阑尾炎诊断决策中，临床医师根据转移性右下腹痛、右下腹压痛反跳痛考虑急性阑尾炎，血常规检查白细胞增高支持急性阑尾炎诊断，需要鉴别的疾病包括妇科疾病、腹部肿瘤、腹腔粘连等，通过B超检查、月经病史、无手术病史、无明确诱因等可以一一排除，该患者为急性阑尾炎。采用急诊手术切除阑尾的治疗方法，并在治疗中进一步验证诊断。

同样，在例10-2妊娠合并肝硬化的处理决策中，可以在短期内通过保肝治疗、补充白蛋白、补充凝血因子、利尿等处理来改善肝功能，同时也可以通过内镜直视下人流手术来减少终止妊娠的危险。及时终止妊娠是优先选择的处理方式。

依据诊断标准和排除标准做出的诊断决策是一种模糊的决策方法。完全符合诊断标准和排除标准的疾病诊断是很容易的，如例10-1的诊断。临床实践中，常常存在部分符合疾病的诊断标准，难以完全排除其他疾病，权衡利弊也是临床医师面对困难决策时采用的办法，交给患者或者家属决策是一种选择，但医师需要告知家属处理与不处理的好处和风险。依据临床经验做出治疗决策，同样是一种含糊的决策方法，经验不足常常出现错误的决策。如何更准确地判断疾病诊断，合理选择诊断试验？如何更加客观地评价处理的利弊？

循证决策，一种定量的分析手段，融入了循证医学理念，依据治疗目的进行决策，帮助临床医师在临床处理中做出最有益于患者的选择。

第二节 循证决策依据

例10-1依据的是诊断标准与排除标准。对不完全符合诊断标准与排除标准的患者，可以应用诊断试验似然比估计疾病概率。估计过程包括：查阅文献获得一般人群急性阑尾炎患病率1%；有明确转移性右下腹痛，文献报告阳性结果似然比为100，计算验后概率为50%；有明确右下腹压痛反跳痛，文献报告阳性结果似然比10，计算验后概率提高到90%；白细胞明显升高，阳性似然比为5，验后概率提高到98%。在98%的诊断概率与其他排除可能性的情况下，如果没有临床禁忌证，如心肺功能不全，手术处理就是最好的临床决策。

一、权衡利弊是处理决策的依据

在治疗决策中，决策的依据是处理的利弊。如果好处多于害处，选择治疗，相反则选择不治疗。确诊和不确诊的疾病都是这样的原则。

【例 10-3】某患者临床诊断胰腺癌，需要及时采取针对性治疗如手术。但该疾病预后较差，同时，患者一般状况也较差，根据肿瘤术前临床分期为进展期，即使及时手术，存活率也只有 80%，疾病本身及手术创伤的死亡率达到 20%，但如果采取其他措施包括积极观察病情变化而不立即采用手术治疗，延误的结果是：存活率下降到 50%，死亡率上升到 50%。与暂时观察相比，及时手术的结果是可以得到更多的好处：80%－50%＝30%，即存活率提高 30%，死亡率下降 30%。如果没有别的选择，合理的决策一定是及时手术治疗。

上面的决策是在疾病诊断明确的情况下，治疗的好处大于害处，有高于 30% 的存活率，如果疾病诊断的概率不是 100% 呢？出现诊断错误时，如果我们选择暂时观察，不会出现手术带来的风险，即使需要择期手术，也可以几乎完全地治愈疾病；相反，如果我们选择及时手术，在患者一般状况没有改善的情况下，手术本身的风险及死亡率可能达到 10%。因此，与暂时观察相比，及时手术的结果是增加了 10% 的风险及死亡。不能确诊的疾病，决策的依据还依赖我们对疾病诊断的可能性大小，即诊断概率。

患者诊断依据为增强 CT 检查，根据文献报告可能性即概率为 90%，选择及时手术治疗，患者得到的好处是 90% 的患病可能性×（80%－50%）的生存率增加的比例，而可能出现的害处是 10% 的疾病诊断错误可能性×（100%－90%）的生存率减少的比例，好处为 27%，害处为 1%，合理决策是选择及时手术。

假如 CT 增强结果专家读片为良性占位可能大，即诊断胰腺癌的可能性（概率）仅为 5%，选择及时手术治疗的结果就会发生很大变化：患者得到的好处是 5% 的患病可能性×（80%－50%）的生存率增加的比例，而可能出现的害处是 95% 的疾病诊断错误可能性×（100%－90%）的生存率减少的比例，好处为 1.5%，害处为 9.5%，合理决策是放弃手术。

在 5%～90% 之间可以找到一个概率点，在这点上，治疗的好处与害处相等。疾病概率在这点之上，治疗的好处大于害处，选择治疗；疾病的概率在这点之下，治疗的好处小于害处，选择观察。在本例中，患病可能性×（80%－50%）＝（1－患病可能性）×（100%－90%），患病的可能性即行动点为 25%。

可以看到，治疗决策的依据包括患病的可能性，治疗与不治疗的好处与害处。在上面的例子中，我们采用了疾病生存率来表示好处与害处。在临床实践中，利弊的衡量还可以是其他各种疗效指标、安全性指标、生命质量指标及成本。

二、诊断试验的结果影响临床决策

例 10-3 中，决策的前提条件是没有可以帮助我们进一步确定或者排除该疾病的诊断手段。如果还可以在术前再进行一项检查，进一步确定或者排除该疾病，治疗决策又会如何？是否需要在术前选择这样一种检查？

PET-CT 检查可能帮助患者。首先,需要对该诊断试验非常熟悉,文献报告 PET-CT 诊断胰腺癌的灵敏度为 90%,特异度为 80%,诊断试验安全、稳定。

如果患病的可能性仍为 90%,试验结果阳性,疾病的可能性即概率增加,支持及时手术治疗,不会改变选择;试验结果阴性,疾病的可能性即概率减小。根据试验的灵敏度和特异度,可以推算:

诊断试验的阴性结果似然比为(1 − 灵敏度)/ 特异度 = (1 − 90%)/70% = 1/7。

验前概率为 90%,验前比为 90%/10% = 9/1。

验后比为 (9/1) × (1/7) = 9/7,验后概率 = (9/7)/(1 + 9/7) = 57%。

这一结果没有低于行动点(概率为 25%),无论该试验结果如何,仍然选择及时手术治疗,处理的依据是好处大于害处。诊断试验的结果对处理决策没有影响,而且 PET-CT 费用巨大,因此无须在术前增加该诊断试验项目。

如果从 90% 逐渐降低患病的可能性,一定可以找到一点,在这点之上无须进行该诊断试验,因为无论试验结果如何都选择手术治疗;在这点之下进行诊断试验,如果试验结果阴性,患病的概率下降到 25% 以下,将改变处理患者的决策,这一点称为治疗阈值。

治疗阈值(比,ODDS)× 阴性结果似然比($LR-$)= 行动点(比,ODDS)

治疗阈值(比,ODDS)= 行动点(ODDS)/ 阴性结果似然比($LR-$)

= (1/3)/[(1 − 90%)/70%] = 7/3

治疗阈值 prob(概率)= 7/(7 + 3) = 70%

如果该患者患病的可能性为 5%,试验结果阴性,疾病的可能性即概率减小,不支持及时手术治疗,不会改变选择;试验结果阳性,疾病的可能性即概率增加。根据试验的灵敏度和特异度,可以推算:

诊断试验的阳性结果似然比为灵敏度 /(1 − 特异度)= (90%)/(1 − 70%) = 3。

验前概率为 5%,验前比为 5%/95% = 1/95 = 1/19。

验后比为 (1/19) × 3 = 3/19,验后概率 = (3/19)/(1 + 3/19) = 3/22 = 13.6%。

这一结果没有高于行动点(概率为 25%),无论该试验结果如何,仍然选择放弃手术治疗,诊断试验对处理决策没有影响,因此无须增加该诊断试验。

如果从 5% 逐渐增加患病的可能性,一定可以找到一点,在这点之下,无须进行该诊断试验,因为无论试验结果如何,都选择观察,在这点之上,进行诊断试验,如果试验结果阳性,患病的概率可能升高到 25% 以上,将改变处理患者的决策,这一点称为诊断阈值。

诊断阈值(比,ODDS)× 阳性结果似然比($LR+$)= 行动点(比,ODDS)

诊断阈值(比,ODDS)= 行动点(ODDS)/ 阳性结果似然比($LR+$)

= (1/3)/[(90%)/(1 − 70%)] = 1/9

诊断阈值 prob(概率)= 1/(1 + 9) = 10%

在决策分析中,不仅疾病的可能性即患病率会影响决策,诊断试验的灵敏度与特异度也会影响决策,决策不仅发生在治疗过程中,疾病诊断同样需要决策。依据治疗目的进行定量诊断决策，一方面可以从文献和自身的临床实践中了解患者的患病概率，诊断试验的灵敏度、特异度，诊断试验的安全性与易接受程度；另一方面可以根据诊断试验的灵敏度和特异度计算患者的患病概率，为决策分析提供依据。

特别要强调的是，权衡利弊还要考虑时间，即决策时间。临床上疾病常常处于动态变化过程中，随着时间的推移，症状、体征的变化使我们对临床疾病诊断的概率也不断发生变化，不能等待的疾病或者状态，需要及时做出决策；可以等待的疾病或者状态，可以选择暂时观察。

第三节 | 循证决策过程与决策分析研究

一、循证决策过程

循证决策过程包括以下步骤：①提出需要解决的临床问题；②文献检索，确定需要评价的临床方案；③评价方案，选择决策分析模型，分析比较预期结果；④选择方案与实施方案；⑤后效评价，即检验方案实施后临床结果。决策可以针对一个具体的患者，通过决策分析为患者选择最佳处理措施，如是否进行该项检查或者是否选择该方案治疗；也可以针对属性相同的群体，通过决策分析确定一线或者首选处理措施，备选处理措施。

循证决策的关键在于对拟定的方案进行评价，通过应用合理的定量分析方法，估计并比较各种策略或方案的预期结果，帮助决策者做出选择。具体为临床问题的结构化，包括：确定备选方案；预测每个方案可能出现的结果；确定这些结果发生的概率；确定每个结果的损益值；综合分析并做出选择。

决策分析是帮助临床医师做出临床决策的定量统计分析方法，它强调决策过程建立在有效的科学证据的基础上，综合多种信息如临床疗效、不良反应、生命质量、成本效果、患者依从性等，应用科学方法分析评价各种备选处理方案，最终确定对患者最有益的临床选择。值得强调的是，循证决策需要综合考虑证据（大小、强度与概率）、价值观和患者意愿三方面因素。

二、何时需要进行决策分析

临床问题是否需要用决策分析来解决，取决于两个前提。①对于患者的某种健康状况，在采用何种处理方案的问题上存在不确定性，或者争议很大。如果现有的临床证据已经非常明确某种疾病的最佳处理方法，这时就没有必要进行决策分析。当疾病诊断或者治疗仍未有明确的证据表明何种处理最佳，就需要进行决策分析。比如，房颤患者是否需要进行长期抗凝治疗？随机对照临床试验结果表明对房颤患者进行抗凝治疗可以减少发生脑卒中的危险，但应用抗凝药物增加了出血的危险。这时，应用决策分析能帮助评价各种治疗方案的收益和风险，并可以根据不同特征人群（如患者年龄、性别、心脏病病因、是否有消化性溃疡病史等）中出现各种结果的概率，评价具体的治疗方案，最终做出合适的选择。②在选择用何种方案时存在权衡得失的问题。决策分析必须对两种或者两种以上的方案进行比较，其中一个方案应有某些优势，如临床疗效好或诊断准确性高等，但该方案同时也存在一些缺点，如有某种较严重的不良反应、具有创伤性、费用较高等。如果一个方案在主要结果上明显比其他方案好，同时相对其他方案还有依从性高、不良反应少、风险低、费用少等优点，那就没有必要进行决策分析。例如，一种非创伤性诊断技术（如 MRCP）和另一种创伤性诊断技术（如经内镜下逆行胰胆管造影）在诊断胰胆管结石或者肿瘤的准确性上效果相当（如判断是否有胆管结石），很明显在这种情况下应首先选择非创伤性诊断，而没有必要进行决策分析，除非患者有 MRCP 检查的禁忌证如身体中存在支架等金属植入物不适合进行核磁共振检查而必须采用 ERCP 检查，或者超声、CT 等检查已证实胆道病变，拟在进一步确认诊断的同时进行内镜下取石治疗或支架引流治疗，可以直接选择 ERCP。临床上，一种方案的效果明显好于其他方案，同时具有不良反应低等优点，但费用较高，这种情况也适合进行决策分析。

▎三、选择决策分析模型

模型分析（model analysis）是临床定量决策分析的主要手段之一，特别是卫生资源配置研究和卫生经济学评价，决策分析模型已被广泛应用和接受。在患病情况不同、经济背景不同、危险因素不同的人群中应用能否产生相同的效果是临床医师常常面临的问题，借助模型分析为决策分析提供信息具有研究经费相对较少、研究期相对较短的优点，同时能解决复杂的临床问题。

可用于临床决策分析的模型有许多，如决策树模型、生存分析模型、Markov 模型、排队模型等。其中，传统的决策树模型最常用，尤其在急性病或短期项目的决策分析中，对慢性病更多选择 Markov 模型。针对复杂临床问题，联合决策树和 Markov 模型已成为趋势。在具备分析所需的各种资料和数据的前提下选择进行决策分析的模型时，应考虑所用的模型符合临床实际，即能较好地模拟临床事件和信息，同时应尽可能简洁和易于理解。

决策分析可以建立在患者的立场上，也可以在社会的角度考虑，两者均需包括所有重要的临床收益和风险。虽然决策模型不可能完全反映"真实"的临床情况，但有效的模型应包含决策问题中最重要的部分，如疗效、安全性、费用、生命质量等。如果决策问题中关键的"权衡"未考虑，该模型不可能达到帮助决策者做出准确决策的目的。

决策分析模型是否有效的判断标准包括：①模型是否合理，即是否能反映患者病情及处理结果的情况。如慢性病具有反复发作、结局转化多的特点，采用 Markov 模型比决策树更适合。②分析中所用各种来源于其他研究结果的数据是否真实可靠。很多临床决策都是在"不确定性"的情况下做出的，如果已有的研究结果提供了直接相关的、可靠有效的证据，不确定性就小些。相反，如果采用的证据不充足，其有效性就受到怀疑，不确定性也就上升。

四、决策分析时间框架

在用决策分析比较不同的处理方案时，必须根据具体的分析内容和临床疾病的特征设定时间框架或分析期。预防食管静脉曲张破裂再出血，可以设定 1～2 年；溃疡病的治疗、根除幽门螺杆菌处理方案选择等可以设定半年。大肠癌筛查方案的选择常需要设定5 年或者 10 年以上的分析期。值得注意的是，大多数临床试验的研究期较短，甚至对慢性疾病的临床研究也很少超过 5 年。决策分析时需要考虑将这些短期的临床试验或流行病学调查结果用于分析期较长的决策模型是否合适，对分析结果会有什么影响。可以采用敏感性分析进一步评价其对结果的影响及程度。

五、决策分析的应用

决策分析可以综合已有的临床试验、流行病学调查、诊断试验评价、患者健康状况调查等多种研究结果，对疾病诊断、治疗过程及远期影响进行综合评价，分析结果以指导临床决策。决策分析也是卫生经济评价中常用的分析方法。

第四节 | 决策分析模型

可用于决策分析的模型有多种，决策树模型和 Markov 模型是临床最常用的两种模型。

一、决策树模型

决策树是临床决策分析中最常用的决策分析模型，它要求决策者改变传统的凭直觉或者经验进行决策的习惯，建立全新的思维方式，将整个决策过程用树状图表达，使分析过程直观而有条理，在图中标明各种决策的预期结果及其发生的概率。决策树模型分析的步骤包括：①根据临床问题明确分析目的；②根据临床实践经验和文献阅读评价确定备选方案；③列出每个方案所有可能出现的重要的临床结局；④建立决策树模型；⑤依据文献资料，确定分析时间框架和决策的评定标准；⑥确定每个方案的各种临床结局发生的概率；⑦明确结果指标及各种临床结局的损益值；⑧综合分析并评价方案；⑨对分析中所用参数可能存在的不确定性进行敏感性分析。

【例 10-4】食管下段早期腺癌的发生与 Barrett 食管有关,处理的手段是食管贲门手术切除。但是,手术有一定死亡率,术后生活质量明显下降。近年来开展内镜治疗早期食管癌同样有效,包括内镜下黏膜切除术、黏膜下剥离术、射频消融术等。与手术治疗相比,内镜治疗的死亡率下降、生活质量影响较小,但可能存在更多的复发。临床医师如何为患者选择手术治疗或者内镜治疗成为争议的焦点,如何在其中权衡利弊? 可以采用决策分析。

第一,决策分析应明确需要解决的临床问题及其争议点,即明确研究目的。例 10-4 的研究目的是食管下段早癌治疗的选择问题。来源于 Barrett 食管的早期食管腺癌,选择手术治疗或者内镜治疗,前提是这两种方法都可以选择。依据是临床判断患者没有进入进展期,也没有进行内镜治疗的技术问题或者特殊禁忌证。

第二,应确定进行比较的各种方案及相关的各种可能出现的临床结局。各种方案的临床转归实际上取决于临床事件的发生与否及其发生概率,而怎样准确估计这些临床事件的发生概率是比较重要也较困难的,往往需要根据患者的特征结合文献报告的临床研究结果进行估计。

备选方案包括手术治疗和内镜治疗。手术治疗包括存活与死亡,而存活患者又有淋巴结转移与无淋巴结转移区分。内镜治疗包括失败后手术治疗,或者完成内镜治疗。在完成内镜治疗的患者中,还有进一步处理。图 10-1 显示了决策树模型分析原理。

按时间顺序从左到右画出树状结构,每个分枝代表一段时间内的一个临床结果或决策。用不同的节点代表决策、临床转归或最终结局。通常用小方格表示决策点,代表决策者欲比较不同的方案,决策点发出的分支代表所比较的不同方案,如"手术"与"内镜治疗"两种方案。圆圈所示节点常称为概率节点,代表按一定概率可能出现的几种情况,概率节点发出的分支代表可能出现的事件或临床结局。

最右端的三角形表示最终结局,所有方案可能发生的临床结果都应在决策树上表达出来,且不能重叠和交叉。

第三,决策树分析需要根据具体疾病确定时间框架,分析期通常为一个疾病周期。如本例中的临床结果在一定时间内(如 1~2 年)就会发生,结局为死亡或者存活。

第四,确定各种临床结局的损益值,即对各种结果进行量化,最常用的结果指标是生命年、QALY 和费用等。如出现的各种结果主要影响患者的生存,则以生命年为结果指标。本案例中,结果不仅包括疗效差别、生活质量的影响、复发率的不同,还包括成本的差别,因此选择成本效果比与增量分析更有利于两种方案的比较。单位疗效(质量调整生命年)的成本作为每个结果的损益值更合理。

建立决策树后,将计算各种方案的期望效用值,以进行评价。期望效用值的计算从决策树分枝的最右端开始,将概率和效用值相乘,再将一个节点上各分枝的数值相加,从右到左逐级进行,直到最后计算出每个方案的期望效用。

或者,基于一例患者的成本效果分析。本案例中,内镜治疗,成本 17 408 美元,获得

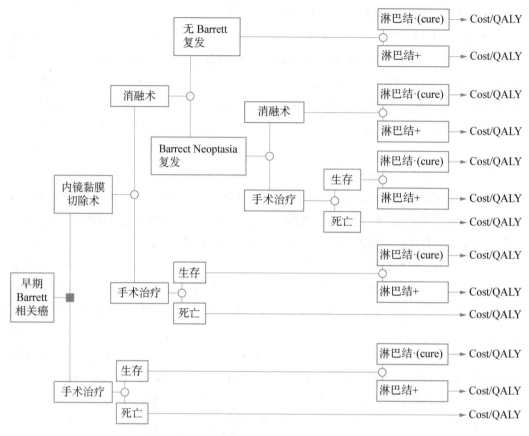

图 10-1　例 10-4 中决策树模型分析

质量调整生命年 4.88 年；手术治疗，成本 27 830 美元，获得质量调整生命年 4.59 年。可以看到，内镜治疗不仅成本更低，疗效也更好，因此作为首选，不需要进行增量分析。成本的估计背景为美国，手术及内镜治疗的结果概率参考了文献资料。

　　第五，敏感性分析。缺少相关研究提供分析所需的参数是引起决策分析的不确定性的主要原因，也是影响临床决策结果可靠性的重要因素。因此，决策分析的最后步骤应进行敏感性分析，以评价不确定因素在一定范围内变化对预期结果的影响，以此作为决策的依据。

　　敏感性分析可以每次仅对一个因素进行分析（单因素敏感性分析），也可以同时分析两个或者两个以上因素的共同作用（多因素敏感性分析）。通常对所有估计的概率都应进行敏感性分析，分析的范围应根据临床数据的来源而定。如果证据来源于大样本的随机对照临床试验，估计的概率有较狭窄的可信限，那么对该因素进行敏感性分析的范围也较窄。相反，如果得到该概率的研究方法有缺陷或可信度较差，或样本量较小、精确度较差，则在分析中应用较宽的范围。通常，范围的确定可以参考文献报告。同样，对效用值也应该进行敏感性分析。如果效用值来自对患者的大样本研究或有代表性的人群研究，或不同的研究得到的效用值结果很接近，则可以采用较窄的敏感性分析范围。如果效用值的测定来源于小样本研究,或不同研究的测定值的变化很大,在敏感性分析中应设定较宽的范围。

本例中,作者考虑了淋巴结转移的可能性大小与手术死亡率对结果选择的影响。图10-2显示了这两种主要因素对决策的同时影响。可以看到,粗线的左方,即淋巴结转移的概率越低,手术死亡率越高,选择内镜治疗的依据越充分;相反,则应选择手术治疗。当前,对食管下段早期腺癌的治疗选择,更多关注治疗对生命质量的影响,手术治疗后生命质量较差,个体化选择更加重要。

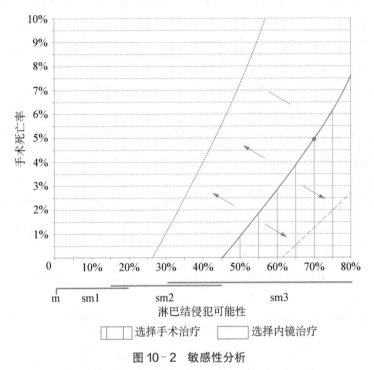

图 10-2 敏感性分析

注:横坐标为淋巴结转移的概率,从0~80%;纵坐标为手术死亡率,从0~10%。选择的措施为内镜治疗与手术治疗,粗实线为分界点。依据淋巴结转移概率和手术死亡率确定病例所处的位置,越向左偏,选择内镜治疗得到益处的把握越大;相反,选择手术治疗获得益处的把握越大。

二、Markov 模型

慢性病的自然发展过程中存在疾病不同状态之间相互转换过程,但总的趋势是病情逐渐加重,发生并发症并最终导致死亡。决策树分析并不适合慢性病,Markov 模型分析有助于解决这类问题。

Markov 模型决策分析的原理是将所研究的疾病按其对健康的影响程度划分为几个不同的健康状态,并根据各自状态在一定时间内相互间的转换概率,结合每个状态的资源消耗和健康结果,通过多次循环运算,估计出疾病发展的健康结局或费用。应用

Markov 模型进行决策分析的步骤包括以下 5 点。

（1）根据研究目的和疾病的自然转归设立 Markov 状态,确定各状态间可能存在的相互转换。通常根据研究目的和疾病的自然转归将整个疾病过程划分为几个不同的健康状态,即所谓的 Markov 状态。将所有可能发生的事件模拟成从一个状态向另一个状态转换的过程,并将所要分析的期间划分为相同的时间周期,称为 Markov 循环周期。在每个循环周期中,患者可能从一个状态转移到另一个状态。

如图 10-3 所示的 Markov 模型决策分析的原理图,图中 3 个 Markov 状态分别为健康、患病和死亡。实际应用中,可以根据具体分析的疾病或干预措施的不同来设定不同的状态,如分析治疗高血压预防脑卒中的研究中,可以设定高血压、脑卒中、残疾和死亡 4个状态。在预防肝硬化食管静脉曲张破裂出血的决策分析中,可以设定肝硬化、肝硬化静脉曲张初次出血、肝硬化静脉曲张再次出血、肝硬化其他并发症、死亡 5 个状态。图中状态间的箭头表示患者在一个循环周期中可以从一个状态转移到另一个状态,也可以停留在原状态。各状态间的互相转换,应根据实际状况的发生而定。例如,某些疾病可能治愈或自愈,转回到健康状态;也可以进一步发展到更严重的疾病状态。但是,有些严重的疾病如残疾不可能回到健康的状态,只能停留在残疾状态或转换到死亡。

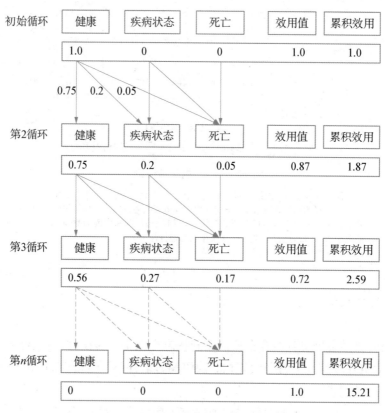

图 10-3　Markov 模型分析原理示意图

（2）确定循环周期和每个周期中各状态间的转换概率。Markov 循环周期的时间长短通常根据临床意义设定。例如，在功能性消化不良的处理分析中，通常以一个月或者一个治疗周期作为一个循环周期。对大多数慢性病而言，其不良事件在整个周期内都可能发生，但发生的频率相对较低，如肝硬化食管静脉曲张破裂出血，常用以 1 年作为一个循环周期。决定循环周期长短的另一个因素是可能得到的状态间转换概率。例如，如果肝硬化出血或者再出血的资料通常为 1 年发生率，那么用 1 年作为循环周期较合适。确定了 Markov 状态及循环周期后，结合有关的临床研究或流行病学调查结果，估计出患者在各状态上停留的时间或转换到另一个状态的可能性。图 10-3 中带箭头直线上的数据代表转移概率，在循环开始时研究人群均为健康状态，所以在患病和死亡状态上初始概率为 0。在第 1 个循环中，健康者患病的概率为 0.2，发生死亡的概率为 0.05，所以在第 2 个循环初期，3 个状态的概率分别为 0.75、0.2 和 0.05。以后每个循环中状态间的转移概率可以是固定不变的，也可以根据疾病的实际情况确定不同的转移概率。比如，肝硬化首次出血后，再次出血的概率增加，同样，预防再次出血的疗效也没有预防首次出血更有效。

（3）确定各健康状态的效用值。可以根据具体疾病对患者的影响，以及具体状态，以时间、疗效、安全性、生命质量和经济学指标分别制定。如图中假定健康、患病和死亡的效用值分别为 1、0.6 和 0，第 2 个循环初期的效用值为 $0.75 \times 1 + 0.2 \times 0.6 + 0.05 \times 0 = 0.87$。

（4）通过运算，估计整个分析期的效用。首先计算出每个循环周期内各状态的分布概率。依据不同状态的概率和效用值，计算每次循环的效用值和累积效用值。

（5）敏感性分析。和决策树分析一样，Markov 模型分析也应在基线分析的基础上进行敏感性分析，以判断分析结果的稳定性及影响分析结果的主要不确定因素。

一项临床干预措施，可能影响患者在各状态上的分布，也可能影响状态间的转换率，即疾病的进程。应用 Markov 模型比较不同干预措施下患者的期望寿命或质量调整生命年或成本，以此选择最佳的干预方案，也可以同时进行相关的成本效果分析、增量分析等。

例如，乙肝和丙肝的转归复杂，部分患者可能发展到肝硬化或肝细胞肝癌，目前还没有一种药物能够有效地控制乙肝和丙肝的发展。干扰素被证明能清除肝炎病毒，但存在较明显的不良反应，而且治疗费用较昂贵，更重要的是它仅对接受治疗的一小部分慢性肝炎患者有效。应用干扰素治疗慢性乙肝、丙肝是否值得推广，在哪些患者中应用较合适，该治疗是否能减少肝癌的发生等一系列问题成为人们关注的焦点。应用 Markov 模型进行决策分析可以提供循证医学依据。Wong 用 Markov 模型对用或不用干扰素治疗乙肝和丙肝患者的疾病转归进行模拟分析，结果表明，用干扰素治疗 20 岁的乙肝或丙肝患者，平均可以延长患者的期望寿命 4.8 年或 3.1 年；在患者的整个存活期中，平均每人减少治疗费 6 300 美元（乙肝）或 6 900 美元（丙肝）。从而推断，从社会的角度和长远的效益考虑，干扰素治疗乙肝和丙肝是一种延长患者生命、减少治疗费用的方法。

【例 8-5】胃癌是第二位肿瘤死亡原因，会影响生活质量，并导致巨大疾病负担。幽门螺杆菌（*Helicobacter pylori*，Hp）感染被认为是胃癌的重要致病因素之一。人群中50%存在 Hp 感染，1%的感染者最终可能发展成胃癌。是否值得在高危人群中筛查 Hp 感染并进行根除治疗、采用何种方式进行 Hp 筛查仍然是存在争议的问题，尤其是在东方人群中。应用 Markov 模型在新加坡华人中进行决策分析研究为这一争议提供了依据。我们可以从文中看到决策分析的过程。

首先，明确决策分析的目的。对于胃癌的预防，是筛查 Hp 感染并进行根除治疗，还是不筛查？血清学检查和 ^{13}C-呼气试验是筛查 Hp 感染的两种手段，血清学检查灵敏度和特异度均不如呼气试验，但其费用很低，采用哪种方法进行筛查更具有成本效果？

其次，确定备选方案：①无干预即不进行 Hp 感染筛查与处理，按发生胃癌的临床处理；②在人群中采用血清学检测 Hp 感染状态，并对结果为阳性的人群进行根除治疗；③在人群中采用 ^{13}C-呼气试验检查 Hp 感染状态，并对阳性结果人群进行根除治疗。根除 Hp 治疗采用标准三联4天治疗方案，即雷贝拉唑 20 mg＋阿莫西林 1000 mg＋克拉霉素 500 mg。

第三，选择 Markov 模型（图 10-4）。如本研究选择 Markov 模型，预测每个方案可能出现的结果，确定这些结果的发生概率。在本研究中，血清学检查与呼气试验的灵敏度与特异度直接影响 Markov 模型的第一次循环周期结果的发生概率，需要从高级别证据中获得。同样，在首次循环和之后的各次循环中，期望寿命、人群 Hp 感染率、胃癌发生率、Hp 致胃癌的相对危险度、胃癌死亡率，根除 Hp 治疗带来的胃癌危险度下降比例，胃癌治疗后的生存率、Hp 再感染率、Hp 根除治疗的不良反应发生率等都是 Markov 模型中必需的数据，需要通过文献检索获得并确定其变化范围。

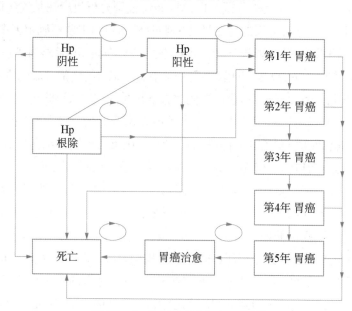

图 10-4 决策分析 Markov 模型

注：Hp 状态，检查阳性和阴性、根除。

第四,确定主要结果的评价方法。在本研究中,结果包括挽救的生命年或者获得的质量调整生命年与成本。决策分析结果显示,按照 2006 年成本资料,在新加坡这样的人群中,与不进行筛查相比,采用血清学筛查 Hp 感染并进行根除治疗每增加 1 个挽救的生命年需要的成本为 16 166 美元,每获得 1 个质量调整生命年需要的成本为 13 571 美元。同样,采用呼气试验筛查 Hp 感染并进行根除治疗,每增加 1 个挽救的生命年需要的成本为 38 792 美元,每获得 1 个质量调整生命年需要的成本为 32 525 美元。增量分析结果显示,从血清学筛查到呼气试验,提高了筛查的灵敏度与特异度,增加 1 个挽救的生命年需要增加的成本为 477 079 美元,增加 1 个质量调整生命年需要增加的成本为 390 337 美元。

第五,敏感性分析。结果是否稳定且能推广应用取决于敏感性分析。作者考虑了根除 Hp 感染致胃癌危险度下降比率,采用 30% 计算,范围 0～100%;Hp 致胃癌的不同 $RR=3.6$,范围 2～12,计算数据时筛查年龄为 40 岁,敏感性分析范围为 25～60 岁,胃癌治疗的年成本、年贴现等因素(图 10 - 5)。结果仍然支持血清学检查优于呼气试验。

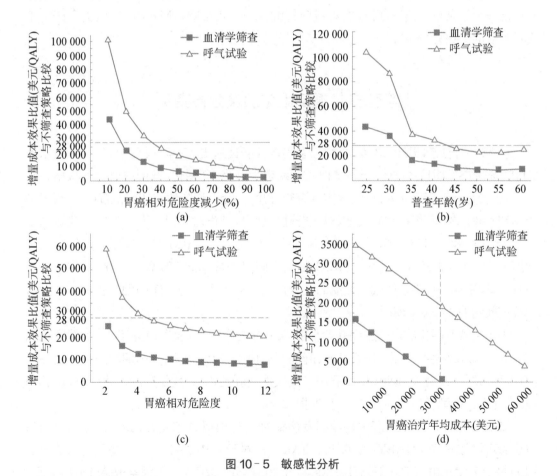

图 10 - 5 敏感性分析

注:纵坐标为增量成本效果比,血清学筛查和呼气试验均与不筛查相比较。横坐标为考虑的因素,(a) 根除 Hp 感染致胃癌危险度下降比率,采用 30% 计算,范围 0～100%;(b) 筛查年龄,计算数据时筛查年龄为 40 岁,敏感性分析范围 25～60 岁;(c) Hp 致胃癌的不同 $RR = 3.6$,范围 2～12;(d) 胃癌治疗的年成本。

Markov 决策模型可以看作一种递归的决策树模型，用 Markov 模型分析慢性病中反复发作的临床事件，可以使分析的问题更清晰明了。在许多用于模拟慢性疾病过程的模型中，Markov 模型被认为是最合理且易于理解的方法。近来，更有将决策树与 Markov 模型相结合进行决策分析，用决策树表示前面的方案选择和相应的结果，再用 Markov 模型表示随后较长时间里可能重复发生的各种结局。Markov 模型分析需要进行大量的计算，可以采用相关的决策分析软件如 Decision Marker 和 DATA（decision anlysis by treeage），为复杂的决策模型分析计算提供方便。Markov 模型分析的关键是分析所用参数的准确性和可得性，特别是转移概率的估计有赖于设计完善的临床流行病学研究和临床试验，如果没有相应的研究结果提供准确的转移概率，分析的可靠性就无法保证。

决策树模型简便直观，无论是分析者还是决策者均易于理解，计算过程相对简便，因此受到临床医师的偏爱，是临床决策分析中最常采用的分析模型。如果决策分析中存在临床事件反复发生或分析时间框较长，或者较多的临床事件与结局互相转化，整个决策树可能非常繁杂且不便于分析，决策树分析就受到一定影响。Markov 模型更多应用于慢性疾病的决策分析中。

第五节 循证临床决策分析案例

【例 8-6】患者，男性，62 岁，慢性乙型病毒性肝炎病史 10 年，反复腹胀、双下肢水肿 2 月就诊，经完善相关检查诊断为慢性乙型病毒性肝炎、肝硬化、低蛋白血症。根据临床经验，患者为肝癌高风险人群，需要定期筛查肝癌。目前，通常建议超声检查（US）用于筛查早期肝癌。然而，根据文献报道，对于肝硬化患者，超声对于极早期肝癌的检测敏感度只有 18%～28%。肝硬化患者每年发生肝癌的风险＞5%，MRI 对极早期肝癌的检测灵敏度为 84.8%，显著高于超声，但 MRI 监测受限于其成本比 US 高。因此，从临床经济学角度，极早期肝癌筛查的成本效益的定量评估是一个重要的临床问题。图 10-6 为这一临床问题的 Markov 模型。

为了反映肝硬化的自然过程并评估肝癌筛查的有效性，模型设立了 11 个健康状态（图 10-6）：代偿性肝硬化、肝癌发展、肝癌延迟检出，极早期肝癌，早期肝癌，晚期肝癌，治疗后肝硬化（来自极早期和早期肝癌）、失代偿期肝硬化、失代偿期肝硬化伴肝癌、肝癌复发、死亡。模型循环周期为 6 个月，模拟 20 年。

基线分析结果显示，若肝癌每年的发病率为 3%，模拟 20 年，在 MRI 组和 US 组，每位患者可增加 6.783 QALYs 和 6.562 QALYs。对于 MRI 组和 US 组，每名患者的总费用为 62 287 美元和 56 725 美元，ICERs 为 25 202 美元/QALY。单因素敏感性分析显示，随着肝癌发病率的增加，ICER 显著下降（图 10-7）。当肝癌发病率低于 3%，ICER 明显上升，当肝癌发病率高于 3.49%，根据韩国的意愿支付阈值（WTP），MRI 组比 US 组具有成本效果。

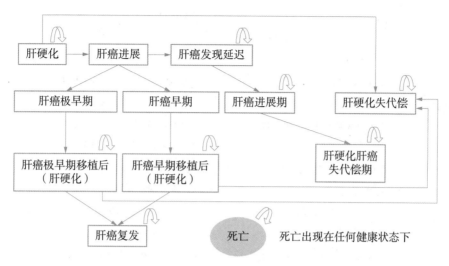

图 10‑6　早期肝癌筛查的 Markov 模型

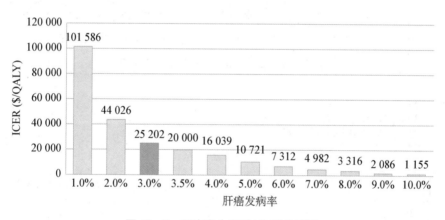

图 10‑7　肝癌发生率对 ICER 的影响

　　为了增加模型的稳定性,需要进行敏感性分析,单因素敏感性分析的龙卷风图(图 10‑8)显示,ICER 影响因素从大到小依次为肝癌每年的发生率、治疗花费、肝硬化病因、筛查起始年龄、花费比(MRI/US)、US 敏感性等。

　　两因素敏感性分析结果显示(图 10‑9),不同的 WTP 下,同时变化肝癌发生率与花费比(MRI/US)对 ICER 的影响。当 WTP 为 200 000 美元/QALY,肝癌每年的发生率为 3%,若花费比(MRI/US)低于 4.38/1,MRI 比 US 具有成本效果。随着肝癌的发病率增加,即使花费比(MRI/US)增加,MRI 仍不失为一种具有成本效果的筛查方法。

　　根据以上研究结果,可以指导我们做出科学的临床决策。总之,决策分析在临床处理疾病的每个过程中,循证临床决策不仅可以帮助合理选择诊断及治疗措施,更让我们在处理患者时避免模糊和经验的处理方式,使临床决策更科学,患者利益和社会利益最大化。

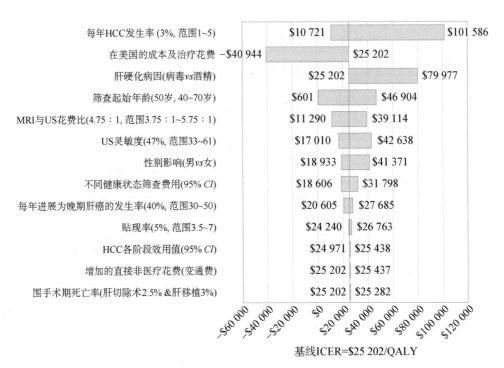

图 10-8　单因素敏感性分析的龙卷风图

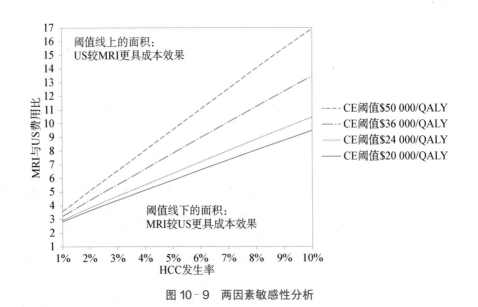

图 10-9　两因素敏感性分析

第六节｜如何阅读和评价有关决策分析研究的文献

对决策分析文献的评价与其他研究一样，应从研究设计及其真实性、结果大小及能否应用于自己的患者 3 个方面综合考虑。

一、研究设计是否合理，分析结果是否真实可靠

结果的真实可靠取决于研究设计的合理性、研究中对各种临床状态和状态转换的估计准确，以及采用的数据参数的真实性、分析方法的科学性等。

1. 所评价的方案是否包括了所有的重要策略和临床结局　首先应明确文献中决策分析的主要目的，分析其所用的模型或方法是否能解决作者提出的临床决策问题。多数决策分析的文献会用图表示模型的结构，学会看决策流程图如决策树，并仔细审阅有助于判断该分析是否能解决临床问题，这首先需要相关学科的知识作为基础，如决策树中有多少不同的选择措施，Markov 模型中有怎样的疾病状态转换；同时，对决策分析方法熟悉，如是否适合采用决策树或者 Markov 模型。

2. 进行比较的临床方案是否为临床常用的方案　在决策分析时，方案或策略指一系列相互关联的措施和决定，作者不仅应指出对哪些临床策略进行比较，还应该对所比较的各种临床策略进行详细描述。阐述方案各自的优点、缺点，说明比较的理由，不仅使读者能判断其确实是可能用于临床的方案，确信重要的临床策略都已包括在分析中，并出现临床困难的选择。

3. 是否考虑了所有有关的临床结果　真正有助于临床医师和患者的决策分析模型应包括与该患者的患病情况相关的所有临床结果。显然应根据具体的疾病确定哪些临床结局应在分析中，如果分析的是急性、危及生命的疾病，生存情况或生存率是重要的结局指标；分析非致命的慢性疾病时，对临床结果的测量不仅应考虑生命的时间长短，还应考虑生活质量；如果比较的措施费用差别较大，成本效果应作为测量的主要结果之一。

临床决策分析研究应建立在患者或者全社会立场上，即应包括所有重要的临床收益和风险。临床决策分析研究就是通过权衡各种得失以做决定。应确信模型中所反映的权衡是当前患者及社会所关注的，如治疗效果、不良反应、生活质量、成本效果、依从性等。

4. 是否用明确、合理的方法获得并确定分析所需的参数　进行决策分析需要综合大量信息，研究者需检索文献、咨询专家和访问患者。首先需要全面检索文献，评价这些研究的真实性、有效性和一致性等，并进一步用定量分析方法（如 Meta 分析等）估计临床事件发生的可能性或概率，并将这些概率分配到分析模型中各节点的分支上。文中应报告所用概率的文献检索情况、来源和推算方法，并将有关文献列出。

5. 效用值的设定是否合理，来源是否可靠　效用值代表了决策分析中各种结局的定量测定值。效用值的测定和表达有多种方式，作者应在文中说明赋值的方法。效用值来源包括：对一组决策分析中所研究疾病的患者进行调查测定；从已发表的有关生命质量的研究结果中得到。对可能的结局和效用值设定的情况了解得越清楚，效用值的赋值方法越可靠。

6. 在数据的选择上是否存在可能影响结果的不确定因素　是否进行了敏感性分析，敏感性分析是否合理。决策分析所用的参数大多来自已发表的研究结果，这些结果常存

现代临床流行病学（第四版）

在估计不精确的问题，通常表现为置信区间很宽。应仔细了解作者对哪些因素及在哪些范围内作敏感性分析，并确信这些分析是合理的。

二、评价决策分析结果

在确定决策分析的方法合理、结果可靠的基础上，我们应进一步明确该研究所建议的方案可能给患者带来多大的益处，获得益处的可信度如何。

1. 在基线分析中得到的评价结果是什么　基线分析（baseline analysis）指在分析中设定的概率或其他参数是分析者认为最佳的估计值，即最接近总体水平的估计值。决策分析是通过比较各方案可能获得的总的"期望效用"，选择效用最大的方案作为推荐的最佳方案。决策分析中得到的结果是不同方案间的平均差别，而不是每个患者可以得到的结果。对个体患者而言，可能受某种因素的影响，如某种结局的出现可能发生在整个观察期的开始，也可能在结束。因此，应结合具体临床实践分析结果的实际意义。

2. 分析中所用的证据强度如何　证据的不确定性是否会影响决策分析的结果。大多数用于决策分析的概率根据已发表的、被认为是最佳证据的研究结果而定，但它们不可避免地存在潜在的错误。减少这种错误的方法是以研究设计较完善、方法可靠、质量较高的研究结果作为估计值，作者如何评判所用证据的质量及怎样选择这些证据，是衡量检查数据可靠性的方法。评价基线分析结果的同时，需要考虑敏感性分析的结果大小。

三、研究结果的应用

如果文献提供的决策分析的结果是有效的且重要的，读者期望应用决策分析的结果处理临床患者获得预期的效应，还应评价该结果是否能应用到自己的临床实践中，即确定该决策分析的实用性如何。

1. 临床患者情况是否与文献分析中的研究对象相符　决策分析的文献中均应对分析所用数据来源的患者的详细情况进行描述。读者应明确提供分析所用概率的研究中，患者状况与目前自己需要处理的临床患者的情况是否相似，如果没有对该方面的详细描述，应查询提供参数的参考文献。如果这些研究中的患者与你的不同，应注意敏感性分析的结果。如果仍无法确定，应注意分析中的患者与你的患者的不同之处是否足以让你放弃应用该决策分析的结果，如果不是，则可以谨慎使用。如果决策分析的结果对某个因素敏感，读者应注意患者在该因素上是否适合文中分析的范围，以及判断（估计）你的患者在应用该方案后的结果可能更好还是更坏。

2. 分析中设定的效用值是否反映临床患者的情况　结局事件所赋予的效用值对整个决策分析的结果影响同样很大，因此应判断自己的患者的健康状况是否与文献中一样。基于单个患者的决策分析，效用值通常来自直接对该患者的测定，这些赋值可能完

218

全根据患者的具体情况设定,你的患者很可能与之不同。但是,其他决策分析的效用一般根据一组患者或一般人群测定,你的患者可能是其中的一种,这种效用值应用的范围很广,但也有较大的不确定性。这时也应根据按效用值所做的敏感性分析的结果进行判定,有时查阅原文可能获得更确切的信息。

　　决策分析在临床处理疾病的每个过程中,循证临床决策不仅可以让我们合理选择诊断措施,也让我们在处理患者时避免模糊和经验的处理方式,使临床决策更科学,患者利益和社会利益最大化。值得注意的是,临床决策受很多因素的影响,方案的有效性、安全性、易接受与成本效果等均是考虑的因素。当这些因素发生变化时,决策分析研究的结论也随之变化。临床情况的变化复杂多样,如疾病的诊断概率变化、患者的一般状态改变、合并疾病改变,实施描述措施的把握等均可能影响最终结果。一方面需要更多地开展决策分析研究;另一方面更需要审慎地应用当前决策分析研究的结论。

复习题

1. 对慢性病的临床干预研究,除了考虑常规的临床疗效、不良反应等指标外,目前提倡应考虑加上:
   A. 生命质量、卫生经济学指标　　　　B. 统计学指标
   C. 病程、病史特征　　　　　　　　　D. 生存率、死亡率指标
   E. 缓解率

2. 循证临床决策不需要考虑哪些因素:
   A. 有效性　　　　　　　　　　　　　B. 安全性
   C. 患者的想法　　　　　　　　　　　D. 治疗费用
   E. 患者的出生地

3. 关于决策分析模型,错误的描述有:
   A. 常用的模型有决策树、Markov 模型、生存分析模型等
   B. Markov 模型适用于急性疾病
   C. 决策树模型适用于急性疾病
   D. Markov 模型适用于慢性疾病
   E. 决策树模型适用于短程疾病

4. 关于医患共同决策,不正确的有:
   A. 医师和患者共同进行循证临床决策
   B. 临床决策时,医师告诉患者不同的治疗选择和利弊
   C. 患者有不听从医师建议的权利
   D. 患者应该服从医师的决定
   E. 医师告诉患者治疗方法的不良反应和费用的比较

5. 以下哪项效用值的测定方法不正确:

A. 标准概率法　　　　　　　B. 时间交换法

C. 等级尺度法　　　　　　　D. 意愿支付法

E. 划线法

参考答案

1. A；**2.** E；**3.** B；**4.** D；E；**5.** D

（陈世耀　王吉耀）

参考文献

1. 王倩，何达. 决策分析评价［M］//王吉耀. 循证医学与临床实践. 4 版. 北京：科学出版社，2019，252-255.

2. 杨莉，胡善联. 药物经济学评价的决策分析［M］//胡善联. 药物经济学评价指南研究. 上海：复旦大学出版社，2004：57-67.

3. POHL H，SONNENBERG A，STROBEL S，et al. Endoscopic versus surgical therapy for early cancer in Barrett's esophagus：a decision analysis［J］. Gastrointestinal endoscopy，2009，70(4)：623-631.

4. RICHARDSON W S，DETSKY A S. User's Guides to the medical literature. VII. How to use a clinical decision analysis. B. What are the results and will they help me in caring for my patients［J］. JAMA，1995，273(20)：1610-1613.

5. XIE F，LUO N，LEE H P. Cost-effectiveness analysis of population-based serology screening and ^{13}C-Urea breath test for *Helicobacter pylori* to prevent gastric cancer：A markov model［J］. World J Gastroenterol，2008，14(19)：3021-3027.

第十一章 系统综述和 Meta 分析

第一节 系统综述概述

一、系统综述的基本概念

循证医学(evidence based medicine，EBM)是遵循证据的临床医学，其核心思想是任何医疗干预都应建立在新近最佳科学研究结果的基础上，其目的是临床医疗决策的科学化。它将医师个人的临床实践经验与科学证据结合起来，结合患者偏好和价值观，共同决策，使患者得到最佳的诊治。循证医学不同于以往的医学实践，它更强调任何医疗决策的确定都应基于客观的、最佳的临床科学研究证据，并以此为基础制定出具体的临床实践指南。在循证医学中，科学的证据通常来自系统综述。

系统综述(systematic review，SR)也称系统评价，基本特点是以临床问题为基础，全面收集全世界所有已发表或未发表的相关临床研究文献，采用统一、科学方法严格评价文献，筛选出符合质量标准的文献，结合证据，得出可靠的结论。同时，随着新的临床证据出现，及时更新，随时提供最新的知识和信息，作为重要的决策依据。另外，系统综述亦为临床科研提供重要信息，为选题立项提供了科学的基础，从而避免了走弯路及重复研究而浪费科研经费。系统综述的研究问题不仅局限于对干预措施的疗效评价，目前已拓展到病因、诊断、预后和动物实验等多个领域。

系统综述与传统的叙述性综述有较大的区别，前者基于问题驱策属于二次文献综合研究，后者大多基于资料驱策属于叙述性概括。两者的区别如表 11 - 1 所示。

表 11 - 1　系统综述与叙述性综述的比较

项目	系统综述	叙述性综述
研究问题	集中于某一问题，文献来源明确	常为多渠道不全面检索
方法	有明确的检索策略	常未说明

（续表）

项目	系统综述	叙述性综述
文献选择	有明确的入选/排除标准	有潜在的偏倚
文献评价	有严格的评价方法	评价方法不统一
结果合成	定量/定性	定性
结论	推断遵循研究依据	有时遵循研究依据
结果更新	依据新试验定期更新	不定期更新

Cochrane 协作网是一个专门从事系统综述相关工作的非盈利性质的国际学术机构。Cochrane 系统综述是指在 Cochrane 协作网统一工作手册指导下，在相应 Cochrane 专业评价组编辑部指导和帮助下，完成并发表在 Cochrane 图书馆的系统综述。Cochrane 系统综述实施全程都有严格的质量控制措施，同时开发了专业的系统综述软件 Review Manager(RevMan)作为辅助，故被认为是目前相对最成熟、质量最高的系统综述方法。目前，发达国家的临床医师和卫生决策者已将 Cochrane 中心的系统综述作为重要的决策依据，如只有 Cochrane 中心肯定的疗法才能使用；有些国家在审批课题时，也先在 Cochrane 数据库检索，以是否做过系统综述作为先决条件。

二、Meta 分析的基本概念

Meta 分析(meta-analysis)是对来自两个或多个独立研究结果的统计学合并，是一种最常用的统计学方法。该方法由 Glass 在 1976 年首次提出并命名，近年来已广泛应用于医学领域中关于诊断、治疗、预后和病因等方面的多种研究。20 世纪 80 年代末，Meta 分析被引入我国，也称为荟萃分析。

Meta 分析是为循证医学提供高质量临床证据的重要技术和工具，其突出优势包括增加检验效能、提高准确性、回答单个研究无法回答的问题和解决相互矛盾的观点引发的争论等。值得注意的是，Meta 分析也会带来潜在的误导，尤其是未仔细考虑特定的研究设计、研究本身存在严重的偏倚，或研究间的异质性太大等情况。

系统综述和 Meta 分析两个概念常被混淆，系统综述强调的是综述，并不一定要用 Meta 分析的方法，只有当纳入的研究资料适合采用 Meta 分析时才会进行结果合并。而 Meta 分析强调的是一个统计过程，将几个独立的结果应用特定的统计方法进行综合，它可以是系统的，也可以是不系统的。实际上，两者关系十分密切，大部分系统综述都应用了 Meta 分析，定量化的结论更具有说服力和应用性；反过来，Meta 分析也主要应用在系统综述中。

第二节 | 系统综述的步骤

与传统综述不同，系统综述是一种科学研究方法，其中有诸多研究步骤。Cochrane

系统综述主要包括 9 个步骤：①提出一个临床相关的问题，并确立纳入研究的标准；②文献检索与研究选择；③选择研究和收集数据；④评价纳入研究存在偏倚的风险；⑤分析数据并进行 Meta 分析；⑥阐述报告偏倚；⑦呈现结果和发现；⑧解释结果并得出结论；⑨对系统综述结果改进与更新。系统综述一般至少包括以下 7 个步骤。

一、提出一个临床相关的问题并确立纳入研究的标准

系统综述的目的是总结现有的临床证据，为临床实践提供科学依据。当单个临床研究结果无法确定某项措施的利弊，或在临床应用过程中某措施的效应变异较大时，需要应用系统综述来帮助分析结果。因此，系统综述的题目主要源于那些临床实践中涉及不确定、有争议的重要临床问题，以帮助临床医师进行决策。例如，熊去氧胆酸（ursodeoxycholic acid，UDCA）能否用来治疗非酒精性脂肪性肝炎（non-alcoholic steatohepatitis，NASH）。

在选择开展某一临床问题的系统综述前，应进行全面、系统的检索与评价，了解该临床问题的系统综述是否存在或正在进行、现有的系统综述质量如何、是否已经过时并综合评价开展系统综述的必要性。

系统综述解决的问题比较专一，涉及的研究对象、治疗措施、结果因素相似或相同。因此，在确定题目时，应围绕研究问题明确四个要素，即定义研究对象、干预措施、对照措施、结果因素。常采用 PICO 格式简洁明了地阐明问题，P 为特定的研究对象/人群（population），I 为干预或暴露（intervention/exposure），C 为对照组或另一种可用于比较的干预措施（control/comparator），O 为临床结局因素（outcome）。在具体进行系统综述时，特别是确定纳入研究的标准时，还要考虑研究设计类型（study design），完善成 PICOS 格式。

1. 研究对象　明确要研究的患者特征，如性别、年龄、种族、是否伴随疾病等。必要时可以对患者特征进一步限制，但一定要有合理的生物学或社会学意义。例如，随着分子生物学的进展，现代肿瘤学进入分子水平，对恶性肿瘤的治疗需要对肿瘤细胞类型、分化程度、肿瘤分期、基因表型等都要进行限制。若在早期，对治疗了解有限，无法确定不同亚组人群对干预效应的差异，最好纳入所有相关人群，再作亚组分析以鉴定重要的差异。

2. 干预措施　有一个明确的干预措施。表面上看，干预措施比较容易定义，但在实际应用中需要谨慎。例如，同样的药物，要明确其剂型、剂量、给药途径、疗程长度。有时，会定义一类药物的疗效，如在研究血管紧张素受体阻断剂类药物抗高血压的疗效时，更要注意药物应用的细节。

3. 对照措施　研究一个干预措施的效果，通常是相对其对照而言的。对照干预可以是空白对照，即安慰剂；也可以是阳性对照。就阳性对照而言，可以是标准疗法，也可以是某一特定的对照疗法。对照不同，其相对效应也不同，必须在计划书中明确说明对照

是什么，避免混淆。

4. 疾病的结局因素　循证医学尤其强调终点结局因素。评价者不要遗漏重要的研究结果，但又要避免罗列过多不重要的结果因素。不同的文献会采用不同的结果因素，这时有必要与文献作者联系，经过转换得到一个统一的结局因素，否则只能舍弃。例如，作诊断试验的系统综述时，文献只报道了灵敏度，而没有特异度，应分析是设计上的缺陷还是文献报告上的忽略。若是设计不合理，应舍弃此研究；若是报告问题，应与作者联系，尽量获得特异度的数据。

5. 研究设计的类型　通常，不同类型的临床问题有其相对合适的研究设计类型。随机对照试验被认为是研究疗效的最佳设计方案，而对诊断试验的评价则完全不同。同是病因研究，也因为发病率不一而选择队列研究或病例对照研究。不过这在临床实践中并不绝对，要回答一个临床问题可能有多种研究方法。例如，疗效的研究，理想的方法是应用随机对照研究设计，也可以应用非随机对照研究、队列研究、病例对照研究等设计。应用非随机的对照研究等其他设计时，要注意避免两方面的偏倚。其一，设计是否考虑了主要混杂因素的控制，如很多已知的影响效果的因素。同时，由于没有分组隐藏和双盲，可能会夸大疗效，做出结论时应慎重。其二，特别要重视发表偏倚的问题，进行相关的分析。

基于研究问题的 PICOS 要素，综述者需要对计划纳入的研究设置相应的入选、排除标准。除了 PICOS 要素外，一般还应考虑研究发表文献的语言、发表的年限、研究的类型等。在 UDCA 能否用来治疗 NASH 的研究中，Wu 等试图回答一个临床问题，根据 PICOS 方式，可以归纳为：P，肝活检病理证实的 NASH 患者；I，应用熊去氧胆酸治疗；C，安慰剂；O，组织学的反应和生化指标的变化；S，随机对照试验。根据这个临床问题和 PICOS 要素，作者设定了纳入和排除标准。纳入标准为所有评价熊去氧胆酸治疗 NASH 疗效和不良作用的随机对照研究，所有性别和人种。此外，还包括以下几个条件：①年龄超过 18 岁；②持续升高的转氨酶水平；③肝活检有 NASH 证据；④有或没有脂肪肝的影像学证据；⑤每日饮酒量女性少于 20 g，男性少于 40 g。排除标准为由其他原因引起的肝脂肪变性或脂肪纤维化，如乙肝、丙肝、自身免疫性肝病、遗传性疾病、血色病。若存在其他与继发性非酒精性脂肪性肝病相关的因素者也被排除。

二、文献检索与研究选择

明确了系统综述所要研究的问题，结合文献纳入标准和排除标准，创建合理的文献检索策略。检索时可多选以避免遗漏。制定检索策略、进行全面无偏的检索也是系统综述的特点。最好不要有语言和时间的限制。检索策略的制定可以参照 Cochrane 协作网各专业组制定的检索策略。检索的过程最好由两个以上的作者独立完成，再相互印证。强烈建议系统综述人员与经验丰富的图书馆员或信息学专家密切合作。

系统综述中相关研究的查找策略应明确描述。检索策略的制定要充分考虑研究问题涉及的 4 个方面:PICO,即研究对象、干预措施、对照措施和研究结局。检索的途径有电子检索和手工检索,发表及未发表的资料。常用的英文数据库包括 MEDLINE,EMBASE 和 Cochrane 图书馆等;常用的中文数据库包括中国生物医学期刊库(CBM)、中国知网(CNKI)、万方数据库等。不同数据库有自己的侧重,如 MEDLINE 和 EMBASE 两个数据库重复率只有 34%,所以在做系统综述时应同时查找多个数据库。

此外,所有检索到的文章(包括以前发表的综述)的参考文献是一个获得完整数据库的有效而简单的补充。Cochrane 图书馆中的数据库之一,疗效综述的摘要数据库(Database of Abstracts of Reviews of Effectiveness,DARE)也能提供以往发表的临床试验效果评价的信息,可以作为参考。其他专题数据库、引文数据库、学位论文数据库、各类临床研究注册网站,以及监管机构网站可能是获得那些未发表文献的重要途径。若涉及药物或医疗器械,甚至可以向生产厂家索取有关资料。与同领域的专家交流,从中获得已经完成而尚未发表或从未发表的临床试验也是获得完整数据库的补充。

Wu 等的文中详细描述了检索方法,包括检索的资源 Cochrane 图书馆的 Cochrane 对照试验的注册中心(CENTRAL)(至 2011 年第 8 期)、PubMed(1950 年至 2011 年 9 月)、EMBASE(1966 年至 2011 年 9 月)等英文资源和 CNKI(1979 年至 2011 年 9 月)、万方(1998 年至 2011 年 9 月)等中文资源。针对每个数据库,列出了相应的检索策略,如针对 PubMed,作者使用的检索式如下:(bil* acid* OR lithocholic acid* OR LCA OR chenodeoxycholic acid* OR CDCA OR ursodeoxycholic acid* OR UDCA OR deoxycholic acid* OR DCA OR dehydrocholic acid* OR DHCA OR tauroursodeoxycholic acid* OR TDCA) AND (non* alcoholic fatty liver OR non* alcoholic fatty liver OR nonalcoholic fatty liver OR NAFL* OR NASH OR (non* alcoholic AND steatohepatitis) OR (nonalcoholic AND steatohepatitis) OR (nonalcoholic AND steatohepatitis)) AND (trial* OR random* OR allocat* OR blind* OR double*-bind* OR placebo OR meta-analysis)。

研究的选择一般由两个作者根据纳入标准和排除标准独立完成,核心步骤包括:利用文献管理软件(如 NoteExpress 或 EndNote)合并不同数据库来源的检索结果,删除同一报告的重复记录;阅读标题和摘要,删除明显不相关的报告;检索相关报告的全文;将同一研究的多个报告联系在一起;仔细阅读报告全文,确定是否符合入选标准;必要时联络研究者,确认研究的相关信息(要求研究者提供更多的信息,如缺少的方法学或结果信息);对研究的纳入做出最终决定。研究的筛选过程需要全程记录,并在最终的综述中列出相应的流程图。Wu 等的文章中根据事先定义的入排标准筛选,最后纳入了 3 个研究,如图 11-1 所示。

三、资料提取

资料提取就是将能反映原始研究概况的资料提取出来,将原始资料条理化、数据化,

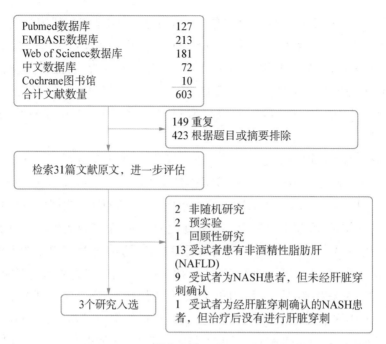

图 11-1　Wu 等的文章中的研究纳入流程图

既便于集中分析，也便于读者了解资料的情况。数据提取是进行系统综述的基础工作，是原始研究与系统综述分析之间的桥梁。数据提取原则上应能尽量详尽而准确地反映原始资料情况，保证提取数据的完整性和准确性。

资料的收集需要根据具体研究特点设计标准化的资料提取表，提取表通常包括文献来源、研究的合格性、研究的设计与方法、研究的特征和用于综合分析的数据等 5 个部分。这些资料的收集通常有一定的规范和细化。应特别重视以下 3 个方面：①研究质量要素，如随机分配方案的产生、随机方案隐藏、盲法、样本量估计；②研究特征，包括研究对象、干预措施、对照措施；③研究结局，主要指用于资料分析的数据，从不同的研究报告中提取的结果常常需要数据转换为可用于分析的样式。

资料提取表可以采用纸质或电子表格，由两名评价员对符合纳入标准的试验独立进行提取数据，完成后交叉核对。不一致处通过讨论协商确定，或由第三方判定。数据提取后还应对数据提取和质量评价的一致性进行评价。

Wu 等的文章中没有给出具体的资料提取表，但说明了资料的提取由两位作者独立完成，有分歧时请第三位作者评判。根据结果部分给出的表格，可以还原资料提取表包括所纳入研究的 PICO 等基本特征，从生化反应和组织学方面评价疗效及不良事件等资料。

四、纳入研究的质量评价

研究质量是指研究的结果是否真实地反映了客观实际情况，主要是指内部真实性

(internal validity)。其评价方法主要看该研究在设计、实施和分析中的可靠程度。相对应的还涉及研究的外部真实性(external validity),指研究中的对象、干预措施和结局测量等特征对问题和结果的解释所产生的影响。

对纳入的研究进行质量评价是系统综述的核心步骤之一,评价原始研究的质量对客观判断系统综述结果和结论的真实性、可靠性至关重要。由于综述中得出的结论取决于纳入的研究结果,如果这些结果有偏倚,那么对这些研究的 Meta 分析结果将产生误导的结论。评价文献质量和偏倚风险的方法较多,可采用清单、一览表或量表评分等。针对不同的研究设计类型,质量评价工具和方法也有明显差别。

针对随机对照试验文献质量评价的工具有很多,目前被广泛使用的包括 Jadad 量表(Jadad scale)和 Cochrane 偏倚风险评估工具(The Cochrane Collaboration's tool for assessing risk of bias in randomized trial,RoB)。前者强调的是研究报告的质量,简单易操作,但有些条目定义不够明确;后者则强调了试验设计和实施的方法学质量,条目定义清晰规范。因此,更推荐使用 Cochrane 偏倚风险评估工具。

Cochrane 偏倚风险工具由 Cochrane 协作组于 2008 年发布,这个工具是由众多方法学家、编辑和评价者组成的工作小组共同开发。该工具侧重于评估研究中各类偏倚的风险。它是一项基于"维度评估"的工具,即需要对研究的质量从不同"偏倚风险"维度(domain)进行严格独立评估。该工具包括的评价维度包括:①随机分配方案的产生(random sequence generation),归属于选择性偏倚,产生的原因是随机不充分,包括伪随机,导致影响预后或疗效的研究对象特征在治疗组间存在的系统差异;②随机分配方案的隐藏(allocation concealment),归属于选择性偏倚,产生的原因是分组前没有做到分配方案的隐藏,研究人员有意不遵循分配方案,导致影响预后或疗效的研究对象特征在治疗组间存在的系统差异;③受试对象和研究人员设盲(blinding of participants and personnel),归属于实施偏倚(performance bias),产生的原因是受试对象和研究人员在研究过程中获知治疗分组的情况,导致除干预措施外,治疗组间其他医疗措施存在的系统差异;④结局测量时设盲(blinding of outcome assessment),归属于检测偏倚(detection bias),产生的原因是研究结局测量者知道治疗分配方案,导致结局测量时治疗组间存在的系统差异;⑤结局数据不完整(incomplete outcome),归属于退出偏倚(attrition bias),产生的原因是不完整结局数据的数量、性质和处理方法,导致研究结果的系统差异。通常辨别的方法为作者是否应用了意向性分析(intent to treat,ITT);⑥选择性报告(selective reporting),归属于报告偏倚,产生原因是作者只选择某些结局进行报告;⑦除了上述来源的其他偏倚(other bias)。RoB 工具中不需要评分系统,而需要综述者对研究中每个维度的偏倚风险程度进行评估,判断为"低风险""高风险""风险不清楚",同时需要提供支持该评价的理由,整个过程清晰、透明。根据 Cochrane 干预研究系统综述的手册要求,研究者利用 RoB 工具评判每个纳入研究的偏倚风险情况后,可以借助 RevMan 软件绘制偏倚风险图(risk of bias graph)和偏倚风险总结图(risk of bias summary)来展示,如图 11-2。

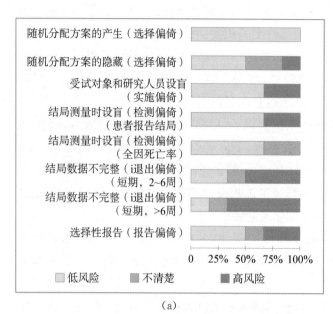
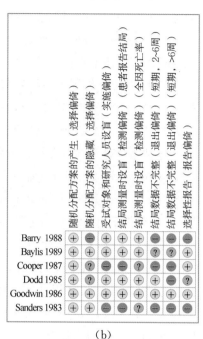

图 11-2　偏倚风险图(a)和偏倚风险总结图(b)

Wu 等的文章中在材料与方法部分描述了研究的质量评价,包括分配表的产生、分配的隐藏、盲法、结局资料报告的完整性、选择性报告和其他明显存在的偏倚等方面。

RoB 工具自发布以来已经得到广泛应用。Cochrane 方法学组于 2016 年 10 月 20 日重新推出新版 RCT 偏倚风险评价工具(RoB 2.0),该工具主要针对个体平行设计的 RCT 研究。自发布后 Cochrane 团队不断在 RoB 2.0 基础上完善、更新,目前推荐使用的最新版本是 2019 年 8 月 22 日的修订版。

与之前的 RoB 相比,RoB 2.0 有几个重要的变化:设置了 5 个偏倚评价维度,即随机化过程中的偏倚(bias arising from the randomization process)、偏离既定干预的偏倚(bias due to deviations from intended intervention)、结局数据缺失的偏倚(bias due to missing outcome data)、结局测量的偏倚(bias in measurement of the outcome)和结果选择性报告的偏倚(bias in selection of the reported result),其中某些偏倚的名称描述更为精准;每个维度内的各个条目都引入了相对应的信号问题,以及各维度偏倚风险的决策路径;增加了各个维度内单一条目水平和总体水平的偏倚风险评估,对各维度的偏倚风险及总体偏倚风险的判断过程更加明确清晰;偏倚风险的评估可分为 3 个等级:"低风险(low risk of bias)""有一定风险(some concerns)"及"高风险(high risk of bias)";对每个维度及总体情况增加了预计偏倚的方向,评价偏倚可能带来的影响;增加了该工具的启用宏 Excel 文件,简便易操作。Cochrane 偏倚风险评估工具 2.0 的详细条目如表

11 - 2 所示。

表 11 - 2　Cochrane RoB 2.0

偏倚维度和信号问题*	回答		
	低风险 偏倚	高风险 偏倚	其他
随机化过程中的偏倚			
1.1　分配序列是否随机	Y/PY	N/PN	NI
1.2　受试者分配干预措施前,是否保持分配序列隐藏	Y/PY	N/PN	NI
1.3　组间基线差异是否提示随机化过程存在问题	N/PN	Y/PY	NI
偏倚风险评估(低/高/有一定风险)			
可选:如果存在偏倚,可能的方向是什么			
偏离既定干预的偏倚			
2.1　研究过程中研究对象是否知道他们接受哪种干预	N/PN	Y/PY	NI
2.2　研究过程中医护人员是否知道受试者接受哪种干预	N/PN	Y/PY	NI
2.3　如果 2.1 或 2.2 中回答是/可能是/不清楚则回答:是否存在由于试验环境引起的偏离既定干预	N/PN	Y/PY	NA/NI
2.4　如果 2.3 中回答是/可能是/不清楚则回答:与既定干预的偏离是否可能对研究结局造成影响	N/PN	Y/PY	NA/NI
2.5　如果 2.4 中回答是/可能是则回答:与既定干预的偏离是否在组间均衡	Y/PY	N/PN	NA/NI
2.6　是否使用恰当的分析方法来评估干预的效果	Y/PY	N/PN	NI
2.7　如果 2.6 中回答不是/可能不是/不清楚则回答:未能分析随机分配的受试者数据是否(对结果)有潜在的重大影响	N/PN	Y/PY	NA/NI
偏倚风险评估(低/高/有一定风险)			
可选:如果存在偏倚,可能的方向是什么			
结局数据缺失的偏倚			
3.1　是否可以获得全部,或几乎全部的随机化受试者的数据	Y/PY	N/PN	NI
3.2　如果 3.1 中回答不是/可能不是/不清楚则回答:是否有证据证明结局数据的缺失没有对结果造成偏倚	Y/PY	N/PN	NA
3.3　如果 3.2 中回答不是/可能不是则回答:结局数据的缺失是否与其真值有关	N/PN	Y/PY	NA/NI
3.4　如果 3.3 中回答是/可能是/不清楚则回答:结局数据的缺失是否很可能与其真值有关	N/PN	Y/PY	NA/NI
偏倚风险评估(低/高/有一定风险)			
可选:如果存在偏倚,可能的方向是什么			
结局测量的偏倚			
4.1　结局测量的方法是否不恰当	N/PN	Y/PY	NI
4.2　组间结局测量或确定是否存在差异	N/PN	Y/PY	NI

（续表）

偏倚维度和信号问题*	回答		
	低风险偏倚	高风险偏倚	其他
4.3 如果4.1和4.2回答不是/可能不是/不清楚则回答:结局评估者是否知道研究受试者所接受的干预措施	N/PN	Y/PY	NI
4.4 如果4.3回答是/可能是/不清楚则回答:如果知道接受了何种干预措施,结局的测量是否会受到影响	N/PN	Y/PY	NA/NI
4.5 如果4.4回答是/可能是/不清楚则回答:如果知道接受了何种干预措施,结局的测量是否很可能会受到影响	N/PN	Y/PY	NA/NI
偏倚风险评估(低/高/有一定风险)			
可选:如果存在偏倚,可能的方向是什么			
结果选择性报告的偏倚			
5.1 结果的数据分析是否与在获取揭盲结局数据之前就已预先确定的统计分析计划一致	Y/PY	N/PN	NI
正在评价的结果数据可能是基于以下这些结果中选择性报告的:			
5.2 从多个合格的结局测量(如尺度、定义、时间点)的结果中选择性报告	N/PN	Y/PY	NI
5.3 从多个合格数据分析的结果中选择性报告	N/PN	Y/PY	NI
偏倚风险评估(低/高/有一定风险)			
可选:如果存在偏倚,可能的方向是什么			
整体偏倚			
偏倚风险评估(低/高/有一定风险)			
可选:结果的总体偏倚的方向可能是什么			

注:Y=是;PY=可能是;PN=可能不是;N=不是;NA=不适用;NI=不清楚。* 偏离既定干预引起偏倚的信号问题与分配干预的效果有关。

　　在 RoB 2.0 工具使用时,评价者需要对每个信号问题进行回答,然后根据相应的算法评估各个维度的偏倚风险等级和可能的偏倚方向。如果所有维度的偏倚风险评价结果都是"低风险",那么整体偏倚风险(overall risk of bias)就是"低风险";如果有的维度的偏倚风险评价结果为"有一定风险"且不存在"高风险"的维度,那么整体偏倚风险为"有一定风险";只要有一个维度偏倚风险评价结果是"高风险",那么整体偏倚风险就是"高风险"。各个维度的偏倚风险算法可查询 RoB 2.0 网站的详细指南。

　　除了针对个体平行设计 RCT 的 RoB 2.0 工具,该工具研发团队在其网站于 2020 年11 月和 2020 年 12 月分别更新了评价整群随机试验及交叉试验偏倚风险的 RoB 2.0 扩展版本,作为对 RoB 2.0(2019 修订版)的补充,拓宽了该工具的适用范围。更多关于Cochrane 偏倚风险评估工具 2.0 的信息可以通过偏倚风险工具网站获取。

　　与随机对照研究相比,非随机干预性研究更容易受到偏倚风险的影响。由于非随机干预性研究的设计多样,如非随机对照试验、队列研究和病例对照研究等,目前尚无一种通用的文献质量工具。现在最常用的是"纽卡斯尔-渥太华量表（Newcastle-Ottawa Scale，NOS）"，该工具多是针对经典的队列研究和病例对照研究设计，但是对这两类研究的多数衍生设计并不适用。NOS 量表包括 3 大块（人群选择、可比性、结果测量），共计 8 个条目，分别开发了针对队列研究和病例-对照研究的 NOS 评价标准，采用星级评分系统，满分 9 颗星。

　　2016 年 10 月 Conchrane 专家团队在 *BMJ* 上发表了关于非随机干预性试验的更普适的偏倚风险评估工具（risk of bias in non-randomized studies-of interventions，ROBINS - I），适用干预效果评价的多种非随机研究类型，主要包括队列研究、病例对照研究、类实验等。与 RoB 2.0 相似，ROBINS - I 也是一个维度评估式的工具。该工具有 7 个评价维度，包括混杂偏倚、选择偏倚、干预分类的偏倚（bias in measurement classification of interventions）、偏离既定干预的偏倚、数据缺失的偏倚（bias due to missing data）、结局测量的偏倚、结果选择性报告的偏倚。每个维度都有一系列的信号问题，根据信号问题的回答对该维度进行偏倚风险判断，以及总体情况的偏倚风险判断。ROBINS - I 相较于 NOS 要复杂得多，但评估的内容更加全面且有针对性，评估的过程更加透明、科学。建议读者在使用前详细阅读所有关于该工具的详细资料，ROBINS - I 详细的使用指南及表单模板在其官方网站均可免费下载。

五、资料的定性与定量综合

　　系统综述的资料综合包括考虑定性与定量两方面的分析。定量分析，即 Meta 分析，比较直观。近年来 Meta 分析的方法学上进展较多，受到广泛接受，有时甚至被滥用。定性分析其实一直是系统综述的一个重要方法，尤其适合对新的临床问题分析，近年来逐渐受到临床医师的重视。决定定量还是定性分析，需要考虑几方面问题：纳入研究是否存在异质性；数据是否适合定量分析；定量综合后结果的意义是什么；定性分析是否能更全面地了解临床问题等。定量分析内容将在下节详细介绍。

六、对结果的解释

　　系统综述需要对综合定量分析（Meta 分析）或定性分析的结果进行解释。对所有纳入研究中的质量、干预措施的效应进行概述和分析，对不同条件下的干预措施效应进行分析、综合结果与其他类型研究的结果进行比较，最后对证据的强度、推广应用性、治疗措施的利弊、费用的权衡等方面进行讨论，形成对临床实践有指导意义的建议及指导进一步临床研究的线索。

　　1. 证据的强度　首先，应对最后纳入文献的方法学质量和系统综述本身质量进行讨论，这部分内容将决定系统综述所得结论的强度。其次，对未纳入文献加以讨论，有不同意见时应引起重视，尤其是那些具有不良反应的信息。有时研究很难提供治疗与重要结局之间的因果联系,特别是对少见病的危险因素研究只能提供间接证据,如采用中间指标(或称替代指标),需要长时间的观察来证明其疗效。

2. 推广应用性　临床工作者需要根据系统综述所提供的信息为临床服务,但在应用时必须判断这些信息是否适合,如患者是否相似、研究场所是否相似,等等。若系统综述的结论来自成人,那该结论应用于儿童将会十分冒险。因此,要求评价者对证据可能应用的情况及影响效果因素进行讨论,包括生物学或文化的差异、患者对治疗的依从性、患者特征、治疗费用及患者的态度。

3. 不良反应　评价者应当充分说明治疗可能带来的不良反应。高度重视不良反应的发生频率及严重程度。

4. 结论的意义　评价者需要对系统综述结果在临床实践中的意义进行总结,说明该结果对临床实践和进一步研究的意义。

Wu 等的文章中讨论了纳入研究的结局指标只是生化指标的改变,如高剂量 UDCA 应用能降低谷氨酰转移酶水平。这些只是替代指标,尚不清楚这个结果能否转化成 NASH 患者的长期预后的改善,如预防肝纤维化、肝硬化、肝细胞癌和肝相关的死亡。然而,高剂量的 UDCA 有增加肝纤维化的倾向,并引起总胆红素升高,要与最近关于 UDCA 治疗原发性硬化性胆管炎的结果相比较,得出需慎用高剂量 UDCA 的结论。同时,从一个研究 UDCA 治疗对非酒精性脂肪性肝病(non-alcoholic fatty liver disease, NAFLD)和 NASH 患者的胆汁酸影响的系统综述中,发现 UDCA 对转氨酶活性没有影响,得到了类似的结果。另外,作者也讨论了该系统综述的不足点,如研究数目较少;总的研究人数不多;对研究的异质性探索有限。其纳入的研究质量属于中高水平。最后,作者结论认为:无论常规剂量还是高剂量 UDCA 对 NASH 都无显著作用,且高剂量的 UDCA 对患者有潜在的危害,需要进一步研究。

七、对系统综述结果的修订与更新

循证医学所要求的最佳研究证据具有时效性,随着临床研究新结果的产生,系统综述的结果需要做相应的更新。全球每年发表大量的临床随机对照试验结果,系统综述中位生命周期为 5.5 年,因此有必要定期对系统综述进行更新。其次,系统综述是一种科学、严谨的系统方法,有助于临床决策、卫生政策制定等,但对系统综述不能过于依赖,其质量的高低仍依赖于自身方法学的完善及所入选的单个试验的质量。更重要的是,系统综述结果最终需要接受临床实践的检验,当系统综述提出建议与临床实践的结果不符合或存在不足时,系统综述需要做出修订或纠正。

第三节 | Meta 分析的统计方法

一、Meta 分析的统计理解

Meta 分析是对来自两个或多个独立研究结果的统计学合并——是一种最常用的统计学方法。该方法的突出优势包括增加检验效能、提高准确性、回答单个研究无法回答的问题和解决相互矛盾的观点引发的争论等。

Meta 分析基本所用的统计方法分为固定效应模型(fixed effects model)和随机效应模型(random effects model)的统计方法。固定效应模型的统计方法主要包括 Peto 法、Mantel-Haenszel 方法和倒方差(general variance based)法。倒方差法适合包括均数、比值比(OR)、相对危险度(RR)、回归系数、两个率的差值及标化的效应(effect size)等统计分析。随机效应模型的统计方法主要是 Dersimonian-Laird 的方法。

本章只要求读者了解 Meta 分析的基本过程,掌握各种统计方法的应用条件。这些统计分析方法几乎都能借助便捷的统计软件进行简单操作得到统计结果,因此不对其中的公式推导展开详述。了解 Meta 分析的过程,对阅读和评价 Meta 分析的结果非常有帮助。

Cochrane 协作网开发了专门用于系统综述的软件 RevMan,具有进行 Meta 分析的常用功能,该软件可免费下载使用。STATA、SAS 及 R 软件都有相应的软件包或宏进行 Meta 分析。

二、效应指标选择及意义

Meta 分析的核心内容是将多个同类研究的结果合并成某个单一效应量。对于不同类型的指标,结果合并的方法不同,因此 Meta 分析首先要确定合并统计量,并计算每个研究的结果。如果需要分析的结局指标是连续性变量,可以选择均数差(mean difference,MD)或标准化均数差(standardized mean difference,SMD)为合并统计量。如果需要分析的结局指标是二分类指标(如生存和死亡,治愈和非治愈),可以选择 OR、RR 或 RD 为合并统计量。

Meta 分析的统计方法受效应测量类型的影响。对于二分类结局资料,常用的固定效应模型可以根据资料类型选择 Peto 法、Mantel-Haenszel 法或倒方差法(inverse variance)。随机效应模型多采用 DerSimonian-Laird 法。其中,Peto 法仅能合并 OR,其他三种方法能合并统计量 OR、RR 和 RD。连续性资料的固定效应模型可以选择倒方差法,随机效应模型多采用 DerSimonian-Laird 法。表 11 - 3 总结了不同效应测量的形式及其统计方法的选择。

表 11-3　Meta 分析效应指标及其统计方法选择

模型假设	指标类型	效应测量形式	统计方法
固定效应模型	二分类资料	相对危险度(RR) 危险差(RD)	Mentel-Haenszel 法，倒方差法
		比值比(OR)	Mentel-Haenszel 法，倒方差法，Peto 法
	连续性资料	均数差(MD) 标准化均数差(SMD)	倒方差法
随机效应模型	二分类资料	相对危险度(RR) 危险差(RD) 比值比(OR)	Dersimonian-Laird 法
	连续性资料	均数差(MD) 标准化均数差(SMD)	

在 Wu 的文章中应用了：①组织学评价指标，包括治疗前后的脂肪化评分，肝叶的炎性反应和纤维化，这三项指标均为连续性资料的形式，所以应用了均数差进行比较和综合；②生化指标，包括血清 ALT、AST、ALP、GGT、白蛋白和总胆红素，这些指标也是连续性资料，应用了 MD 进行比较和综合。

三、资料合并的前提

进行资料合并（Meta 分析）的前提是要求所有被合并资料具有同质性（包括生物学、研究设计、统计学的同质），也即采用相同的设计（如均为平行组随机对照试验）、同样的诊断标准所纳入的疾病、具有相同或类似特征的试验对象、相同或相近的干预措施和对照，以及相同定义的结局。不同研究间任何种类的变异都称为异质性（heterogeneity）。按照统计学原理，只有同质的资料才能进行统计量的合并，反之则不能。因此，在做 Meta 分析时一定要进行异质性分析，并且单单从统计角度分析异质性是不够的，还应当结合专业知识进行分析。

四、异质性检验

按 Meta 分析的原理，只有同质资料的合并、比较才有意义。异质性检验（heterogeneity testing）是 Meta 分析的一个重要内容。Meta 分析过程必须对多个研究的结果进行异质性分析，尽可能找到导致异质的原因，并有效解释。文献间的异质性主要表现在三个方面：生物学、方法学和统计学异质性。

生物学异质性主要是指研究对象、干预措施及研究终点的差异。产生生物学异质性的主要原因有研究对象的差异(纳入和排除标准不一致造成研究人群的特征不同,如年龄、性别和种族、疾病严重程度的差异)、干预措施的差异(如剂量、剂型、用药途径、疗程、依从性等不同)、结局评估的差异(结局的定义和结果的表达方式、不同的测量方法和测量时间点)。

方法学异质性主要是指由于研究设计、实施、分析的不同引起的差异,产生方法学异质性的主要原因有分配隐藏的方法不同、盲法不同、研究过程中对结局的定义和测量方法不一致、统计分析方法不同,尤其是对退出或失访病例、缺失资料病例的处理方式不同。生物学异质性和方法学异质性主要根据专业知识判断,一般采用描述性方法,若各研究间的两种异质性较大,就不能轻易合并。

统计学异质性主要是指各个研究之间效应值的差异,它是生物学和方法学多样性的数据表现,可以进行定量、客观的评价。评价统计学异质性采用异质性检验(tests for heterogeneity)有:①图示法,森林图(forest plot)和拉贝图(Labbe plot)。如果森林图中个体研究结果的置信区间(CI)重叠较少,这通常表明存在统计学异质性;②异质性检验:Q 统计量的卡方检验。该检验主要评价了所观察结果间的差异是否仅由机遇所致。较小的 P 值(异质性检验的 α 水平一般取 0.10,即 $P < 0.10$)提供了干预效应存在异质性的证据。但如果纳入研究较多时,即使这些研究间的效应量是同质的,由于抽样误差的存在,也可能出现异质性检验结果有统计学意义,即 $P < 0.10$。所以,在应用 Q 检验法结果时应慎重。纳入研究的异质性大小还可以用 I^2 来评价,I^2 的计算公式如下:

$$I^2 = \left(\frac{Q - df}{Q}\right) \times 100\%$$

其中,Q 是异质性检验的卡方统计量,df 是自由度。该公式描述了由异质性而不是抽样误差(机遇)所致的干预估计值变异(异质性)占总变异的百分比。一般认为,$I^2 < 50\%$ 时,异质性可以接受;$I^2 \geq 50\%$ 时,可能存在实质性异质性。

如果异质性变异检验结果 $P > 0.10$ 时,可认为多个同类研究具有同质性,推荐用固定效应模型(fixed effect model)。当异质性检验 $P < 0.10$ 或者 $I^2 > 50\%$ 时,探索分析并寻找引起异质性的原因,并进行亚组分析或 Meta 回归,也可以采用随机效应模型(random effect model)合并结果,但要注意该模型是针对不能解释的异质性的统计处理方法,并不能替代对异质性的原因分析。当不存在异质性时,随机效应模型和固定效应模型的结果相同;当存在异质性时,随机效应模型估计的置信区间会比固定效应模型的更宽。值得注意的是,缺乏统计学的异质性,并不代表没有生物学和方法学异质性。若存在明显生物学和方法学异质性时,无论统计学异质性检验结果如何,均应视为异质,不宜做 Meta 分析。

Wu 等的文章由于只纳入了 3 个研究,给作者对异质性的研究探索造成一定困难,作者在森林图中应用视觉粗略判断研究间的异质性,在分析时分别应用了固定效应模型和随机效应模型。

五、森林图的解读

Meta 分析常用森林图（forest plot）展示其统计分析结果，可以参考以下森林图（图 11 - 3、11 - 4）。森林图展示了个体研究和 Meta 分析的结果估计和置信区间。森林图中，中间一条数值为 0 或 1 的中心垂线为无效线（效应量为连续性资料，如组间均数差异时，无效线在 0 处；效应量为二分类资料，如 RR、OR 或 HR 时，无效线在 1 处）。每一横线代表每个研究效应值的 95%CI 范围，中间的小方块为该研究效应指标（如 MD、RR 或 OR）所处的位置，方块大小代表研究权重。当该横线触及或跨越中线，则表示试验组与对照组的结局效应差异不具有统计学意义，反之，若该横线完全落在无效线的左侧或右侧，与无效线不相交时，则表示差异有统计学意义。最下方的菱形的中心所在位置表示合并效应值的估计，该菱形的宽度表示合并效应的置信区间范围。

Wu 等的文章中对各项结局指标进行了 Meta 分析，并做了森林图，图 11 - 3、11 - 4

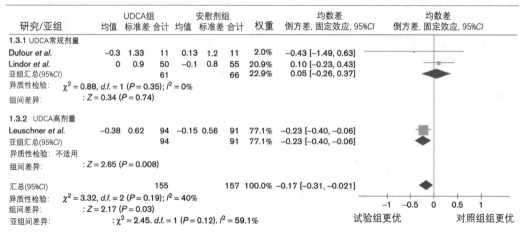

图 11 - 3　应用 UDCA 治疗 NASH 后肝纤维化程度的改变

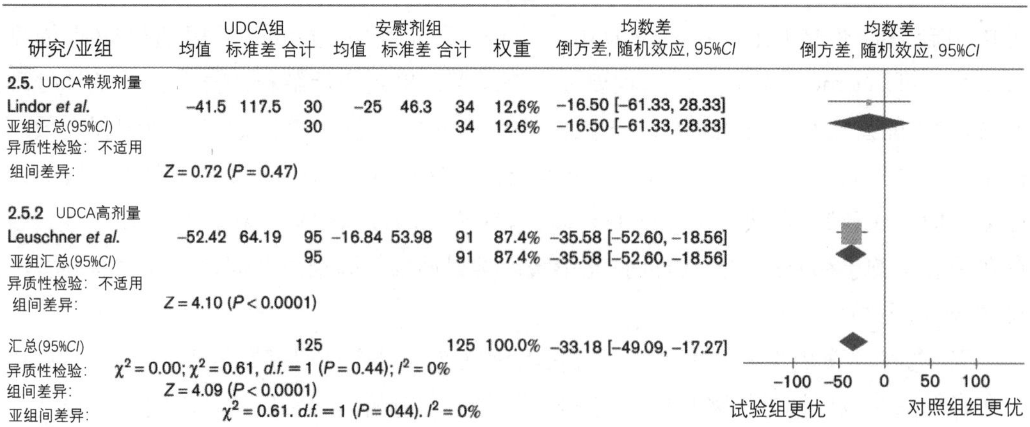

图 11 - 4　应用 UDCA 治疗 NASH 后血清 GGT 的改变

分别对组织学评价中纤维化改变和生化评价中的 GGT 改变做了分析。

六、发表偏倚的检测

系统综述由于是对已经完成的临床试验进行分析,这些资料通常来自期刊上已发表的文章。而那些不具有统计学意义的阴性结果的研究,相较于有统计学意义的阳性结果的研究更难或没有机会获得发表。换句话说,阳性结果的研究比阴性结果的研究更容易被投稿和被发表。这种矛盾现象就使系统综述容易产生发表偏倚(publication bias)。

为考察纳入的研究是否存在发表偏倚,漏斗图法(funnel plot)是最常用的方法之一,漏斗图的横坐标为单个研究的效应值,纵坐标常用样本量大小表示,或者使用效应量的标准误或是标准误的倒数。该方法的假设是小型研究比大型研究更容易受到发表偏倚的影响。如果研究人员完成了一项大型随机试验,即使结果是阴性的,它也更可能被发表。然而,对于小型试验来说,情况可能有所不同。如果发表偏倚确实存在,很可能是由于小型阴性结果的试验未发表。小样本研究的数量远多于大样本研究,其结果广泛分布在图形底部,随着试验规模的增加,试验结果会趋近于真实效应,但数量相对较少,图形顶部分布密集、狭窄,因此会呈现类似于倒置漏斗。当发表偏倚发生时,小规模研究的分布常常是不对称的,更多的研究显示出阳性的结果,而那些阴性的结果则未发表。所以会出现不对称的漏斗图,不对称越明显,偏倚程度也就越大。应该注意倒漏斗图形不对称还可能因为纳入的试验总体质量较差,试验数少(机遇的作用),或效应变异性过大。当纳入系统综述试验数太少时,进行倒漏斗图分析对结果的解释需要慎重,此时的判断往往不准确。

漏斗图法是一种定性的方法,主要通过研究者考察散点图情况来作判断,存在很大的主观性。目前,有几种定量方法用于评价是否存在发表偏倚,常用的有 Egger's 检验和 Begg's 检验。Egger's 检验是用标准化效应量对效应估计值的精度(标准误的倒数)作回归分析,截距大小表示漏斗图的不对称程度,如果存在发表偏倚,回归线的截距将偏离起点。Begg's 检验通过秩相关分析来检验效应量大小与标准误之间的相关性。Egger's 检验比 Begg's 检验的检验效能稍高,但当纳入文献数量较少时(少于 10 篇),这两种方法的检验效能均较低。

对系统综述来说,目前要求的临床研究登记、注册制度及建立相应的数据库有望降低这种偏倚。因为临床研究一旦注册,不管发表与否都应该提供研究结果。

七、亚组分析

亚组分析(subgroup analysis)指根据某些因素将所有受试者数据分成不同的亚组,通常会比较不同亚组的结果是否一致。例如,可以对不同受试者特征(如性别、年龄或病情严重程度）或不同的研究（如在不同地点实施）进行分析。亚组分析也可以作为分析异质性结果的方法而进行，或用于回答有关特定患者、干预类型或研究类型的问题，对临床指导个体化处理有重要意义。

需要注意的是，亚组结果可能有误导性。由于各亚组的样本量通常较小，所以容易因偶然性而得出错误的结果。亚组分析进行的越多，出现假阴性和假阳性显著性检验的可能性迅速增加。因此，对于亚组的分析结果要谨慎解读。Cochrane 系统综述建议作者应说明是否亚组分析是事先确定的或在知晓研究结果后才实施（事后分析）。如果一个亚组分析是事先确定的分析之一，则其可靠性更高。否则，进行大量的事后亚组分析以解释异质性是数据捕捞。

八、敏感性分析

敏感性分析（sensitivity analysis）通过去除某些可能影响结果的研究后，重新对资料进行 Meta 分析，其结果与未去除时的 Meta 分析结果进行比较，探讨该干预措施的综合效应值稳定性及可靠性。若敏感性分析的结果与原结果无显著差异，则可推论该干预措施的效应值稳定，可信度高；反之，则表明结果稳定性差，可靠性较低，做结论时应当谨慎。敏感性分析的方法如下。

在实践中，系统综述的作者可以通过改变一些不确定的条件对某一类研究或人群重复分析。例如，分析随机对照设计的试验或非随机对照试验的治疗效果，以评估研究设计的影响；排除一些低质量或高偏差的研究，以评估研究质量对结果的影响。注意不要将敏感性分析与亚组分析混淆。虽然敏感性分析常常会重点分析所有研究中的一个子集，但不会关注那些排除掉的研究。在敏感性分析中，常常是从不同的角度估计同一件事情。

敏感性分析通常可以从以下角度考虑：①研究设计：受试者特征、干预措施特征、对照的特征、终点指标及研究类型；②数据：数据分析集、样本量大小、缺失数据的处理；③分析方法：使用不同的统计模型，如固定效应模型或随机效应模型；④其他：如研究质量或偏倚风险。敏感性分析不仅限于以上提到的内容。

敏感性分析的因素最好在研究方案中事先确定，但常常是在系统综述过程中确定的。如果通过敏感性分析找到了可能影响系统综述结果的某一重要因素或决策时，应尝试获取更多的信息或资源来解决，比如可以尝试联系研究者获取数据。但如果无法获取更多的信息时，就必须注意结果解释要慎重。Cochrane 系统综述建议制作敏感性分析结果汇总表。

第四节 系统综述与 Meta 分析的特殊类型

一、网状 Meta 分析

系统综述和 Meta 分析常用来评估干预措施的有效性和安全性,可为临床医师、决策者和患者提供可靠的医疗信息。现实情况是,针对某一特定疾病有多种干预措施,但传统的 Meta 分析一次只能比较两种干预措施。而且常由于缺乏"头对头"试验数据,无法获得比较两种干预措施的直接证据。为了解决这个问题,出现了同时比较多种干预措施的方法,称为网状 Meta 分析(network Meta-analysis,NMA)或混合疗效比较 Meta 分析。

网状 Meta 分析是一种利用网络综合所有干预措施间的直接和间接证据,同时比较 3 种或 3 种以上干预措施的技术。有了所有可获得的直接和间接证据,网状 Meta 分析可以对网络中任何一对干预措施之间的相对效应做出估计,通常比单一直接或间接比较的结果更精确。该方法还可以针对给定的研究终点对不同的干预效应进行排序。

将 3 种或 3 种以上干预措施间的直接比较联系起来形成一个干预网络。网状图是对干预措施间的网状结构的一种可视化描述。网状图由结点和连线组成,每个结点代表一种干预措施,其大小代表干预措施纳入的患者数量;结点之间的连线表示纳入分析的研究中两种干预措施进行了直接比较,其粗细代表直接比较的干预措施的研究数量。

如图 11-5 所示,干预措施 A 分别与 B、C、D 之间都进行直接比较,纳入 Meta 分析含有 A 和 B 直接比较的研究最多。从图 11-5 中可以发现,干预措施 C 和 D 之间没有进行直接比较,但可以通过间接比较,如干预措施 A 作为中间媒介,间接计算所得 C 与 D 在疗效和完全性方面是否存在"真正"的差异,称为间接干预比较(indirect treatment comparison,ITC)。间接比较能使我们估计在试验中没有直接比较的两种干预措施间的相对效果。间

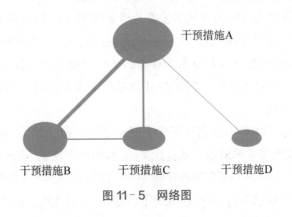

图 11-5 网络图

接比较的基本假设是，通过结合 A *vs* C 和 A *vs* D 的相对效应来估计 C *vs* D 的相对真实效应。间接比较不是随机比较，可能存在观察性研究中的常见偏倚，如混杂偏倚。

网状 Meta 分析有很多种分析方法。所有方法的核心要求是分析中包括的所有干预措施可以形成一个相互连接的网络。一种最直接的网状 Meta 分析方法就是 Meta 回归，另一种常用的网状 Meta 分析方法是贝叶斯框架下的层次模型。

二、个体患者系统评价

个体患者资料（individual patient data，IPD）系统评价是一种特殊的系统综述，它与常规的系统综述不同，不是直接利用已发表的研究结果的总结数据进行合并，而是从原始研究的负责人处、数据共享库或平台获取每个受试者的原始数据，重新进行数据核对，并以统一方法重新分析汇总结果。IPD 通常包含每个受试者的人口统计信息，如年龄、性别、健康状况的性质，以及关于所接受的治疗或检测结果。该方法比其他形式的系统综述需要更多时间、资源和专业知识，但质量更高。因此，大部分 IPD 系统综述由协作组实施并发表。协作组通常由以下部分构成：项目管理组或秘书组、顾问小组成员（若有）、提供数据的研究者。

IPD 系统评价有着传统系统综述无法超越的优势：IPD 方法可以大大改善现有数据的质量，并弥补个别研究报告的不足。IPD 综述常常包括未发表的试验或灰色数据。在发表的研究中，常常会没有报道期望的数据，或者有很多受试者没有纳入分析，那么如果原始研究提供每一个受试者的原始资料，将可以极大地避免发表偏倚。当有每个受试者的原始数据和必要的额外数据时，就可以更彻底地评估偏倚风险，也能够更详细和灵活地进行统计分析。研究者可以在患者层面处理缺失的数据，分析所有感兴趣和重要的结果，检查分析的假设，方便进行亚组分析，或进行更复杂的分析。例如，可以深入分析患者的特征，开发复杂的预测或预后模型。研究者也可以更新随访的生存结局，报道超出研究报告的数据结果。当解释研究结果时，系统综述的作者还可以与包括提供数据的研究者在内的多学科团队共同探讨研究结果的临床实践意义。

IPD 系统评价通常比常规的系统综述要花费更长的时间和更多的费用，并且要求一定的技术来获取、管理和分析数据。一般来说，当目前已发表的系统综述或其他汇总结果质量不高时，会考虑开展一项 IPD 系统评价。另一个重要的因素是要能收集到足够的患者个体数据来进行可靠的分析。在开始 IPD 系统综述之前，作者需要仔细考虑研究成功所需要的技术和资源。

需要注意的是，虽然 IPD 方法有助于避免研究中分析报告相关的偏倚，但通常它不能避免与研究设计或实施相关的偏倚。如有此类问题，该研究应从 Meta 分析中排除。此外，在 IPD 系统评价中获得所需的所有数据常常是不可能的，需要警惕不能获得的研究数据带来的偏倚。如原始研究的研究者不回应或拒绝参加，一些阴性或不利的研究数据无法获取，会导致 IPD 系统评价出现偏倚。因此，在不能获得所有研究个体患者数据的 IPD 系统评价报告中,应说明无法获得个体患者数据的原因及由此导致偏倚的可能性,谨慎下结论。

第五节 | 系统综述的注册与报告规范

一、系统综述的注册

为保证系统综述的真实性和透明性,与其他类型研究一样,系统综述研究也被要求注册,主要的注册平台是 PROSPERO 网站,注册时需要填写系统综述研究方案的简要内容,网站将永久保存,待审核后即可获得 PROSPERO 注册号。

二、国际 PRISMA 报告规范

在应用系统综述提供的证据之前,有必要对系统综述本身的质量进行评价,这主要评估系统综述报告是否规范、科学。1996 年 10 月,由临床流行病学家、临床学家、统计学家、专业从事 Meta 分析的人员和编辑组成方法学小组,发布了一部针对 RCT 的 Meta 分析和系统综述报告质量进行统一的要求,旨在提高系统综述和 Meta 分析报告的质量,即 QUOROM 声明(quality of report of Meta-analysis statement),随后在 1999 年 *Lancet* 上发表,并在 2005 年更新。2009 年,方法学家对原有的 QUOROM 指南做出修订,制定了系统综述和 Meta 分析优先报告条目,即 PRISMA 声明(preferred reporting items for systematic reviews and Meta-analysis statement)。然而,在过去十多年中,系统综述制作出现了许多创新,在方法和术语方面取得很大进展。为了适应新的需求,Page 等对 PRIMSA 2009 进行了更新和修订,并于 2021 年 3 月在 *BMJ*、*PLOS Medicine* 等 5 家期刊同期在线发表了 PRISMA 2020。

PRISMA 2020 声明由 27 个条目的清单(表 11 - 4)和一个流程图(图 11 - 6)组成,针对的是随机对照试验的系统综述,但也适合作为其他研究类型系统综述报告的规范,尤其是对干预措施进行评价的研究。其摘要条目清单如表 11 - 5 所示,读者可以从 PRISMA 网站获取详细清单和解释。

表 11 - 4 PRISMA 2020 条目清单

章节/主题	编号	内　　容
标题		
标题	1	明确报告该研究为系统评价
摘要		
摘要	2	见 PRISMA 2020 摘要清单(表 11 - 5),包括标题、目的、方法、结果、讨论、资金和注册

（续表）

章节/主题	编号	内　　容
引言		
理论基础	3	介绍开展系统综述研究的理由和依据
目的	4	对系统评价的目的或问题进行清晰阐述
方法		
纳入标准	5	明确纳入和排除标准及如何将研究分组以进行合成
信息来源	6	明确所有检索或查询的数据库、注册平台、网站、组织机构、参考文献清单或其他资料
检索	7	呈现所有数据库、注册平台、网站的全部检索策略,包括所使用的过滤器和限定条件
研究选择	8	明确筛选过程使用的方法,包括筛选的研究人员数量,是否独立筛选。如果适用,应详细说明过程中使用的自动化工具
资料提取	9	明确数据提取使用的方法,包括提取数据的研究人员数量,是否独立提取,任何向原文作者获取或确认资料的过程。如果适用,应详细说明过程中使用的自动化工具
资料条目	10a	列出并定义所有需要获取数据的结局指标。明确是否提取每个研究中与设定结局指标相符(如测量方法、时间点、分析方法)的所有结果。若不是,则应描述收集特定结果的方法
	10b	列出并定义需要获取数据的所有其他变量(如参与者和干预措施的特征、资金来源)。描述针对缺失数据或模糊信息做出的任何假设
单个研究存在的偏倚	11	明确描述用于评价纳入研究偏倚风险的方法,包括使用的评价工具、评价人员数量及评价人员是否独立评价。如果适用,应详细说明过程中使用的自动化工具
合并效应指标	12	说明每个结局数据合成或结果呈现时使用的效应指标(如 *RR*、*MD*)
结果综合	13a	描述确定每个数据合成中所纳入研究的方法[如将研究特征制成表格并与每个计划的数据合成组进行比较(条目5)]
	13b	描述数据合并前的预处理,如处理缺失数据、数据转换
	13c	描述用于展示单个研究结果及综合结果图或表的方法
	13d	描述用于结果合成的方法并说明选择相应方法的理由。如果进行了 Meta 分析,应描述用于探索统计学异质性的模型、方法及软件包
	13e	描述探索研究结果间异质性的方法(如亚组分析、Meta 回归分析)
	13f	描述评价合并结果稳定性所开展的敏感性分析
研究偏倚	14	描述用于评价数据合成中缺失结果所致偏倚风险的评估方法(报告偏倚)
一致性评估	15	描述用于评价每个结局证据质量的方法
结果		
研究选择	16a	描述检索和筛选过程的结果,从最初检索获取的文献数量到最终纳入研究的数量,最好提供流程图
	16b	列出似乎符合纳入标准但被排除的研究并说明排除原因
研究特征	17	列出每个纳入研究并呈现其特征
研究内部偏倚风险	18	呈现每个纳入研究偏倚风险评估的结果
单个研究的结果	19	针对所有结局指标,说明每个研究(a)每组的统计概述(如果可行)和(b)效应量及精度(如置信区间),最好使用结构式表格或图形

（续表）

章节/主题	编号	内　　容
结果综合	20a	对于每个合并结果,说明其特征及研究间的偏倚风险
	20b	呈现所有统计合成的结果。如果开展了 Meta 分析,呈现每个 Meta 分析的合并效应量、精度(如置信区间)及异质性检验结果。如果是不同组的比较,需描述效应方向
	20c	呈现研究间异质性可能来源探索的结果
	20d	呈现敏感性分析的结果,以便评价合并结果的稳定性
报告偏倚	21	呈现每个合成结果中缺失结果所致偏倚风险评估的情况(报告偏倚)
证据的一致性	22	呈现每个结局指标证据质量分级的评估结果
讨论		
讨论	23a	在其他证据基础上对结果进行解释
	23b	讨论系统评价中纳入的证据的局限性
	23c	讨论研究过程中的局限性
	23d	讨论研究结果对实践、政策及未来研究的意义
其他信息		
注册与方案	24a	提供注册信息,包括注册名、注册号或声明未进行注册
	24b	提供计划书的获取途径或声明无计划书
	24c	描述并解释对注册内容或计划书中信息的任何修改
支持	25	描述系统评价的资金来源及资金支持者在系统评价过程中所起的作用,或声明无资金支持
利益冲突	26	声明系统评价作者的利益冲突
数据、代码及其他材料的获取	27	报告以下哪些信息是公开的,并提供获取途径:数据提取表模板、纳入研究的数据、用于分析的数据、数据分析代码、系统评价中使用的其他资料

表 11-5　PRISMA 2020 摘要条目清单

标题	编号	内　　容
标题		
标题	1	明确报告该研究为系统评价
背景		
目的	2	清晰描述该系统评价研究的主要目的或问题
方法		
合适的标准	3	报告纳入与排除标准
信息来源	4	报告文献的信息来源(如数据库、注册平台)及每个资源最后检索的日期
偏倚风险	5	描述用于评价纳入研究偏倚风险的方法
结果合成	6	明确结果合成及呈现的方法
结果		
纳入研究	7	呈现纳入研究和研究对象的数量,每个研究的相关特征
结果合成	8	报告主要结果,最好呈现每个结果中的研究数量和受试者数量。如果进行了 Meta 分析,报告合并效应量及置信区间。如果进行了不同组的比较,需描述效应方向(支持哪个组)

（续表）

标题	编号	内　容
讨论		
证据局限性	9	简单总结纳入证据的局限性（如研究的偏倚风险、不一致性和不精确性）
解释	10	简要解释结果及结果的重要意义
其他		
资金	11	明确该系统评价的主要资金来源
注册	12	提供注册题目及注册号

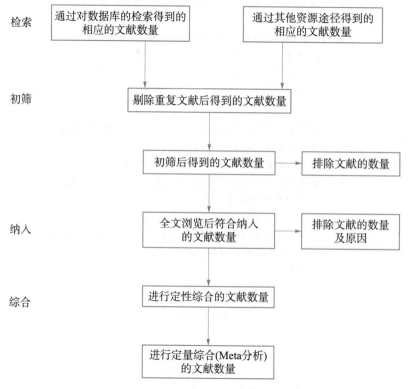

图 11-6　系统综述各阶段信息收集流程图

复习题

1. 以下哪项研究证据的结论强度最强：

A. 大样本病例分析结果

B. 有阳性结果的随机对照临床试验结果

C. 系统综述结果

D. 队列研究结果

E. 病例对照研究结果

2. 关于系统综述的说法,哪项是错误的:

　　A. 需要对入选文献进行质量评价　　　　B. 选择高质量的文章进行综合

　　C. 结论可靠可信　　　　　　　　　　　D. 一定是定量综合分析

　　E. 收集的文献中应当包括未发表的文章

3. 关于系统综述中检索资源的来源,以下哪项描述是错误的:

　　A. 应包含所有已发表的文献　　　　　　B. 不应包含灰色文献

　　C. 需要跟踪相关论文的参考文献　　　　D. 非电子版资源需要手工检索

　　E. 有时需要与专家互通信息

4. 报告偏倚是指:

　　A. 偏向于发表样本量大的有"统计学意义"的研究结果而造成的偏倚

　　B. 世界上几个主要的医学文献库绝大部分来自发达国家而造成的选择偏倚

　　C. 研究者根据需要自定一个不合适的纳入标准所引起的选择偏倚

　　D. 研究结果的筛选过程中筛选者主观偏好而引起的偏倚

　　E. 发表结果的可靠性差所造成的偏倚

5. 关于 Meta 分析中异质性的说法,哪些是正确的(多选):

　　A. 进行异质性检验的主要目的是检查各个独立研究的结果是否同质(可合并性)

　　B. 可以借助森林图识别异质性

　　C. 异质性检验的定量方法包括 Q 检验和 I^2 统计量

　　D. 当 I^2 统计量 $>50\%$ 时,提示不存在异质性

　　E. 以上都正确

参考答案

1. C;　**2.** D;　**3.** B;　**4.** A;　**5.** ABC

(吕敏之　张博恒)

参考文献

1. 孙凤,高乐,杨智荣,等.偏倚风险评估系列:(五)非随机干预性研究 [J].中华流行病学杂志, 2018, 39(3): 374 - 381.

2. 杨智荣,孙凤,詹思延.偏倚风险评估系列:(二)平行设计随机对照试验偏倚评估工具 2.0 介绍 [J].中华流行病学杂志, 2017, 38(9): 1285 - 1291.

3. 高亚,刘明,杨珂璐,等.系统评价报告规范: PRISMA 2020 与 PRISMA 2009 的对比分析与实例 解读 [J].中国循证医学杂志, 2021, 21(5): 606 - 616.

4. HIGGINS J P T, THOMAS J, CHANDLER J, et al. Cochrane handbook for systematic reviews of interventions version 6. 2 (updated February 2021) [M]. New Jersey: Cochrane, 2021.

5. PAGE M J, MCKENZIE J E, BOSSUYT P M, et al. The PRISMA 2020 statement: an updated guideline for reporting systematic reviews [J]. BMJ, 2021, 372: n71.

6. STERNE J A, HERNÁN M A, REEVES B C, et al. ROBINS-I: a tool for assessing risk of bias innon-randomised studies of interventions [J]. BMJ, 2016, 355:i4919.

7. STERNE J A C, SAVOVIĆ J, PAGE M J, et al. RoB 2: a revised tool for assessing risk of bias in randomised trials[J]. BMJ, 2019,366:l4898.

8. WU S D, LI L, WANG J Y. Ursodeoxycholic acid for nonalcoholic steatohepatitis[J]. Eur J Gastroenterol Hepatol，2012,24(11):1247 - 1253.

第十二章　临床实践指南的制定与应用原则

20世纪90年代初期,美国医学研究所正式提出了临床实践指南(clinical practice guideline,CPG)的概念,经过20多年的发展,高质量的循证指南为临床医师从事预防、诊断、治疗、康复、保健和管理工作带来许多益处,已成为国际上用来规范医疗行为、提高卫生服务质量、合理控制医疗费用等行之有效的方法。

第一节　概述

一、临床实践指南的概念

由于各地区和各医师之间医疗水平的差异,有必要制定规范的指导医疗实践的文件。20世纪80年代开始制定诊疗常规,委托某一领域比较著名的专家撰写,由卫生管理机构统一发布。90年代以后由一个专家小组讨论后撰写,称为非正式专家共识性声明。既往这些均称为临床实践指南,但是现在实践指南有了明确和公认的定义,上述诊疗常规、非正式专家共识声明不再是严格意义上的临床实践指南。

1990年美国医学研究所(IOM)对临床指南的定义是:系统开发的多组指导意见,帮助医师和患者针对具体临床问题做出恰当处理和决策,从而选择合适的卫生保健服务。2011年IOM的定义是:通过系统综述生成的证据以及对各种备选方案进行利弊评价和权衡之后提出的最优推荐意见。该定义强调了循证医学方法的重要性,要求在寻找相应的证据和通过系统的文献评价、权衡利弊后提出推荐意见,称为循证指南。从IOM对临床实践指南的定义的变化,我们可以知道临床实践指南的内涵已经发生了显著变化,强调以循证医学为基础的指南才是真正的指南。

2014年6月1日起,美国国立指南文库收录指南的标准也随之发生了变化,现在的收录标准是:①系统方法制定的指南;②证据是基于系统综述的方法(应用了系统综述方法、描述了全面的证据检索方法、有证据总结表、有证据和推荐意见相关性的证据概要表);③由政府或医疗机构组织发起制定的(非个人);④包括各种推荐意见的利弊和可以备选的建议；⑤5 年内制定或修订的新版本。

从国际上公认的临床实践指南定义和著名的指南文库收录标准，可以看到现在的临床实践指南是基于循证医学方法制定的循证临床实践指南。

二、制定临床实践指南的意义

临床实践指南的作用可归纳为以下 6 点：①减少不同医疗机构和不同医师间医疗实践中的不恰当差异；②提高医疗质量，改善临床结局；③概述研究发现的结果，使临床决策透明化；④促进卫生资源的合理高效利用，减少患者的医疗费用；⑤区分医学研究结果的优先次序，作为医疗保险的凭证；⑥有助于医务人员的终身继续教育。

世界卫生组织（World Health Organization，WHO）进行了一项多中心研究，比较了应用手术安全指南中的检查清单（checklist）和不应用清单，患者的死亡率和并发症发生率有无变化，研究结果发表在《新英格兰医学杂志》。在全球 8 个国家（约旦、印度、美国、坦桑尼亚、菲律宾、加拿大、英国、新西兰）的 8 个医院，有 3 722 例年龄＞15 岁的手术患者未采用清单，3 955 例患者采用了清单，未采用组手术相关死亡率为 1.5%，采用组为 0.7%，手术并发症发生率两组分别为 11% 和 7%（$P < 0.01$）。说明术前、术后采用了检查清单可以降低死亡率和并发症，也说明了该指南的有效性和实用性，值得全球推广。

2011 年哈佛大学研究人员在《医院医学杂志》上发表了一篇名为"Use of UpToDate and outcomes in US hospitals"的文章。它对比了 1 017 家应用图文并茂的综合性循证指南 UpToDate 的医院和 2 305 家未采用 UpToDate 的医院的医疗保险受益人数据，同时评估了这些医院的医疗质量和效率。研究结果表明，应用 UpToDate 的 1 017 家医院每年可节省约 372 500 住院日，在 3 年考察期中累计挽救了约 11 500 例患者生命。根据全美医院质量联盟（Hospital Quality Alliance）所制定的指标来评定，发现应用 UpToDate 的医院提供了更佳的服务质量。研究提示，医师使用 UpToDate 系统，可帮助他们做出正确的即时诊断和治疗决策，可使医院患者驻留时间缩短、死亡减少且医疗服务质量得到提高。

三、循证临床实践指南的网络资源

21 世纪的循证医学资源增长迅猛，临床实践指南作为循证医学资源的特殊成员，其网络资源也日益增多。主要的临床实践指南网络资源的分布及检索方法如下。

（一）原始研究证据数据库

美国国家图书馆开发研制的 PubMed 是循证医学原始研究证据数据库的代表，也是查找临床实践指南的重要资源。它收录了世界各国制作的指南，在"Article types"的下拉菜单中选中"guideline"即可检索临床实践指南。

中国知识基础设施数据库（China national knowledge infrastructure，CNKI），中国生物医学文献数据库（China biology medicine disc，CBMdisc）等国内数据库可以检索到

国内的各种临床实践指南。

(二) 综合性临床指南和循证证据资源库

UpToDate 创建于 1992 年,是基于循证医学原则的临床决策支持系统,是图文并茂的综合性循证指南、患者手册及药物间相互作用查询系统,给医师、药师提供即时、实证的临床医药信息,并可以快速解答临床专业人员提出的临床问题。数据库中附有图片,包括图表、X 线片、相片、影像档案等,及 MEDLINE 的引用文献摘要。UpToDate 主题包括内科学、妇产科等 20 个类别,每个主题之下尚有更专精的类别,可以快速地获得临床上最前沿医学问题的答案。目前在国内已经有中文版数据库。

类似的资源库还有英国医学会开发的 BMJ Best Proctice 临床实践数据库,但是无中文版。

(三) 临床实践指南网站

世界各国都有相应的网站专门提供临床实践指南检索。其中比较大型且权威的有美国国立指南数据库和英国国家临床指南中心网站等。

1. 美国国立指南文库(National Guideline Clearinghouse,NGC)　由美国卫生健康研究与质量机构、美国医学会和美国卫生健康计划协会于 1998 年联合制作。它是一个提供 CPG 和相关证据的且功能完善的免费数据库。NGC 尚可对检索到的指南进行比较。

2. 英国国家临床指南中心　是由英国国家卫生和临床优化研究所(National Institute for Health and Care Excellence,NICE)于 2009 年创建的多学科卫生服务研究机构,为 NICE 制定循证临床实践指南,目的是改善英格兰和威尔士国家卫生体系(national health service,NHS)的患者治疗质量,是世界上最大的临床指南制定机构之一。其指南也可在 NICE 网站的"Guidance"栏目中进行检索和浏览。在"已发表指南(published guideline)"栏目中可以通过关键词检索已出版的指南,在"正在制定的指南(guidelines in development)"栏目中可以看到正在制定的指南和它们的历史。

3. 苏格兰校际指南网络　建立于 1993 年,为苏格兰的国家卫生体系(NHS)提供临床实践指南。收录已发表的和正在制订的指南。重点关注肿瘤、心血管疾病和心理卫生等领域,免费提供指南全文。

4. 国际指南网络　成立于 2002 年,该网络通过降低世界范围的不恰当干预差异来支持循证卫生服务、改善医疗卫生效果。GIN 下设多个工作组专注于特定主题并交换意见以改进研究方法。

5. WHO 指南　专注于公共卫生、重大疾病和常见疾病。

第二节 临床实践指南的制定方法

临床实践指南有一个从非正式专家共识性声明、正式专家共识性声明到循证临床实践指南的逐步发展的过程,制定方法越来越规范,循证指南占的比例越来越高,非正式专家共识性声明越来越不被大家公认。我国发表的指南多数为专家共识,基于系统综述的循证指南很少。国内指南质量普遍较低,国内指南平均参考文献数量为 36 条,而国际指南平均为 400 条;国内指南利益冲突问题严重,88% 的指南无利益冲突声明。这些问题应该引起重视,应用规范的循证指南制定流程是解决这些问题的方法。

一、专家共识制定法

专家共识制定法(consensus guideline development)分为非正式和正式。非正式的专家共识制定法是由一组专家开会讨论,将一次或多次开会讨论后达成的共识形成推荐意见,再由专业学会或政府机构进行发布。这种共识只包括推荐意见而缺乏形成推荐意见的证据基础和制定共识的背景及方法,易受参会人员的专业、优势、性格、组织和政治因素等影响,可靠性和质量较差。

正式的专家共识制定法,常用的有名义群体法、德尔菲法、共识形成会议法等。例如名义群体法,首先是应邀专家召开预备会,专家组就某一治疗措施提供相关研究证据的综述并形成可能的适应证清单。然后在第一次正式会议时专家组成员对每个适应证进行评分以评价其适用性,评分通常使用填量表的方式,量表分为 1 分到 9 分,1 分为完全不适用,9 分为特别适用,5 分为可用或不用。再次开会时,专家们将小组集体评分的情况与自己的评分相比较,讨论不一致的原因,然后再次重复评分,在会议讨论的基础上修改评分。最后的评分反映了专家组成员的一致性程度。这种制定法虽然考虑了研究证据,但仍然没有将推荐意见与相关证据的质量明确联系在一起,指南质量受专家小组个人影响较大。

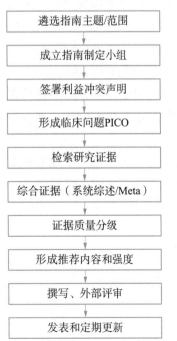

图 12 - 1 循证临床实践指南制定的主要步骤

遴选指南主题/范围

成立指南制定小组

签署利益冲突声明

形成临床问题PICO

检索研究证据

综合证据（系统综述/Meta）

证据质量分级

形成推荐内容和强度

撰写、外部评审

发表和定期更新

二、循证临床实践指南制定流程

循证指南制定法(evidence-based guideline development)是目前国际推崇的指南制定方法,即将推荐意见与证据质量明确地联系在一起,依据现有证据来确定推荐意见的强度。这也是循证临床指南的明显特征,是保证指南的科学、公正和权威的方法。

国际上通用的循证指南制定流程一般包括 10 个步骤(图 12 - 1)。

1. 确定临床指南范围(scope of guideline) 指南范围可以明确界定该指南包含和不包含的内容、必须包括哪些重要的临床问题,提供工作框架。确定指南拟解决问题的重要性(如发病率、结局效果、经济费用)及制定指南的必要性、目的和使用范围。

2. 成立指南制定小组　由 13～20 人组成,成员主要包括主席、临床医师(包括专科医师和全科医师)、护理专业人员、患者或其照护者、系统评价专家、卫生经济学家、信息学家等。一般每月召开 1 次会议,整个指南制定过程需要召开 10～15 次会议。常规临床实践指南的制定需要 10～18 个月。

3. 签署利益冲突声明　指南在发布前,指南制定小组成员均应对该指南中所涉及的药物、器械等商业机构做出利益声明,任何受邀并切实参与到指南制定过程的人员都必须填写利益声明表,且必须同意在指南中发表。

4. 形成临床问题和系统综述问题　一般确定 10～20 个具体的综述问题,常见的是治疗、诊断、预后三方面的问题。每个问题均采用 PICO 方式。P(patients):我们所要研究的人群是什么? I(interventions):应该使用什么样的干预方法? C(comparisons):目前所研究的干预措施有没有其他的替代方法? O(outcomes):可能会出现什么样的结局?比如死亡率、发病率、复发率、不良反应、短期结局、长期结局等。

5. 检索研究证据　文献检索的过程就是搜集证据的过程。由信息学家制定文献检索策略,尽量查全、查准。保证检索证据的过程透明、全面、可重复。每次都要完整记录检索问题、检索日期、检索策略、使用的数据库、检索结果等。

6. 综合证据　完成文献检索后需要阅读、筛选、评价所检索到的证据,采用系统综述的方法进行证据的综合,分别回答上述第 4 步提出的各个系统综述问题,保证指南的推荐意见是基于最佳的证据。

7. 证据质量分级　目前国际上常用的证据分级系统有两个:牛津循证医学中心(Oxford Centre for Evidence-Based Medicine,OCEBM)证据分级系统和推荐等级的评估、制定和评价(grading of recommendations assessment, development and evaluation, GRADE)证据分级系统。GRADE 把证据质量分为高、中、低、极低 4 个等级(分别用 A、B、C、D 表示),推荐强度分为强、弱 2 个等级,现在多数指南采用 GRADE 证据分级系统和推荐强度分级,用 1A、1B、1C、1D、2A、2B、2C、2D 来表示指南推荐意见,1 表示强推荐,2 表示弱推荐,A、B、C、D 表示证据的质量。

8. 形成推荐内容和强度　指南制定小组在证据分级和经济学证据的基础上做出相应的指南建议,权衡干预措施的好处和坏处、健康获益和卫生资源后决定推荐的强度。当一项干预措施的益处超过它的风险和经济负担,强烈推荐;当益处和风险之间的平衡无法确定或者证据质量比较低时,推荐强度就减弱。从证据到指南推荐意见需要规范的方法,如共识形成会议、专家投票等。多数情况下,OECBM 的 1 级证据对应于指南中的 A 级推荐意见,2 和 3 级证据对应于 B 级推荐意见,4 级证据对应于 C 级推荐意见,5 级对应于 D 级推荐意见,但是在制定指南或应用指南时还要权衡利弊,考虑经济学成本、患者的价值观、医疗环境等因素,所以并非一定是上述的对应关系。同样道理,GRADE 的 A 级证据并非一定是强推荐意见,C 级证据也可以是强推荐。例如,妊娠妇女合并免疫性血小板减少症,需要进行治疗时可以首选静脉用大剂量丙种球蛋白(1C),虽然没有系统综述或 RCT 等高质量的证据支持,但是因为安全性高,医师和患者接受程度高,观察性研究发现有一定的疗效,证据等级为 C,但是推荐强度为强推荐。

9. 指南的撰写和外部评审　指南的基本结构包括以下几个部分:摘要、简介、制定方法、综述问题、证据总结、比较详细的推荐建议和推荐强度、研究建议、参考资料、附录。指南撰写可以遵照临床实践指南报告规范(reporting items for practice guidelines in healthcare,RIGHT)。RIGHT 声明包括 22 个条目,旨在帮助提高指南撰写的完整性、规范性和报告质量。指南初稿完成后,送非指南制定小组的专家进行外部审阅,提出修改意见。

10. 发表和定期更新　当指南正式成文后,可制成各种版本发布,供不同的对象使用。除了全文外,可以是摘要性的结论性建议,也可以是针对患者的教育手册。一般 3～5 年需要更新。

第三节 │ 临床实践指南的评价

对同一种疾病,不同的国家或学术组织可能制定出不同的指南,指南的质量也可参差不齐,甚至某些建议互相矛盾,这些都将给临床决策带来极大困扰。因此,在使用指南之前,临床医师应有评价和鉴别其质量高低的能力,判断该指南是否值得推荐使用,或者从众多的指南中挑选出质量最好的应用于临床实践。

│ 一、临床实践指南的基本评价原则

首先,评价一个临床实践指南的好坏,应强调以证据为基础,即真实性。好指南必须使用循证医学的原则和方法,根据证据的可信程度对每一条建议进行分级。世界著名临床流行病学家、循证医学的奠基人之一的 David Sackett 指出,确定指南的质量好坏主要依据两个方面: ①指南是否收集了所有最新(12 个月内)的有关证据,并对其进行分析评价,是否对其真实性进行了分级? ②指南是否对每一条推荐建议标注了其依据的证据级别和相关文献出处? 因此,对指南的质量评价实际上主要集中在证据的收集、评价和合成,以及如何将推荐意见与相关证据进行综合的过程。

其次,当指南的质量真实性得到肯定后,就应对其重要性进行评价。该指南是否回答了临床需要解决的重要问题? 这些问题必须是临床医师在工作中面对的问题。当然,由于临床所面临的问题相当复杂,一个指南不可能囊括所有的临床问题,只能是绝大多数重要问题。该指南是否包含了成本效果等患者关心的指标? 除了疗效、安全性以外,成本费用也是非常重要的结局指标。

最后,应用指南前还要评估其适用性。一个指南的成功实施需要考虑很多问题,例如①我的患者与研究证据中的患者的情况差别大吗? ②在现有的环境条件下这种治疗方案可以实施吗? ③指南中推荐的治疗方案有哪些潜在的利弊? 安全性如何? ④患者

对治疗价值的看法是什么？⑤治疗成本有多大？⑥对患者实施该指南是否存在不可克服的障碍？如该地区根本不可能实施此治疗方法、医师无能力进行此操作、患者不能服药、家属不能接受等。

总之，指南的评价原则包括真实性、重要性、适用性。指南推荐意见是原则性的，应在一般原则指导下，实施个体化诊治，同时还应结合患者（或其家属）的需求及价值取向。

二、临床实践指南的评价工具

许多国家和学术团体都制定了 CPG 的评价工具以便科学客观地评价 CPG。目前，国际上应用比较广泛的指南研究与评价（appraisal of guidelines research and evaluation，AGREE）量表，2003 年由 13 个欧洲国家的研究者制定和首次发布，2009 年修改后称为 AGREE Ⅱ。

AGREE Ⅱ由用户手册、6 个领域（指南的范围和目的、参与人员的组成、指南开发的严谨性、指南的清晰性、指南的适用性和制定工作的独立性）、23 个条目以及 2 个总体评价条目组成（表 12 - 1）。每个领域针对指南质量评价中的某一方面。

表 12 - 1　AGREE Ⅱ评价工具

领域	条　　目	评分或意见等级
范围和目的	1. 明确描述指南的总目的	1~7
	2. 明确描述指南涵盖的卫生问题	1~7
	3. 明确描述指南适用的人群（患者、公众等）	1~7
参与人员	4. 指南开发小组包括了所有相关专业的人员	1~7
	5. 收集目标人群（患者、公众等）的观点和选择意愿	1~7
	6. 明确规定指南的使用者	1~7
严谨性	7. 应用系统方法检索证据	1~7
	8. 清楚描述选择证据的标准	1~7
	9. 清楚描述证据的强度和局限性	1~7
	10. 清楚描述形成推荐建议的方法	1~7
	11. 形成推荐建议时考虑了对健康的益处、副作用及危险	1~7
	12. 推荐建议和支持证据之间有明确的联系	1~7
	13. 指南在发布前经过外部专家评审	1~7
	14. 提供指南更新的步骤	1~7
清晰性	15. 推荐建议明确，不含糊	1~7
	16. 明确列出不同的选择或卫生问题	1~7
	17. 容易识别重要的推荐建议	1~7
应用性	18. 指南描述了应用时的促进和阻碍因素	1~7
	19. 指南为如何将推荐意见应用于临床实践提供了建议和/或配套工具	1~7

（续表）

领域	条　目	评分或意见等级
独立性	20. 临床指南考虑了应用推荐意见时潜在的资源投入问题	1～7
	21. 指南提供了监督和/或审计标准	1～7
	22. 赞助单位的观点不影响指南的内容	1～7
	23. 指南开发小组成员的利益冲突要记载并公布	1～7
指南全面评价	1. 指南总体质量的评分	1～7
	2. 我愿意推荐使用该指南	是
		是（修订后使用）
		不

每个指南应该至少有 2 个评价者独立进行评价,评价人数最好是 4 人,便于进行重复性和可靠性评价。以上 23 个条目均采用 1～7 分的记分法,1 分表示很不同意,逐步递增到 7 分为很同意。在每一个条目下,都有相应的条目解释、信息查找以及如何评价等说明。各领域的记分采用标准化百分法。计算方法如下:

（1）该领域实际得分分值＝该领域所有评价者每个条目记分之和。

（2）该领域最高可能分值＝评价者人数×该领域条目数×7。

（3）该领域最低可能分值＝评价者人数×该领域条目数×1。

（4）该领域标准化分值＝100%×（实际得分分值－最小可能分值）/（最大可能分值－最小可能分值）。

最后,AGREE Ⅱ还有 2 个条目用于对指南进行总体评价,包括对指南质量的总体评估,以及是否推荐在实践中使用该指南。应注意 6 个领域的得分是独立的,不宜合并成一个质量评价的总分值。

第四节 | 临床实践指南应用的原则和方法

一、临床实践指南的应用原则

临床实践指南的目的是为临床医师处理临床问题制定的参考性文件,是推荐应用而非法律强制执行,应避免不分具体情况盲目、教条地照搬使用。应用时注意考虑以下原则。

（一）个体化原则

在应用指南时,医师应充分考虑该患者临床特征是否与指南中目标人群一致。面对具体的个体患者,临床医师应该在指南的指导下,综合具体病情和多方面的因素个体化地选择治疗方案。临床医师应具备以下两方面素质才能保证指南的正确使用:第一,快速判断患者病情状况和建立诊断的能力;第二,具有对患者接受干预措施可能获得的利弊进行评估的能力。例如,冠心病合并糖尿病患者根据指南应强烈推荐使用阿司匹林,但如患者患有严重的消化道溃疡病,阿司匹林需慎用甚至不用。

(二) 适用性原则

自己患者的情况与指南的目标人群相似吗? 如果相似,可以考虑应用指南推荐的干预措施。并结合本地区或医院目前的医疗条件,患者的经济状况,评估其对医疗费用的承受能力,以及当地医疗保健系统的覆盖支持能力等因素,评估该干预措施的可行性和费用-效益比。例如各国指南都推荐急性心肌梗死早期(3~12 小时内)行经皮冠状动脉介入(PCI)治疗,但在我国绝大多数基层医院无条件开展此项技术,多数心肌梗死患者也不能承受高昂费用,此时的诊治就只能先采取指南建议的药物治疗方案,待适宜条件下转上级医院治疗。

(三) 患者价值取向原则

患者或其亲属的价值取向和意愿在临床决策中具有重要的作用。医师应事先与患者或家属沟通,了解他们期望的结局指标以及与指南中的结局指标是否一致,差距有多大。应充分尊重患者或家属的选择。例如对 1 例晚期肺癌患者,应用体能状况(performance statue,PS)评分标准进行评估,得到评分为 3 分(PS 评分一般要求不大于2 分才可能实施有效的抗肿瘤治疗),在这种情况下指南不支持使用细胞毒类药物,因为放化疗与姑息治疗相比对生存期没有改善,甚至严重不良反应会影响患者的生存质量。但患者及家属坚持认为不积极治疗就等于放弃,最后还是尊重患者及家属的意愿,试行放、化疗,并严密监测患者病情变化。

(四) 时效性原则

随着医学的快速发展,基础和临床研究证据也在不断更新。过去认为有效的治疗手段可能被新的证据证明无效,而过去认为无效甚至禁忌的治疗手段可能被新的证据证明有效。例如既往认为慢性充血性心力衰竭是使用 β 受体阻滞剂的禁忌证,但目前大型随机对照试验一致证实 β 受体阻滞剂可以显著改善慢性心力衰竭患者的预后。因此,现有指南推荐(Ⅰ类推荐,A 级证据)β 受体阻滞剂治疗慢性充血性心力衰竭。

(五) 后效评价原则

后效评价是指在患者接受根据 CPG 制定的诊治方案后,继续临床随访以评价患者病情的变化。后效评价在整个循证临床实践中具有重要作用,也可为指南的修订和更新提供临床资料。例如目前对于乙型肝炎的治疗,恩替卡韦疗效确定,已成为一线抗病毒用药,但当患者开始使用后,仍需定期复查肝功能及病毒 DNA 量,以评估药物的有效性,及时发现可能出现的耐药情况。

二、临床实践指南的应用技巧

在实际临床工作中,临床医师应用 CPG 应注意以下技巧:

（1）明确该指南制定的方法，一项真正的、以循证为基础的 CPG 较非循证 CPG 的可靠性更强。循证指南的核心是系统全面地收集证据，对证据质量进行评价和分级，根据证据的级别，以及根据临床实际情况、医疗资源、成本效益、患者价值观等全面权衡利弊后提出指南的推荐意见及其强度。

（2）了解并分析指南中的证据水平与推荐建议强度，并明确它们之间的关系，以便判断推荐意见的可靠程度。不同指南可能采用不同的证据分级系统，例如一项关于免疫性血小板减少症（immune thromboay to penic，ITP）的英国指南，采用的是牛津循证医学中心的分级方法，用"A 级推荐，Ⅰ类证据"来表达"如果儿童有广泛皮肤黏膜出血症状，应该应用大剂量泼尼松治疗，剂量为 $4\,mg \cdot kg^{-1} \cdot d^{-1}$"这条推荐意见。而美国 ITP 指南采用的是 GRADE 证据分级系统，用"1B（强推荐，证据等级为 B）"来表达"如果儿童 ITP 需要治疗，可以采用静脉用丙种球蛋白（$0.8 \sim 1.0\,g/kg$）或短疗程的糖皮质激素作为一线治疗"这条推荐意见。

（3）依据推荐意见强度确定是否应用于临床。如果患者的病情符合指南推荐，应该尽量采用指南的建议，特别是强推荐的意见，证据等级来自 A 级的指南意见更要优先考虑和应用，没有特殊的理由不应该拒绝应用。如果是弱推荐或证据等级很低，可以考虑不应用。

（4）当有多个指南的推荐意见不同时，要结合本国国情、患者意愿、医疗条件等综合考虑。例如，美国 ITP 指南认为血小板计数与新生儿出血发生率没有明确的因果关系，25% 新生儿的血小板计数 $<150 \times 10^9/L$，发生大出血的概率很低，有的新生儿血小板计数正常，但仍发生蛛网膜下腔出血。所以美国指南认为没有证据支持所谓的分娩前后安全阈值是多少，也没有对新生儿血小板计数提出安全阈值。但是欧洲一个指南提出麻醉、新生儿安全的血小板阈值为 $>50 \times 10^9/L$。结合中国国情，医患关系比较紧张，临床医师应该采用比较保守的安全阈值，即检测新生儿血小板计数，使之 $>50 \times 10^9/L$，小于该值时应该给予治疗。所以，临床医师处理患者时，要结合临床实际、个体患者、医疗环境等综合判断，进行临床决策，不能一味依赖指南，也不能置之不理。多个指南有不同意见时，要科学、合理决策。

（5）国外许多指南制定严谨、质量可靠，深受广大医师的喜爱，但在应用时要注意国内的适用性。由于不同国家或地区间文化、条件的差异，即使是基于相同的证据也可能会导致推荐意见的差异，这意味着在一定环境下产生的指南，可能并不适合于另一环境，需要结合国情改编后应用。例如，美国输血指南提出对于慢性贫血成人患者的输血指征是血红蛋白 $<70 \sim 80\,g/L$，但是国内由于血源紧张和患者对长期输血有恐惧心理，一般都是 $<60\,g/L$ 才输血，多数患者可以耐受，没有显著的不良反应。

（6）注意消除指南的实施障碍，避免指南使用不足。指南是以最佳、最新证据为基础的专家推荐意见，有其科学性和合理性，临床医师应该尽量采纳指南的意见，创造条件应用指南，而不能找各种理由不采用指南的推荐意见。例如，口服补铁无效的缺铁性贫血，应该用静脉补铁，不能以住院床位紧张、住院周期长、入院不方便等各种理由而继续口服补铁。

　　总之,在应用指南过程中,应充分重视个人沟通能力的重要性,加强与患者及家属的沟通交流,既可增加患者及家属对指南应用的理解,也是临床医师正确使用指南、进行个体化临床决策的基础。应用指南时应充分体现循证医学的理念,即根据患者的具体临床情况,将当前所获最佳证据与临床技能、经验相结合,考虑成本-效益比及当地卫生资源的实际情况,并在充分尊重患者及其亲属的价值取向和意愿的基础上,做出最佳的综合性临床决策。

复习题

1. 参加以循证医学为基础的临床指南编制的人员应是:
   A. 临床医师和统计学家
   B. 护理人员和临床流行病学家
   C. 方法学专家和医学决策专家
   D. 由以上多种人员组成的工作组
   E. 只要方法学专家参加的工作组

2. 以循证医学为基础的临床指南可以:
   A. 提高医疗质量,但由于新药很多,所以同时增加医疗费用
   B. 提高医疗质量,但减少医疗费用
   C. 仅以提高医疗质量为目的
   D. 虽减少医疗费用,但因为强制执行,医疗的依从性下降
   E. 临床指南不能作为考试的参考教材

3. 关于临床指南和系统综述的叙述,不正确的是:
   A. 临床指南以系统综述为依据
   B. 临床指南完全来源于系统综述
   C. 临床指南等同于系统综述
   D. 系统综述来源于临床指南
   E. 系统综述与临床指南没有什么关系

4. 一项好的临床指南应具有的特点是:
   A. 真实性、经济性和实用性
   B. 实用性、灵活性和可靠性
   C. 可重复性、可靠性和灵活性
   D. 真实性、适用性和灵活性
   E. 真实性、重要性和实用性

5. 有关临床指南的叙述以下哪项不正确:
   A. 临床实践指南是最好的循证医学证据之一

B. 作为证据,同期以循证医学为基础的实践指南优于单项随机对照临床试验结果

C. 作为证据,同期以循证医学为基础的实践指南优于 Meta 分析结果

D. 国际上推荐的以循证医学为基础的实践指南适用于所有国家的患者

E. 临床实践指南须要定期修订

参考答案

1. D; **2.** B; **3.** A; **4.** E; **5.** D

（王小钦）

参考文献

1. 王小钦, 王吉耀. 循证临床实践指南的制定与实施 [M]. 北京: 人民卫生出版社, 2015, 10 - 45.

2. CHEN Y, WANG C, SHANG H, et al. Clinical practice guidelines in China [J]. BMJ, 2018, 360: j5158.

3. GARBI M. National Institute for Health and Care Excellence clinical guidelines development principles and processes [J]. Heart, 2021, 107: 949 - 953.

第十三章 临床研究中常见的偏倚及控制

偏倚(bias)是指在研究过程中因为方法学等原因,使研究结果系统地偏离真实值,是一种系统误差。任何临床研究均会发生偏倚,种类多样,无法完全避免。研究者需要识别潜在的偏倚,并通过科学的研究设计、准确的测量、正确的统计分析等方法控制偏倚和正确解释偏倚。

第一节 | 概述

一项临床研究的质量可以从内部真实性和外部真实性两个维度来评价,即基于样本的研究结论的正确性和外推到研究对象所代表的总体的能力。一项高质量的临床研究,应当具备 3 个特点:统计学检验错误概率小(随机误差控制良好)、偏倚控制良好(系统性误差控制良好)及研究结论的外推性广。其中的前两个特点决定了研究的内部真实性,第 3 个特点决定了研究的外部真实性。基于抽样样本的临床研究需要足够的样本量来保证统计学描述和推断的假设检验错误较小以外,无论哪种类型的临床研究,在设计、实施、论文报告的环节中均有可能发生偏倚,对研究结论产生一定的影响。偏倚的控制需要贯穿于临床研究从设计、实施到论文报告的整个过程,是影响研究水平高低、研究质量评价的重要因素之一。

一、内部真实性与外部真实性

研究的真实性由研究结论的正确性和可靠性组成。内部真实性是指基于研究样本人群的结论与该研究问题真实结论相符的程度。而外部真实性是指样本中获得的研究结论向所代表的总体人群外推性大小。前者是后者的前提,不具备内部真实性的研究结论没有评价外部真实性的前提。

二、临床研究中的随机误差与系统误差

研究中的误差是个客观存在,我们先来剖析一下误差的来源和性质。

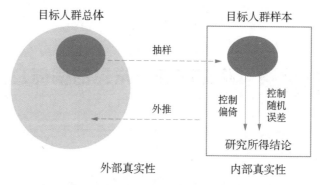

图 13-1　内部真实性和外部真实性

　　临床研究离不开对研究对象的各种测量，包括基本特征的测量、危险因素的测量、混杂因素的测量和结局的测量等。然而实际测量值与真实值存在一定的偏差。这种偏差可分为两个方面，随机误差（random error）和系统误差（systematic error）。受到测量工具的限制以及测量者的因素影响，测量值与真实值的差异存在一定方向的系统偏差，群体估计值也会与真实值发生偏离，这部分是系统误差。另外，由于存在个体间差异，再加上抽样的原因，群体估计值也会与总体真实值存在差异，称为随机误差。因此，在抽样研究中某测量的群体估计值与总体真实值的差异由两部分构成。例如，某项研究要了解某个特定人群的舒张压平均水平。在研究样本人群中测量的血压值围绕着样本均数随机分布，该样本人群估计的平均血压水平与总体人群的真实平均水平的差异是由个体之间的血压差异和抽样造成的，这叫做随机误差；而样本人群采用某种特异的血压计采用普通方法（体外无创、上臂测量）的平均血压值与基于金标准方法测量（如动脉内插管测量）的血压平均水平存在特定方向的偏差，是由于使用某种测量工具和方法造成的，是系统误差（图 13-2）。

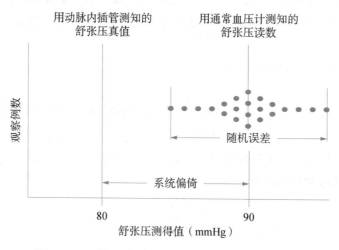

图 13-2　随机误差（抽样所致）与系统误差间的关系

　　不同于基础实验性研究采用的模型动物,人体间个体差异广泛存在,研究样本人群的某种测量的观察值表现为变异度,是随机误差大小的一种度量。因抽样产生的随机误差所产生差异在正方向和负方向出现的概率平均来说是相似的,可以说是任何研究中观察值所固有的特征。变异度的大小对样本的估计、组间比较做统计推断时均可能产生影响。随机误差对研究结果的影响具体表现在可能增加假阳性和假阴性错误的概率(第Ⅰ类错误和第Ⅱ类错误)。例如,疗效研究中根据统计量推断的 P 值小于 5％所犯的假阳性错误,或是 P 值大于 5％时所犯的假阴性错误。抽样研究的这种随机误差可以通过扩大样本量、增加估计的精确性来控制,但理论上随机误差只能努力缩小而无法完全消除。

　　为排除随机误差在临床科研中的干扰,研究者应设法估计和控制由随机误差所致假阳性或假阴性错误的概率。假阳性错误在统计学上又称第Ⅰ类错误,其概率用 α 表示,假阳性错误在于当两种疗法间不存在差异(双侧检验),而研究结论认为两疗法间存在差异。假阴性错误又称第Ⅱ类错误,其概率用 β 表示。假阴性错误是当两疗法事实上有差异,但研究结论认为两疗法无差异。根据研究假设、以及提前设定的两类错误概率进行样本量计算,保证足够样本量是临床研究控制随机误差的重要机制。

　　临床研究中的系统误差则是由于研究者通过测量获取观察值的过程中产生的而导致的测量值与真实值之间的偏差。例如,研究结局指标所选择的测量工具或测量方法存在局限性使观察值偏向一边,这种偏差是有方向的,可能会造成结局的错分,或是结局水平的高估或者低估,或对组间比较的结果产生影响,因此对研究结论造成影响使其偏离真实值。因此,偏倚是指由于方法学的原因,使研究的结果或者推论系统地偏离真实值,样本研究中所得结果不能如实地反映目标人群(target population,又称靶人群,或总体)。不同于随机误差,偏倚是无法通过增大样本量而降低。

　　通过图示可以更好地理解临床研究中的某一项指标的测量值的数据直方图分布,理解真实度与精密度、随机误差与系统误差的关系。如图 13-3 所示,真实度指样本均数(直方图的中位数)与真实值(虚线位置)的接近程度,直方图的宽度表示数据变异度大小,即数据精密度。可以发现 A 与 B 精密度均较小,随机误差小;C 与 D 则精密度较大,随机误差较大;A 与 B 的样本均数真实性较好,好于 C 与 D。C 的情况可通过扩大样本来增加总体估计的精度,统计学用精度或不确定性的指标标准误或 95％置信区间(CI)来表示。

　　偏倚在临床科研中普遍存在。理论上偏倚是无法完全避免的,研究者可以通过科学的研究设计、标准化的测量和资料分析时采用正确的分析方法进行调整等措施尽量减少各种偏倚的产生,或对偏倚的影响大小和方向进行定量和非定量的估计,以保证研究结论的内部真实性。识别潜在的偏倚、防止偏倚的发生、估计偏倚的方向和大小,是每一项临床研究都无法回避的挑战,是临床科研者的基本功。从某种程度上可以认为,临床流行病学在临床研究中的作用之一就是与各种偏倚做斗争。

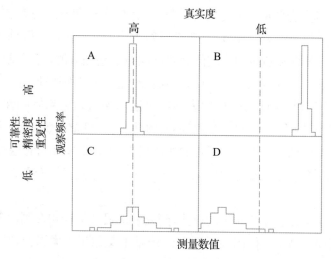

图 13‑3　观察测量值的真实度与精密度

第二节 | 临床科研中常见的偏倚

要认识研究过程中哪个环节、可能发生什么偏倚,需要对研究问题和所选择的研究设计有充分的认识。根据性质,临床研究可能发生偏倚总体上可分三大类:①选择偏倚,主要发生在研究设计阶段,主要与研究对象的选择有关;②测量偏倚,又称信息偏倚,主要发生在观察、研究、测量等的实施阶段;③混杂偏倚,是指与结局变量和危险因素都有关联的非研究因素在比较组间分布不均衡使关联分析结果偏离真实的效应,可能发生于研究的任何阶段。控制偏倚的前提是研究者对于具体所从事的临床研究中潜在偏倚的认识。

一、选择偏倚

在研究设计阶段选择观察对象时,被选入的对象同应选入而未选入的对象相比某些特征存在系统的差别,而这些特征恰巧与研究暴露或者结局的关联有关;或是所选研究对象与其所应代表的研究目标人群总体而言代表性欠佳,而所研究的暴露-结局关联在不同特征的对象亚组中不同,于是选择偏倚随即产生,可导致研究结果系统地偏离真实情况。

选择偏倚易发生在各类研究的设计阶段,也可以发生在研究实施纳入研究对象的过程中,可同时影响研究结果的内部真实性和外部真实性。例如,病例对照研究是回答暴露因素与某疾病发病是否存在关联的研究设计之一。其原理是通过比较患病的病例组暴露于所研究的危险因素的频率或者水平是否显著地高于(或低于)未患该病的对照组。

如果我们的研究假设是暴露因素 E 可能增加了疾病 D 的发病风险。在选择病例组或者是选择对照组时使得暴露因素 E 的水平或者频率(取决于 E 的测量方法和定义)偏离了该组对象所来自的总体,使得两组暴露水平差异的估计系统地偏向一边,高估或者低估,此时选择偏倚就发生了,相应地可使暴露-疾病之间关联的估计被高估或者低估。

选择偏倚种类很多(表 13-1),发生的场景也各不相同。有些经典研究案例很早就为研究者所熟悉,也有些偏倚类型随着研究方法学的变迁越来越被重视。以下介绍几种常见的选择偏倚。

表 13-1　常见的选择性偏倚

偏倚种类	英文
入院率偏倚	admission rate bias
检出征候偏倚	detection signal bias
无应答偏倚	non response bias
奈曼偏倚	Neyman bias
领先时间偏倚	lead-time bias

1. 无应答偏倚(non response bias)　在临床研究中,应包括而实际未包括,对研究内容如治疗效果、治疗反应等不能提供信息者称为无应答者。在选定的研究人群中进行某项调查,当应答者与无应答者基本特征或者调查目的的观察结果可能存在差异时,不应答者即可导致偏倚。无应答偏倚可以存在于各种类型的研究中,尤其在横断面调查、描述性研究中影响更大。

无应答的原因各种各样。无应答者一般是不注意身体健康、不讲究卫生、年龄较大、文化水平较低者,或是疾病过于严重、死亡不能参加调查者,或是出于某种原因对研究有抗拒者。对研究结果影响较大的是与研究目的有关的无应答。当研究希望调查某些较为敏感的内容时,具有某些特征的对象更为倾向于不应答。这些特征如果与研究问题有关,这种无应答可能导致研究的结论发生偏倚。例如,一项基于学校的儿童孤独症患病率调查,经过专业自填问卷初筛后,初筛阳性者需要接受进一步临床评估才能明确患有孤独症的诊断。初筛阳性者有超过一半的对象不愿接受临床评估诊断,表现为无应答。分析无应答的原因,可能由于项目未能提供疾病康复资源、无明显获益或已经诊断不愿被周围人知晓等。患病率估计中如果按照初筛阳性应答者中诊断阳性率进行估计,则会造成整个研究人群的患病率被低估。因此,横断面调查除了采用随机抽样获得有代表性的研究样本外,将无应答率控制在较低水平是控制无应答偏倚的方法之一。应答率一般至少应达到 80%。此外,需要尽可能明确无应答的原因,研究对象流程图应对无应答的数据和原因做出描述,并在解释结果时估计可能对研究结论产生的影响。

2. 失访偏倚(loss to follow-up bias)　失访也是一种无应答,常发生于队列及干预性的前瞻性研究中。失访基本上有两种,一种称作失访(loss to follow-up 或 loss to

observation)，另一种称作退出(withdrawal)。前者是指那些实际观察期限短于事先规定的观察期限，这种失访是被动的、自然发生的，一般与所观察的暴露因素或结果无关，并且经统计学处理时被当作截尾(censored data)处理，并假设其发生事件的概率。虽已观察不到，与留在观察组中的非失访者一样，必要时可以通过一定的方法进行填补以减少对研究样本量的影响。另一种称作退出的失访是在随访过程中因种种原因拒绝继续留在观察组中，统计处理时虽然也把他们当作截尾数据处理，但是由于他们的失访是主动的，失访原因很有可能与所研究的处理因素或结局有关，因而这种失访应当严格控制，越少越好。这种性质的失访，除了影响研究样本量依赖，更重要的是可能导致偏倚，正确的做法是需要分析失访的原因，估计对研究结果影响的方向及程度，对研究结果做出科学的解释。

3. 奈曼偏倚(Neyman bias)和患病率发病率偏倚(prevalence-incidence bias) 当暴露和研究对象选择之间存在时间差时发生的一种偏倚。尤其是研究迅速致命、暂时的或亚临床的疾病时会产生，倾向于产生不能代表大多数病例的病例组。病例对照研究中所收集的患者肯定都是存活者，而存活的病例中包括新发生的和现患病例。存活的病例与已死亡者之间、新发生病例与现患病例之间所研究的因素往往存在系统差异，从而酿成奈曼偏倚，一般会导致暴露与疾病之间关系的低估。只有通过设计良好的前瞻性研究有助于回避这个问题，来自人群的病例和对照能够更好地避免上述偏倚。

4. 非同期对照偏倚(non-contemporary comparing bias) 治疗效果评价的研究中，选择对照的时间、地点不同，无论是随机对照研究，还是观察性研究，都可能会造成选择性偏倚。例如，选择既往时期的对象作为对照又称历史对照，可能由于不同分组之间患者特征和所处医疗环境存在的差异无法与所比较的组间疗效的差异区分开来，分析结果很可能与采用平行对照的前瞻性临床试验的研究结果偏离。

5. 时间效应偏倚(time effect bias) 许多慢性病，自接触有效暴露之日起至出现临床症状有一段漫长的潜隐过程。由于无明显的症状，在病程的不同时期纳入病例可能导致该对象的错分，或者病例组与对照组的纳入时期不能匹配，可能导致两个组的暴露估计水平发生偏离，或者导致暴露因素估计在病例和对照组中之间的差异发生偏离，这些情况均可导致关联估计发生偏倚。

6. 不朽时间偏倚(immortal time bias) 是近年来报道较多的一种偏倚。在队列研究随访时间中有一段时间内结局是不可能发生的，被称为"不朽时间"。在研究设计和分析阶段不恰当地将这段时间纳入暴露时间的估计或影响干预状态的判断，则可能导致暴露-结局关联估计发生偏离，甚至得到完全相反的结论，称为"不朽时间偏倚"。在传统的前瞻性队列研究中认识和控制该偏倚相对容易，随着真实世界研究越来越多，尤其是在利用已有患者资料的回顾性队列研究中，识别和控制不朽时间偏倚则相对困难。

例如，加拿大研究者 Yee 等发表于 2004 年基于 Saskatchewan Health 数据库开展的一项回顾性队列研究。研究目的是回答一个科学问题：糖尿病患者使用他汀(statin)治疗是否有利于减缓糖尿病进展,从而降低心脑血管事件和死亡等不良结局的风险。研究选择了 1991 年 1 月 1 日至 1996 年 12 月 31 日间新开始使用口服降糖药物治疗的对象纳入分析。纳入对象中研究期限内使用他汀治疗且不少于一年定义为暴露组,从未使用他汀或者使用他汀治疗不满一年者定义为非暴露组。开始使用胰岛素治疗作为研究结局代表糖尿病进展。研究排除了纳入对象中开始口服降糖药之前一年内使用过其他降糖药的对象以及之前 3 年内和开始口服降糖药后半年内使用过降脂药的对象。关联分析中校正了年龄、性别、口服降糖药种类以及同期使用的降压药治疗等。研究发现,与不使用他汀治疗的患者相比,在平均随访 5 年中糖尿病进展(启动胰岛素治疗)的风险降低了 26%(调整后 $HR=0.74$,95%CI 为 0.56~0.97),使用他汀治疗组启动使用胰岛素治疗平均推迟了 10 个月。这个结论有悖常理,因为他汀的应用指征就是心脑血管风险的出现,而糖尿病进展的患者更容易发生心脑血管事件。2010 年,Linda 等 3 位研究者在 BMJ 杂志发表了论文,认为该研究未能识别和控制不朽时间偏倚,研究结论可能误导医患。同样采用该数据库的相同时期内的患者,他们首先采用完全相同的方法和定义,采用相同分析重复 Yee 研究的结果。接着,他们采用详细剖析了暴露组(使用他汀治疗组)可能的不朽时间。不同于前一个研究,他们定义他汀使用者使用时间满一年的日期作为暴露时间计算的起点,口服降糖药到该日期之间的时间按照不朽时间来处理,重新分析结果得出了相反的结论,显示他汀治疗不少于 1 年增加了糖尿病进展,风险增加了 97%(调整后 $HR=1.97$,95%CI 为 1.53~2.52)。如图 13-4 所示,该研究充分展示了不朽时间偏倚如何产生及大小、偏倚对结果影响的大小以及如何控制该偏倚。

选择偏倚在选择病例组和对照组时都可能发生,在 Meta 分析或者系统综述选择发表文献时也可能产生,一方面可能来自不规范的文献查阅策略和方法,另一方面客观存在的发表性偏倚也是一个原因。在近年来越来越受到重视的真实世界研究中,尤其是基于大数据、医院电子病例系统的数据开展的研究中,根据研究目的选择研究对象时也有很大可能发生选择性偏倚。

本章未能穷举所有的选择性偏倚的类型。临床研究中研究者需要基于研究问题相关的背景知识和研究设计方案原理的认识,了解偏倚的实质,早期识别潜在的偏倚并加以预防和控制,努力保证研究的真实性。

二、测量偏倚

测量偏倚或称观察性偏倚、信息偏倚。

在研究实施阶段的资料收集过程中,针对暴露因素或者研究结局的测量,由于观察、测量所使用的方法的原因以及观察者本身的原因使获得观察值系统地偏离真实情况,所导致偏倚称为信息偏倚。

与研究获取数据的方法有关,常见信息偏倚和来源包括回忆偏倚、报告偏倚、获取医疗记录时产生偏倚、访谈时产生的偏倚。当某些对象因为已经死亡或者疾病过于严重无

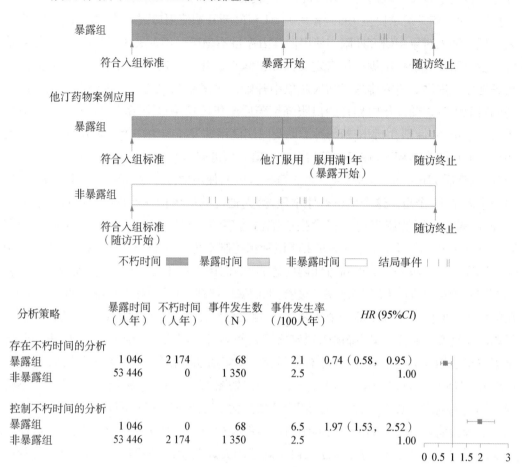

图 13‑4 不朽时间偏倚：他汀治疗与糖尿病并发症风险

法接受访谈而由其亲属替代接受访谈获取暴露信息时可能产生偏倚，称为替代访谈偏倚。监测偏倚（bias in surveillance）是指在一个处于长期监测的队列，一般某疾病的结局发生频率可能高于队列外部的一般人群。

暴露因素或结局的测量偏倚可能导致归类错误分类从而导致归类错误偏倚（misclassification bias），或称错分偏倚。尽管每种测量都具有随机误差和系统误差，每种病症所用的客观诊断试验或测定仪器都有一定的灵敏度和特异度。由于测量的不准确或由于不同组间测量方法的不统一而导致发生了错分，暴露因素或疾病因素的错分都可能对两者之间的关联估计带来影响。错分分为差异性错分（differential misclassification）与非特异性错分（nondifferential misclassification），产生的偏倚对结果的影响需要具体分析。差异性错分是指不同的研究组间错分率不同，例如，对于某种暴露（危险因素）的错分，使得与对照组相比，病例组更加倾向于获得更高水平的对暴露的估计，即病例组的研究对象更容易回忆出与疾病有关的暴露，或者高估该暴露的频率和水平，导致的结果是使 OR 值倾向于更加偏离 1.0，该暴露-疾病关联被高估。相反的，非差异性错分指的是病例组、对照组遭遇同等程度的错分,例如,收集暴露和疾病信息的不准确性,其程度和方向在病例组和对照组间没有差别,是测量方法本身的缺陷,这样导致的结果是两组间暴露频率或者暴露水平的差异倾向于降低,可导致暴露-疾病关联的低估,OR 值倾向于接近无效值1.0(表13-2)。

表13-2　错分偏倚:差异性错分与非差异性错分

	差异性错分	非差异性错分
产生的原因	不同研究组间错分率和程度不相同	不同研究组间错分率和程度相同,资料收集方法本身的问题
效应	虚假关联,RR 或 OR 偏离 1.0	RR 或 OR 趋向于接近 1.0

非差异性错分和差异性错分的区别可如图13-5所示。这是一项关于高脂饮食和心肌梗死(MI)的病例对照研究。非差异性错分和差异性错分发生在关于高脂饮食与患心肌梗死的危险性的病例对照研究中,真实的 OR 是2.3。当研究对象不能回忆食物中脂肪的含量,此时产生的误差与是否患有目标疾病无关,即发生非差异性错分。如果病例组和对照组中高脂饮食的研究对象各有20%未报告真实状态,所得的 OR 为2.0,低于真实的 OR。另一方面,如果所有患心肌梗死的病例组对象都回忆出他们的高脂饮食状态,而在对照组仅有80%的暴露病例能正确回忆出阳性暴露,即产生差异性错分。这种情况下,研究者得出了高估的 OR。

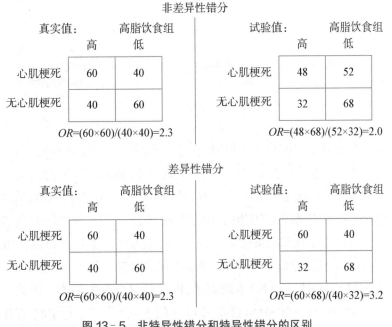

图13-5　非特异性错分和特异性错分的区别

在临床研究中，除了选择可靠的方法和工具作为测量工具来减少信息偏倚外，研究测量人员的培训、标准化，采用盲法（测量者不知道研究对象分组）是实施过程中控制信息偏倚的重要方法。

三、混杂偏倚

在进行研究因素和疾病之间的因果关系推断时，如果存在外来因素（extraneous factor，或称第三因素），后者与该疾病和研究因素均有联系而非研究因素的结果，并且此外来因素在两个对比组间分布不均衡时，使得研究因素的效应与外来因素的效应混在一起而导致关联分析结果发生偏离，便产生了混杂偏倚，从而全部地或部分地掩盖了或夸大了研究因素和疾病间的真实联系。这些外来因素，称之为混杂因素（confounding factor 或 confounder）。

当我们研究因素 A 是否是疾病 B 的病因时，存在第三个因子 X，当满足以下两个特征时，因子 X 成为 A 与 B 关联分析的混杂因素：①因子 X 是疾病 B 的已知的危险因素；②因子 X 与因子 A 有关，但不是 A 的结果之一。

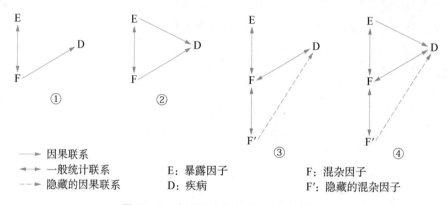

图 13-6　存在混杂现象的 4 种不同情况

图 13-6 表示存在混杂偏倚的 4 种情况：①可能的混杂因子 F 对疾病 D 来说是个可能的危险因子，符合产生混杂条件的第一条。其次，F 同暴露因子 E 存在统计联系，符合产生混杂条件的第二条，而且 F 又不是 E→D 过程中的一个中间环节，故结论是 F 是 E→D 的一混杂因子。E 对 D 本无病因作用，由于 F 的混杂，致使 E 看来同 D 有着因果联系；②同①，只是 E 同 D 原本就有因果联系，由于 F 的混杂，夸大了 E 对 D 的作用。③F 在表面上只是同 D 有一般统计学联系，但同 F 伴随出现的总有一个 F′，它是 D 的一个隐藏的（即用一般方法难以识别或认知的）危险因子，F 同 F′ 又是紧密相连。因此，可以认为 F 连同 F′ 是个混杂因子。④同③一样，只是 E 对 D 原本就有作用。③和④这两种类型，其实是因果探讨中，尤其是多因子疾病的因果探索中一种常见的模式，而且不仅仅只是 F、F′，可能还有 F″、F‴……以不同方式联系在一起组成一个复杂的病因网。

图 13-7 表示不存在混杂现象的 4 种不同情况：①只因 F 对 D 无作用，故不存在混杂现象。比如，E 是抽烟，D 是肺癌，F 是抽烟所致的黄手指。由于黄手指不能引致肺癌，故而它不可能是混杂因素；②由于 E、F 之间无联系，缺少第二个条件，故不存在混杂因子。例如，E 是 ECHO 病毒或 Coxacki 病毒感染，D 是心肌炎，F 则是微量元素缺乏或 CO 中毒，这些因子都能导致心肌炎，但相互之间无联系，因此 F 不可能对 E、D 之间的关系起混杂作用；③因为 F 是 E→D 作用过程中的一中间环节，故不可能是一混杂因子。例如：E 是饮酒，F 是肝硬化，而 D 是肝癌。F 是 E 饮酒这一暴露因子导致肝癌的一中间病理过程，它（F）不可能是一混杂因子。因为所谓肝硬化（F）对饮酒同肝癌因果联系（某个 RR 值，比如 RR=5.0）的混杂，指的是饮酒所致肝癌的危险度，RR 这一优势比中，肝硬化独立地占有一定的比例，或全是肝硬化的作用，饮酒的作用全是虚假的。但实际上并非如此，因为 RR(5.0) 既是饮酒的，也是肝硬化的，没有独立的肝硬化的 RR，也没有独立的饮酒的 RR。更明显的理由是，当你将肝硬化当作混杂因子，在设计时将之在饮酒组和不饮酒组间加以均衡以消除其混杂作用时，饮酒这一因子也被均衡了，饮酒同肝癌间的关系也无从观察了；④同③一样，只是 E 同 F 倒过来。但更重要的是 F 对 D 无作用，缺少第一个条件，因此 F 不是混杂因子。

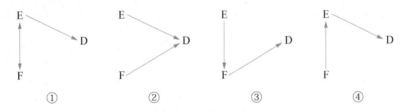

图 13-7　不存在混杂现象的几种不同情况

混杂偏倚存在方向和大小。混杂偏倚可分为正负两个方向。正混杂是指由于混杂因素的作用而使暴露因素与疾病结局之间的关联远离无效值，即夸大了实际存在的关联。负混杂偏倚是指因混杂因素的作用而使暴露因素与疾病之间的关联的估计趋向于无效值（例如，病例对照研究中趋向于 1），即实际存在的关联被低估了。

混杂因素测量的原理可通过以下过程理解：如果怀疑观察到的暴露 E 与疾病 D 的关联（cOR，粗比值比）受到混杂因素 C 的影响，可按照混杂因素 C 分层后进行关联分析，采用 Mantel-Haenszel 公式计算 x^2_{MH} 和 OR_{MH}。

$$x^2_{MH} = \frac{\left\{ \left| \sum_i^k \left(a_i - \frac{(a_i + b_i)(a_i + b_i)}{N_i} - 0.5 \right) \right| \right\}}{\sum_i^k \frac{(a_i + b_i)(a_i + c_i)(b_i + d_i)(c_i + d_i)}{N_i^2(N_i - 1)}}$$

$$OR_{MH} = \frac{\sum_i^k \frac{a_i d_i}{n_i}}{\sum_i^k \frac{b_i c_i}{n_i}}$$

可以计算得到分层分析汇总的 OR 点估计值。Ni 为第 I 层的研究对象总数 $N_i = a_i + b_i + c_i + d_i$。应用公式 OR_L，$OR_U = OR_{MH} + 1.96\sqrt{x^2_{MH}}$ 计算 OR_{MH} 的 $95\%CI$。

现以吸烟与肺癌的病例对照研究为例说明识别混杂因素的原理和过程（表 13 - 3、13 - 4）。

表 13 - 3　吸烟与肺癌的关联分析

肺癌	吸烟		合计
	+	−	
病例	60(a)	200(b)	260
对照	60(c)	520(d)	580

注：$cOR = 60 \times 520/60 \times 200 = 2.6$。

上述结果提示，吸烟者患肺癌的危险是不吸烟者的 2.6 倍。考虑到年龄可能是混杂因素，故按年龄将该人群分层，分析结果如表 13 - 4 所示。

表 13 - 4　按年龄分层的吸烟与肺癌的关联分析

青年组				老年组			
肺癌	吸烟		合计	肺癌	吸烟		合计
	+	−			+	−	
病例	10(a1)	100(b1)	110	病例	50(a2)	100(b2)	150
对照	50(c1)	500(d1)	550	对照	10(c2)	20(d2)	30

注：$OR_{MH} = (5\,000/660 + 1\,000/180)/(5\,000/660 + 1\,000/180) = 1$。

分层前 $OR_U = 2.6$ 提示吸烟与肺癌之间存在关联，吸烟可能增加肺癌风险；分层后 $OR_{MH} = 1$ 不提示吸烟与肺癌之间存在关联。所以这项研究中年龄是混杂因素，造成了正混杂偏倚，混杂因素年龄夸大了暴露（吸烟）与疾病（肺癌）的关联。

年龄是疾病（肺癌）的一个病因，由于与暴露（吸烟）有关联，青年组中吸烟比例为 9%（60/660），老年组中吸烟比例为 33%（60/180），他们在病例组和对照组的分布不均衡导致了偏倚发生。

第三节 | 偏倚的防止和处理

一、强调严格的科研设计

多数偏倚发生于科研的设计阶段，可以来源于选择研究对象或对照的选择不当，如抽样方法不正确、诊断标准不统一、样本大小不适当、观察组和对照组缺乏可比性等，也可以来源于决定调查方法和资料收集方法时考虑不周,如调查表设计不好、实验室指标缺乏质控、判断结果时缺乏客观的方法等。这些偏倚一旦发生,则很难在资料分析阶段加以消除。这就要求研究者首先对所开展的研究可能存在的偏倚有足够的认识,针对性地通过科学的设计来预防这些偏倚产生。希望通过采用特别的统计方法来消除偏倚的影响是错误的。

二、随机化方法和盲法

用随机化方法(randomization)进行分组是临床疗效研究中控制混杂偏倚最好的方法,它不仅平衡掉治疗组和对照组的各种已知的、测量的可能影响疗效或预后的因素,而且也平衡了各种未知的、未测量的影响疗效和预后的因素。真正的随机化是指每个研究对象都有同样的机会进入治疗组或对照组,随机化分组后我们可以发现两组的一些基本特征常极为相似,因此可比。盲法是消除测量性偏倚的有效方法,在进行测量、收集测量信息和考核疗效时要实行盲法,争取做到研究者和受试者都不知晓真实所给予的治疗内容。而且,实验室各种检查的报告者不知晓研究对象分组情况。在进行调查性研究时,最好由同一个人对病例组和对照组进行询问调查,询问方式和时间均相同,最好对调查者保密,不让他们知道真正的科研假设。

三、限制

限制(restriction)是指对入选研究的研究对象的特征加以限制。限制的原因可以是出于安全性考虑,如临床试验中入选研究对象时会通过限制纳入和排除条件尽力将可能在研究中发生危险的个体排除在外。有时限制是为了排除一些因素干扰,在选择研究对象时,限制在具有一定特征的对象中进行观察,以排除其他因素的干扰,可以有利于观察某些感兴趣的研究因素的作用。例如,研究年龄对急性心肌梗死预后的影响可只限于白人男性无并发症的前壁心肌梗死患者中进行分析,就可排除种族、性别、心肌梗死部位和有无并发症等因素的影响,就能比较清楚地反映年龄对急性心肌梗死预后的影响,但用这种方法来控制偏倚所获得的结论常有很大局限性,影响研究对象的代表性,使研究结果外推至一般人群时受限。

四、匹配

匹配(matching)就是为病例组的每一个研究对象按照可能的混杂因素匹配一个或几个具有同样特征的对照,然后进行比较。从理论上讲,两组进行比较,除研究因素外,其他因素应当两组均相同,这样才能比较研究因素在两组中有否差异,但临床情况千变万化,事实上很难做到。匹配的方法常能消除某些潜在的混杂偏倚,许多研究者常以年龄、性别和种族作为配对条件，因为这些因素常常是最常见的混杂因素。许多其他因素也可作为匹配条件，如病期、疾病严重度和先前的治疗等。匹配条件越多，寻找对照就越困难，但不能将研究因素作为匹配条件，否则无法观察该研究因素在两组中有何差异，这被称为过度匹配（over matching）。例如，有作者研究患有镰状细胞贫血（HbAs）的小儿其生长发育和智力发育要比正常小儿（HbA）为差。但是，将影响生长发育和智力发育的其他个因素如种族、性别、出生日期、出生时体重、胎龄、分钟 Apgar 积分和家庭经济状况作为配对条件，即每一个 HbAs 的婴儿按上述 7 个条件与 1 名正常婴儿匹配，作者将影响生长发育的其他因素通过匹配方法均衡以后，观察 50 对病儿和正常婴儿从出生随访至 3～5 岁，并未发现两组在生长发育和智力发育上有所不同。匹配分为成组匹配、个体匹配以及频数匹配。匹配时匹配变量的单位不应太粗，如年龄配对时应限制在上下 2～3 岁，不应粗到上下 10 岁，这样便失去限制的作用。

　　20 世纪 80 年代产生的匹配方法——倾向性评分匹配，可以基于已测量的潜在混在因素计算倾向性评分，并依此根据不同的原理进行匹配，以获得可比性更好的比较，也是近来应用较多的控制混在偏倚的方法，但是应用时需要注意使用条件和报告规则。

五、分层

　　分层（stratification）是指将科研资料按某些影响因素分成数层（亚组）进行分析。分层是最常用的检出和控制混杂偏倚的方法之一，分层方法控制偏倚主要用在临床科研的资料分析阶段。例如，有作者研究霍奇金病的预后，发现与初诊时纵隔肿块的大小有关。所有研究对象均经过根治性淋巴结放疗，治疗后不论纵隔肿块大小均进入缓解期，但发现复发率和纵隔肿块大小有关，肿块大者复发率为 74%，要显著高于肿块小者（27%）及无纵隔肿块者（19%）。此结论是否真实，是否有混杂因素？众所周知霍奇金病的预后与临床分期、有无症状有关，作者按临床分期及有无症状进行分层分析，从表 13-5 中可见纵隔肿块大小与霍奇金病的预后关系是独立存在的，并不是由于其他预后因素如临床分期、有无症状的影响而获得的假象。

表 13-5　纵隔肿块大小和霍奇金病预后关系的分层分析

项目	复发率（%）	
	纵隔肿块大	纵隔肿块小或无肿块
分期		
Ⅱ	10/14(71)	6/32(19)
Ⅲ	4/4(100)	7/13(54)
症状		
无	10/14(71)	11/41(27)
有	4/4(100)	2/4(50)

在病因和发病因素研究中采用病例对照研究和队列研究,常用分层分组的 Mantel Haenszel 方法来平衡混杂因素的作用。例如,用病例对照研究吸烟与冠心病发病的关系,年龄和性别可能是混杂因素,为平衡混杂因素的作用,可以根据年龄和性别分层,设计一系列 2×2 表,然后计算 OR_{MH},即为经年龄、性别校正后的 OR。注意计算 OR_{mh} 必须各层 OR 呈一致性时才可计算。

当研究样本量较大时,按照潜在混杂因素分层分析,可以显而易见地检测该因素是否造成了混杂偏倚,以及在各层中的暴露-结局关联大小,对于结果的解释也更加直观。如果在样本量设计阶段未考虑分层分析的必要性,但是当研究样本量有限时,经分层后每层关联分析的效能因样本量减小而减小,强行分层可能导致假阳性、假阴性错误,结果也难以解释。这种情况更适合采用多因素统计学分析方法来评估混杂更加合理、安全。

六、标准化

当研究需要比较两个率时,如果两组对象某种特征的(即可疑混杂因素)内部构成存在差别足以影响结论,可用率的标准化(standardization)加以校正,使可能影响结果的因素受到同等的加权,使这两个率可比,从而减少偏倚的可能,这种方法称为标准化(或校正)。例如,比较两医院冠状动脉旁路移植手术的病死率,甲医院为 4%,乙医院为 2.6%,是否能认为乙医院的胸外科水平高,故病死率低。显然不能,因为两医院患者的术前危险因素(如年龄、心功能和冠状动脉阻塞程度等,后者按高、中、低分为三级)的分布不相同(表 13-6)。为比较两个率,可以将同样的权加于两医院,比方说高、中、低三级分布均为 1/3,则甲医院的标准病死率=$(1/3 \times 6\%)+(1/3 \times 4\%)+(1/3 \times 0.67)=3.6\%$,乙医院的标准病死率计算亦为 3.6%,两医院的标准率完全相同,说明两医院的手术病死率之差异是由于两个医院患者术前高危险因素者所占的比例不同而引入的偏倚所造成:甲医院患者中的 42% 属高危险因素者,而乙医院只有 17% 患者属高危险因素者。

表 13-6　冠状动脉旁路移植手术的病死率比较

术前危险因素分级	甲医院			乙医院		
	患者数	死亡数	病死率(%)	患者数	死亡数	病死率(%)
高	500	30	6	400	24	6
中	400	16	4	800	32	4
低	300	2	0.67	1200	8	0.67
合计	1200	48	4	2400	64	2.6

当研究需要比较与年龄相关的结局时,例如儿童人群的体重、身高等指标,可根据相应的参考标准将其标准化后再比较,结果更可靠。

七、采用多变量分析的统计学方法

应用分层分组的 Mantel Haenszel 方法来平衡混杂因素的作用，通常能分析的混杂因素数量是有限的，控制混杂的效果也是有限的。20 世纪 60 年代起，Cornfield 提出了多因素的 Logistic 回归模型，经过半个多世纪的发展，目前已成为现代流行病学危险因素研究的首选方法。不论在病因和发病因素的研究抑或是预后研究中，危险因素或预后因素与疾病的关系都非常复杂，各种危险因素或预后因素之间可以互相影响，对结果的影响大小也不相同。采用 Logistic 回归模型进行多变量分析，能在复杂关系中平衡多种混杂因素的作用，对发挥主要作用的因素的作用大小进行评估，或筛查出发挥主要作用的因素。Logistic 回归等复杂模型分析须借助于计算机和统计分析软件。此外，分析人员尚须通晓有关观察变量的生物学知识，方能在运用 Logistic 回归分析之前选入恰当的可能成为混杂的变量进行均衡运算和分析。另外，对同时间有关的结局的分析可考虑用 Cox 模型等。

研究者需要认识到，不能过度依赖应用高级统计学方法来解决临床研究的偏倚问题，而应当树立正确的认识，从研究设计、实施到统计分析乃至论文报告阶段，系统地认识和控制偏倚，尽量避免影响研究的内部真实性。

复习题

1. 研究人员欲了解 X 因子与 Y 疾病之间的关系，考虑 A 为可能的混杂因素加以调整。请问以下哪项描述不正确：

   A. A 与 X 有相关

   B. A 存在于 X 到 Y 的致病机制链条上

   C. A 与 Y 有关联

   D. 若不调整 A，可能会造成 X 与 Y 之间的关联的被高（低）估

2. 在病例对照研究中，由于对照组选择不当导致的病例组的年龄明显大于对照组，可能导致的偏倚是：

   A. 选择性偏倚　　　　　　　　　　B. 混杂偏倚

   C. 信息偏倚　　　　　　　　　　　D. 以上都是

3. 在一项随机化对照试验实施过程中，由于实验组和对照组的结局随访由 2 个护士完成各自完成，这样做可能导致：

   A. 测量偏倚　　　　　　　　　　　B. 选择性偏倚

   C. 混杂偏倚　　　　　　　　　　　D. 以上都有

4. 某病例对照研究分析肥胖与高血压的关系，所使用的血压计测得的观察值比实际值均低 5 mmHg，这会对研究结果的影响是：

A. 对效应联系强度无影响
B. 高估效应联系强度

C. 低估效应联系强度
D. 不能判断对效应联系强度的影响

E. 可用统计学方法计算影响的大小和方向

5. 控制观察者偏倚的最佳措施是：

A. 随机抽样
B. 随机化分组

C. 匹配
D. 盲法

E. 标准化

6. 在患病率调查中，随机抽样是为了控制：

A. 选择偏倚
B. 信息偏倚

C. 观察者偏倚
D. 混杂偏倚

E. 随机误差

7. 在病例对照研究中，选择新发病例的主要原因不包括：

A. 新发病例比现患病例的代表性更好

B. 新发病例不受预后因素的影响

C. 新发病例的应答率高于现患病例

D. 新发病例的危险因素往往不会因发病而改变

E. 新发病例的回忆偏倚小

8. 在疗效研究中设立对照组的主要目的是：

A. 控制选择性偏倚
B. 控制志愿者偏倚

C. 减少信息偏倚
D. 控制混杂偏倚

E. 控制失访偏倚

9. 诊断准确性研究中，要求待评价的诊断方法与金标准方法之间的测量与结果判读相互独立，尽可能采用盲法，主要是为了防止：

A. 选择偏倚　　　　B. 信息偏倚　　　　C. 混杂偏倚　　　　D. 随机误差

10. 观察性研究中，以下那一项措施一般不能控制选择偏倚：

A. 随机抽样

B. 盲法

C. 减少失访

D. 尽可能提高应答率

E. 制定清楚的研究对象纳入排除标准

参考答案

1. B；2. B；3. C；4. C；5. D；6. A；7. A；8. D；9. B；10. B

（严卫丽）

参考文献

1. TRIPEPI G, JAGER K J, DEKKER F W, et al. Bias in clinical research [J]. Kidney Int, 2008, 73:148-153.

2. GORDIS L. Epdemiology [M]. 3rd ed. Philadelphia: Elsevier Saunders, 2008: 224-239.

3. LÉVESQUE L E, HANLEY J A, KEZOUH A, et al. Problem of immortal time bias in cohort studies: example using statins for preventing progression of diabetes [J]. BMJ, 2010,340:b5087.

第十四章　临床科研统计方法的选择、解释和常见错误

　　临床医师需要不断更新他们的知识以保持他们的临床技能与时俱进,因此每一位临床医师都必须阅读医学期刊。评判性文献阅读需要利用临床流行病学的技能,其中熟悉临床研究的统计学方法,并对统计结果和常见的问题进行解释,就是其中一项非常重要的技能。

　　对于临床研究人员而言,统计学是必不可少的方法和工具。统计分析计划始于研究方案的设计阶段,并贯穿整个临床科研过程(图 14-1)。统计学考虑是临床科研设计的重要组成部分。正确应用统计方法不仅可以得到正确的结论,而且可以提高效率(以较小的样本得到正确的结果)。相反,误用统计方法则可导致错误的结论。

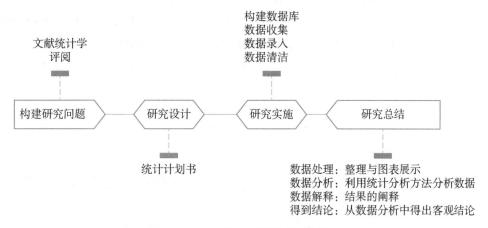

图 14-1　临床研究过程的统计学应用

　　本章的主要目标有两个:①为临床研究人员提供描述性统计和推断性统计的基本框架,帮助他们掌握如何合理选择统计方法;现在有很多统计软件可以非常方便的计算出结果,但是如果临床研究者缺乏正确选择合理统计方法的能力,盲目地利用统计软件执行操作,很难得到有实际意义的结果;②介绍如何解读统计学结果以及医学文献中常见的统计错误,旨在帮助临床医师阅读医学文献,避免对数据结果进行错误的推论和解读。

　　本章以解决临床研究中常见的统计学问题为导向,没有涵盖统计学复杂的数学原理

和公式。值得重视的是,开展一项大型的临床研究通常需要来自统计学专家的专业建议。现在许多研究医院和医学院都有临床流行病学和/或生物统计学的支持部门,统计学同事可以为临床研究者提供有用的指导。

第一节 │ 临床科研常涉及的统计学基本概念

在临床科研数据的统计分析中,经常会涉及一些统计学基本概念与"术语"。

一、总体与样本

临床研究通常在有限的一组患者中进行,其研究的本质是寻求从"局部结果"推广到更广泛的患者人群,这也是统计学的核心作用——从样本推断总体。如果所有患者的临床特征都是相同的,并且每个患者在相同的环境或者治疗下都会有相同的反应,没有异质性存在,那么就不需要随机抽样和统计学推论了。然而,现实情况是,每个患者在特征和治疗反应可以迥然相异。描述性统计有助于总结和描述患者的特征和结局相关的数据。推论统计旨在确定某些特征或反映差异的原因,是由于机遇或随机变化导致,还是差异程度无法用机遇解释,效应确实存在。

总体(population)是研究对象的全体。样本(sample)是指从总体中随机抽取的较少数量的个体。随机样本(random sample)是指每个个体都有相同的机会被抽到。总体与样本的关系示意图如图 14-2 所示。

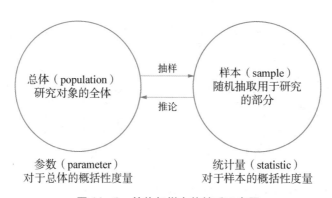

图 14-2 总体与样本的关系示意图

在现实临床研究中,完全随机抽样可能难以做到,但通常情况下,把研究的患者样本视为来自总体的随机样本。值得注意的是,从一个地区或某个时间的样本推断到另一个时空的总体是危险的,因为它会导致系统性误差(偏倚)。

描述总体特征的指标称为参数(parameter),参数通常用希腊字母表示。例如,总体均数由希腊字母 μ 表示,总体标准差由希腊字母 σ 表示。参数是固定常量,通常情况下是未知数。只有在特殊的情况下,例如人口普查,可以获得总体参数值。临床研究是从总体抽取一个随机样本以获得参数估计值。

描述样本特征的指标称为样本统计量或参数估计值。例如,样本均数($\bar{x}$)的分布、样本标准差(s_d)。统计量值取决于从总体中取得的特定样本,其值随机地从一个随机样本更换到下一个随机样本会有变化,因此,统计量是一个随机量(变量)。随机变量的概率分布称为抽样分布(sampling distribution),也称统计量分布。

二、概率与抽样分布

从样本推断总体,所有的统计推断都是基于概率(probability),要理解统计推断,需要了解许多不同的抽样分布类型。对于临床医师来说,理解概率与抽样分布似乎很复杂。事实上,概率最简单的例子是众所周知的抛硬币实验,如果抛硬币的次数足够多,正面或反面的机会相等,即正面的概率是 0.5,背面的概率是 0.5,总概率为 1。因为互斥事件(非此即彼)的所有可能概率之和肯定等于 1。假设有两枚硬币,情况就变得有点复杂了。抛两枚硬币出现的不同组合及其概率如表 14 - 1 所示。

表 14 - 1 抛两枚硬币的可能结果及其概率

硬币 1	硬币 2	概率
正面	正面	0.25
正面	背面	0.25
背面	正面	0.25
背面	背面	0.25
合计		1

从表 14 - 1 中不难看出,获得两个正面、一个正面和无正面的概率分别为 0.25、0.5 和 0.25。随着硬币数量的增加,可能结果的数量会迅速增加。使用二项式概率分布可以简化计算特定组合的概率(例如掷 10 次出现两个正面的概率)。上述抛硬币例子就是临床研究中经常遇到的二项分布(binomial distribution),我们熟悉的 Logistic 回归模型就是基于二项分布的推导。另一个临床研究者熟悉的分布类型是正态分布(normal distribution),也称为高斯分布。正态分布呈钟型,两头低,中间高,左右对称,曲线呈"钟"形,因此又称之为钟形分布。神奇的自然界中存在大量的正态分布,从临床研究的角度说,研究对象的年龄、身高、体重、血压、心率等等通常都符合正态分布。统计学中其他常见的 3 种抽样分布:t-分布(t-distribution)、F-分布(F-distribution)、卡方分布(chi-square distribution)都是在正态分布的基础上推导出来的。泊松分布(Poisson distribution)与二项分布类似,属于离散型概率分布,适用于小概率事件。抽样分布是统计方法选择的关键。数学问题和基于概率分布的统计推断可以参阅统计学专著。

三、数据的种类

统计方法的选择与所收集的数据的种类有很大的关系。因此，要能正确地选择统计方法必须对数据的种类有清楚的认识。变量的数据（data）类型可分成定量数据（quantitative data）、分类数据（categorical data），如图 14-3 所示。还有一类数据比较特殊，即时间-事件数据（time-to-event data），将在生存分析中单独介绍。

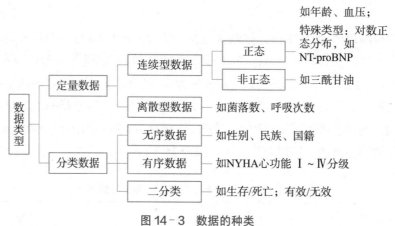

图 14-3　数据的种类

（一）定量数据

定量数据有连续型数据（continuous data）和离散型数据（discrete data）两种。

1. 连续型数据　连续数据类型代表着对象可测量的连续取值，例如身高和年龄。

（1）正态分布（normal distribution）的连续型数据：正态分布是现实世界中连续型数据最常见的分布。给定足够大的样本，人体测量学指标的大部分属于正态分布的连续性数据，例如，年龄、身高、体重、收缩压、心率、红细胞计数、总胆固醇、空腹血糖等。

（2）非正态分布（non-normal distribution）的连续型数据：非正态分布是除正态外的任何类型的分布，也称偏态分布。非正态分布的数据右侧或左侧的尾部较长，双峰分布等也有可能。在临床研究中，许多生物标记物服从对数正态分布（logarithmic normal distribution）：例如，三酰甘油、血清 N 末端钠尿肽原（NT-proBNP）等，可以通过自然对数转换（natural logarithm）为正态分布。其他数据转换方法有平方根转换、反正弦函数转换等，临床研究应用中相对比较少见。

2. 离散型的定量数据　离散数据是指其取值是不连续的分离值，数据只能在一些特定点取值。例如，脉搏次数、呼吸次数等虽不连续，但数值的范围相对较大，通常也作为连续型数据处理。

（二）分类数据

分类数据代表着对象的属性特点。分类变量可以进一步细分为无序、有序、二分类。

1. 无序分类数据　无序分类数据即定类数据,通常称为名义数据(nominal data),指数据之间没有顺序或等级关系。例如,不同民族可以分为汉、满、蒙和其他;分类数据一般以数值或字符表示。例如,民族变量中的各个民族,可以用"汉""回""满"和"其他"字符表示;也可以用"1""2""3"和"4"数字表示。但需要注意的是,无论是数值型的"1、2、3、4"还是字符型的"汉、回、满、其他",都不存在内部固有的大小或高低顺序,而只是一种名义上的指代,分类的标记而已。

2. 有序分类数据　有序分类数据通常称为等级数据(ordinal data),指数据具有内在固有大小或高低顺序,一般可以用数值或字符表示。例如,临床疗效的无效、好转、显效和治愈;纽约心脏病协会(NYHA)心功能分级的Ⅰ级、Ⅱ级、Ⅲ级和Ⅳ级。

3. 二分类数据　二分类数据(dichotomous data)是临床研究中应用最广的数据类型之一,指结局只有非此即彼两种可能性的变量数据。例如,临床结局中的死亡或生存、急性心肌梗死事件发生或不发生。二分类数据可以用字符表示,也可以用数值表示,例如,发生事件用"有"或"1",不发生事件用"无"或者"0"。

定量数据、等级数据、二分类数据的信息量是从高到低的递减关系,高级的类型可以转换为低级类型进行分析,而反过来却不行。例如:年龄变量可以作为连续性数据分析,可以转换为<45 岁、45~60 岁、>60 岁的三个等级的数据,也可以转换为<60 岁和≥60 岁的二分类数据。数据类别的变换有以下两点必须注意:①统计效率降低:对两组患者(如试验组与对照组)进行差别的统计意义检验时其统计效率较差。也就是说,用定量数据可能得出差别有统计意义的结论时,用转换后的等级数据则得出差别无统计意义的可能性增大。因为丢失了信息,如<45 岁和 45~60 岁者疗效相差较大,但都归到了同一级别;②定量数据要转换成等级数据比较简单,但从等级数据就无法再转换成定量数据。因而,在用计算机贮存数据时宜用定量数据,不宜人为地转换成等级后输入。例如,某肿瘤研究机构在输入乳腺癌患者年龄时分成 10 岁为一组输入,当后来要分析 5 岁一组的情况时却无法解决了。这样输入不仅费力而且丢失了信息。输入确切年龄后用计算机程序进行任何分组都很方便。

(三) 时间-事件数据

时间-事件数据是兼有时间和结局两种属性的数据。在临床研究中,时间-事件数据应用也非常广泛,如在评价手术治疗肿瘤的研究中,研究者除了关注某结局事件(如死亡或者疾病进展)的发生与否外,还会考虑发生该结局所经历的时间长短。生存时间这是另一类定量数据,对它们有专门的统计方法进行处理,在后面的生存分析中再详细介绍。

四、描述统计与推断统计

统计学方法就包括了两部分:描述统计(descriptive statistics)与推断统计(inferential statistics),如图 14-4 所示。描述统计是通过汇总统计(例如总和、平均值、最小值、最大值、范围、标准差、计数、频率等)和/或图表形式(例如直方图、点图、箱体图、累计频率图等）对所搜集的数据进行处理和显示。推断统计用样本信息来推断总体特征。用"样本数值"估计"总体数值"称为参数估计；用样本的数据来验证一个想法或者假设，称为假设检验。推断统计的基础是概率与抽样分布。

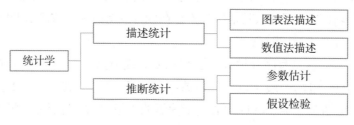

图 14‑4　统计学的内容分类

五、统计分析前的数据准备工作

规范、准确、结构化的数据是统计分析的基本要求。在开展临床研究前，研究人员应该制定数据管理（data management）规范。数据管理是指对在临床研究数据的及时填写、准确录入、审核校对等全过程的质量控制，为统计分析做准备。

（一）数据收集与录入

临床研究者采用电子表格（Excel）的方式来直接采集并录入数据并不鲜见，但是，使用 Excel 收集数据会面临很多问题。Excel 录入非常方便灵活，但这个优点在数据管理中恰恰是缺点，因为这将导致录入人员随意使用不同的格式和标准，无法保证数据的可靠性和安全性。实际操作中推荐采用病例报告表（CRF）中来收集研究特定的数据。CRF 是系统、真实、完整、结构化地采集、记录和传输每个样本信息的工具。数据从原始病历、化验单等源文档转录到 CRF 中，再从 CRF 录入数据库中。例如，免费数据录入软件 EpiData 可以有效地完成数据双录入操作，减少出错的可能性。Epidata 简单易学、实用，极其方便临床研究者使用。当然，大型临床研究的数据采集工具，目前已经从纸质 CRF 逐步转变到电子数据采集系统（electronic data capture，EDC）。例如，采用 REDCap 系统，可以帮助多个中心的研究者在线方便、快捷和准确地收集和管理科研数据。EpiData、REDCap 系统或者其他 EDC 系统，都能够生成可以直接导入到 SAS、Stata、SPSS 等专业医学统计软件中的数据文件。这些文件的数据格式大多符合国际数据标准，更利于数据开放共享。导出数据可进一步在其他统计软件中对数据进行检查与整理。

（二）数据清洗

临床研究数据录入完成后，首先采用图形、频率、均值、交叉分析等描述性统计的方式进行数据核查和清洗（data cleaning），因为原始录入的数据，常常隐藏着一些缺失、逻辑矛盾、有误或不能够确定的数据，数据清洗旨在检测并纠正数据中显而易见的错误，以保证数据尽可能的真实有效。例如,输入的孩子年龄为120岁,而不是12岁,这样的错误很快就会被检测出来。数据清洗是一个经常被临床研究者忽视的环节,前期对数据做好规范化处理有利于减少后续数据分析出现失误的概率,可以事半功倍,以免浪费过多时间进行分析而给出错误结果。

(三) 分析用数据格式规范

数据集(dataset)是最常见的形式是数据表,通常每一列代表一个变量,每一行代表一个研究对象所有的研究数据,有多少研究对象,就需要录入多少行。还有另一种比较少用的数据格式,经常用于有随访的重复测量数据,即一个对象由多行组成,每一次随访一条记录。通过统计软件,例如SAS或R中有一些函数可以非常便捷地实现两种数据形式的相互转换。另外,数据集应该附有说明文档,记录所有变量的定义和必要的编码含义(例如,代码1="男性",2="女性")。在SPSS中的"数据视图"和"变量视图"非常直观,"数据视图"是数据集,"数据视图"是对数据视图中的各个变量数据的属性进行定义,主要包括名称、变量类型(一般包括数值、字符串和日期时间等)、宽度、小数位数、标签等。"数据视图"和"变量视图"相互关联,只需对变量视图的列逐一进行调整、规范化。

第二节 | 描述性统计分析

描述性统计分析是对样本值的集中趋势、离散趋势和概率分布进行描述。描述性分析可以选择数值法或图表来呈现结果。一般来说,图表更适合快速地视觉探索和口头展示,以强调子组之间的差异和相似之处。图表的局限性在于可能难以确定确切值。表格通常更适合书面陈述,能够更明确地传达汇总统计的结果。需要注意的是,对于期刊文章,通常有字数要求,因此要考虑对版面空间有效利用,描述性分析中的结果一般需要概括汇总后再报告。

一、定量数据的统计描述

(一) 数值法

正态分布的定量数据通常采用均数(mean)和标准差(standard deviation,s_d)来表示中心位置与离散程度。均数严格称为算术平均值,计算方法是将所有数据相加并除以样本量。标准差在文献期刊中通常缩写为"s_d"或"s"。s_d的平方称为方差。当测量值不可能是负值时,标准差一般都比均数小不少。如果不是偏态分布,标准差大小不会近似均数或甚至大于均数。因此,当数值不可能为负值而标准差又很大,甚至超过均值时,显然分布是偏态的。

偏态分布的定量数据,均数不能很好地代表中心位置。通常用中位数(median)、四分位数间距(interquartile range,IQR)最小值和最大值等来表示中心位置与离散程度。

四分位数（quartile）是指把所有数值由小到大排列并分成四等份，处于三个分割点位置的数值就是四分位数。中位数即中间观察值，也称为第 50 个百分位数。较大四分位数（第 75 个百分位数，Q3）和较小四分位数（第 25 个百分位数，Q1）之间的差值称四分位间距。理论上，对于正态分布数据，中位数等于均数。

临床研究中，有一些特殊的数据，它们经对数转换成后呈正态分布，称为对数正态分布，可用几何均数表示其中心位置，几何平均数定义为所有观测值乘积的 n 次方根。例如，NT-proBNP 和三酰甘油。

（二）图表法

适当的图形进行定量数据的描述性分析非常有用，尤其是在用于探索目的分析时。以下为 3 种最常用的描述性分析图形。

1. 直方图（histogram） 直方图一般在初步研究中使用，对数据分布特征进行描述，它直观地展示数据分布的形状、中心位置、离散程度以及有无离群值等。直方图的垂直轴（Y 轴或纵坐标）应从零开始。水平轴（X 轴或横坐标）是连续性的数据子组，通常称为分箱（bins），分箱是将数据按照一定的间隔进行分组。数据的连续性体现在图像上就是柱子之间并没有间隔。直方图常常用于判断数据分布的正态性。由于正态性检验在样本小时常检验不出，而样本大时数据略有偏态就得出非正态分布的结论。因此，直方图曲线如果基本对称，呈"钟形"分布，可初步判断数据基本满足正态分布。在常用统计软件上，都可以为直方图添加上正态曲线，通过正态曲线判断数据的正态性。

2. 箱线图（box plot） 箱线图也称箱须图（box-and-whisker plot），通常用于大样本研究或多组间比较。典型的箱线图将四分位距显示为箱体的上端（Q3）和下端（Q1）。中位数显示为方框内的实心条，代表四分位距的 1.5 倍的范围用从方框中延伸出来的"须"表示，在此范围之外的任何更极端的值都单独标记"异常值"，或者称"离群值"。

3. 散点图（scatterplot） 两个连续变量之间的关系可以用散点图表示。需要注意的是，视觉感知散点图上两个连续变量的相关强度，受坐标轴使用的尺度的影响。

在以图形形式呈现结果时，应注意每个表格或图形的标题都应包含完整的描述，测量的单位也应包含在表格或轴标签中，读者可以不必参考正文就可以理解数据。

二、分类变量的统计描述

分类数据最好在频率表中用相应的比例或百分比来描述。名义变量数据在多分类时可以计算各类别在总数中的比重，统计上称为构成比（proportion），合计为 100%。构成比一般不能说明发生强度。误用构成比来说明发生强度是临床科研统计分析的常见错误之一。

两个独立的分类变量之间的关系最好在交叉表中显示。表 14-2 提供了一个示例，作为探索性分析的一部分。在正式论文报告中,受论文版面篇幅的制约,同时报告"存活"百分比和"死亡"百分比是多余的,因为这里的主要兴趣可能是总死亡率以及男性和女性死亡率是否存在差异。表 14-2 可以简洁地表述为总死亡率为 8.1%,其中男性为 6.3%,女性为 10.4%。

表 14-2　某项队列研究中性别与死亡的关系

性别	存活	死亡	合计
男性	6 323(93.7%)	732(6.3%)	7 055
女性	8 127(89.6%)	550(10.4%)	8 677
合计	14 450(91.9%)	1 282(8.1%)	15 732

分类变量可以用饼图(pie)和条形图(bar chart)。直方图和条形图看起来很像,但是两者并不是同一种统计图像,直方图用来描述连续型数据,而条形图通常用来描述分类数据。

三、时间间隔数据的统计描述

时间间隔数据最常见的是生存时间数据,由于其分布特殊性,生存数据的描述性分析在后面的生存分析中详述。

第三节　推断性统计分析

上一节介绍的图表法和数值法都属于描述性统计分析,然而,更多临床科研的目的是比较两个组或更多组间疗效等数据是否存在统计学差异,这属于统计学的另一个重要部分——统计推断(statistical inference)范畴。

推断性统计分析本质就是从样本推断总体的规律。统计推断可以分为两个部分:参数估计(parameter estimation)和假设检验(hypothesis testing)。参数估计是通过样本的值或范围对总体参数做出最优估计,参数估计又可以细分为点估计(point estimation)与区间估计(interval estimation);假设检验则是从互补的角度来看待问题,它关心的是基于总体参数构建的某个特定的值(通常被称为无效假设)是否和样本数据一致,常用大家熟悉的 P 值表示。P 值依据的是小概率思想,即小概率事件在一次试验中基本上不会发生。例如,有一个新治疗方法与安慰剂治疗比较,如果 $P<0.05$,那么两种治疗效果不存在差异的概率小于 5%,换而言之,两种治疗效果存在差异。

一、参数估计

（一）点估计

点估计是用样本统计量来估计总体参数,因为样本统计量为数轴上某一点值,估计的结果也以一个点的数值表示,所以称为点估计。第二节描述性统计分析中,样本均数、样本中位数、样本率等,都是样本统计量。然而,作为特定变量点估计的统计量需要满足两个重要的条件:无偏性(unbiased)和有效性(efficient)。无偏估计是指在多次重复下,多个样本得到的平均数接近所估计的参数真值。有效性是指样本的抽样误差不大,衡量误差大小的指标是标准差的平方(方差),方差越小,样本统计量对总体参数的估计也就越准确,这个估计量也就越有效。例如,成人收缩压值呈正态分布,点估计采用的统计量是均数。生存时间是偏态分布数据,点估计通常采用中位生存时间。

点估计统计量选择不当通常导致对统计数据的误解。比如,偏态分布数据不当使用均数作为点估计的问题,媒体报道中的可支配收入统计,大家常常觉得自己被"平均"代表了,这是因为全球范围内可支配收入数据都是偏态分布数据,中位数和百分位数才是偏态分布的无偏性和有效性点估计,均数和标准差仅适用于正态分布。

（二）区间估计

区间估计是在点估计的基础上,给出总体参数估计的一个区间范围,该区间通常由样本统计量加减估计误差得到。简单地说,区间估计是点估计加减一个边际误差。临床研究者经常用 $95\%CI$ 等来进行区间估计。标准误(standard error)是置信区间计算中一个核心的概念,对于临床医师而言,有时候会觉得理解困难,可用一个例子来加以说明。例如,在"中国心力衰竭住院患者登记研究(CN-HF)"中,射血分数保留的心力衰竭(HFpEF)患者占55%;假设在 CN-HF 数据库中随机抽样,每次抽取 200 例,重复 100 次,则这 100 个样本会得到 100 个 HFpEF 患者占比百分率,这些数值不会都等于55%,事实上,会得到围绕55%的一系列值。这些值的分布就是抽样分布,符合的中心极限定理(central limit theorem),即服从正态分布。得到的 100 个 HFpEF 百分率也可以计算标准差(即样本均数的标准差),称为标准误。标准误越小则样本均数对总体均数的代表性越好,反之则代表性差。有了点估计和标准误,可以根据公式求得 $95\%CI$。需要注意的是,只有当样本量>30 时,均值的抽样分布才是正态的。对于率的抽样,当样本大小为 n,其与率的乘积 np 或 n(1-p)<30 时,应当用二项分布原理计算置信区间,具体可以参阅统计学专著。

二、假设检验

假设检验(hypothesis testing),通常也称为显著性检验(significance testing)。例如 t 检验、方差分析和卡方检验等。为了与回归分析中的多因素分析(multivariate analysis)区别,在论文报告中,常常把上述统计分析称为单因素分析(univariate analysis)。通过单因素分析方法,可以简单直接地观察到组内治疗前后以及两组或多组之间均数或者率的分布差异。

一般情况下,有了规范的数据集,临床研究者只需要选择正确的检验方法,就可以让计算机做剩下的工作。常用的统计分析软件,例如 SPSS、SAS、Stata、R 等,都有相应的统计分析程序,可以根据所用的统计软件的帮助文档非常方便地应用。

(一) 定量数据的假设检验

1. t 检验 通常所称的 t 检验(t-test),是指两独立样本 t 检验,用于正态分布的定量数据两组的差异性比较。事实上,常见的 t 检验有 3 种类型。

(1) 单样本 t 检验:单样本 t 检验(one sample t-test)用于检验一个样本均数有一个与已知总体均数的差异是否显著。单样本 t 检验使用条件:样本服从正态分布;样本相互独立。例如,有一位研究者想了解麻醉医师的血清 Erp58 蛋白水平是否异常升高。这种蛋白和氟烷相关性肝炎相关。假设研究者收集了 9 例血样,蛋白平均含量为 0.35,标准差为 0.12。已知该蛋白正常值≤0.28。采用单样本 t 检验,$P=0.06$。因此,不能推断出麻醉医师的血清 Erp58 蛋白水平高于正常人群。需要注意,该研究也不能得出麻醉医师的血清 Erp58 蛋白水平与正常人群相等的结论。因为没有证据证明"有差异",不等于有证据证明"无差异",只能推断这个研究尚无结论。在现实临床研究中,研究者可能会选择增加样本量来进一步研究;另外,需要收集更多的样本并使用更高级的统计方法,以便调整如年龄、性别、工作经历、体重以及疾病史等协变量对血清 Erp58 蛋白水平的影响。

(2) 配对 t 检验:配对 t 检验(paired samples t-test)是组内设计的比较。例如,上述研究者,在随访 6 个月后又对上述 9 位麻醉医师测量了 Erp58 蛋白水平。在这种情形下,9 个样本都有前后两个观察值,可以计算前后两次测量的差值。如果 6 个月 Erp58 蛋白水平没有变化,差值均数应为 0(由于抽样误差,不太可能正巧等于 0)。所以配对数据的 t 检验,就相当于单样本 t 检验中,与已知的总体均数为 0 的差异性检验。

(3) 两独立样本 t 检验:独立样本 t 检验(independent samples t-test)通常简称为 t 检验,或者学生 t 检验(student's t-test)。t 检验是组间设计的比较,即检验两个来自正态分布的独立组总体均数是否存在差异。"独立"指从某一总体中抽取一批样本对从另一总体中抽取一批样本没有任何影响。在配对 t 检验的例子中,同一个体基线和随访 6 个月后 Erp58 蛋白水平通常存在相关性,因此,基线与 6 个月 Erp58 蛋白水平的差异性比较,就不能采用两独立样本 t 检验。两独立样本 t 检验还需要考虑方差相等(方差齐)和不等(方差不齐)两种情况。当方差不齐时进行的 t 检验称为 Welch t 检验。常用的统计分析软件,都会同时输出方差齐性检验、t 检验和 Welch t 检验。需要注意的是,在方差齐性检验中,$P>0.05$ 代表方差齐性。另外,如果两个样本的样本量大致相等,略微偏离了方差齐性对检验结果的精度影响也不大,统计软件输出结果中,方差齐或不齐,t 检验和 Welch t 检验结果通常是一致的。

2. 方差分析 对于正态分布的定量数据,如为多组差异比较则可用方差分析(analysis of variance,ANOVA)。方差分析将 t 检验两个总体间的均数比较方法扩展到多个总体，它的应用前提条件也与两独立样本 t 检验类似：①独立，各组数据相互独立，互不相关；②正态：即各组数据符合正态分布；③方差齐性：即各组方差相等。多组方差齐性检验可以用 Bartlett 检验、Levene 检验等，不同的方法各有优缺点，常用的统计软件都有相应的结果输出，一般不必对此做深入探讨。同样，方差分析除了完全随机设计的方差分析外，还有其他类型。

（1）单因素方差分析：通常研究报告中所指的方差分析就是单因素方差分析（one-way ANOVA），统计学教材上一般称为完全随机设计的方差分析。单因素方差分析中的"单因素"对应的英文名称为"univariate"，其含义是"只有一个因素的方差分析"，因此英文中称为"one-way"。方差分析的无效假设为多组总体均数相同，备择假设为多组间总体均数全不相同或不全相同。因此，即使统计检验 $P<0.05$，也不能推断某两个组间均数是否存在差异。一种自然的想法是不用做方差分析而直接做多个 t 检验，由此直接得出结论。但是，从统计学角度来看这样做是不正确的，它增加了第Ⅰ类错误，即假阳性错误的概率。比较合理的方法是在方差分析后做多重比较（两两比较）。多重比较的方法很多，常用的有 Duncan 法、LSD 法、Tukey 法以及 Bonferroni 法等。但是，这些方法都不是完全合理的。有些增加了假阴性错误的概率，有些则增加了假阳性错误的概率。一般不必对此做深入探讨。

（2）双因素方差分析：双因素方差分析（two-way ANOVA）是指"有两个因素的方差分析"，用于同时评估两个分组变量对结局变量的影响。统计学教材上一般称为配伍组设计的方差分析。例如，在某项国际多中心随机对照试验中，受试者分为三组，分别接受A、B、C 三种不同的降压药物治疗，研究方案采用了分层随机化，按人种分为白人、非裔、亚裔。结局指标为治疗后收缩压的降低量。检验假设包括：①因素 1（不同治疗）的收缩压差值均值有无差异；②因素 2（不同人种）的均值的收缩压差值均值有无差异；③因素1 和 2 之间没有交互作用。有双因素方差分析，读者很容易联想到是否有三因素方差分析（there-way ANOVA）？当然答案是肯定，这属于多因素分析的范畴。

（3）重复测量方差分析：重复测量（repeated-measures）设计是在临床研究中非常多见的设计方法。例如，一项预防绝经后女性骨质疏松性骨折的随机对照研究，以绝经后女性为研究对象，随机分为试验组（口服阿仑膦酸 4 年）和自然对照组（不干预），研究期间所有受试者共进行了 5 次全身骨矿物质密度（total body bone mineral density，TBBMD）测度（基线以及每年 1 次随访时测度），研究者希望统计检验：①干预是否有效；②TBBMD 是否存在时间趋势；③因素 1 和因素 2 之间没有交互作用。在这个研究中，每个受试者都有 5 个 TBBMD 的值，从基线到之后的每一个访视时间点的数据中，如同配对 t 检验中提到的，其"独立性"被打破了，TBBMD 值在个体间存在相关性（如第 2 年的结果可能会受到第 1 年的影响，第 3 年的结果可能受到第 2 年的影响，或者第 1 年和第 2 年的共同影响）。因此，一般线性模型不再适用。需要采用重复测量方差分析（repeated-measures ANOVA）。如果两组样本量不均衡或者有缺失数据存在，重复测量方差分析也会有局限性，最常用的是混合效应模型（mixed-effects model）。

（4）其他方差分析：方差分析种类还有很多，例如，两阶段交叉设计资料的方差分析等,这里不再加以展开讨论。

3. 非参数检验　前面介绍的 t 检验和方差分析等是用样本的统计量来推断总体的参数,因为属于参数检验,其应用的首要前提条件是样本符合正态分布。虽然一般来说,t 检验和方差分析是比较稳健的。这就是说,当这些前提条件有所违反时对结果的影响不太大,例如,直方图显示数据基本呈对称分布,即使在正态性检验并不满足的正态情况下还可以用,不必有太多顾虑。然而,临床研究中,经常会遇到有些变量数据呈明显的偏态分布,如果采用 t 检验和方差分析会对结果有重大影响,这时就需要采用非参数检验(nonparametric test)。

非参数统计不依赖于某一特定的总体分布,因此,其适用范围非常广。一般而言,非参数统计法与参数法在无效假设是正确时,其效率相同。当无效假设不正确而分布为正态时其效率稍差(稍多的假阴性率);当分布为非正态时,其效率优于参数法。对于 t 检验及方差分析的非参数统计方法,如表 14‑3 所示;定量数据差别的统计意义检验小结如 14‑5 所示。

表 14‑3　参数与非参数统计方法的对应关系

设计方法	参数统计方法	非参数统计方法
配对比较	配对 t 检验	符号检验*,符号等级检验(Wilcoxon 法)
两组比较	成组比较 t 检验	两样本等级和检验(Wilcoxon Mann and Whitney 法),中位数检验*
配伍组比较	随机区组方差分析	M 检验(Friedman 法)
多组比较	完全随机设计方差分析	H 检验(Kruskal and Wallis 法)

注:*效率较差的方法。

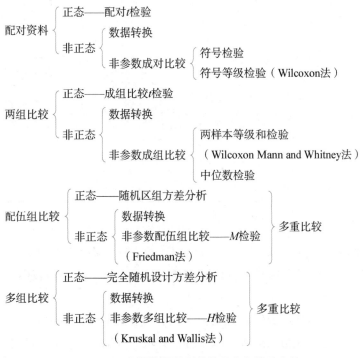

图 14‑5　定量数据差别的统计意义检验小结

（二）分类数据的统计检验——列联表分析

分类数据的统计检验最常用的统计学方法为卡方检验（Chi-square test，χ^2）。卡方检验是一种用途很广的计数资料的假设检验方法。它属于非参数检验的范畴，主要是比较两个及两个以上样本率（构成比）以及两个分类变量的关联性分析。其根本思想就是在于比较理论频数和实际频数的吻合程度或拟合优度问题。卡方检验是以 χ^2 分布为基础的一种常用假设检验方法。

卡方检验应用条件：①所有的理论数 $T \geqslant 5$ 并且总样本量 $n \geqslant 40$；②如果不满足条件①，则用 Fisher 精确概率（Fisher's Exact tests）。

除了临床研究者熟悉的卡方检验外，事实上，对于等级变量或名义变量的分类数据都可列成列联表进行分析。分析时必须区别变量的类型。列联表分析时其无效假设为两变量之间无关联，但备择假设则可有下述 3 种情况：①有一般关联（general association），这就是一般统计学者做介绍的卡方检验，也称为 Pearson 卡方检验，统计量为 χ^2_P；②行平均得分不同（row mean scores differ），统计量为 χ^2_D；③非零相关（none zero correlation），统计量为 χ^2_R。在四格表时，3 种检验结果是相同的，但是，对于非 2×2 列联表，这 3 种检验的卡方值和 P 值常不相同。

1. 2×2 列联表（四格表）　2×2 列联表也称四格表。分类数据的统计分析中，四格表的统计分析最为常见。

【例 14-1】2021 年 11 月发表在《新英格兰医学杂志》的一项"血管紧张素受体-脑啡肽酶抑制剂治疗急性心肌梗死"研究，该研究共有 5 661 名患者接受了随机化分组；2 830 人被分配试验组（沙库巴曲缬沙坦），2 831 人被分配到对照组（血管紧张素转换酶抑制剂雷米普利）。在中位随访 22 个月内，试验组 338 名患者（11.9%）和对照组 373 名患者（13.2%）发生主要结局事件。结果整理为四格表如表 14-4 所示。

表 14-4　四格表："血管紧张素受体-脑啡肽酶抑制剂治疗急性心肌梗死"研究主要结局事件率比较

治疗	样本量	主要结局事件		事件累积发生率
		发生	未发生	
试验组	2 830	338	2 492	11.9%
对照组	2 831	373	2 458	13.2%
合计	5 661	711	4 950	12.6%

注：主要结局定义：因心血管原因死亡或因心力衰竭住院。

采用熟悉的卡方检验结果，$\chi^2_P = 1.956\,3$，$P = 0.161\,9$，因此试验组与对照组比较，不能更有效地降低因心血管原因导致的住院和死亡风险。从上述四格表中，还可以计算以下几个结局评价指标。

（1）相对危险度（RR）：RR 可以细分为累积发生率比（cumulative incidence ratio，CIR）和发生率密度比（incidence density ratio，IDR）。CIR 等于试验组与对照组的事件

累积发生率之比。本例中，$CIR = 11.9\%/13.2\% = 0.90$。然而，事件的累积发生率（cumulative incidence）应用有两个重要前提：①固定的随访时间；②完全队列，即每个研究对象都随访到结局。但是在临床研究中，因为不可避免的存在失访和事件竞争风险（比如，研究期间受试者死于车祸）。所以，需要用事件发生率的另一种形式，即以随访人时（person-time）为分母的发生率密度（incidence density），相对应的试验组与对照组的发生率密度比就是 IDR。人时的单位为年、月、日、小时等，最常使用的是人年（person-years）。该例子中，没有两组的随访人时数据，不能计算 IDR。通常情况下，临床研究者通常不会对 CIR 与 IDR 加以区分，统称为 RR。$RR \approx CIR = 11.9\%/13.2\% = 0.90$。$RR$ 检验用 χ_p^2 检验即可。

（2）比值比（OR）：也称交叉乘积比，一般用于病例对照研究中，因为在病例对照研究中，不能计算 RR，当阳性率很低时（$<10\%$），OR 与 RR 接近，可以用来 OR 来估计 RR。在前瞻性研究与临床试验中，能够直接计算 RR 或 HR，因此没有必要计算 OR。作为教学计算练习，本例中，$OR = 338 \times 2458/373 \times 2492 = 0.89$。可以看出，因为事件率较低（接近 10%），OR 与 RR 接近。OR 检验用四格表 χ_p^2 检验。

（3）风险比（HR）：计算方式与统计检验方法和上述 RR 与 OR 截然不同，不能通过四格表数据计算得到，需要采用生存分析中比例风险回归模型（proportional hazards regression model），又称为 Cox 回归模型来计算。HR 能够反映了每个时间点上的瞬时风险，即相对风险在单位时间内的一种反映。换而言之，如果两组受试者中所有个体的观察时间都相同，整个试验期间的累积风险 HR 就等同于 RR。然而，在临床研究中，这一点有时难以做到，比如有的受试者入组时间较晚，或可能中间退出试验。这种情况计算 RR 是不合适的，而 HR 测量的是瞬时的效应大小，跟个体随访时间长短无关，因此使用 HR 指标是更合适的，尤其在一些大型的药物临床实验中，患者入组时间不同，但随访在同一时间点停止时。这个例子中，从研究者的包括看 $HR = 0.90$。

（4）临床疗效其他评价指标：例如 ARR、NNT 等，也可以通过四格表计算（详见第五章）。

从上可见，如果随访时间短且结局事件比较罕见，则 CIR、IDR、OR、HR 的相对风险估计非常接近。因此，无论采用 Logistics 回归、泊松回归还是 Cox 回归模型的估计，结果都是接近的。CIR、IDR、OR、HR 的统计意义相似：等于 1 表示没有联系。由于抽样误差存在，即使样本得到的点估计值 $\neq 1$，也不能说明总体 $\neq 1$。因而需要计算 95% CI，置信区间包含 1，就表明两组疗效差异没有统计学意义。当然，也可以看假设检验的 P 值。一般而言，$95\%CI$ 较 P 值能够提供更多的信息。常规统计软件都可以方便计算 OR、RR 或者 HR 值以及相应的 $95\%CI$。

2. 双向无序列联表　双向无序列联表的行变量与列变量都是名义变量时，变量各水平间都没有等级关系。因而，不需要推断行变量与列变量之间是否存在趋势关系，采用 Pearson 卡方检验即可。在样本量较小没有满足卡方检验的条件时，双向无序列联表可以用 Fisher 精确概率进行检验。如果进一步分析双向无序列联表的两两比较,可用列联表分割法,并对多重性进行校正。

3. 单向有序列联表　临床研究中,单向有序列联表数据常见于结局变量有序的随机对照试验。

【例 14‑2】某项随机对照临床试验,主要结局指标为疗效,分三级(无效、显效、治愈)要比较 A 和 B 两种药物的治疗效果。药物分组是无序的,而结局变量是有序的(无效、显效、治愈),可以整理成表 14‑5 格式的表格。

表 14‑5　单向有序列联表的例子:两种药物疗效的比较

药物	无效	显效	治愈	合计
A	30	30	60	120
B	60	30	30	120

单向有序列联表的统计检验可以选择行平均得分差检验。若熟悉 SAS 的可用 proc freq 过程在 tables 语句后用选项 cmh 计算,在计算输出内容中的'Row Mean Scores Differ'的数值即行平均得分差检验。在表 14‑5 的两种药物比较中,总体行平均得分检验 $\chi_D^2=19.91$, $P<0.0001$。差别有统计学意义,说明两药疗效不同。A 疗效优于 B。SAS 中,还提供了其他评分方法进行检验,可在 SAS 的选择项中进行改变,例如,修正 ridit 评分等。需要注意的是,表 14‑5 的例子,用 Pearson 卡方检验是不恰当的,因为它不能说明疗效优劣,没有"有序"的概念,例如,将上例中第一列与第二列数字交换,Pearson 卡方检验结果不会改变,但行平均得分检验则有很大变化。若不熟悉 SAS,在 SPSS 中可以选择 Mann-Whitney U 检验或者 Kruskal-Wallis H 检验等。

4. 双向有序列联表　双向有序列联表中,行、列都是有序的等级数据,这种情况下,研究者主要关心行列变量之间是否有相关性,如果有相关性,是否是线性相关。

【例 14‑3】某种药物所用剂量与疗效的关系如表 14‑6 所示。问剂量之高低与疗效之间有无相关。

表 14‑6　双向有序列联表的例子:某药物剂量与疗效的关系

剂量	疗效		
	无效	显效	治愈
低	26	15	6
中	9	18	27
高	6	13	51

本例经用 SAS 计算非零相关卡方值 $\chi_R^2=45.832$, $P<0.001$。计算可用 SAS proc freq 计算,在 tables 语句后加上 cmh 选项。在计算输出内容中的'Nonzero Correlation'

的数值即非零相关值,也称为趋势卡方检验,即趋势卡方是检验两个变量之间是否存在线性趋势。双向有序联列表数据,也可以采用 Spearman 等级相关。

5. 配对行列表　行列变量为配对资料。

【例 14-4】某项研究比较了心力衰竭患者治疗前后高血钾的发生情况,如表 14-7 所示。

表 14-7　配对行列表例子:治疗前后高血钾比例是否不同

治疗后	治疗前	
	正常血钾	高血钾
正常血钾	48	15
高血钾	5	19

配对行列表应采用 McNemar's 检验(配对卡方检验):计算可用 SAS proc freq 计算,在 tables 语句后加上 agree 选项。McNemar's 检验统计量=5, df=1, $P=0.0253$。所以认为治疗前后高血钾率有统计学差异。

6. 多层列联表　在临床试验中为了加速进度,或为使试验结果更具有普遍性,在多个中心(医院)同时进行试验。通常中心作为分层随机化中的分层因素,在分析结果时(疗法与疗效的关系),要校正(扣除)中心不同的影响。临床试验中,其他常见的分层因素有性别、肿瘤的组织类型、肿瘤的分期等,这些因素对疗效有较大影响,在临床试验设计阶段作为分层因素。多层列联表需要使用专门针对分层资料的 Mantel-Haenszel 卡方检验,该方法考虑了分层因素的影响。

【例 14-5】一项在 3 个中心医院进行临床试验的例子。例如,在 3 个医院进行胃溃疡病 3 种不同比例胃切除手术方案后倾倒综合征发生情况如表 14-8 所示。

这是研究手术方案(切除比例)与倾倒综合征的例子,以中心分层。研究结果可得到消除(校正)中心作用后手术方案与倾倒综合征的关系。本例经 SAS 统计分析后结果如表 14-9。

表 14-8　多层列联表的例子:3 种手术方案倾倒综合征发生例数

医院	手术方案	倾倒综合征		
		无	轻度	中度
1	1	23	7	2
	2	23	10	5
	3	20	13	5
2	1	18	6	1

（续表）

医院	手术方案	倾倒综合征		
		无	轻度	中度
	2	18	6	2
	3	13	13	2
3	1	8	6	3
	2	12	4	4
	3	11	6	2

表 14‑9 统计分析结果

统计量	备择假设	自由度	χ^2 值	P 值
1	非零相关	1	2.4574	0.1170
2	行评分均值差异	2	2.4618	0.2920
3	一般关联	4	5.5904	0.2319

研究其校正中心的作用，如果行列双向有序（均为等级变量），则已非零相关结果为准。如果行单向有序，则看行评分均值差异；如果双向无序，则看一般关联。手术方法切除比例与结局指标都为等级变量，属于双向有序，因此，由相关结果得 $P=0.117$。从数据可以看到医院 1、医院 2 有切除比例越大时倾倒综合征程度越轻的倾向，但医院 3 则相反，结果未达到有统计意义的水平。

分类数据列联表分析小结如图 14‑6 所示。

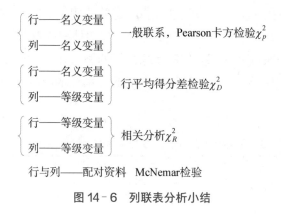

图 14‑6 列联表分析小结

第四节 多因素分析——回归模型的应用

回归分析（regression analysis）指的是确定两种或两种以上变量间相互依赖的定量

关系的一种统计分析方法。回归分析按照涉及变量的多少,分为一元回归(单因素模型)和多元回归分析(多因素模型)。临床研究中最常用到的回归分析有 3 种:一般线性回归(general linear regression)、Logistic 回归(logistic regression)和 Cox 回归(Cox regression)。回归分析的基本思想是虽然研究变量(自变量或 X 变量)和结局变量(因变量或 Y 变量)之间没有严格的、确定性的函数关系,但可以设法找出最能代表它们之间关系的数学表达形式。如表 14 - 10 所示。

表 14 - 10　临床研究常用的回归分析

因变量	回归模型	模型的基本表达形式
正态数据	线性回归	$y = \beta_0 + \beta_1 x_1 + \beta_2 x_2 + \cdots + \beta_i x_i$
分类数据	Logistic 回归	$Logit(p_i) = \beta_0 + \beta_1 x_1 + \beta_2 x_2 + \cdots + \beta_i x_i$
生存数据	Cox 回归	$Logit\left[\dfrac{h(t, x)}{h_0(t)}\right] = \beta_0 + \beta_1 x_1 + \beta_2 x_2 + \cdots + \beta_i x_i$

表 14 - 10 中,β 为偏回归系数,需要统计学检验。3 种模型的基本形式等式右边相同,因此,一般线性回归、Logistic 回归和 Cox 回归都可以看作是广义线性模型(generalized linear model)的特例。虽然 Cox 回归模型由于含有 $h_0(t)$,它不是完全的参数模型,但是在各解释因素的作用不随时间变化而变化前提下,$\dfrac{h(t, x)}{h_0(t)}$ 不随时间的变化而变化,因此仍可做参数估计。

一、单因素回归分析

单因素回归分析和常用的传统单因素分析方法,如 t 检验、方差分析和卡方检验等,它们之间在一定程度上其实是等价的。

(一) 单因素线性回归与 t 检验

在单因素一般线性模型中,如果以分组变量作为自变量(X 变量),待检验的变量作为因变量(Y 变量)来构建回归模型,就会发现单因素线性回归分析的结果与 t 检验的结果相同。因为在线性回归中,对于模型整体回归效应的检验方法为方差分析,对于模型偏回归系数的检验方法为 t 检验。所以模型对于偏回归系数进行检验所得的 t 值和 P 值与两独立样本 t 检验的所得的 t 值和 P 值是相同的。

(二) 单因素线性回归与方差分析

同样,方差分析与单因素线性回归的结果在一定程度上也是一致的。在方差分析中,由于分组变量一般超过两组,因此在进行单因素线性回归时我们需要先把分组变量转换为哑变量(dummy variables),然后将该哑变量作为自变量(X 变量)代入模型,待检验的变量作为因变量(Y 变量)来构建回归模型。线性回归模型整体效应的检验方法为方差分析,其实该方差分析的结果与单因素分析中的方差分析的结果是一致的,并且在模型中各个哑变量的偏回归系数估计值与方差分析中各组与参照组差值的均值也是相等的。

(三) 单因素 Logistic 回归与 Pearson 卡方检验

单因素 Logistic 回归的结果和卡方检验的结果也是一致的。在 Logistic 回归中,对于整个模型和回归系数的检验采用的是似然比(LR)检验、Wald 检验及 Score 检验,三者输出的统计量均服从卡方分布。其中,Score 检验的 χ^2 值等于采用卡方检验所求得的 Pearson χ^2 值,P 值也相等。

在论文报告中,选择单因素回归分析还是 t 检验、方差分析、卡方检验,主要是基于前后文以及要阐明的科学问题是什么。例如,在基线研究组与对照组均衡性比较中,通常采用传统的 t 检验、方差分析和卡方检验单因素分析,其结果展示相对简单,它们能推断组间均值或率的分布差异有无统计学显著性。而在结局指标的统计分析中,可以采用单因素回归分析,除了描述性的展示组间差异外,还可以提供更为丰富的信息,比如偏回归系数的估计值、效应估计值(OR 与 RR)等,这些统计指标能够在一定程度上反映结局指标的效应大小和置信区间。

二、多因素回归分析

大多数临床研究问题,事实上是因果关系推断,例如,研究某种手术方式是否可以提高晚期肝癌患者的总生存率,"手术方式"是"因","疗效"是"果"。RCT 由于采用了严格科学的随机、对照、双盲等方法,使得试验组与对照组除了研究变量(干预措施)不同外,其他影响结局的因素(协变量或称混杂变量)组间均衡,因此,不需要采用多因素分析的方法,可以通过单因素分析直接进行因果推断。但是,在现实研究中,RCT 常由于伦理等原因无法实施,许多临床研究采用观察性研究,如队列研究进行因果关系推断。观察性研究在进行因果关系推断时,常由于未经识别、校正的混杂因素的存在,而歪曲暴露因素与研究结局之间的真实因果关系,因此,识别研究中存在的混杂因素尤为重要。例如,某研究者采用前瞻性病例注册登记研究的方法,观察不同手术方式是否可以提高晚期肝癌患者的总生存率,除了手术方式影响到患者的生存结局外,研究者认识到患者年龄、肿瘤分期、是否转移、术后有无接受化疗,也是影响结局的重要因素,可以采用有向无环图(directed acyclic graphs,DAGs)来识别和理清混杂因素之间错综复杂的关系(图 14 - 7)。

多因素回归分析在一定程度上可以控制已测定的混杂因素,但是在研究中可能还存在其他没有测量或者未知的混杂因素。因此,对于多因素的统计结果的解释需要十分谨慎小心。

从统计分析角度,对于回归分析来说,先做单因素回归,然后再做多因素回归,这种分析思路展现了从单独一个因素到控制多个混杂因素的变化过程。此时,单因素回归分

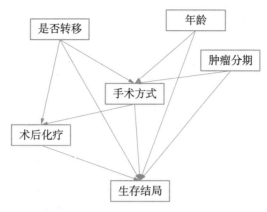

图 14 - 7　有向无环图示意图

析的结果对于变量的筛选就显得很有意义,可以根据前后偏回归系数或者 OR 值的变化来协助判断是否需要将其纳入到多因素回归中进行调整和控制。

　　由于统计软件强大的功能,目前多元回归模型的构建也比较便捷,在此不展开介绍。以下主要介绍多元回归分析的适用条件以及在临床研究统计分析中应用所需要注意的事项。

（一）多元线性回归

　　多元线性回归模型在临床研究中的主要应用包括两个方面:①预测:从自变量的数值预测因变量的数值;②判别:研究各自变量对因变量有无作用,计算标准偏回归系数并进行统计意义检验以确定这些因素对因变量是否有作用和作用的大小。

　　【例 14 - 6】在运动康复中,通常需要监测最大摄氧量来判断患者是否无力继续支撑接下来的运动。然而,测定最大摄氧量不仅繁琐而且昂贵,因此,有研究者希望开发一个方程,根据年龄、体重、运动时间、静息心率、运动心率、最大心率这些基本变量估算最大摄氧量(因变量,Y)。研究者纳入 31 名不同年龄的男性。数据结构如图 14 - 8 所示。注意此数据中:①因变量"最大摄氧量(VO_2max)"为定量数据,并基本符合正态分布;②第一列"PatNo"研究对象编号,是每个研究对象唯一的识别码。临床研究必须遵守隐私保护程序,不能出现受试者的个人信息,采用符合项目规定的唯一编号进行区别。

　　该研究中,因变量为最大摄氧量,基本符合正态分布,因此用线性回归模型。第一步,采用单因素分析的方法,探索性分析最大摄氧量与候选预测变量(年龄、体重、运动时间、静息心率、运动心率、最大心率)的关系,逐个进行一元线性回归分析。双变量间的散点图可以直观观察两个变量间是否存在线性相关。第二步,对候选变量进行共线性诊断,如果方差膨胀系数(variance inflation factor, VIF)大于 5 或者多个维度特征根(eigenvalue)接近 0,代表模型存在严重的共线性问题。本例中,运动时心率和最大心率存在共线,研究者希望保留运动时心率,逐步回归法可能会剔除掉本不想剔除的自变量,因此没有把最大心率纳入模型。多因素线性回归模型最终结果解读如下:

　　1. 模型拟合效果　　决定系数 R 方(R^2),也称为拟合优度,它反应回归模型拟合数据

297

(a)

PatNo	VO2max	Age	Weight	RunTime	RestPulse	RunPulse	MaxPulse
1	44.6	44	41	11.37	62	178	182
2	45.3	40	34	10.07	62	185	185
3	54.3	44	39	8.65	45	156	168
4	59.6	42	31	8.17	40	166	172
5	49.9	38	40	9.22	55	178	180
6	44.8	47	35	11.63	58	176	176
7	45.7	40	34	11.95	70	176	180
8	49.1	43	37	10.85	64	162	170
9	39.4	44	37	13.08	63	174	174
10	60.1	38	37	8.63	48	170	186
11	50.5	44	33	10.13	45	168	168
12	37.4	45	40	14.03	56	186	192
13	44.8	45	30	11.12	51	176	176
14	47.3	47	36	10.60	47	162	164
15	51.9	54	38	10.33	50	166	170
16	49.2	49	37	8.95	44	180	185
17	40.8	51	32	10.95	57	168	172
18	46.7	51	35	10.00	48	162	168
19	46.8	48	42	10.25	48	162	164
20	50.4	47	33	10.08	67	168	168
21	39.4	57	33	12.63	58	174	176
22	46.1	54	36	11.17	62	156	165
23	45.4	52	35	9.63	48	164	166
24	54.6	50	32	8.92	48	146	155
25	45.1	51	30	11.08	48	172	172
26	39.2	54	32	12.88	44	168	172
27	45.8	51	33	10.47	59	186	188
28	50.5	57	27	9.93	49	148	155
29	48.7	49	37	9.40	56	186	188
30	47.9	48	32	11.50	52	170	176
31	47.5	52	37	10.50	53	170	172

(b)

模型汇总

模型	R	R方	调整 R方	标准 估计的误差
1	.901a	.811	.790	2.4406

a. 预测变量: (常量), RunPulse, RunTime, Age.

Anova^a

模型		平方和	df	均方	F	Sig.
1	回归	690.551	3	230.184	38.643	.000b
	残差	160.831	27	5.957		
	总计	851.382	30			

a. 因变量: VO2max

b. 预测变量: (常量), RunPulse, RunTime, Age.

系数^a

模型		非标准化系数 B	标准误差	标准系数 试用版	t	Sig.	B 的95% CI 下限	上限
1	(常量)	111.718	10.235		10.915	.000	90.717	132.719
	Age	-.256	.096	-.251	-2.664	.013	-.454	-.059
	RunTime	-2.825	.358	-.736	-7.886	.000	-3.561	-2.090
	RunPulse	-.131	.051	-.252	-2.588	.015	-.235	-.027

a. 因变量: VO2max

图 14-8 线性回归模型数据结构与统计结果示意图

注：(a)数据集包含 8 个变量：PatNo(研究对象编号)、Age(年龄,岁)、Weight(体重,kg)、VO$_2$max(最大摄氧量)、RunTime(运动时间,min)、RestPulse(静息心率,次/分)、RunPulse(运动时心率,次/分)、MaxPulse(最大心率,次/分)；(b)统计软件输出结果。

的优良程度,R^2 越接近 1,拟合效果越好。调整后的 R^2 考虑了样本量和回归中自变量的个数的影响。调整 R^2 与 R^2 间差距越小,说明模型的拟合越好。从图 14-8 模型汇总结果可见,R^2=0.811,调整 R^2=0.790。R^2 和调整 R^2 没有明显差异,说明自变量能够很好地测算因变量的变化,换而言之,没有遗漏其他重要的自变量。

2. 模型预测性能　R^2 反映因变量的全部变异中能通过回归关系被自变量解释的比例。调整 R^2=0.790 意味着年龄、运动时间和运动心率可以解释 79% 最大摄氧量变化的原因。一般认为,在回归分析中,如果调整后的 $R^2 < 0.5$,则需要分析是否没有纳入的重要自变量。线性回归方程纳入的自变量越多,调整后的 R^2 增加,但结果解释也更困难。

3. R^2 的统计学检验　方差检验,F=38.643,$P < 0.001$,表明模型拟合良好。

4. 最终纳入模型的 3 个解释变量(年龄、运动时间、运动心率的显著性)　3 个解释变量对耗氧量的显著性分析 P 值均小于 0.05,说明它们对响应变量(最大摄氧量)均有显著性影响关系。另外几个变量,体重、静息心率、最大心率没有达到统计学显著性,已经从模型中剔除。

5. 判断解释变量(X)对响应变量(Y)的影响关系方向及影响程度　非标准化回归系数 β 值为正数则说明 X 对 Y 有正向影响,为负数则说明有负向影响。模型中年龄、运动时间、运动心率 3 个解释变量的 β 值分别为-0.256、-2.825、-0.131。说明年龄、运动时间、运动心率对最大摄氧量均呈现出显著的负向影响关系。非标准化回归系数 β 值含义是:自变量 X_i 上升一个单位时,因变量 Y 取值的变动情况,即自变量对因变量的影响程度。但是,比较年龄、运动时间、运动心率 3 个自变量影响程度的大小,要根据标准系数,对数据作标准化处理,在有统计学意义的前提下,直接通过比较标准系数的大小来反映自变量 X_i 对 Y 的影响程度。可见,运动时间对最大摄氧量变化的贡献最大。

6. 建立了回归方程　最大摄氧量＝111.7－0.256×年龄－2.825×运动时间－0.131×运动心率。

回归模型构建中,自变量筛选是关键的步骤。首先,自变量筛选要基于专业知识。统计学是一门工具学科,为医学研究提供验证和计算方法。如果脱离临床问题与专业知识,对数的变量进行扫射性分析,是无本之木。例如,在肿瘤预后预测中,肿瘤分期肯定是影响预后的重要因素,此时,可以不考虑单因素分析的结果,可以规定肿瘤分期这一变量必须纳入模型。其次,根据单因素分析结果筛选变量,把单因素分析差异有统计学意义的变量放入多元回归方程。为了避免遗漏重要变量,一般会把回归模型变量筛选的 P 值放宽,比如<0.1 或<0.15 等;样本量较小时,可以把 P 值设为 0.2。最终的回归方程可以用逐步回归的方法来建立,即在每一步引入或剔除一个自变量时,得到最后的回归方程。逐步回归的主要方法,有前进法(forward selection)、后退法(backward elimination)和逐步回归法(forwards or backwards stepwise regression)等,几个选择策略之间,通常结果一致。

(二) Logistic 回归模型

Logistic 回归在临床研究中的用途、自变量筛选注意事项等都与一般线性回归模型类似,选择不同回归模型最大的区别在于结局变量的数据类型,Logistic 回归的结局变量为分类变量。在临床研究中,最常见的是二分类 logistic 回归。

【例 14-7】一项比较 3 种不同配方的乳膏制剂治疗特应性皮炎的疗效研究中,研究者采用前瞻性观察性研究设计的方法,连续性收集了 60 例患者临床资料,记录了 60 例患者的年龄、性别、皮疹持续时间,疗效由专家小组评定,综合峰值瘙痒数字评价量表和湿疹评分等,评定为有效和无效。该研究的数据结构如图 14-9 所示。注意此数据中的因变量"疗效(Effective)"为二分类变量;第一列是研究对象唯一的识别码"PatNo"。

在此研究中,响应变量为疗效,为二分类数据(有效或无效),因此用 Logistic 回归模型分析。同样,我们首先采用单因素分析的方法,描述性分析 A 组与 B 组的疗效(表 14-10)。对于候选的潜在混杂因素,在这个例子中,包括性别、年龄、病程,在两个治疗组间是否存在差异,也需要逐个进行单因素分析。需要注意的是,在 Logistic 回归中,单因素分析非常重要,不仅仅因为自变量筛选需要仔细验证各个因素与响应变量的关系,以及因素彼此之间的关系;还可以避免和及时发现因为变量赋值不当而导致的错误。例如,从表 14-11 中,通过简单的计算,B 组有效率是 A 组有效率的 2.05 倍(单因素 OR＝65.7%/32.0%＝2.05)。一般而言,Logistic 多因素回归模型所得的 OR 值应该接近2.05。初学 Logistic 回归模型的临床研究者,常常会因为响应变量和分类数据的解释变量水平赋值问题而困惑,有时候会得到相反方向的 OR 值结果而没有及时发现,在此情况下,可以对照单因素的结果做简单的验证。一般而言,统计软件系统会默认取值水平高的为阳性结果,在 SAS 统计程序中,可以写明哪一个水平作为对照。

PatNo	Treatment	Sex	Age	Duration	Effective
10	A	M	32	17	Yes
11	A	F	51	27	No
12	A	M	33	18	Yes
13	B	F	42	12	No
14	A	M	50	9	Yes
15	B	F	25	1	Yes
16	A	M	24	17	No
17	A	M	35	4	No
18	A	F	24	25	No
19	B	M	31	1	Yes
20	B	F	27	19	No
21	B	M	48	29	No
22	A	F	52	30	No
23	A	M	21	28	No

图 14-9　Logistic 回归数据格式示意图

注：数据集包含 5 个变量：PatNo（研究对象编号）；Treatment（治疗方案，A 治疗和 B 治疗）；Sex（性别，F 表示女性，M 表示男性）；Age（年龄，以岁为单位）；Duration（病程，以月为单位）；Effective（疗效，Yes 的表示有效，No 表该示无效）。

表 14-11　某项队列研究中性别与死亡的关系

治疗	无效	有效	总计
A	17(68.0%)	8(32.0%)	25
B	12(34.3%)	23(65.7%)	35
合计	29(48.3%)	31(51.7%)	60

注：数据为 n(%)，$\chi^2=6.6379$，$P=0.0100$。

该例子中，多因素 Logistic 回归，治疗 B 的有效率是治疗 A 的 2.2 倍（$OR=2.2$，95%CI 为 1.43~16.51）。最终模型结果汇总如表 14-12 所示。

表 14-12　Logistic 回归结果汇总

变量	估计	标准误	P 值	$OR(95\%\ CI)$
常数项	−1.3813	0.5881	5.5167	—
治疗（B vs A）	0.7899	0.3123	6.3968	2.2(1.43~16.51)
病程（月）	0.1004	0.0358	7.8749	1.11(1.03~1.19)

注：建立了回归方程：$Logit(p_i)=-1.38+0.79\times$治疗$_i+0.10\times$病程$_i$。

倾向性评分（propensity score，PS）与 Logistic 回归分析的关系：在观察性设计的临床研究中，许多研究者采用 PS 法来控制混杂因素。事实上，多元 Logistic 回归 PS 法常采用的方法之一，PS 以干预因素（组别）为因变量，以所有观测到的非研究性因素为自变量进行 Logistic 回归,在给定的协变量条件下,个体接受干预因素处理的概率。根据 PS,研究者就可以对试验组和对照组进行筛选,通过 PS 匹配(propensity score matching,PSM)、加权、分层或进入回归模型直接调整混杂等方式,不同程度地提高组间的均衡性,从而削弱或平衡协变量对效应估计的影响,达到"类随机化"的效果,又称为事后随机化。简单理解,就是从大量的样本数据中将具有共同特征的干预组和对照组样本挑选出来,然后对这些符合要求的样本进行分析。

列线图(Nomogram)与 Logistic 回归分析的关系:列线图在医学领域的期刊出现频率越来越高,常用于评估肿瘤学和医学的预后情况。事实上,列线图是将 Logistic 回归(或 Cox 回归)的结果进行可视化呈现。

(三) 生存分析

生存分析的数据由两部分关键信息构成:随访时间和事件结局。生存分析使用"生存"这一术语,它所研究的事件并不仅限于死亡/存活,适用于任何非此即彼的二元事件。生存分析涉及生存时间数据的分析,相对于前面所述的线性回归和 Logistic 回归而言,模型构建更复杂,其原因在于每位研究对象的随访时间跨度常常是不同的。在临床研究中,经常在研究结束时,许多研究对象都未观察到事件发生。对于那些没有观察到事件发生的研究对象,他们实际的生存时间比研究随访时间要长,因而是未知的。比如,有一项主要终点为心肌梗死发生的临床试验,受课题研究时间规定的限制,规定了试验结束的日期,那些进入研究较晚的受试者比较早进入者的观察时间更短;另外,研究结束时,几乎不可能在所有的对象中都发生急性心肌梗死事件。如果在研究结束时不能观察到事件发生,生存时间被称作"截尾"(censored,也译为"删失"),表示观察时间在事件发生前被切断了。

【例 14 - 8】一项评价标准治疗与某靶向治疗晚期不可切除肺癌患者的疗效试验中,患有晚期不能手术的肺癌患者被随机分配接受标准治疗或某靶向治疗。研究纳入了 62 例受试者,主要终点是总死亡。受试者的基线特征与主要终点数据结构如图 14 - 10 所示,注意此数据中包含:①"事件(death)"和"生存时间(survtime)"两个关键变量;②研究对象唯一的识别码"PatNo"。

1. 生存数据的单因素分析　同样,首先应该进行单因素分析,探索单个预后因素对疗效的影响。生存数据的描述性分析,一般采用由 Kaplan 和 Meier 提出的生存函数的标准估计方法——乘积极限法(product-limit method),通常称为 Kaplan Meier 法,生成 Kaplan Meier 曲线。其原理是将生存时间由小到大排序,计算每个事件发生时的生存概率,然后计算累积生存率。目测曲线高、下降平缓表示高生存率或较长生存期,曲线低、下降陡峭表示低生存率或较短生存期。

例 14 - 8 中,肿瘤细胞类型和治疗的 Kaplan Meier 曲线如图 14 - 11 所示。目测图可见,与鳞癌患者曲线相比,腺癌患者曲线在 200 天内迅速下降至接近生存率 0%。鳞癌患者曲线最初下降得比较快,但后期作用变平缓。需要注意的是,在比较两个生存曲线时,仅采用目测曲线并不可取,如果在后面观察点的两条曲线之间看起来可能存在较大

PatNo	Treatment	Kps	Duration	Age	Type	Death	SurvTime
19	standard	80	2	38	腺癌	1	117
20	standard	80	5	50	腺癌	1	132
21	standard	50	4	63	腺癌	1	12
22	standard	80	5	64	腺癌	1	162
23	standard	30	3	43	腺癌	1	3
24	standard	80	4	34	腺癌	1	95
25	test	90	12	54	鳞癌	1	999
26	test	80	6	60	鳞癌	1	112
27	test	80	3	48	鳞癌	0	87
28	test	50	8	52	鳞癌	0	231
29	test	50	1	70	鳞癌	1	242
30	test	70	7	50	鳞癌	1	991
31	test	70	3	62	鳞癌	1	111
32	test	20	21	65	鳞癌	1	1
33	test	60	3	58	鳞癌	1	587
34	test	90	2	62	鳞癌	1	389
35	test	30	6	64	鳞癌	1	33

图 14‑10　Cox 回归数据格式示意图

注：数据集包含 8 个变量：PatNo（研究对象编号）；Treatment（治疗方案，标准治疗和试验治疗）；KPS（Karnofsky performance status 评分）；Duration（病程，诊断到随机化的月数）；Age（年龄，以岁为单位）；type（肿瘤类型）；Death（是否死亡，1 的表示死亡，0 表示存活/截尾）；SurvTime（生存时间）。

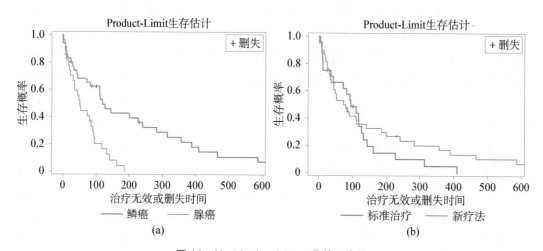

图 14‑11　Kaplan Meier 曲线示意图

注：(a)鳞癌与腺癌比较的 Kaplan Meier 曲线；(b)新疗法与标准治疗比较的 Kaplan Meier 曲线。

的差异，这可能是种错觉。因为随着时间推进，曲线的右边数据较少（许多对象已经死亡或删失），置信区间会变宽，点估计值上较大的差异并不自动意味着一个统计学上的显著差异。一般统计软件，都会给出一个表格，其中包含时序检验（也称对数秩检验，log rank 检验）、Wilcoxon 和似然比检验的近似卡方统计量、自由度和 P 值。log rank 检验是最常用的统计方法。这个例子中，在肿瘤类型 log rank 检验卡方＝12.04，P＝0.000 5；两种治疗 log rank 检验卡方＝0.769 8，P＝0.380 3。三种检验方法的卡方值和 P 值虽然大小有所差异，但检验结果是一致的。

2. 生存数据的多因素分析——Cox 回归模型　Cox 回归模型,又称"比例风险回归模型(proportional hazards model,Cox 模型)",是一种半参数回归模型。Cox 回归也是多因素生存分析最常用的统计方法。这个例子中,研究者采用前向逐步回归,由于 Kps 的单变量检验在所有协变量中卡方值最大,因此首先输入 Kps,然后按逐步引入年龄、病程、治疗,最后结果汇总如表 14 - 13 所示。从结果可见,影响晚期的独立危险因素是病程和肿瘤类型,腺癌死亡风险是鳞癌的 4.08 倍。KPS 评分是保护因素。

表 14 - 13　Cox 回归结果汇总

变量	估计	标准误	P 值	HR(95% CI)
KPS 评分	- 0.034 41	0.007 03	<0.000 1	0.97(0.95～0.98)
病程	0.039 67	0.016 35	0.015 3	1.04(1.01～1.07)
肿瘤类型 (腺癌 vs 鳞癌)	1.406 98	0.348 54	<0.000 1	4.08(2.06～8.09)

注:病程指从诊断到随机化的月数;最终模型中,治疗被剔除。

3. 生存分析注意事项　关于生存时间的计算,有的研究者会报告平均生存时间,事实上这非常不合适。当样本的 Kaplan Meier 曲线下降至低于 0.5 的水平,可以计算中位生存时间。生存分析就能够处理右截尾、延后入组、复发事件以及竞争风险等问题。生存分析的统计学方法是统计学家与临床研究者之间合作的热点。例如,如何利用 Cox 回归建立预后预测模型,中位生存时间的列线图、生存概率的列线图等可视化呈现,使得复杂的预测模型的结果更直观、易懂,直到临床实践等领域。

统计方法种类很多,许多其他多元统计方法在临床科研中都有一定作用,如判别分析、聚类分析、因子分析等,这里不再介绍。近年来发展的广义估计方程(generalized estimating equations,GEE)对临床科研中重复测定(多次随访)的资料十分有用,但方法过于复杂,可用 SAS 或 R 统计软件计算。

第五节　统计结果的解释

一、获得正确统计结果的前提

获得正确统计结果的前提,首先是科学的研究设计。在临床科研中常会因为设计的错误发生偏倚使统计结果不能说明问题,甚至导致错误的结论。这在"临床科研中常见的偏倚及其防止方法"一章中已有详尽讨论。其次,是科学规范的数据采集,不符合科学原理设计所收集的数据,不仅不能得到正确的结论,而且,由于使用了各种统计方法,更能让人觉得研究很科学而被误导。再者是合理选择统计学方法,决定采用哪种统计学方法来分析一组数据,很大程度上取决于所分析的数据类型(定量或分类、配对与独立)以及数据是否呈正态分布。对统计分析结果的解释依赖于对无效假设、P 值、统计学与临床意义的区别等问题。总而言之,对任何统计结论进行解释之前,必须研究其设计是否科学、数据收集是否正确,然后才能对其统计结果进行解释。

二、评估数据是否服从正态分布

有多种手段评估数据是否正态分布。对于非统计专业的临床研究者而言,可以通过直方图直观而明显看出数据是否大体上服从正态分布。对于较大的样本量(如 $n>100$),在参数和非参数统计分析之间的选择不太重要,因为这两种分析几乎同样强大并给出相似的结果。一般而言并不需要进行 Kolmogorov-Smirnov 检验等方法判断数据是否服从正态分布。可以放心采用 t 检验、方差分析等参数检验的方法。但是,对于小样本量(如 $n<20$),从图中可能看不出数据是从正态分布总体中提取的,可以使用 Shapiro-Wilkes 检验对数据进行正式的正态性检验。然而,对于较小的样本量,正态性检验也有可能会产生误导。更遗憾地是,小样本的非参数分析缺乏统计功效,无论样本数据组之间的差异如何,几乎不可能生成小于 0.05 的 P 值。总之当对小样本数据遵循的哪种分布类型有疑问时,应采用非参数分析。需强调的是避免错误的最佳解决方案是研究设计时每组受试者数量足够多。

三、无效假设和 P 值

在对数据进行统计分析之前,提出了一个无效假设(H_0),即研究组之间研究变量没有差异。假设有一项研究,无效假设是试验组与对照组事件率没有差异,统计检验结果 $P<0.05$,可以认为试验组与对照组事件率差异有统计学意义。换而言之,$P<0.05$ 意味着结果显示的差别是由机遇所致的可能性不足 5%,或者说,别人在同样的条件下重复同样的研究,得出相反结论的可能性不足 5%。有些研究者把 $P>0.05$ 称"不显著",$P\leqslant0.05$ 称"显著",$P\leqslant0.01$ 称"非常显著",实际是把统计学上的显著与临床或实际中的显著差异相混淆。

计算机和统计软件的广泛应用,$P<0.05$ 这种表述方法不再令人满意,更推荐报告精确的 P 值。例如,在比较两种降压药的研究中,发现药物 A 比药物 B 更有效,并且 $P<0.05$。另一组研究人员进行了类似的研究,发现两种药物之间没有显著差异($P\geqslant0.05$)。研究者可能对这两项研究明显矛盾的结论感到有些困惑。事实上,如果第一项研究的实际 P 值为 0.048,第二项研究的实际 P 值为 0.052,则这两项研究完全一致。因此,报告精确 P 值非常重要。另外,报告 P 值还应该结合具体分析数据,包括研究变量参数的点估计和 95%CI 估计。

四、统计学显著性差异与临床意义

P 值最常见的误用是把统计学上的显著与临床实际工作中的疗效有显著差异相混淆。在临床研究中,由于受试者常常招募困难,把握度不足(比如<80%)的研究,即使差异有临床意义,也可能会得到假阴性结果。另一方面,如果样本量足够大时,即使很微小的效应也可能检验出统计学显著性差异。假设比较两种降压药,药物 A 治疗后的平均动脉血压比药物 B 治疗后低 2 mmHg。如果研究样本量足够大,即使两组之间如此小的差异也可能统计学意义显著,即 $P<0.05$。然而,平均动脉血压额外降低 2 mmHg 并没有临床意义。

为了更加容易理解,举一个真实的案例。某研究者对南通地区 7 674 例男性和 2 896 例女性进行了沙眼患病率调查,结果男性沙眼患病率为 81.25%,女性为 76.83%,相差 4.42%。作者得出了"男性与女性患病率相差不多"的结论。一位统计学家对这一结果进行了差别的统计意义检验,发现 $P<0.001$。于是,统计学家著文对该作者的结论提出了批评,认为差别如此显著怎么能说差别不大呢? 统计学家写道:"这可能是作者主观上先已肯定了性别上没有差异,因而就没有想进一步去追根求源了。"这个分歧究竟是怎么一回事呢? 这位统计学家混淆了统计学显著性差异与临床意义的差别。简单的理解,P 值是指犯假阳性错误的概率,P 值越小说明越有理由推翻无效假设,接受备择假设,即两组总体率不相等,但并不能得出两者相差有多大的结论。P 值越小越有理由说明男女总体沙眼患病率不同,但不能说明男女差别越大。P 值的大小与差别的大小是没有直接关系的。当样本很大时,尽管差异很小,P 值也会很小,因为这时误差很小。本例正是这种情况。由于样本很大,因而男女沙眼患病率尽管相差不大,P 值却可以很小。总体沙眼患病率在男女之间差别有多大,可以用置信区间来表达。本例两组总体患病率之差在 2.65%~6.19%,因而差别不大。因此,在研究方案设计时,通常需要预设有临床意义的差值,例如,优效性界值、非劣效性界值、等效性界值。

五、置信区间

正如第三节所指出的,可以由样本所得的结果来估计总体参数。例如,当由样本求得一个治愈率 p 时,我们可以估计其总体治愈率 π 即等于 P 值。这样称为点估计。但是,由于有抽样误差,p 一般不正好等于 π,因而这样估计是没有把握的。用置信区间估计则有一定的把握度。$95\%CI$ 的意思是,如果研究是无偏的,置信区间有 95% 的可能包含了 π。置信区间越窄则越能肯定 p 在 π 旁边不远。虽然,有 5% 的可能 π 不在 $95\%CI$ 范围之内。

同样,由样本率之差 $p1-p2$ 或者 OR 值求得 $\pi1-\pi2$ 或总体 OR 值的置信区间,并可以此代替统计检验。如果 $\pi1-\pi2$ 的置信区间包括零在内,或者 OR 的置信区间包括 1

在内，就是差别没有统计学意义，否则为差别有统计学意义。

有人认为，对 $p1$ 与 $p2$ 各求置信区间，当两个置信区间不相交时为差别有统计学意义；当两个置信区间相交时为差别无统计学意义。这前一种情况是正确的，但当置信区间有相交时则不一定，如果相交很少则差别也可能是有统计学意义的。

置信区间是包含未知总体参数（例如均值）的样本数据范围。最常报告的是 95% CI，但也可以计算任何其他置信区间。置信区间的含义是如果多次重复调查，95% 的调查获得的总体均值在 95%CI 内。在分析统计结果时，置信区间的重要性超过 P 值。

六、第Ⅰ类和第Ⅱ类错误

在对数据进行统计分析后，根据 P 值接受或拒绝无效假设。无效假设正确时犯第Ⅰ类错误的概率为 α，通常取 α＝0.05，P 值是在无效假设正确的条件下计算出来的。由于无效假设在现实中可能为正确，也可能错误，并且获得的 P 值可能具有统计学意义（$P<0.05$）或不显著，因此需要考虑 4 种可能的结果，如表 14-14 所示。

表 14-14　第Ⅰ类和第Ⅱ类错误

统计检验结果 P 值是否 有显著性（<0.05）	真实情况	
	无效	有效
是	假阳性，第Ⅰ类错误（α，通常取 0.05）	分析正确（1-β，把握度）
否	分析正确	假阴性第Ⅱ类错误（β，通常取 0.1 或 0.2）

如果无效假设确实成立（即各组之间在现实中没有差异）并且得到的 $P≥0.05$，则基于统计分析的结论与现实相符。同样，如果原假设真的是错误的（即各组之间存在现实差异）并且获得的 $P<0.05$，则基于统计分析的结论也符合现实。但是，如果原假设为真并且 $P<0.05$，则会得出错误的推断，即假阳性结果，称为第Ⅰ类错误。统计上发现了差异，在现实中不存在差异。样本数据组之间的差异不是由于任何干预，而是由于随机概率。统计学中的一个事实是，无论 P 值多少，总会有随机的机会犯第Ⅰ类错误，尽管 P 值越低，它变得越小。另一种可能性是真实的无效假设在现实中是错误的，统计结果 $P≥0.05$。错误推断出组间相似的结论，即假阴性结果，称为第Ⅱ类统计错误。第Ⅱ类错误的主要原因是样本量不足——研究缺乏把握度（power）。把握度定义为（1-β）×100%，其中，β 是第Ⅱ类错误的概率。为了被接受发表，大多数科学期刊的编辑要求研究的把握度至少为 80%。由以上分析可以看出，任何统计结论都有犯错误的可能，所以很难说统计"证明"了什么。每一次试验的统计结论累积了证据。所以，尽管可以在一次试验后认为总体疗效相同或不相同，但应当心中有数，结论还是有错误的可能性。

在临床研究设计阶段,要求进行样本量或把握度的估算,以最大限度减少获得第Ⅰ和第Ⅱ类错误的风险,并且大多数期刊和伦理委员会都要求在方法论部分明确定义这点。相同统计学检验方法样本越大时把握度越大,样本量与把握度之间的关系如图 14‐12 所示。当样本较小时,误差就比较大,从而容易得出差别无统计学意义的结论,也即加大了犯第Ⅱ类错误的概率(β 加大)。要同时降低第Ⅰ类错误与第Ⅱ类错误的概率,只能增加样本量。

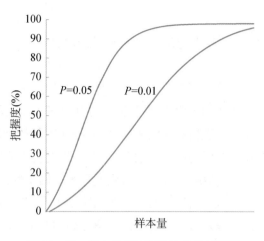

图 14‐12　样本量与把握度的关系示意图

有时,尽管药物疗效很好,但由于例数过少而会得出阴性结果。研究者在试验得出阴性结果时,往往以别的理由进行解释而很少考虑到第Ⅱ类错误。通常统计学中所说的统计方法的效率也就是检出真正存在的差异的把握度,统计方法的效率高则在相同样本大小时检出真正存在的差异的把握度大。

七、单侧检验与双侧检验

所有统计检验都以无效假设为前提,然后通过计算在样本组之间观察到的差异是由于偶然性(P 值)的概率来检验。例如,比较两种不同的药物治疗高血压后的平均收缩压,研究前,不知道药物是否同样有效,或者药物 A 是否比药物 B 更有效,反之亦然。因此,双侧的两独立样本 t 检验可以回答这个问题。因此,临床研究中,通常采用双侧检验。但是,在非劣效性和优效性试验中,研究者只对药物 A 是否比药物 B 更有效或药物 A 是否不比药物 B 差感兴趣,因此需要选择单侧检验。无论如何,选择双侧还是单侧检验,应该在研究方案中指定。假设有一项研究,预先指定采用单侧检验,因为研究者只对一组的样本均值大于另一组的样本均值感兴趣。如果数据分析显示的结果与预期相反,则样本均值之间的差异必须归因于偶然性,即使这种差异很大。

第六节 | 临床科研中统计方法应用上常见的错误

正确的科研设计是正确应用统计方法的前提,由错误的设计所得到的数据一般不能得出正确的统计结果。在临床科研中,即使设计是正确的,但由于医院数据的局限性以及对统计原理了解不够等,经常会发生统计应用上的错误。有人认为,统计应用的错误比临床误诊的比例要高得多。以下对常见的错误进行讨论。

一、多重比较和选择性报告结果

临床研究最基本的一个要求是提出一个合理的、有临床意义的研究问题。如果没有一个明确的研究问题，研究往往是毫无意义的，还有可能会导致不明确或误导性的结果。当今大型数据库的激增，加上统计软件的便捷使用，使得许多研究者可以"四处查看"数据。广泛的数据探索分析，以寻找具有可能的统计学关联，然后选择性地报告最有趣（重要）的结果，这样这会得到误导性的假阳性结果。

临床研究中常见的多重比较出现在有多个分组、亚组分析、重复测量数据分析、多个终点、多次期中分析等，多重比较会导致单纯由于机遇导致的假阳性结果。以亚组分析（subgroup analysis）为例，在药物临床试验中，研究者如果发现某种治疗措施在全部研究对象中有疗效，就希望进一步分析是否在某些特定研究对象中疗效会更好，从而找到获益最大的亚组人群，为药物研发决策提供重要的关键证据，但是不正确地运用亚组分析可能会导致错误的结论。《柳叶刀》杂志曾对从四大医学期刊中获得了 50 份临床试验报告的样本分析发现，2/3 的报告提出了亚组发现，但大多没有适当的交互作用检验，许多报告过分强调通常缺乏统计功效的亚组分析。判断亚组分析是否合理，应该遵循以下事项：

（1）研究方案中预先计划。事后进行的亚组分析由于可能破坏预先设定的随机分组，从而引入偏倚使结论不够稳健甚至错误。

（2）采用交互作用分析来判断各亚组之间差异是否有统计学意义，并用森林图表示结果。如果交互作用的统计检验未达显著性差异，这表明在某一亚组发现的统计学上的显著意义是由机遇所致。

（3）亚组分析结果并不能作为确证性结论用以判断疗效，而只能作为探索性分析为进一步研究提供线索，并需要确证性研究进行确认。

（4）当亚组分析结果与主要研究结论冲突时，正确做法是结合临床专业知识进行解读，切忌"统计分析至上"。

二、把 t 检验、方差分析和卡方检验当成万能统计方法

应用 t 检验和方差分析进行样本均数的比较时，强调要求数据满足 3 个条件：正态性、方差齐性、独立性。虽然不是太严重的偏态对结果影响不大，但是数据呈很偏态的分布，却仍然应用 t 检验或方差分析处理，这是不正确的。配对 t 检验和两组比较 t 检验所用的方法是不同的，完全随机设计和配伍组设计（随机区组设计）所用的方法也是不同的。如果方法用错就可能得出错误的结论。在多个均数的差异性检验中，我们强调要采用方差分析，在总体有统计学差异基础上，采用 Duncan 法、LSD 法、Tukey 法和Bonferroni 法等两两比较，不能用多个 t 检验做多次比较，会导致重复性问题，第 I 类错误率上升。例如，有一项调查，其中研究了 10 种不同的草药对血压的影响，该研究设有

一个安慰剂组,研究者将 10 个治疗组都与安慰剂组进行了比较,进行 10 次两样本 t 检验,假设 $\alpha=0.05$,这项分析中的第 I 类错误的概率为 $1-(1-\alpha)^n=1-(1-\alpha)^{10}=0.4$。多重比较著名的 Bonferroni 校正就是将显著性的 P 值从 $P<0.05$ 调整为 $P<0.05/n$,其中 n 是进行的比较次数,使得多次比较后,第 I 类错误概率保持 <0.05。

应用卡方检验进行样本构成比或率的比较时,要求满足的条件有:不能有 1/5 以上格子的理论频数 <5 或任一个格子的理论频数 <1。如果上述条件不满足,应采用 Fisher 确切概率法。另外,单向有序的行平均得分检验或秩和检验,双向有序联列表的相关性分析,研究者经常不加以区分。同样,卡方检验确认列联表组间有显著差异后,研究者通常也会进一步追问,到底哪一组或哪几组之间存在显著差异呢? 也同样涉及多重比较的问题。与方差分析中的多重比较类似,比率的多重比较也有多种方法,Bonferroni 法也同样适用。

三、偏态定量数据统计描述和检验方法的误用

偏态分布的定量数据应当用中位数和四分位数来描述,但目前仍可见到大量的偏态数据仍只用均数±标准差,而很少用中位数(四分位间距)。在已发表的文章中,如果数值不可能为负值,由标准差与均数大小的比较可以大致了解数据是否偏态。因为在正态分布中均数加减 3 倍标准差应包括 99.73% 的数据,因而标准差一般都比均数的 1/3 小。如果看到标准差很大,甚至比均数还大,显然数据是偏态的,这时用中位数来表示中心位置是最直接而方便的。

四、构成比的误用

将构成比错误地当作率来使用,这是临床科研中最常见的错误之一。由于医院中资料的局限性,所得的数据一般只能计算构成比。由于构成比通常不能说明事物发生的强度,构成比的合计是 100%,某一类别的构成比的大小受到其他类别数量变化的影响。

【例 14-9】2019 年与 2020 年某医院住院冠心病患者的地区构成的数据,如表 14-15 所示。

表 14-15　2019 年与 2020 年某医院住院冠心病患者的地区构成比较

地区	2019 年		2020 年	
	人数	百分比(%)	人数	百分比(%)
上海市	3450	29.8	3350	32.0
浙江省	2464	21.3	1464	14.0
江苏省	2070	17.9	1870	17.9

（续表）

地区	2019 年		2020 年	
	人数	百分比（%）	人数	百分比（%）
安徽省	1478	12.8	1678	16.0
其他地区	2 107	18.2	2 107	20.1
合计	11 569	100.0	10 469	100.0

　　作者由此得出了上海地区冠心病患病率高于其他地区，而且 2019—2020 年住院率在增多的结论。这显然是不正确的，因为各地区的患者到该院就诊机会（如距离远近、交通便利、异地医保等）有所不同，对构成比都有影响。因此，医院门诊患者的构成比只能说明住院冠心病患者中，上海市患者最多，但不能得出上海市冠心病患病率高于其他地区的结论（患病率要来自人群调查数据），更不能通过比较 2019 年和 2020 年两个构成比推断住院率在增加。事实上，2020 年上海市冠心病患者总人数减少，由于浙江等地区病例数减少的更多，相对而言，上海市患者的构成比例增加了。

五、回归分析统计方法应用条件不符的错误

　　各种回归分析模型的构建，都有其应用条件，在使用中都必须注意。一个典型的错误是不管因变量是什么性质而乱用回归方法。定量数据可以用线性回归。分类数据可以用 Logistic 回归，生存时间因变量可以用 Cox 回归。因为统计软件功能强大，研究者乱用不合适的方法，可能会得出不知所云的结果。

　　忽视重复测量数据间的非独立是一个常见而严重的错误，因为同一个受试者的观察值较不同受试者的观察值更类似（正相关），采用简单线性回归模型，而不采用重复测量方差分析或混合效应模型分析，会导致错误的结论。

六、数据性质和统计方法

　　这里的数据性质是指所收集的数据在医学专业上的性质。例如，新型冠状病毒肺炎属于传染病，数据具有不独立的性质。一个人是否生病与他周围的人是否生病有一定关系。放射线计数和液体中的细菌呈 Poisson 分布，非传染性数据则呈二项分布。不同性质的数据与所用统计方法不同，这就是为什么进行统计要了解数据的性质。

　　例如，Logistic 回归是根据二项分布或多项分布原理推导出来的，而二项分布则要求事件是独立的。传染性疾病不符合二项分布，因而也不能用 Logistic 回归分布。所以，Logistic 回归分析大多用于恶性肿瘤、心血管病等研究。个别作者把它用于传染病流行病学研究，这是不正确的。更有作者在杂志上呼吁把 Logistic 回归用于传染性疾病的流行病学研究，这更是错误的。

七、计算上的错误

在杂志上,尤其在稿件审阅中常可以见到不少计算错误。在一个雌激素与癌症关系研究的论文中,作者用 t 检验得出两者无关的结论。一位细心的读者复核了计算,结果 $P < 0.05$,说明两者可能有关。

在一份政府部门已经批准的药物临床试验报告中,作者对一个四格表资料写出了 $P = 0.02$ 的结果,认为两种药物差别有统计学意义。但从四格表来看,两组疗效十分接近。为此,进行了复核,结果发现结论为 $\chi^2 = 0.02$,$P > 0.80$。这种错误得出了完全不同的结论。期刊上经常见到作者对统计分析结果只写上 $P > 0.05$ 或 $P \le 0.05$,而不写 P 值的具体数值、所用统计方法、统计量的数值及自由度等。由于不同类型和性质的数据所用统计方法不同及同一批数据可用不同方法分析,如果只写 P 值大小,读者无从判断作者所用统计方法是否正确,也无法复核其计算之正确性。如上述 $\chi^2 = 0.02$ 的例子,如果作者在报告中写上 χ^2 值,当不至于出现误为 $P = 0.02$ 的错误。

在 Logistic 回归和 Cox 回归中,哑变量可以人为设置,软件有时候也可以自动设置,以大值的分组作为参照,还是以小值作为参照,两种结果是完全相反的。有的作者忽视了参照组的设置,得到相反的结果。

复习题

1. 在定义生存分析结局变量中,需要哪些信息(单选题):

   A. 是否发生事件　　　　　　　　B. 起始时间

   C. 事件发生时间　　　　　　　　D. 末次随访时间

   E. 所有以上变量

2. 有研究者计划开展一项"新型冠状病毒肺炎危险因素调查"的病例对照研究。病例组 2020 年 2 月在武汉市 3 家医院的住院确诊的新冠肺炎患者,对照为同期住院的非新冠病。通过回顾性病案复习搜集既往各种可能的危险因素的暴露史,用 Epidate 建立数据库,计划进行统计分析,以下哪项是正确的(单选题):

   A. 采用线性回归分析

   B. 采用 Logistic 回归分析

   C. 采用条件 Logistic 回归

   D. Cox 回归分析

   E. 以上都不对,新冠肺炎属于传染病,数据不符合"独立性"

3. 有一项"研究食用强化维生素 D 和钙面包对青少年身高作用"的随机对照试验,2 000 名 11～12 岁的青少年随机配对到试验组(每天早餐食用强化面包一个)和对照组(食用外观与口味完全一致的普通面包),研究者测定了所有对象基线和 6 个月后的身高,研究者数据整理如下：

身高(cm)	例数(例)	试验组	对照组
基线	1000	151.9±5.1	151.8±6.0
6个月	1000	152.7±4.8	152.5±5.6

以下哪项是正确的（单选题）：

A. 组间基线身高比较采用两独立样本 t 检验

B. 组间6个月时身高比较采用两独立样本 t 检验

C. 试验组组内基线与6个月比较采用配对 t 检验

D. 对照组组内基线与6个月比较采用配对 t 检验

E. 只需要对两组干预前后的身高差值进行比较

4. 有一项比较两种抗生素疗效的随机对照试验，数据整理如下：

组别	有效	无效	合计	RR(95% CI)
20～24岁				
A	11	84	95	1.4(0.6～3.2)
B	8	86	94	1
25～29岁				
A	8	69	77	1.2(0.4～3.1)
B	7	72	79	1
30～34岁				
A	3	48	51	0.3(0.1～0.9)
B	11	38	49	1
35～39岁				
A	10	32	42	1.1(0.5～2.5)
B	9	33	42	1
合计				
A	32	233	265	0.9(0.6～1.4)
B	35	229	264	1

以下哪项是正确的（多选题）：

A. 总研究对象中A与B差异无显著性，但在30～34岁患者中，B药有效率高于A药

B. 亚组分析结果，要经过交互作用检验，30～34岁患者中，B药有效率高于A药，可能是机遇引起的

C. 亚组分析不能下结论，只能为以后的确定性研究提供线索

D. 亚组分析的把握度不够

E. 如果研究方案没有预设亚组分析,这个分析是不恰当的

5. 有一项 $1:1$ 的安慰剂对照的随机对照试验,研究者把结局变量为定量数据,整理如下图(误差线为均数的 $95\%CI$)。以下哪种统计学方法比较合适(多选题):

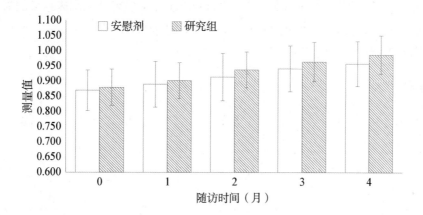

A. 重复测量方差分析

B. 混合效应模型

C. 采用协方差分析,末次随访与基本的差值为因变量,基线为协变量

D. 对两组的末次随访数据进行 t 检验

E. 对两组末次随访与基本的差值进行 t 检验

6. 以下哪一种说法是错误的(多选题):

A. 两组疗效的差异,仅仅看 P 值是不够的

B. $P=0.1356$,不能拒绝无效假设(H_0:试验组与对照组有效率相同;H_1:试验组与对照组有效率有差异),因此,可以认为两组有效率相等

C. P 值越小,两个总平均数的差别也就越明显。本研究两组比较 $P<0.001$,新疗法与标准疗效相比,作用很大

D. 评价效应大小,需要看参数点估计和置信区间的大小

E. P 值较小只能说明犯第 I 类错误的概率越小

7. 关于方差分析的应用需要满足的条件,以下哪些说法是正确的(多选题):

A. 每个观察对象的数据均相互独立

B. k 组数据均服从正态分布

C. k 组内方差全部为齐性

D. 近似正态分布的数据对结果影响不大

E. 方差分析两两比较不能采用多个 t 检验

8. 在某临床随机对照试验中,接受试验组受试者,35 天病死率为 7.24%,而对照组的受试者病亡率为 7.64%,双侧检验 $P=0.007$。以下哪些说法是错误的(单选题):

A. 试验组比对照组的相对危险度(RR)$=0.95$,有统计学显著性意义

B. 35 天病死率试验组显著小于对照组

C. 试验组病亡率低于对照组病亡率 0.4%，$NNT = 250$，虽然统计学上有显著性差异，并不代表在临床上也有很大的意义，还要结合该疾病的患病率以及治疗可能的伤害，综合考虑

D. 评价疗效，试验药物的疗效，需要同时考虑统计学显著性和临床结果的显著性

E. 该研究作者没有提供两组样本量和病亡率的 $95\%CI$ 或 $RR(95\%CI)$，论文缺少应当发表统计有关的结果

参考答案

1. E；**2.** E；**3.** E；**4.** B、C、D、E；**5.** A、B、C、E；**6.** B、C、E；**7.** A、B、C、D、E；**8.** B

（金雪娟）

参考文献

1. 刘勤，金丕焕. 分类数据的统计分析及 SAS 编程 [M]. 上海：复旦大学出版社，2002.

2. CALLIN J I, OGNIBENE F P. 临床研究规范与准则：生物统计学与流行病学 [M]. 时占祥，王吉耀，译. 3 版. 北京：科学出版社，2013.

3. 金丕焕，陈峰. 医用统计方法 [M]. 3 版. 上海：复旦大学出版社，2009.

4. ASSMANN S F, POCOCK S J, ENOS L E, et al. Subgroup analysis and other (mis)uses of baseline data in clinical trials [J]. Lancet, 2000, 355(9209): 1064 - 1069.

5. DOYLE L W, CARLIN J B, Statistics for Clinicians 1: Introduction [J]. J Paediatr Child Health, 2000, 36(1), 74 - 75.

第十五章

临床研究数据管理

临床研究数据是临床研究的核心,数据质量直接影响临床研究结果的真实性和可靠性,从而影响医务工作者在临床实践中对患者所采取的临床决策。因此,临床研究数据管理已成为临床研究中的一项重要内容,它不仅是一项具体的专业性工作,而且逐步发展为数据管理学,成为一门具备较为完整理论体系的学科门类。

临床研究的数据管理包括数据管理计划、数据采集、数据核查、数据保存等内容。对于以药物、器械、干预措施的安全性与有效性评价为目的的临床试验,国内外监管机构出台了一系列的法规、规定和指导原则,用于规范临床试验数据管理的整个流程。对于研究者发起的临床研究(investigator initiated trial,IIT),临床研究者同样需要重视数据管理工作,对临床研究项目开展规范化的数据管理,确保数据质量和数据安全。本章将从临床研究者的角度,从数据管理的常见问题出发,依据临床试验数据管理要求,介绍临床研究数据管理的基本要求、一般流程和主要内容。

第一节 临床研究数据管理的常见问题

一些大型的临床试验,特别是为申请药物或医疗器械获得审批的临床试验,研究发起的企业会投入大量的资源和人力,并配备专业的数据管理员(data manager,DM)进行数据管理。对于临床研究者发起的临床研究,多数研究者缺乏数据管理的意识,研究团队缺乏专职的数据管理人员,数据管理缺乏信息系统管理,造成临床研究数据质量不高,难以产出高水平的临床研究成果。IIT 数据管理常见主要问题如下。

一、临床病历资料难以满足科研要求

临床研究人员开展临床研究,数据多来自临床的病历资料,如门诊病历、住院病历、检验和检查结果、护理记录、医嘱记录等,一般无法直接用于临床研究,需要进行数据清理、数据转化或文本数据的结构化才能使用。对于无法直接从常规临床病历记录中获取的数据还需通过数据采集表单独采集。

二、病例报告表设计存在缺陷

病例报告表（CRF）是数据采集的主要手段，设计阶段如果考虑不周全、数据定义不明确或有歧义、采集的数据与研究目的不匹配，会造成关键数据收集不到、数据录入员无法准确录入数据，后续统计分析工作无法得到有效数据。

三、数据采集手段落后，录入不规范

当前，有的临床研究者仍习惯采用 Excel 等办公软件对医院的病历资料或纸质的 CRF 表进行数据采集和录入。这种采集方式无法记录数据的修改过程，数据也无法溯源。而且，数据录入后没有专职人员进行数据核查，数据的准确性和可靠性无法得到保障。

四、数据管理缺乏版本控制和锁库等操作

使用 Excel 等开放型工具记录研究数据，往往会出现数据库版本混乱的情况，甚至在统计分析时使用错误的版本数据。一般的 IIT 缺少锁库的环节，在统计分析阶段还会出现数据更改的情况，数据的可信度受到很大的影响。

第二节 | 临床研究数据管理的基本要求

临床研究数据管理需要在一个完整、可靠的临床研究数据管理系统下运行，临床研究团队必须按照管理学的原理建立起一个体系，即数据管理体系，对可能影响数据质量结果的各种因素和环节进行全面控制和管理，使这些因素处于受控状态，使临床研究数据始终保持在可控和可靠的水平。数据管理需满足以下基本要求。

一、制定数据管理计划

数据管理计划（data management plan，DMP）是由数据管理人员依据临床研究方案书写的一份动态文件，它详细、全面地规定并记录某一特定临床研究的数据管理任务，包括人员角色、工作内容、操作规范等。数据管理计划应在研究方案确定之后、第一位受试者筛选之前定稿，经批准后方可执行。数据管理计划应全面且详细地描述数据管理流程、数据采集与管理所使用的系统、数据管理各步骤及任务，以及数据管理的质量保障措施。数据管理计划已成为临床研究中数据管理的标准规范，需要在研究开展之前由专业

人员按照管理要求制定。数据管理计划包括以下内容。

1. 临床研究概述 简述临床研究方案中与数据管理相关的内容,一般包括研究目的和总体设计,如临床试验中的随机化方法及其实施、盲法及设盲措施、受试者数量、评估指标、试验的关键时间节点、重要的数据分析安排及对应的数据要求等。

2. 数据管理流程及数据流程 列出数据管理的工作流程以及试验数据的流程,便于明确各环节的管理,可采用图示方式。

3. 数据采集/管理系统 列出采集数据的方法,如纸质或电子的 CRF、采用的数据采集/管理系统的名称及版本。描述系统用户的权限控制计划,或者以附件形式提供相应信息,包含权限定义、分配、监控及防止未经授权操作的措施或方法、权限撤销等。数据采集/管理系统是否具备稽查轨迹、安全管理、权限控制及数据备份的功能,是否通过系统验证。

4. 数据管理步骤与任务 包括 CRF 及数据库的设计,数据的接收与录入,数据核查与质疑,医学编码,外部数据管理,盲态审核,数据库锁定、解锁及再锁定,数据导出及传输,数据及数据管理文档的归档要求等。

5. 质量控制 数据管理计划需确定数据及数据管理操作过程的质控项目、质控方式(如质控频率、样本选取方式及样本量等)、质量要求及达标标准、对未达到预期质量标准的补救措施等。

二、制定数据管理的标准操作规范

高质量的临床研究数据管理需要有切实可行的标准操作流程(standard operation procedure,SOP)。SOP 是数据管理人员工作的行为规范和准则,明确规定各项工作由哪个部门、团队或个人做,怎样做,在何种环境条件下做等。制定并严格执行 SOP 是保证相同的工作即使是不同的人员做都可以达到同样的质量标准和效果。数据管理工作的 SOP 包括但不限于以下 SOP。

1. 数据库建设 SOP 目的是建立规范的数据库系统,确保临床研究结果科学可靠,适用于临床研究团队开展临床研究项目的电子病历采集系统建设。主要内容包括数据管理责任人、数据库管理程序(CRF 样稿、变量字段、研究设计、数据库建立、医学词典编写、数据库测试、相关账号建立等)等。

2. 权限管理 SOP 目的是保证临床研究合作项目及审查项目数据的质量和安全,适用于临床研究团队开展临床研究项目的电子病历采集系统建设。主要内容包括数据库管理责任人、数据库管理程序(账号角色权限管理、账号研究权限管理、账号变更锁定、特殊账号管理)等。账号权限分为数据库超级管理员、数据库管理员所有中心的浏览权限;主要研究者(principle investigator,PI)所有中心的浏览、更新数据和审核权限;临床研究监查员(clinical research associate,CRA)相应中心浏览和审核权限;临床研究协调员(clinical research coordinator,CRC)相应中心的浏览、更新数据和提交数据权限。原则上一项研究只能有一个 PI 账号。

3. 数据核查 SOP　目的是保证临床研究合作项目及审查项目数据的质量,基于 EDC 数据和统计学方法,选取可测量、可行性高的指标,进行数据质量控制及风险评估,作为中心化监查的技术手段。适用于与临床研究负责核查的、适用 EDC 系统的临床研究。主要内容包括 EDC 数据项目进展、数据概况和数据核查。进展与数据概况中说明研究采集的变量数、受试者人数、入组人数、入组时间,及客观描述主要指标变量的缺失情况。具体核查内容包括:特定值的唯一性(是否有重复输入的受试者)、随机化核查(随机对照试验中,入组随机化实施情况)、违背方案情况(检查受试者入选/排除标准、试验用药计划及合并用药或治疗的推定)、时间窗情况(入组、随访日期之间的顺序)、逻辑情况(事件时间的逻辑关联)、正常值范围情况(生理不可能出现的极端数值情况)、录入及时情况(录入时间与实际发生时间的时间差,建议在一周之内)、中心偏差(多中心项目中各中心入组分组及主要指标的缺失情况)。

4. 数据库锁库 SOP　锁库的目的是对于经过核查确认的数据进行最后的锁定,避免人为对数据做随意修改,确保临床研究数据的严谨性。数据锁库的责任人是数据管理员,锁库的条件是研究已经完成或提前终止、所有受试者应当填写的数据均填写完毕、所有的数据质疑均处理完毕、PI 确认锁库。锁定后的数据库原则上不再解除锁定,特殊情况下由 PI 提出申请,相关人员确认有必要解除锁定时,数据管理员负责解除锁定。

三、源数据的管理要求

源数据(source data)是临床研究中的临床发现、观察或其他活动的原始记录及其可靠副本中的全部资料。源数据是数据溯源的重要依据,每个源数据的产生者、产生日期和时间、与受试者的关系、修改时的原因及其相关证据均应清晰地记录,并贯穿从数据产生到最后形成数据分析集的整个流程。源数据包含在源文件中(原始记录或可靠副本)。源文件可以是纸质文件,也可以是计算机系统中的电子形式。

四、计算机系统数据管理

临床研究数据管理已进入利用数据管理系统进行计算机化管理的阶段。基于纸质的数据管理工作及传统的 Excel 数据管理工具难以满足临床研究数据管理对数据溯源、权限管理、数据核查的要求,数据的可靠性和安全性无法得到保障。为此,临床研究项目需要借助 EDC 实现临床研究数据采集、管理和传输的功能。目前大多数 EDC 系统软件都是商用的,作为临床研究者也可以选择一些优秀的开源软件,如 REDCap、OpenClinica、openCDMS、TrialDB、PhOSCo 等,其中 REDCap 系统是目前全球最大的临床与转化医学研究数据库系统。

第三节 临床研究数据管理的主要内容和一般流程

一、数据管理的主要内容

数据管理贯穿于整个临床研究,工作内容分为临床研究设计、临床研究进行中和临床研究结束后三个阶段。

在临床研究设计阶段,数据管理人员根据研究方案设计 CRF 或 eCRF 及其填写指南,制定数据管理计划,建立并测试数据库及数据录入界面、逻辑核查计划。

在临床研究进行中阶段,数据管理工作集中在(e)CRF 数据的录入、临床数据的核查与清理、临床研究数据的医学质量审查、实验室数据管理、不良事件与严重不良事件的收集、报告与一致性检查,保证按照时间节点锁定数据库。

在临床研究结束后阶段,整理数据管理中的文档并归档,提交全套的锁定后数据库。

二、数据管理的一般流程

临床研究的数据管理是一系列工作的综合,一般流程包括 CRF 设计,数据库的建立与测试,数据录入、质疑、修正、编码,数据的质量控制,数据库锁定,存档与提交等(图 15-1)。

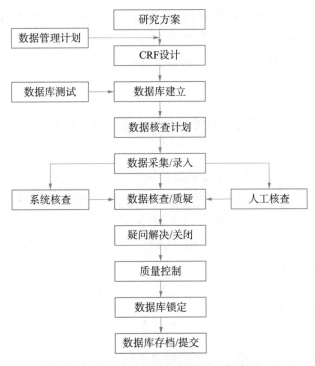

图 15-1 临床研究数据管理一般流程

（一）CRF 与数据库设计

CRF 与数据库设计依赖于研究方案，确保研究方案中所需的数据能被全面且完整地收集。一般 CRF 由 DM 设计之后，由统计、医学以及临床工作人员等进行审核，审核之后，确保数据能够在临床研究中获取，并满足统计需求。

（二）数据采集与录入

当前，临床研究纸质 CRF 已经逐步被 eCRF 所取代，研究数据通过 EDC 系统采集。eCRF 数据录入可手工录入，部分数据也可来源于医院临床数据中心（clinical data repository，CDR）或医院业务信息系统，如医院信息系统（HIS）、检验信息系统（LIS）、放射信息系统（RIS）、电子病历系统（EMR）等，通过建立电子数据采集（e-source）系统提取。采集数据需要经过授权的数据管理员（DM）、数据监查员（CRA）等人员进行数据核查确保数据的准确性。

（三）数据核查与质疑

数据录入后需要有核查与质疑（query）过程确保录入数据的准确性。数据审核包括医学审核、CRA 审核、DM 审核，审核过程中遇到有问题的数据字段，会通过系统发送质疑，把问题发送给数据录入人员，数据录入人员看到质疑之后，需要对该问题进行澄清，或者修改相应的数据，直至该问题得到解决之后关闭质疑。

（四）数据库锁定与归档

数据库的锁定是临床研究过程中的重要里程碑，能够防止无意的或未经授权的更改。数据库锁定前需根据数据管理计划完成锁库前的任务，如完成所有录入、一致性检查、逻辑核查、医学编码和医学核查等步骤，关闭所有质疑。在特殊情况下，锁库后发现严重的数据问题需要对数据进行修改，需要研究团队讨论后决定，谨慎地重新开锁并记录整个过程。数据保存需要保证数据的安全、完整和可及性，并对保存过程进行记录。研究完成后，对研究数据和相关文档进行分类保存与归档。

第四节 | 病例报告表的设计与管理

病例报告表是临床研究中收集受试者信息的一种研究表格，用于收集研究方案所要求的受试者的所有信息，包括受试者的基础情况、所接受的处理、受试者对处理的反应以及研究者的评定结果等内容。良好的 CRF 设计有利于数据库的构建、研究者的填写，减少数据质疑、提高统计分析的效率。CRF 表有纸质 CRF 和 eCRF 两种形式，以下为纸质 CRF 的设计要求和主要内容。

一、CRF 的设计要求

1. CRF 的内容　应按照研究方案的要求来制定，如患者的入选标准和排除标准，应与研究方案完全相同。

2. CRF 的编写　一般由 DM 进行设计，统计、临床研究项目团队进行审核。

3. 患者的姓名　CRF 上不得出现受试者的姓名，一般每个受试者在进入临床研究时，项目组给该受试者分配一个受试者编号，此编号与受试者一一对应，并在整个研究中使用。如需要的话，可在收集受试者编号的同时，收集受试者姓名缩写。

4. 每一页的识别标识　CRF 每一页除了写明页的编号外，还要有其他标识放在页眉和页脚。内容一般包括患者姓名代码、患者编号、中心编号、方案号以及研究者的签名栏等。如有随访记录，需要每一页的右上角注明哪一次随访及其内容，如"初访-背景资料""随访 3-检查记录"等。

5. CRF 的填写格式　CRF 尽量设置是否或有选项的答案，一般用小方格"□"让研究者用符号"√"或"×"选择（国际习惯用"×"选择），或者填写简单的数字，小数点位数也提前做好设置。应尽量避免由研究者填写文本的内容，无法避免的情况，如不良反应事件的填写、合并用药等情况，需要对开放性的内容进行人工分类编码。

6. 事先写明各种单位　尽量使用统一的法定计量单位，如身高的单位"cm"、体重的单位"kg"、血压的单位"kPa"、心率的单位"/min"等。有时考虑到医学界习惯和国际上通行的做法，可采用专业领域认可的方式，如新生儿出生体重单位"g"、血压单位"mmHg"等。

7. CRF 的填写说明　为了让研究者能够正确填写 CRF，可在 CRF 适当部分加入填写说明。

8. CRF 填写安排的逻辑性　一般按照"随访型"（visit type），即按照随访的顺序有序安排填写顺序。

二、CRF 中的内容

CRF 收集的内容是根据研究方案规定进行设计的，至少包括受试者的人口学特征、知情同意、入排标准、方案中规定的主要及次要等研究终点数据（比如安全性数据、有效性数据等）、研究总结、不良事件、合并用药。对于注册类的研究，不良事件和合并用药一般都会收集。

1. CRF 内容的组织　CRF 的内容应该按照研究内容的顺序进行编排，便于研究者填写，一般按顺序包括 CRF 封面（或首页）、筛选患者入组的筛选表、记录各次随访的随访表、完成或退出表、不良事件表、伴随用药表。如果有综合疗效的评价，还需要有综合疗效评价表。为了让研究者对试验各步骤有一个清晰的了解，应有研究流程图（表 15-1）提示研究者在不同的访视及其时间窗内需要完成的任务。

2. CRF 封面　通常包括研究的标识信息（如研究题目、研究方案号）、需研究者填写的受试者标识信息（如受试者编号）、研究者签名和主要研究者最终确认签名等内容。

表 15-1　研究流程示例

项目	筛选期 V1	基线期 V2	治疗期 V3	治疗结束 V4
	治疗前 7~1 天	0 天	治疗后 90 天	治疗后 12 个月 ± 1 天
知情同意书	√			
人口学特征	√			
病史	√			
体格检查	√		√	√
NIHSS 评分	√	√	√	√
mRS 评分	√		√	√
影像学检查	√		√	√
入选/排除标准	√			
随机分组		√		
疗效指标的评估	√	√	√	√
药物发放与回收		√	√	
伴随用药	√	√	√	√
不良事件		√	√	√
退出/完成研究记录		√	√	√

3. CRF 正文　CRF 的主题部分，应该包括研究方案以及法规要求的所有数据点信息。

（1）受试者的知情同意。

（2）受试者的人口学特征：年龄（出生日期）、性别、身高、体重、种族（民族）。

（3）相关病史：包括疾病诊断信息、既往病史、手术史、过敏史、既往治疗与伴随治疗。

（4）受试者入选标准与排除标准：该部分是临床试验中非常重要并且在试验方案中有明确说明的部分。只有入选标准全部是"是"而排除标准全部为"否"时，入选者才符合入组。

（5）研究用药记录：研究用药的用量、用药时间与观察时间、依从性以及药物管理信息。正确地记录药品的发放和回收，以便计算患者的依从性。

（6）研究期间的新增合并药物与其他干预措施。

（7）疗效评价数据：检查日期、结果。

（8）实验室检查：包括血、尿常规、血生化等。

（9）不良事件/严重不良事件：事件名称、开始和结束的日期（时间）、严重程度、处理措施、与药物的关系、转归等。

（10）研究总结：受试者完成研究的日期、提前终止总结（提前终止的原因、时间、破盲情况）。

三、CRF 填写说明

对于注册类临床研究,CRF 填写指南是单独的一个文件,应该根据方案,对于 CRF 中的每个数据字段的收集进行明确的规定和要求。如纸质 CRF 的填写中,对于数据精度的要求,对于单选和多选应该明确,并用统一的符号(如"×"或"√")勾选。

四、CRF 审核声明

数据管理人员负责 CRF 的设计,项目医学专业人员和统计师负责审阅及批准。项目质控人员和督查员对每份 CRF 各页进行检查,声明确认所有信息是真实、准确的,并符合研究方案的要求,最后签字,注明签字日期。

五、EDC 和 eCRF

近年来电子数据采集(electronic data capture,EDC)技术在临床试验中越来越多地被采用,它与传统的基于纸质的采集方式不同,具有数据及时录入、实时发现数据错误、加快研究进度、提高数据质量等优势。EDC 具有 eCRF 构建、数据保存和稽查轨迹、逻辑核查、数据质疑管理、源数据核查确认、电子签名、数据库锁定、数据存储和导出等功能。在多中心研究中,采用 eCRF 代替纸质 CRF 对临床数据进行收集、存储和管理,更好地保证了临床数据的可靠性和安全性。eCRF 具有以下优势。

(1)从访视到数据录入的时间更短,通过 eCRF 对字段进行结构化设计(以选择题和判断题为主)数据录入效率更高。

(2)通过系统逻辑核查规则的制定,能够及时发现数据录入过程的错误,从而提高数据录入的准确度。

(3)提供更高效的数据核查方式,减少常规数据核查的工作量。

(4)采用标准化的数据交换标准和数据字典,减少数据编码和解码工作,提升数据整理和分析的效率。

(5)一定条件下,录入 EDC 的数据可视为临床研究的原始数据,所有电子化的数据在传输、计算、算法核查中,只要数据处理的代码不变,所有的结果都是一致的、可重复的,确保了相关核查与统计结果的可靠性。

(6)当临床研究完成所有研究相关数据采集后,能够迅速地导出用于分析的数据集合,快速生成常规的、符合审核标准的数据分析报告。

数据管理员根据设计好的 CRF 在 EDC 系统进行电子化建库,设计 eCRF 页面,方便研究者客观具体地记录受试者的检查结果数据和其对应的临床意义。

第五节 | 数据库的建立

数据库（database）是按照数据结构来组织、存储和管理数据的仓库。随着信息科学与技术的发展，当前数据库已不再是存储和管理数据的工具，而转变为以用户需要为中心的数据采集与管理的方式。临床研究数据库是临床研究数据的电子载体，主要用于临床研究数据的收集、存储、整理与报告。数据库建立的质量直接影响到数据的完整性、准确性和有效性。

早期的临床数据常用 Excel、Access、EpiData 来处理。Excel 和 Access 作为电子表格和数据库软件可以用来进行数据的收集和存储，较难实现 CRF 表设计、数据质控和数据溯源。EpiData 作为早期流行病学调查和科研数据管理的工具，具有快速录入界面设计、双份录入、逻辑设定、导出多种格式数据等特点，但在数据溯源和追踪核查等方面，无法满足监管机构对数据管理系统的数据稽查轨迹、电子签名的要求。因此，临床研究数据库需要在数据管理系统中建立，数据库的入口端为数据录入界面，数据录入员通过录入界面录入数据，将 CRF 要求采集的数据录入计算机系统，数据库出口端为数据库的导出。数据库的建立需要依托于一些经过验证的系统，在完成数据库设计之后，需要进行充分的测试和验证，才能投入生产环境进行使用。

一、临床管理数据库的设计原则和要求

临床管理数据库主要针对受试者的 CRF 数据，数据库设计的基本原则是"所见即所得"，即数据库的录入界面和 CRF（纸质采集）或 eCRF（EDC 采集）的设计界面相同。

常见的数据库存储形式有两种形式：标准化数据库（normalized database）存储形式和非标准化数据库存储格式（non-normalized database）。标准化的数据库结构是通常采用瘦-高型存储形式（long 格式存储形式），多用于采集可重复的数据，如随访的生命体征数据（表 15 - 2）、实验室检查数据（表 15 - 3）等。

表 15 - 2 生命体征的 CRF 数据的标准化数据存储形式

受试者编码	访视次数	访视日期	收缩压（mmHg）	舒张压（mmHg）
CR - 2021001	1	2021 - 10 - 15	130	90
CR - 2021001	2	2021 - 11 - 15	120	80
CR - 2021001	3	2021 - 12 - 15	110	70

表 15-3　实验室检查的 CRF 数据的标准化数据存储形式

实验室检查名称	检查结果	检测单位	备注
白细胞计数	XXX	$10^9/L$	
红细胞计数	XXX	$10^{12}/L$	
血小板计数	XXX	$10^9/L$	
血红蛋白	XXX	g/L	

非标准化数据库存储形式,也被称为矮-胖型存储形式(wide 格式存储形式,表 15-4),通常用于收集不可重复的数据,如人口统计学资料(出生日期、性别、民族等)。一般建议数据库结构的设计尽量采用瘦-高型标准化形式,可以减少每列表单的隶属以及变量个数,方便后期的数据分析与数据处理,特别是重复测量的数据分析。

表 15-4　生命体征的 CRF 数据的非标准化数据存储形式

受试者编号	访视次数1	访视日期1	收缩压1	舒张压1	访视次数2	访视日期2	收缩压2	舒张压2	访视次数3	访视日期3	收缩压3	舒张压3
CR-2021001	1	2021-10-15	130	90	2	2021-11-15	120	80	2	2021-12-15	110	70

二、数据库的建立

数据库设计通常包括研究基本信息(basic information)设置、表单(form)设计、字段(item)设计、编码表(code list)设计、访视(visit)设计、CRF 发布等工作。数据库通常在 EDC 系统开发,本节以某儿科医院新生儿惊厥表型基因型相关精准诊疗研究项目为例,介绍在临床研究整合系统(clinical research integrated platform,CRIP)中进行数据库设计、创建、测试和发布的过程。

(一) 研究基本信息设置

设置临床研究基本信息,便于临床研究项目管理和数据库设计。主要内容包括:研究项目名称、试验分期(一期、二期、三期、四期、其他)、研究类型(观察性研究、实验性研究)、研究目的(诊断、治疗、预后)、研究开始日期、研究结束日期、研究任务路线图(规定临床研究实施过程的关键节点,与后期表单设计、随访表单设置相关联)、解决质疑的天数、预计样本量、预计中心数、盲法、随机化等信息(图 15-2)。

(二) 表单设计

一项临床研究根据收集的内容进行分类,收集到不同的表单中,每个表单独立设计,称为单独表单(unique form)。单独表单可以根据方案中的访视(visit)流程分配到不同

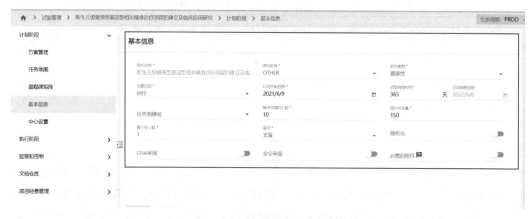

图 15-2　研究基本信息设置

的访视中，建立表单和访视间的关联。本新生儿惊厥表型基因型研究，根据 CRF 设计分解为受试者日期、访视日期、入选标准、排除标准、入组基本信息、患儿基本信息、症状体征、辅助检查、基因检测结果、治疗、治疗（详细）、用药、用药（详细）、随访基本信息、临床评估、发育评估 16 个单独表单。

（三）字段设计

字段（item）设计是数据库设计的核心，主要包括字段名、描述、数据类型、长度、精度、范围、是否使用编码表等属性。

字段名一般作为变量名（variable）存储在数据库中，应注重数据标准化。命名规则尽量按照成熟的数据标准，如 CDISC 中的 CDASH 标准、专业领域常用的命名规则。CDASH 标准通过域名（domain）加后缀或英文单词（简写或缩写）的形式命名，既做到命名的规范化，又容易理解变量名代表的含义。如"访视日期"采用 CDASH 标准中的受试者访视（subject visits，SV）和日期命名后缀-DAT，命名为 SVDAT（图15-3）。

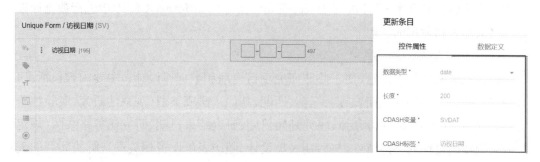

图 15-3　字段设计

临床研究数据库中，最常见的字段类型是字符型（text）、编码型（code）、数字型（numeric）和日期时间型（date）。

字符型数据主要是自由文本型数据，多用于 CRF 表中的文本型字段（如受试者编号、受试者姓名拼音缩写、地址、诊断名称等）、对填写"其他"情况后的进一步描述等情况。文本型数据一般不作统计分析用，如要进行统计分析需要经过特定的编码。

编码型数据主要有单选（如性别：1＝男，2＝女）、封闭性多选（如体重单位：1＝g，2＝kg）、开放性多选（如民族：1＝汉族，99＝其他。其他，请说明）。这样可以尽量避免自由文本，提供选项在一定程度上保证数据的质量，也可以避免大量的人工核查。

数字型数据，分为整数型（integer）数据和小数型（floating）数据。数字型数据只能包含数字，不能含有字符（小数点除外）。在设计好的 EDC 系统中，如数字型字段中被填入了文本型字符串，则系统格式会自动检验，提示显示错误。数字型数据一般会用于统计分析中，需要确保数据的准确性。

日期时间型数据需要规定格式，比如在中国，常用 YYYY－MM－DD 的日期格式，在美国常用 DD－MMM－YYYY 的格式。时间格式需要根据项目需求，一般是 24 h 制（hh:mm），有时需要采集到秒，格式是 hh:mm:ss。不同的日期型数据要求不一样，比如既往病史，可以允许"未知"（unknown，UNK）数据，对于实验室检查、不良事件等，需要提供完整日期。

1. 编码表设计　字段设计中需要对于一些文本型数据进行特别的编码，方便后期的统计分析。编码表根据 CRF 表进行设计，明确编码字段的编码值所能覆盖的范围，尽可能包含所有的情形，如无法做到，则编码表中增加一个"其他"的编码值选项，以便数据录入时使用。如对新生儿惊厥的治疗药物进行编码（图 15－4）。编码表在字段设计时可以直接引用。

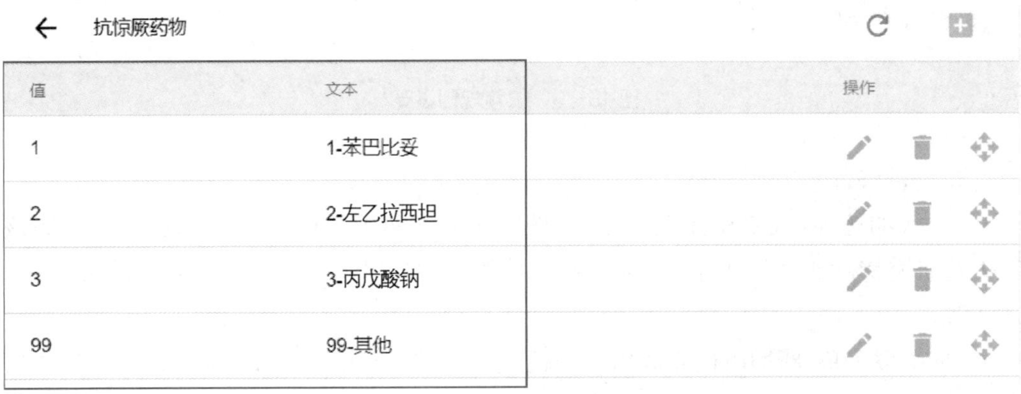

值	文本		操作
1	1-苯巴比妥		✏ 🗑 ✛
2	2-左乙拉西坦		✏ 🗑 ✛
3	3-丙戊酸钠		✏ 🗑 ✛
99	99-其他		✏ 🗑 ✛

← 抗惊厥药物　　　　　　　　　　　C ➕

图 15－4　编码表设计

2. 表单规则设计　在表单设计中可以设置逻辑规则，及时发现数据录入中的问题，如缺失数据、正常值范围之外的数据、数据类型错误的数据、逻辑和方案违背的数据等。

如研究对象入组时间作为关键时间点数据，可设定"必填"规则（如"mustAnswer"），并规定提供完整日期（如"isValidDate"）（图 15-5）。

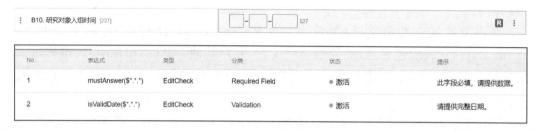

No.	表达式	类型	分类	状态	提示
1	mustAnswer($*.*.*)	EditCheck	Required Field	● 激活	此字段必填，请提供数据。
2	isValidDate($*.*.*)	EditCheck	Validation	● 激活	请提供完整日期。

图 15-5　逻辑规则设计

表单设计还可以设置依赖规则，对于字段间填写的逻辑规则进行定义。如退组原因，当受试者确定退组，则必须填写退组原因。设置依赖规则可以帮助数据录入人员更好地录入数据，避免错误录入（图 15-6）。

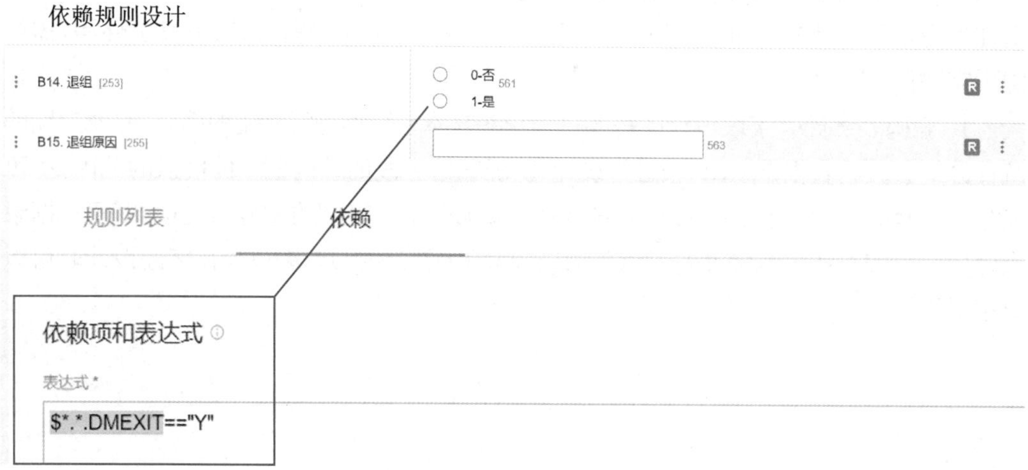

依赖规则设计

| B14. 退组 [253] | ○ 0-否 561 ○ 1-是 | R ⋮ |
| B15. 退组原因 [255] | 563 | R ⋮ |

规则列表　　　　　　依赖

依赖项和表达式 ⊙

表达式 *

$*.*.DMEXIT=="Y"

图 15-6　依赖规则设计

3. 访视设计

（1）添加访视：表单设计完成后，可按照研究方案中的研究流程添加访视。如该新生儿研究惊厥研究设置了筛选期、6 月龄随访、12 月龄随访，共 3 个访视阶段（图15-7）。

（2）关联表单：新增访视完成后，关联已设计好的单独表单（unique form）。如本研究项目筛选期关联了 11 个表单，6 月龄随访关联了访视日期和用药、评估等 5 个单独表单（图 15-7、15-8）。

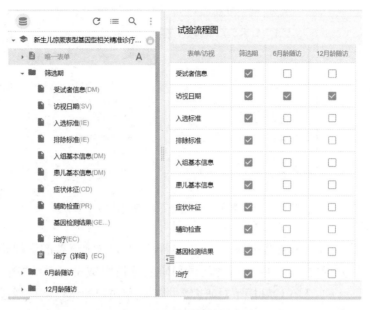

图 15-7　筛选期关联表单

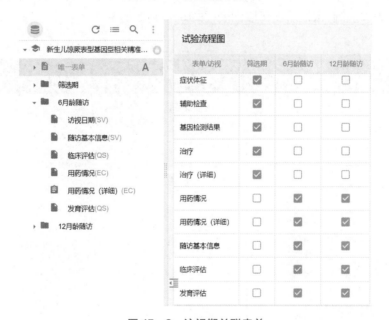

图 15-8　访视期关联表单

4. 研究流程设置　研究流程设置可了解每个受试者完成表单数据采集后所处的研究阶段。如本研究项目设置了筛选期、筛选成功期、随访完成期 3 个阶段（图 15-9），当受试者数据完成阶段性采集后，提示受试者所处的当前阶段和下一阶段（图 15-10）。

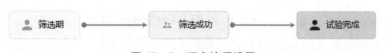

图 15-9　研究流程设置

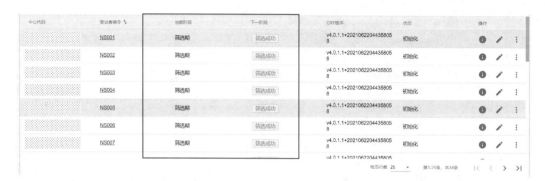

图 15-10　数据采集后受试者研究阶段显示

5. 发布 CRF 到 EDC　数据库上线是数据管理中的一个重要的里程碑事件。数据库采集界面设计完成之后，需要数据管理员和研究项目组成员在系统"用户验收测试"（user acceptance test，UAT）环境下对研究数据库表单进行测试。测试通过后正式发布到生产环境（production，PROD），发布到 EDC 系统。不同版本的 CRF 可通过 EDC 设计系统进行版本控制，保证后期可以回溯（图 15-11）。

Study Designer ⇄

新生儿惊厥表型基...▾　　　　　　　　　　试验设计　　编码列表　　受试者阶段　　版本管理

版本信息

版本	状态流程	发布到EDC	签名 #	操作
v4.0.7.1+20210624063350050	PROD阶段	Y	0	重新归档
v4.0.6.1+20210617014951051	中止	Y	0	
v4.0.5.1+20210615063712012	中止	Y	0	
v4.0.4.1+20210615054309009	中止	Y	0	
v4.0.3.1+20210615022515015	中止	Y	0	
v4.0.2.1+20210615020657057	中止	Y	0	
v4.0.1.1+20210414061326026	中止	Y	0	

图 15-11　CRF 发布及版本管理

三、数据库的修改

数据库正式发布后，如要进行修改，需要在严格的变更控制之下进行。常见的数据库变更控制工作包括：增加访视或修改访视内表单、表单内增加或减少字段、改变字段的属性(如长度、类型、名称、表现等)、字段编码值的更新、数据录入页面改变、逻辑核查程序的增减或程序调整。数据库修改后,需要更新 CRF 版本,并进行测试,测试通过后方可发布到 PROD 环境。EDC 会将旧版本 CRF 数据迁移到新版本 CRF 表。为了验证数据库修改对旧版本数据的影响,需要将旧版本和新版本的 CRF 数据分别导出,并进行对比,确保原数据不受新版本 CRF 影响。

四、数据标准化

数据库建立过程中,表单字段名命名、编码表设计均涉及标准化的问题。当前国际上在临床研究数据采集、分析、交换和提交中已建立了一套完整的标准,用于定义数据库中数据范围(数据域)的设定、变量命名规则及标准化的数据结构。

(一) CDISC 标准及其应用

CDISC 是临床数据交换标准协会(clinical data interchange standards consortium)简称,该协会制定了一系列与临床数据相关的标准,包括研究数据列表模型(study data tabulation model,SDTM)、临床数据获取标准(clinical data acquisition standards harmonization,CDASH)等,对数据域设定、变量命名规则及标准化数据结构进行了设定。

CDASH 标准对于建立标准的 CRF,实现临床研究从数据采集到数据提交的标准化具有重要的作用。CDASH 标准第 2.2 版设定 35 个域(domain)(表 15-5)和常见 CDASH 变量名后缀(表 15-6)。各域表中的变量对临床研究中最常收集的指标进行了标准化命名,数据管理员在设计 CRF 和建立数据库时尽量使用 CDASH 变量名。如变量名无法归入相应域,数据管理员可根据专业常用名称进行命名。

表 15-5　CDASH 域名称

序号	标准域名	中文全称	英文全称
	特殊用途域名(special-purpose domains)		
1	DM	人口统计学资料	Demographics
2	CO	注释	Comments
3	SE	受试者元素	Subject Elements
4	SV	受试者访视	Subject Visits
	干预类域名(interventions class domains)		
5	CM	既往和同期用药	Prior and Concomitant Medications
6	EX	用于采集的暴露/暴露	Exposure
7	PR	操作	Procedures
8	SU	非试验用药	Substance Use
9	ML	食物摄入数据	Meal Data
10	AG	诊疗操作药剂	Procedure Agents

（续表）

序号	标准域名	中文全称	英文全称
	事件类域名（events class domains）		
11	AE	不良事件	Adverse Events
12	CE	临床事件	Clinical Events
13	DS	实施情况	Disposition
14	DV	方案偏离	Protocol Deviation
15	HO	门诊、住院患者就诊事件	Healthcare Encounters
16	MH	既往病史	Medical History
	发现类域名（findings class domains）		
17	DA	药物分发和回收	Drug Accountability
18	DD	死亡信息	Death Details
19	EG	心电图检查结果	ECG Test Results
20	IE	未达到入选和排除标准	Inclusion/Exclusion Criteria Not Met
21	LB	实验室检查结果	Laboratory Test Results
22	MB	微生物样本	Microbiology Specimen
23	MS	微生物药敏试验	Microbiology Susceptibility
24	MI	组织病理发现	Microscopic Findings
25	PC	药代动力学浓度	Pharmacokinetics Concentrations（Sampling）
26	PE	体格检查	Physical Examination
27	QRS	问卷及量表	Questionnaires, Ratings, and Scales
28	RP	生殖系统发现	Reproductive System Findings
29	RS	治疗反应与临床分类	Disease Response and Clin Classification
30	SC	受试者特征	Subject Characteristics
31	TU	肿瘤及病变识别	Tumor/Lesion Identification
32	TR	肿瘤及病变结果	Tumor/Lesion Results
33	VS	生命体征	Vital Signs
34	OE	眼科检查	Ophthalmic Examinations
35	RE	呼吸系统发现	Respiratory System Findings

表 15-6　CDASH 常见变量命名后缀

序号	后缀	描述
1	-DAT	通用日期字段,可用于存储部分日期的系统
2	-STDAT	通用日期字段,可用于存储部分日期的系统,表示开始日期
3	-ENDAT	通用日期字段,可用于存储部分日期的系统,表示结束日期
4	-YR	年字段,用于系统中无法存储部分日期的系统
5	-MO	月字段,用于系统中无法存储部分日期的系统
6	-DY	日字段,用于系统中无法存储部分日期的系统
7	-TIM	通用时间字段
8	-STTIM	通用时间字段,表示开始时间

（续表）

序号	后缀	描　　述
9	－ENTIM	通用时间字段，表示结束时间
10	－YN	可用于 CRF 中表明是否有数据记录的字段。主要用于数据清理的字段
11	－PERF	用于收集对是否有计划中的检测、化验或观察行为做出回应的字段
12	－SPID	通用序号字段，记录区分同一变量的多条记录，如病史、不良事件等，用序号区分
13	－CAT	通用分类字段，记录了同一域中的不同个分类，如病史中分类既往史、现病史等
14	－OTH	用于其他在内容描述字段
15	－TERM	通用事件术语字段
16	－TRT	通用治疗术语字段
17	－TEST	通用检查项目字段，如实验室检查项目名称
18	－ORRES	通用检查结果字段
19	－ORRESU	通用检查结果单位字段
20	－CLSIG	通用检查结果临床意义判定字段

（二）临床试验医学编码

医学编码（medical coding）是把从病例报告表上收集的不良事件、医学诊断、合并用药、既往用药、既往病史等的描述与标准字典中的术语进行匹配的过程。当前临床研究常用的医学编码有《国际疾病分类》（*International Classification of Disease*，ICD）编码、药事管理为目的医学术语集（MedDRA）、《世界卫生组织药物词典》（*WHODrug*）等。

1. MedDRA 术语应用　MedDRA（medical dictionary for regulatory activities）是由国际人用药品注册技术要求协调会主办开发，是药事管理使用的一套标准医学术语集。MedDRA 可以用于对于医学事件进行编码，包括但不限于病史、不良事件等

2. 世界卫生组织药物词典　*WHODrug* 是世界卫生组织编写的药物词典，是药物编码最重要的词典。在临床试验中主要用于合并用药的编码，在药品上市后监测中，用于个例安全性报告中的药品名称编码，可以加快信号监测。

上述两个编码系统在实际应用中通常由 EDC 系统提供电子编码系统，根据检索词查询并转化为标准编码。

第六节　数据核查

数据核查（data validation）是对原始数据和录入到数据库中的数据进行核对和确认的一系列步骤与措施。数据核查是临床数据管理的重要组成部分，目的是为了找出不合理或可能有误的数据，确保数据的真实性、完整性和准确性。

一、数据核查的流程

数据核查前，数据管理员根据研究方案制定数据核查计划（data validation plan，DVP），对数据核查的角色分工和工作流程进行描述，当数据库上线及受试者的数据录入EDC之后，数据核查和清理的工作即开始（图 15 - 12）。

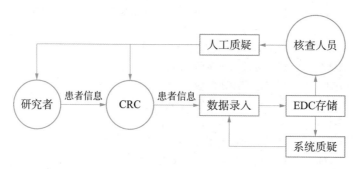

图 15 - 12　数据核查流程

二、数据核查的内容

数据核查需要研究团队不同角色的人员来完成，根据角色分工不同，完成以下核查工作。

（一）数据管理人员核查

数据管理人员主要执行系统核查和非医学部分的人工核查。系统核查已经在数据库设计中设置了逻辑规则，对于不符合格式要求和逻辑规则的数据系统自动提出质疑。人工核查与系统核查形成一个完整的核查计划，对录入系统的数据进行核查。

（二）医学专员核查

从医学的角度对于是否遵循研究方案、研究进展等进行核查，比如入排标准；一些需要利用医学知识进行判断的数据，如不良事件（AE）的判定和级别判定、疗效评估等。

（三）临床监查员核查

临床监查员（CRA）主要执行源数据（source data）核查，比对数据库录入数据和原始数据，确保数据的一致性。纸质源数据，需要确认纸质文件中记录的数据。电子源数据，需要追溯信息源，如医院的业务信息系统。

（四）统计师核查

统计师主要执行数据统计学核查，通过汇总数据发现数据中不一致或有偏离的数据。一般通过统计分析的手段，观察数据变动的趋势、发现有无数据的离群值，评价研究方案执行的依从性。定期对研究数据进行汇总核查，及时发现数据问题。

在 EDC 系统中，各角色按照各自的任务分工执行数据核查，对于数据问题及时发送数据质疑,直至数据质疑得到解决。完成数据核查后,各角色人员在系统中予以确认(图15-13)。

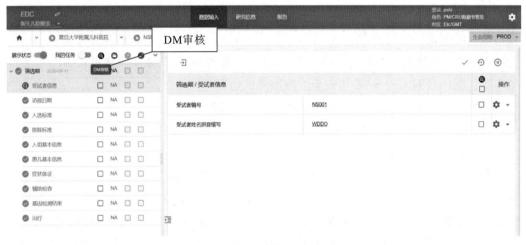

图 15-13 数据核查完成确认

第七节 数据库锁定和数据保存

数据库锁定(database lock,DBL)是数据管理流程中接近尾声的关键环节,也是临床研究过程中的一个重要里程碑事件。数据库锁定意味着整个数据收集过程全部完成,数据审核和清理结束,存在的错误得到了解决。锁定后的数据是完整、可靠的,可以用于统计分析。最终,临床研究数据做好数据保存和存档,用于后续临床研究数据追溯和临床研究成果发表后回答数据有关的问题。

一、数据库锁定

当所有临床研究数据已被审核,质疑和问题都得到解决,并且数据库不会以任何方式进行改变时,数据库可以进行锁库。数据库锁定过程中,数据库权限限制为只读。数据库锁定就是为统计分析提供可靠和稳定的数据,IIT 往往由于缺少锁库的环节,在统计分析阶段还会出现数据更改的情况,数据的可信度将受到很大的影响。数据库锁定在 IIT 中同样需要按照基本要求和规范流程进行。

数据库锁定前任务核查。

制定数据库锁定前的任务核查清单,在 EDC 系统工作模式下需要考虑如下。

(1)受试者入选是否完成,每个访视点的数据是否填写并提交。做到受试者都已完成研究计划,没有漏访,所有 CRF 都录入数据库,没有数据缺失。

（2）发送的质疑是否全部被回答并关闭。做到所有的系统质疑和人工质疑都得到解决。

（3）外部数据（如中心实验室数据）是否上传至数据库，是否完成了数据的一致性、完整性和准确性核查。做到外部数据已经载入数据库，外部数据的正常值范围已核实，实验室数据的逻辑检查无异常。

（4）安全性数据核查是否完成，如不良事件完整性审核、严重不良事件（SAE）一致性核查等。临床数据库的 SAE 与安全性数据库的信息保持一致。

（5）所有的编码是否完成，如不良事件名称、伴随用药等。

（6）所有项目组成员是否完成对数据的审核，确保发现的问题得到解决。

（7）相关数据管理的操作是否都有文档记录。

数据管理员完成数据库锁定前任务核查后，获得临床研究项目组批准，完成数据库锁定，关闭所有用户的修改权限，保留只读权限。锁定后数据管理员提交锁定后的原数据集和备份数据集，用于统计分析。如锁库后发现数据库数据仍存在一些问题，则需对发现的问题数据进行评估，按照既定流程解锁数据库。尽量避免反复解锁数据库。

二、数据保存

数据保存的目的是保证数据安全性、完整性和可及性。保证数据的安全性主要是防止数据可能受到物理破坏或毁损，数据库需做好定期备份和异地存储，防止数据丢失。数据保存的完整性，不仅指数据库数据需要保存，还需要保存相应的文档资料，包括 CRF 设计文档、数据库建库文档（如 eCRF 表单、逻辑核查、编码列表、实验室参考值范围、数据库测试文件及变更记录等）、数据核查文档（如数据核查计划、质疑内容和处理结果等）、数据库锁定文件（如锁库前任务清单、批准文件、备忘录）等。数据的可及性是确保研究者在需要时能够获得数据，数据库中的数据可以按照需求及时传输。

============ 复习题 ============

1. 临床研究数据管理不包括以下哪项工作：

A. 数据管理计划   B. 数据采集

C. 数据核查   D. 数据保存

E. 数据统计

2. 以下关于临床研究数据管理计划的说法正确的是：

A. 研究者发起的临床研究（IIT）不需要制定数据管理计划

B. 数据管理计划由数据管理员起草即可

C. 数据管理计划不需要考虑研究方案

D. 数据管理计划需要在第一位受试者筛选前定稿

E. 数据管理计划定稿后不能修改

3. 数据管理标准操作规范（SOP）包括：

A. 数据库建设 SOP
B. 权限管理 SOP

C. 数据核查 SOP
D. 数据库锁库 SOP

E. 以上都是

4. 数据管理不建议使用 Excel，原因是 Excel：

A. 无法记录数据修改过程
B. 无法进行数据核查

C. 无法进行权限管理
D. 无法进行版本控制

E. 以上都包括

5. 数据管理的流程一般不包括：

A. 研究方案撰写
B. CRF 设计

C. 数据库建立
D. 数据核查

E. 数据库锁定

6. 以下是某一临床研究项目设计的 CRF（部分），请指出不足：

A. 应填写患儿姓名，便于核查患儿信息

B. 出生日期应采用 24 小时计时制

C. 出生体重需写明单位

D. "其他"选项不需要进一步填写具体内容

E. 入院诊断需列出常见诊断

患儿基本信息
C1. 患儿编号：□□□□
C2. 性别：□1-男　□2-女
C3. 出生日期：□□□□年□□月□□日
C4. 孕周：□□周　□天
C5. 出生体重：□□□□
C6. 产前检查异常：□0-无　□99-其他　如为"其他"，请填写：_____
C7. 家族遗传疾病史：□0-无　□99-其他　如为"其他"，请填写：_____
C8. 入院日期：□□□□年□□月□□日
C9. 入院年龄：□□天　□□时(24 小时计时制)
C10. 入院诊断：_____

7. 关于 eCRF 的说法正确的是：

A. eCRF 可对字段进行结构化设计

B. eCRF 可设定逻辑核查规则

C. eCRF 可实现数据及时录入

D. eCRF 可实施发现数据错误

E. 以上都对

8. 数据库的建立不包括：

   A. 表单设计　　　　　　　　　　B. 字段设计

   C. 编码表设计　　　　　　　　　D. 访视设计

   E. 数据库修改

9. 数据库上线是数据管理的一个重要里程碑事件，原因是：

   A. 数据库上线标志 CRF 设计完成，同时完成数据库设计

   B. 数据库上线标志数据库已完成"用户验收测试"（UAT），可以进入数据录入环节

   C. 数据库上线标志数据库发布到"生产环境"（PROD），可以进入数据录入环节

   D. 数据库上线标志数据库设计完成，进入数据核查阶段

   E. 数据库上线标志数据库设计完成，后期不需要进行修改

10. 数据库锁定是数据管理的一个重要里程碑事件，原因是：

   A. 数据库锁定表明临床研究已经进入尾声

   B. 数据库锁定表明数据不再进行修改

   C. 数据库锁定意味着整个数据收集过程全部完成

   D. 数据库锁定表明数据是完整的、可靠的，可用于统计分析

   E. 数据库锁定表明数据管理员的工作已经圆满完成

参考答案

1. E; **2.** D; **3.** E; **4.** E; **5.** A; **6.** C; **7.** E; **8.** E; **9.** C; **10.** D

（施　鹏）

参考文献

1. 陈峰，夏结来. 临床试验统计学 [M]. 北京：人民卫生出版社，2018：476-491.

2. 国家药监局，国家卫生健康委. 国家药监局 国家卫生健康委关于发布药物临床试验质量管理规范的公告（2020 年第 57 号）[EB/OL]. (2020-04-27) [2022-08-24]. https://www.nmpa. gov.cn/zhuanti/ypzhcglbf/ypzhcglbfzhcwj/20200426162401243.html.

3. 国家药监局药审中心. 国家药监局药审中心关于发布《药物临床试验数据管理与统计分析计划指导原则》的通告（2016 年第 113 号）[EB/OL]. (2016-07-27) [2022-08-24]. https://www.cde.org.cn/main/news/viewInfoCommon/825fc74efe0a1c699eb8a1f02118e88e.

4. 国家食品药品监督管理总局. 总局关于发布临床试验的电子数据采集技术指导原则的通告（2016 年第 114 号）[EB/OL]. (2016-07-27) [2022-08-24]. https://www.nmpa.gov.cn/directory/web/nmpa/xxgk/ggtg/qtggtg/20160729184001958.html.

5. 国家食品药品监督管理总局. 总局关于发布临床试验数据管理工作技术指南的通告（2016 年第 112 号）[EB/OL]. (2016-07-27) [2022-08-24]. https://www.nmpa.gov.cn/directory/web/nmpa/xxgk/ggtg/qtggtg/20160729183801891.html.

6. 美国临床试验数据管理学会（SCDM）. Good Clinical Data Management Practices（GCDMP）[M/

OL].2008[2022-08-24].https://scdm.org/gcdmp/.

7. 夏结来,黄钦.临床试验数据管理学[M].北京:人民卫生出版社,2020:149-331.

8. 颜崇超.医药临床研究中的数据管理[M].北京:科学出版社,2011:165-323.

9. CLINICAL DATA INTERCHANGE STANDARDS CONSORTIUM. CDASHIG v2.2[S/OL].[2022-08-24]. https://www.cdisc.org/standards/foundational/cdash/cdashig-v2-2.

第十六章 临床研究中的伦理学和依从性问题

第一节 临床研究中的伦理学问题

医学伦理学(medical ethics)作为伦理学的分支学科,是运用一般伦理学的道德理论和原则,来解决医学实践和医学科学研究中人与人之间、医学与社会之间相互关系的科学。简而言之,这是一门研究医学道德的科学。在涉及人体试验的医学科学研究中,必须遵循医学伦理学的基本原则和规范。

一、医学伦理学的历史演变

现代医学科研以人体或组织、细胞作为研究对象,为医学的发展和人类的健康做出了重大贡献。但这种研究方式对于人体必然会产生生理、心理或社会学意义上的风险。因此,人体试验一直备受公众关注,成为医学道德争论的焦点。国际上颁布的第一部关于医学研究试验的伦理学法典——《纽伦堡法典》,产生于 1947 年德国纽伦堡市举行的纳粹审判期间。第二次世界大战期间,德国纳粹医师和科学家在纽伦堡集中营用政治犯和战俘进行医学试验研究,如试验裸体人在冰雪中存活时间,让人感染致命的疾病以作观察。为此,23 名德国医学战犯以反人类罪被审判。日本的 731 部队医师在中国研制细菌武器,在中国人身上进行鼠疫、霍乱、伤寒等细菌试验,对感染上疾病的人进行活体解剖,收集血液和新鲜器官做研究之用,这种惨无人道的研究导致数千人死亡。《纽伦堡法典》正是针对法西斯战争罪犯涉及人的医学实验研究而颁布的一个法规,要求保障受试者权益,并保证研究的合理性,从而保障受试者的权益。

继《纽伦堡法典》之后,又有一些有关人体试验的法规问世。1953 年美国国立研究院发布了《医学人体试验指导原则》,要求所有人体试验,必须事先经过医学委员会审查。1964 年第 18 届世界医学协会大会在芬兰的赫尔辛基发表了《赫尔辛基宣言》,1975 年第 29 届世界医学大会对其进行了修订,对涉及人的医学研究作了指导性、法规性规定,第 52 届世界医学大会通过了最新版;1982 年世界卫生组织和国际医学委员会联合发表的

340

《人体生物医学研究国际指南》；2002 年国际医学科学组织委员会发表了《关于涉及人类受试者生物医学研究的国际准则》修订稿等。我国于 2003 年由国家食品药品监督管理局颁布《药物临床试验管理规范》，对我国临床研究中贯彻伦理学原则起到了积极的作用。这些法规均肯定了人体试验在医学研究中的必要性和地位，强调了研究者在进行研究之前必须了解相应的有关人体研究的伦理、法律和法规，明确指出受试者的健康先于科学和社会利益，并制定了人体研究的伦理学基本原则。在国内外，一些研究者受利益驱动，无视科学研究中道德规范和伦理要求，使受试者受到医源性伤害，这类事件不在少数。例如，美国曾在 1932—1972 年进行了一项男性黑人梅毒的自然发展史的研究，历时 40 年。这些黑人不知道自己在被研究，也没有给予任何治疗。因此，在科学研究中必须体现出伦理学以人为中心的思想，体现出医学伦理学的生命价值原则和无伤原则，其目的应是受试者利益与医学发展的根本利益相一致，患者受试者期待的结果与医师试验目的相一致。一切违背医学需要，因政治目的、经济利益等进行的试验，都是不道德的，都是与医学科学研究的初衷背道而驰的。

二、临床研究中伦理学的基本原则

临床研究的目的只能是为了提高诊疗水平，发展医学科学，维护和增进人的身心健康，包括验证假说、得出结论和归纳对他人有用的普适化知识。临床研究与临床实践存在差异，后者是为了改善患者的健康状况，且预期能实现上述目标，但许多临床研究可能并不能使患者直接受益。近年来，关于临床研究参与者的风险与获益问题存在争论，有些临床研究可能对参与者有利，而在选择研究对象时，将某些群体（老人、儿童、女性等）的患者排除在外，被认为保护性政策存在歧视。

在开展临床研究时，存在两个基本的伦理学问题：①可以开展人体研究吗？为什么？②如何开展？临床研究的主要伦理压力是为了使他人或社会受益，少数参与研究的受试者要承担一定责任与风险。因此，临床研究中伦理学要求最小化受试者"受剥削"的可能性。

临床研究的伦理法规，包括《纽伦堡法典》《赫尔辛基宣言》等要求开展临床研究时必须最大限度地优先保证受试者的权利和福利。美国国会颁布的《贝尔蒙特报告》描述了指导临床研究的三原则：尊重个人、善行和公正。

1. 尊重原则　主要体现在参与研究的受试者应该享有知情同意、自主决策权和隐私保密权，在参与试验过程中受试者应该得到充分的尊重；必须获得受试者本人或监护人的知情同意、自愿参加，有中途退出的权利；在临床研究中做到保密和保护隐私，即保护受试者的身体隐蔽部位与私人信息。

2. 善行原则　遵循有利无伤原则。①有利于研究对象：研究者应该从受试者的角度出发，全面权衡利弊，分析试验的风险，保证利益最大化；②不能蓄意伤害研究对象，保证做到风险最小化，谨慎的风险评估是该原则在临床研究中的应用。在临床研究设计中，有时要给对照组患者使用安慰剂，这时要考虑对照组是否仅用安慰剂而得不到有效的治疗，是否会受到伤害。对于安慰剂的使用，伦理学上可以接受的三种情况是：没有公认、有效的干预；不采用公认有效的干预时，受试者仅有暂时的不适或症状的缓解延迟；采用一个公认有效的干预作为对照时，将会产生不可靠的试验结果，而使用安慰剂不会增加受试者任何严重或不可逆损害的风险。

3. 公正原则　在临床研究中研究者对任何患者都应该一视同仁，不论地位、身份、职业、人种等。

三、临床研究的伦理框架

临床研究必须同时满足以下条件才符合伦理规范：具有社会或科学价值，正确、公平地选择受试者，具有良好的风险收益比，独立审查，实现知情同意和尊重受试者。

首先要确保所要研究的问题有意义，即具有潜在的科学或临床价值，该研究完成后获得的知识是否有用，临床研究的问题有价值是必要条件。除了科研选题外，针对所研究的问题进行严格、有效的科研设计和实施，才有望取得正确、可推广的结论。

在受试者选择的公平性方面，既要考虑研究的科学性，也要从风险、受益及是否弱势等方面均衡考虑。研究者应根据试验设计和需要回答的特定问题来确定人选，同时注意公平分配受益和负担与风险最小化及利益最大化的原则相一致。伦理学的善行原则要求研究者有义务：①不伤害受试者；②最大化受益和最小化伤害。不管是否使他人受益，都不应故意伤害他人。对于风险与收益的评估，需要从身体、精神、社会、经济和法律等多方面考虑。

四、伦理委员会审批和知情同意

伦理委员会对研究方案的独立审查和受试者签署知情同意书是保障受试者权益的两个主要措施，是维护和贯彻伦理学原则的两根主要支柱。

1. 伦理委员会对研究方案的独立审查　为了确保研究中受试者的权益，伦理委员会应该由从事医药专业的人员、非医药专业的人员、法律专家和来自其他单位的人员组成，不少于 5 个人，并有不同性别，与研究无个人或商业利益关系。伦理委员会的组成和工作不受任何研究者的影响。

2. 知情同意(informed consent)　这是医学研究主要的伦理要求之一，体现了尊重原则。知情同意过程包括三个原则：信息、理解和自愿。每个人都有权决定自己是否同意受试。同意，是以知情为前提，以自主为条件。只有当受试者处于能自由选择的地位，并具有决定是否受试的知识和能力，受试者的决定才能被认可为理性的决定。任何隐瞒事实真相，采用欺骗、诱惑或强迫的手段而取得的"同意"，都是违背知情同意原则的。

在人体试验前,研究人员必须以文字或其他能被理解的交流方式向受试者提供基本信息,包括研究的目的、方法、预期效益及可能出现的不适甚至危害。只有在确定未来的受试者已充分理解有关的事实和参加的后果,并经过充分的考虑,才能征求其同意,取得书面的知情同意证明。受试者有权拒绝参加试验。在整个研究过程中,受试者有权知道研究进展,并在任何时候都可以修改和收回他们的许可决定,而不应受到报复。

知情同意书一般包括以下内容:①研究目的和研究意义,向患者解释研究的价值和重要性;②研究步骤和方法,解释治疗的方法、随访时间、随访内容等;③风险和可能的益处,参加本研究可能带来的不良反应和益处;④保密和隐私保护,个人资料均受到保密;⑤自愿参加,有权退出研究而不会受到歧视或报复;⑥补偿,当有相关的损害时,可以获得哪些治疗和补偿;⑦签名和日期,受试者签名和签名的日期。

在开展以人为研究对象的临床研究前,研究者向伦理委员会提出伦理审查的申请,提交详细的研究方案,包括知情同意书。在试验进行阶段,方案有任何修改也须经过伦理委员会的再次批准后方可执行。试验中发生严重的不良事件,要向伦理委员会报告。伦理委员会从保护受试者权益的角度审查试验方案,主要包括:①研究者的资格、经验、研究时间、人员配备、设备条件等是否符合研究要求;②设计方案是否充分考虑了伦理原则,包括研究目的、受试者承担的风险,设计的科学性和可行性等;③受试者获得本研究的信息资料是否完整、方便,知情同意书是否恰当和容易理解;④受试者因为参加研究而受到伤害甚至死亡时,给予治疗或保险措施。

五、随机对照临床试验的伦理考虑

随机对照临床试验(RCT)是疗效评价的金标准,设计严格,受试者的治疗方案是随机给予的,因而伦理问题就比较突出,只有在现有的证据尚未明确试验组和对照组中哪个组的疗效更好的基础上,才可以进行 RCT 研究设计。如果已经有证据证明试验组优于对照组,则不能继续 RCT 研究,这是违背伦理原则的。对于一个特定的研究方案,当认为设盲法和随机化是有用且适当的时候,应关注两个伦理学问题:①受试者对一个治疗方法的偏爱和对方法相关信息的了解,可能会促使他们做出自主决定。对于这个问题,要告知受试者研究目的,请求他们同意随机分配原则。②受试者所接受的治疗相关信息可能在处理不良反应或医疗急症的时候十分重要。

在 1974 年,美国医师弗里德就提出了 RCT 的不确定原则。后被美国哲学家本杰明·弗雷德曼称为"均势"(equipoise)。目前,临床均势已经为研究者公认为 RCT 的道德基础和伦理原则之一。均势是指研究者对试验结果未知的程度。伴随着生物医学伦理学的发展,人们普遍认为 RCT 的研究应该遵循均势的伦理准则,例如,要在特定的受试者人群 P 中试验某种新药 A 的疗效,而目前采用的常规药物是 B。在这种情况下,研究者应该不知道新药 A 和常规药物 B 哪一个效果更好。如果研究者在试验之前就知道哪种药物疗效更好,那么他就应该出于职业道德为受试者提供最好的药物。这样,临床试验就无法也没有必要进行下去。例如，1994年，美国联邦政府资助的一项研究证明，在怀孕期间使用齐多夫定（或称为叠氮胸苷）能使 HIV 的母婴传播降低 2/3。美国疾病控制中心、国立卫生研究所及世界卫生组织公布了这一结果，并把该药物确定为预防 HIV 母婴传播的常规药品。但是，这一药品非常昂贵，广大的发展中国家中大量的 HIV 阳性孕妇根本无力购买。为了降低成本，普及该药品的适用，该研究团体在一非洲国家进行了用小剂量齐多夫定预防 HIV 母婴传播的空白对照 RCT。这一研究引起了轩然大波，因为违反了 RCT 研究的临床均势原则，选择空白对照不符合伦理。如果设立标准剂量齐多夫定为对照组，小剂量为试验组，进行非劣效性研究是可行的方法。

研究者均势程度越大，来自研究者的偏倚就会越小，就可使研究者把研究兴趣集中在治疗是否有效，而不是集中在证明治疗阳性疗效有多大。研究者如果有均势这个概念，就会明白无论研究结果是什么，所有的发现都是重要的。没有均势这个概念，研究者很可能会仅仅报告由于随机而产生的偏倚，即假阳性结果。增加研究者均势的方法有：①宣传均势的概念，引起研究者重视；②明确任何研究不管结果是阳性还是阴性，所有的发现都有重要的意义；③不能先入为主地判断药物有效；④不能受医药公司经济利益的诱惑。

在临床试验过程中如发现风险已超过预期的益处，或已获阳性有益结果的确凿证据，即均势原则遭到破坏，应立即中止试验，继续试验不符合伦理要求。研究者本身由于存在利益冲突，不能决定是否中止试验，应该由独立的数据和安全监查委员会进行中期评估，来决定是否中止试验。

（一）RCT 研究中需要考虑的 8 个伦理问题

1. 研究方案的伦理问题

（1）研究依据：研究应符合公认的科学原理并有充分的相关科学文献作为依据。

（2）研究对象：受试者的纳入与排除标准与试验干预的预期效应相符。

（3）样本量：计算样本量和用最少的受试者人数获得可靠结论的可能性。

（4）随机：随机分配可能使受试者被剥夺已知的有效疗法而受到损害。

（5）盲法：双盲试验的受试者承担了主诊医师可能缺乏所需相关治疗信息的风险。

（6）对照的选择：一般选择当前公认的最安全、有效的治疗方法。安慰剂对照主要适用于：①某一特定疾病没有标准疗法，或有新证据让人对标准治疗的优势产生疑问，又或受试人群不能耐受或拒绝接受标准治疗时，在研究中使用安慰剂对照就是正当的。但当存在其它有效疗法时，在研究中使用安慰剂存在争议；②安慰剂使用风险较小，不会因延迟治疗导致严重不良后果，故一般不用于重、危症患者；③有明显自愈趋势的疾病。

（7）中止试验：在试验过程中如发现风险已超过预期的益处，或已获阳性有益结果的确凿证据，应立即中止试验。

2. 受益与风险

（1）预期的受益：受试者在研究期间将获得医师特别的监护和免费的医疗；将提前获得有临床应用前景的新药治疗。

(2) 可能的风险：①试验药物已知或未知的不良反应；②安慰剂对照伴随不治疗或延迟康复的风险；③受试者被随机分配至可能以后被证明疗效较差的治疗组。

(3) 风险最小化设计：①建立不良事件的监测系统，负责监控研究数据，保护受试者避免不必要的不良反应；②制订医疗预案，及时处理可能发生的不良反应，视情节中止或修改原始治疗方案；③盲法试验应制定允许破盲的规则和标准，以便在试验过程中受试者的状况恶化时及时得到针对性的医治。

3. 招募受试者

(1) 受试者的人群特征：选择受试者人群应遵循负担和利益公平分配的准则。慎重考虑纳入弱势人群（如老人、儿童、妊娠期妇女、智力或行为障碍及失业者等）作为受试者的特殊理由，以及保障他们权力和健康的措施。

(2) 招募方式与程序：可通过广告或布告发布有关信息→有意向者报名→阅读"研究简介"→志愿者体检筛选→合格者签署知情同意书→入选受试者随机分组→进入临床试验。

4. 受试者的医疗保护和补偿

(1) 医疗服务：研究者（或代理人）必须具备从事相关治疗的行医资质和能力，能负责受试者的医疗服务，做出与临床试验相关的医疗决定。受试者可得到免费医疗（如试验药物、理化检查、门诊挂号、额外或延长的住院、不良事件的医疗等）。如果试验无效，免费获得常规治疗的安排。受严重不良事件应急处理预案的保护等。

(2) 补偿：受试者因参加临床试验发生的收入损失、交通费及其他开支可得到适当的补偿，如现金、礼物或免费的服务。受试者因研究药物不良反应或健康原因退出试验，应作为完成研究而获全部补偿。因受试者故意不依从而被淘汰，可扣除其部分或全部报酬。

(3) 保险与赔偿：如发生与研究有关的伤害、致残或死亡，一般由研究者和临床试验机构负责提供医疗，申办者负责承担治疗的费用及赔偿。申办者应对参加临床试验的受试者提供保险，向研究者提供法律与经济上的担保。

5. 受试者隐私的保护

(1) 只有参与临床试验的研究人员和监督员可接触受试者的个人医疗记录，他们将签署保密承诺。伦理委员会与药品监督管理部门有权检查临床试验记录。

(2) 数据处理时采用数据匿名的方式，省略可识别受试者个体身份的信息，若受试者（如 AIDS、勃起功能障碍等）可能受到社会歧视，其医疗记录应采取安全编码等措施，使患者身份的信息不被识别。

(3) 应采取严格的安全保密措施，保护受试者的试验记录。

6. 知情同意

(1) 研究者应采用受试者能理解的语言和文字，说明有关临床试验的详细情况、可能的受益和风险、受试者的权利和义务等，使受试者充分理解并有充分的时间考虑，所提问题均得到满意答复后表示同意，并签署知情同意书。

（2）当研究的条件发生了显著的变化，或得到了可能影响受试者继续参加研究意愿的新信息，应及时告之受试者这些信息，重新获得受试者的知情同意。

（3）避免胁迫和不正当影响，研究者必须保证不论患者决定参加研究与否，都不会影响医患关系。

（4）因急诊情况无法取得本人及其合法代表的知情同意书，应事先在试验方案中说明纳入受试者的标准和理由，并征得伦理委员会批准。

7. 伦理审查

（1）多中心研究可通过达成的有关协议，各中心均接受组长单位伦理委员会的审查，通过后开始试验。

（2）对研究方案的任何修改，可能影响受试者的权益，需再次报请伦理委员会批准。

（3）临床试验中发生任何严重不良事件，伦理委员会应及时审查，提出书面修改意见，并通报申办者，督促其采取相应措施减少受试者伤害。

8. 研究结果的报告

（1）合同明确规定谁拥有发表研究结果的权力，并规定报告研究结果的文稿要服从主要研究者的意见。

（2）同样发表研究发现的阴性结果。

（3）某些研究结果可能不适合发表，如流行病学、社会学或遗传学研究的发现可能对社会，或以种族或民族定义的群体利益带来风险。

（4）受试者应被告知与他们自身健康状况有关的研究发现。

（二）其他特殊情况

1. 可获得伦理审查委员会快速审查的研究　一些低风险的研究操作，包括以下几种。

（1）通过静脉采血、唾液或痰标本收集、皮肤或黏膜拭子采集的生物标本。

（2）通过临床实践中常规使用的无创操作进行标本采集，如心电图、磁共振影像等，参与者暴露于X线等放射线时，需要完整的伦理审查委员会审查。

（3）基于已经收集或为临床目的即将收集的数据、记录或标本开展的研究。

（4）不能申请伦理豁免的检查与访谈研究。

（5）以前已获批的研究方案有小变动时。

（6）对于除了数据分析与长期随访外，其它工作均已完成的研究需重新申请伦理审查委员会批准时。

2. 可豁免知情同意的研究

（1）研究风险不超过参与者的最低风险。

（2）豁免与变更知情同意不会对参与者的权利和福利产生负面影响。

（3）研究在不能豁免同意的情况下无法实施。

（4）参与者参与研究后，在适当的时候将向其提供其它相关信息。

第二节 临床研究中的依从性问题

依从性（compliance 或 adherence）属于行为科学范畴，是人为规定的对行为量化的一种概念。临床研究的依从性包括两层含义：一是指临床研究在实施过程中按照研究设计方案执行的程度，主要指研究者的依从性；二是指研究对象接受干预措施的依从性，主要指患者的依从性。临床研究中患者的依从性是指患者对治疗方案的遵从程度，包括对药物和行为指南的遵从，或者说执行医嘱的程度。本节主要讨论患者的依从性。

一、依从性的重要性

在临床实践和临床研究中，良好的依从性是决定治疗效果或研究质量的重要因素之一。在临床医师建立正确的诊断和制订合理的治疗方案后，依从性对疗效起着关键作用，两者呈正相关。在前瞻性队列研究中，研究对象的依从性越好，所得结果的说服力就越强，越具有代表性。一般要求最终总结分析的病例数，最好达到进入试验时总病例的90％以上。如果退出、中止试验的不依从者高于20％，研究结论的可信性将受到严重影响。此外，即使是自始至终坚持者，也应做依从程度分析，比如有的患者虽然坚持服药，但却自行减少剂量或漏服药物，也会影响疗效。在临床医疗和研究的实践中，要求患者100％地依从，但实际上常常难以达到。国外研究依从性的多项报道显示，依从率一般为20％～80％，慢性疾病患者需服药1年疗程者，仅50％左右能坚持完成试验，其中达到理想疗效的约为65％。例如，美国报道高血压患者用药依从率为43％，我国报道31.2％高血压患者依从性较好。国内的一些前瞻性研究，常常在结论分析时简单地将失访者剔除而未予原因分析，故其结论的可靠性令人生疑。然而，对于依从性这样重要的问题，至今未受到应有的重视及有效的改善。

二、不依从原因及表现

可能影响依从性的因素有患者的年龄、性别、受教育程度、社会经济状况、个性和疾病特征（如疾病的种类、症状的轻重缓急）及治疗不良反应等。不依从的原因概括如下。

1. 患者本身的原因　主观原因首先是缺乏医学知识或健康意识不强，对积极治疗的意义认识不足；其次是因症状轻微，缺少要求诊治的迫切性；再次是有被试验感，担心试验有害健康等。客观原因有新患其他疾病、工作调动或迁居等。

2. 医疗方面的原因　包括：①防治措施过于复杂，检查项目过多，随访时间过长；②医患关系不和谐，医师只关心研究结果而缺少服务意识，医患之间不能充分交流，或对患者可能出现的不良反应或后果不能提供明确的保障措施；③药物的不良反应或病情恶化。

3. 社会、家庭及经济的原因 社会稳定、民风古朴、人民安居乐业，无疑有利于保持良好的依从性；家庭的关心与支持对提高患者战胜疾病的信心往往起着关键作用；在市场经济条件下，对被试验者提供免费医疗或承诺意外事件的费用等，也是保障依从性的一些必需条件。

不依从的表现形式多样，有时不易觉察。具体表现有：①患者拒绝参加试验；②部分地接受治疗，如在一个较长时间的疗程中，断续地接受治疗，尤其是当症状暂时缓解时；③在试验的中途退出；④试验中患者自行换组治疗或加服其他药物；⑤过量服药。

| 三、衡量依从性的方法

衡量依从性的方法多种，结果也不一致，至今尚无任何一种完善而简明的衡量方法。衡量依从性的结果是否可信，除了方法本身外，关键还取决于患者和研究者的忠实性，即衡量依从性时的态度。

1. 患者自我汇报法 患者依从性的自我汇报是一种传统的，也是目前较常使用的依从性评测方法。患者向医疗人员汇报当天或最近几天的服药信息，包括服药种类、服药时间、服药剂量等信息，医疗人员根据患者提供的信息对患者的依从性进行评估。患者依从性根据以下公式计算：依从性（%）＝一定时期内实际服用的药物剂量/规定的药物剂量×100%。患者依从性的自我汇报测量法最大的优点是简单、经济、快捷，医疗人员只需通过询问患者，包括当面询问、电话询问、问卷询问等形式即可获取患者最近的服药信息，经过公式计算评估患者的依从性。不足之处主要表现为，首先，患者在向医疗人员汇报服药信息时可能存在客观误差。由于患者向医护人员的汇报是对之前服药情况的回忆，一些患者（比如老年患者）很难准确地回忆最近的服药情况，所汇报的信息也就不可避免地存在误差。其次，患者在向医护人员汇报服药状况时可能存在主观误差。一些患者在向医疗人员汇报服药情况时，担心因为未按规定服药会受到医疗人员的批评而刻意美化服药记录，造成依从性良好的假象。这些问题单纯依靠患者的自我汇报是无法解决的，因此有必要辅助以其他依从性测量方法。

2. 人工药片计数法 药片计数（pill counting）也是较常用的衡量依从性的办法，特别用于一些大规模的临床研究。在研究对象每次接受随访时，比较患者瓶中实际剩下的药片数和应该剩余的药片数（可以从处方和用药时间推算出），以衡量患者服药的依从性。例如，某研究第一次随访规定应该服用 90 片，实际只服用了 86 片，第一次随访的依从性为 95.6%。依从性（%）＝实际已服用的处方药物量/处方的药物总量×100%。患者服药多少才算依从性好？一般采用经验性判断法，即根据大多数患者服用一定处方药量后达到了治疗目的，所服药量的百分比定为依从性的标准。不同药物可能采取不同的依从性标准水平。大多数临床试验规定各次随访的依从性以及总的服药情况（依从性）为 80% 以上的病例为依从性较好，符合方案分析集的对象。图 16-1 为若干高血压患者经服药治疗,随着服药量的比例增加,血压降至正常水平(舒张压至 90 mmHg 以下)者例数渐多,图中所示绝大多数服药量达 80％的处方量时,才达到治疗目的。因此,规定服药量＞80％处方药量时,为依从者;低于此值,为不依从者。

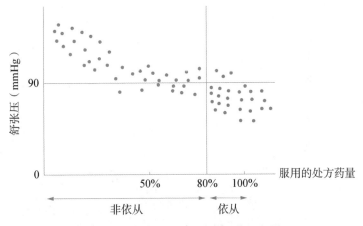

图 16‑1　高血压的控制与服药量的关系

药片计数法简单易行,所得结果也比较可靠,已为许多临床研究所采用。但是,有时得出的依从性结果偏高,因为是有的药物如降血压药、抗菌药、制酸药,家属中其他成员亦可享用,亦可能是患者将药遗留它处,甚至是为了讨好经治医师,就诊前人为减少药片。

3. 电子治疗监测仪　随着医用电子技术的发展,电子治疗监测仪(electronic medication monitor, EMM)已成为衡量依从性最准确的方法之一。EMM 的种类包括药盒监测仪(pili box monitor)、滴眼剂监测仪(eyedrop monitor)和吸入计量仪(metered-dose inhaler, MDI)等。EMM 自动记录开盒和用药的具体日期、时间、次数及用量。为了防止伪依从,确保药物真实进入患者体内,一种配备流量传感器的新型 MDI 已用于临床测量患者实际吸入药量。国外已将 EMM 作为评价依从性衡量方法的"金标准"。

MDI 记录依从性的定量指标包括:①每天平均吸入次数;②每天平均分为几次治疗(sets);③每次治疗的平均吸入数;④"依从日"(compliant days),即按医嘱治疗的天数,亦可表示为总监测天数内依从日的百分比;⑤"不依从日"(noncompliant days)的百分比,包括用药量不足(underuse)或过量用药(overuse)。利用上述客观指标,总依从性(overall compliance)可定为特定监测期内依从日的百分比,如 75％。以上资料可制成依从性的时间趋势图,以反映依从程度随着时间的动态变化。

4. 生物化学法　生物化学法(biochemical validation)是衡量依从性的最基本方法,准确性较高。应用药物代谢动力学的知识,采用生物化学或放射免疫等技术,测定患者的血药浓度或尿内的药物代谢产物,作为衡量患者对治疗依从性的指标,如测定血浆中碳氧血红蛋白水平以了解研究对象对戒烟的依从性。采用生物化学法,必须了解所测药物在人体内的吸收和排泄规律,了解检测方法本身的灵敏度和特异度,及根据检测结果来确定依从性的标准。根据药物疗效与剂量相关的剂量效应曲线，当患者用药趋向稳定水平时，以达到治疗效应的血药浓度范围或以上水平者，定为对治疗依从性好的标准；临床无效的血药浓度水平，则为不依从者（图16-2）。

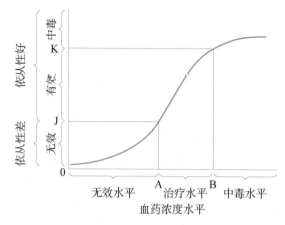

图 16‑2　药物剂量效应与依从性关系

对不能直接测定原药物或代谢产物者，有时可加入某种便于检测的指示剂（如荧光素）。对指示剂的要求是：①无毒性、无药理或化学活性；②不受体液理化性质（pH、温度）改变的影响；③能被排出体外，无体内蓄积；④测定方法简便，灵敏度和特异度高；⑤不为患者觉察。生物化学法的缺点：技术要求高、价格贵、报告慢和不易被患者接受；不能检测复合制剂或局部用药（如吸入剂）；仅反映近期用药情况，不能除外患者就诊验血前短期内异常积极服药现象，类似看牙医前的"刷牙效应"。

5. 智能化药片评测法　美国FDA批准了一项通过在药片中植入镁铜合金微芯片监测患者依从性的新技术。该项技术利用药品中植入的镁铜合金微芯片与消化液相互作用产生微电压，微电压经传感器传输至手机，患者每次服用药品的种类、数量、时间都可被微电压记录下来，医护人员可以根据手机传回的信息实时监测患者服药依从性。该项新技术是目前为止最完美的依从性评测技术，这种数字化药片将成为未来发展的方向之一。但是该技术成本太高，大规模普及有困难。

四、改善依从性的对策

改善患者依从性的前提是：①疾病诊断正确；②防治措施有效；③无严重不良反应；④患者自愿参加。在改善依从性前提的指导基础上，针对引起患者不依从的原因，有的放矢地提出相应对策。

（1）加强疾病知识和健康意识的教育：通过集体授课、面对面交流、发放健康手册、多媒体教育等多种方法，让患者和家属树立正确的健康观念，有一定的医学常识，认识到依从性的重要性，认识到提高依从性可以提高治疗效果。例如，经过3年的强化健康教育和综合干预,一项研究中他汀类药物的治疗率从 13.4％ 上升到 37.8％,总胆固醇的平均水平下降了 18.4％,三酰甘油的平均水平下降了 10.8％。

(2) 改善医疗的各个环节。①医师应向患者交代清楚整个治疗程序,必要时采用书面形式;②防治措施力求简便,尽可能符合患者生活习惯;③及时了解和处理不良反应;④降低服药遗忘率,如使用长效制剂、复合制剂及电子监测提醒,随访的间隔期不宜太长等;⑤采用新技术,如皮下埋藏式胰岛素微量泵;⑥督导式治疗,如对肺结核患者实行直接督导下的短程化学疗法(DOTS)。

(3) 改善医疗服务质量,保持良好的医患关系,如专科医师的预约门诊、社区医师的全程服务。

(4) 得到社会和家庭的支持。

(5) 临床试验签订合约,合理补偿:如就诊交通费的报销。

(6) 控制治疗费用,减轻患者经济负担。

(7) 鼓励患者参与临床决策。

五、不依从资料的处理

一般而言临床研究患者的依从性不可能是 100％,可能存在不依从的情况,对这些不依从的资料可以采用意向性分析(ITT)法或敏感性分析,根据其结果然后下最后的结论。

1. ITT 方法　参与随机分组的对象,无论其是否接受该组的治疗或没有遵从医嘱服药,最终仍纳入所分配的组进行疗效的统计分析,保证了随机化分组的均衡性,是一种保守的、低估疗效的、稳健的分析方法。具体方法详见第五章。

2. 敏感性分析　主要用于失访病例。如果结果为计数资料的研究,由于不能确定试验组和对照组退出患者的结局,通常将退出的病例作为治疗失败处理,或者将治疗组退出的病例作为治疗失败,而对照组退出的病例作为治疗成功处理,这种分析方法称为“最差情况的演示分析”。如果结果为计量资料,可以采用推移(carry forward)的方法,将治疗前或最后一次随访测定的结果作为最后分析的测定值。如果经过 ITT 分析或敏感性分析处理后,临床和统计学意义与没有经过这样处理的结果一致,则结论具有稳定性、真实性。如果处理后,前后结果不一致,则应该慎重下结论,说明结论的稳定性和真实性存在问题。

例如,研究钙片对绝经后妇女脊柱骨折的预防作用(模拟数据),将 200 例绝经后妇女随机分为 2 组,每组 100 例,分别给予钙片和安慰剂治疗,随访 3 年,共有 24 例失访(12％)。按照剔除失访患者的统计分析,$\chi^2=0.31$, $P=0.58$,两种治疗方案之间无统计学差异(表 16-1)。进行敏感性分析,按照最差情况演示分析,把试验组失访的病例计算入骨折例数,把对照组失访的病例计算入未骨折病例,重新统计分析,$\chi^2=2.77$, $P=0.10$,两种治疗方案之间无统计学差异(表 16-2)。与前面的统计结果类似,说明钙片治疗与安慰剂比较并不能预防脊柱骨折的发生,这个结论可靠稳定。

表 16-1　氟化钠及钙剂对绝经后妇女脊柱骨折的预防作用结果（例）

分组	研究开始时例数	失访例数	结束时例数	骨折例数	未骨折例数
钙片	100	8	92	2	90
安慰剂	100	16	84	4	80

表 16-2　氟化钠及钙剂对绝经后妇女脊柱骨折的预防作用的敏感性分析（例）

分组	研究开始时例数	失访例数	骨折例数	未骨折例数
钙片	100	8	2+8	90
安慰剂	100	16	4	80+16

复习题

1. 临床医学研究中哪一项是错误的：
   A. 涉及治疗性的研究，在开始研究前，必须获得伦理委员会批准
   B. 收集患者既往的病史资料作病例分析，无需进行伦理审批
   C. 参与临床试验的研究对象，究竟是获益还是存在风险，存在争议
   D. 获得监护人同意后，则患者作为研究对象可以参加临床研究
   E. 病例分析也需要伦理审批

2. 临床试验前，关于安慰剂组设置的伦理学问题，以下哪一个选项不适合安慰剂：
   A. 临床上针对该病没有公认、有效的干预措施，可以设置安慰剂组
   B. 不采用公认、有效的干预措施，患者仅有暂时的不适或症状缓解延迟
   C. 患者病情处于缓解状态，自愿加入安慰剂组，以期获得更多的医学帮助与关注
   D. 采用公认有效的干预措施作为对照，将会产生不可靠的试验结果，而使用安慰剂不会增加受试者任何严重或不可逆损害的风险
   E. 安慰剂可以减少心理效应

3. 关于伦理委员会的组成，以下哪项是正确的：
   A. 应该由医药专业人士和患者代表组成
   B. 委员会的组成人员不少于 10 人
   C. 可以允许相关的药厂代表参加
   D. 应包括非医药专业人士、法律专家和来自其它单位的人士，并有不同性别的委员
   E. 应该都是临床专家

4. 以下哪个选项是知情同意书的内容：
   A. 研究的目的和意义
   B. 研究步骤和方法

C. 风险和可能的益处

D. 保密与隐私，自愿参加

E. 以上均是

5. 关于临床均势，以下哪个描述是错误的：

A. 均势是研究者对于试验结果未知的程度

B. 均势是 RCT 的道德基础之一

C. 有了均势的概念，研究者就会明白，无论研究结果是什么，所有的发现都是重要的

D. 在临床试验过程中，已获阳性有益结果的证据，仍然应该按照研究设计时的要求，完成纳入足够的病例数，继续完成试验

E. 均势是 RCT 的伦理原则之一

参考答案

1. B; **2.** C; **3.** D; **4.** E; **5.** D

（陈波斌）

参考文献

1. 邱芬，胡爱玲，国荣，等.生物医学期刊稿件的医学伦理及编辑审查［J］.中国医学伦理学，2010，23(06)：124-126.

2. 赵家良.临床研究中的伦理问题［M］//王家良.临床流行病学——临床科研设计、测量与评价(第三版).3 版.上海：上海科学技术出版社，2009：272-281.

3. 赵越，唐凤敏，杨爱芳，等.几种评测患者用药依从性的方法［J］.中国药学杂志，2013，48(17)：1308-1310.

4. 胡林英.临床均势原则辨析——对临床科研方法的伦理思考［J］.医学与哲学(人文社会医学版)，2006，27(8)：31-32，38.

第十七章　临床医学文献的严格评价和利用

《吕氏春秋·察传》提到"夫得言不可以不察"。对待医学研究的结果、结论及其报告同样如此。临床流行病学的一个核心任务就是对研究的严格评价（evaluation 或 critical appraisal）。对研究报告和临床医学文献的严格评价又称批判性阅读，这也是循证医学实践中非常重要的一个环节。

第一节　严格评价和利用临床医学文献的意义和步骤

一、利用临床医学文献的目的和步骤

作为一个临床医师，在日常的临床工作中会不断遇到各种各样的实际问题。解决这些问题的方法，除了向有经验的同事、上级医师和专家请教和查找有关书籍、专著外，还必须带着这些问题查找和阅读发表在各种杂志上的临床医学文献，以期最广泛地得到他人有关这一问题的最新经验和数据，用于指导自己的医疗实践，使自己所诊治的患者能得到最合适的治疗。

这一过程也就是循证医学实践的 6 个步骤。

（1）评估（assess）：通过病史询问、体格检查、辅助检查等各种方法了解患者的情况。

（2）提出问题（ask）：根据患者的情况和要求提出所要解决的临床问题。

（3）查找文献（acquire）：根据提出的问题，选择合适的方法、途径查找相关的临床医学文献。

（4）文献评阅（appraise）：即对文献的严格评价，包括其真实性、重要性和适用性几个方面。

（5）应用（apply）：如果文献通过了严格评价，全面权衡利弊并结合当前患者具体情况后可以考虑将其方法、结果应用于当前患者。

（6）后效评价（audit）：应用后对实施效果、实施中遇到的问题及患者临床转归等各方面进行评价，并不断调整、改进，或者提出新的临床问题。

以上 6 个步骤按照其对应的 6 个英文单词,可以简单记做 6A,其具体实践步骤和方法可以参考循证医学相关书籍。下文简单介绍临床问题构建和类别,在随后的几节里面按照几大临床问题分别介绍文献评价的步骤和方法。

二、临床问题的构建

【例 17 - 1】患者,男,31 岁,因为黑便、消瘦,经胃镜检查发现胃体胃窦隆起溃疡病灶,活检病理证实为胃腺癌,低分化。进一步接受超声胃镜和 CT 检查发现病灶累及胃壁全层,伴有胃小弯淋巴结转移,患者临床诊断为局部进展期胃癌(cT3N1M0)。如何处理该患者?

这是一个临床实践问题。当需要了解某一疾病的进展或者处理方法,如本例中对局部进展期胃癌的处理,可以阅读一般综述文献。一般综述通常能提供针对该患者一般问题的更多信息,包括:①如何明确诊断并选择合适的方法(如增强 CT、PET/CT)进行正确的分期;②有哪些处理的办法(如直接手术治疗、术前辅助化疗＋手术治疗、术前放疗等);③不同处理各自的优点与缺点是什么。

当我们需要为患者选择具体处理时,就需要根据所提出的特定问题,通过文献检索获得针对性证据。临床医学是一个发现问题并解决问题的学科。医师在临床诊治中,从"提出问题"到"寻找解决问题的方法",再到"解决问题",这个过程贯穿于整个临床思维及实践之中。这里面,提出并用合适、科学的语言去构建一个或一系列需要解决的具体临床问题,是非常关键的。大多数临床问题可以将其表达为在患者或具有某些特征的人群(patient/population)中,某种暴露因素(exposure)或干预因素(intervention,包括治疗、诊断试验,或可能有害的因素)与特定的感兴趣的结局(outcome)之间的关系。为体现其关系,往往还要与对照(control)相比,即表达为 PICO 或 PECO 式的特定问题。

形成这样具体、针对性的临床问题,有利于理清思路、开展文献检索等后续工作。另一方面,提出具体而明确的问题,也是开展临床研究设计的关键第一步。此外,在关注、评阅他人的研究时,需要分析该研究提出的问题是否清晰明了且具体,是否能反映临床的矛盾和需求。在上述案例中,特定的问题是针对局部进展期胃癌患者(患者),与单纯手术治疗相比(对照),联合围手术期化疗(干预)是否能为患者带来更多获益,即延长生存时间(结局)。

以下是临床上提出的几个问题及其解构和重新构建。

(1) 是否应当在日常医疗中常规对老年男性做前列腺癌的筛选检查:根据临床情况,可以构建出 PICO 式的问题:对于无症状的老年男性(患者),进行前列腺的特异性抗原试验(干预),与不进行筛查(对照)相比,是否能减少其最终死于前列腺癌(结局)的危险?这是通过早期诊断进行二级预防的问题。

(2) 免疫治疗是否对晚期非小细胞肺癌有效:根据临床情况,可以构建出 PICO 式的问题:晚期非小细胞肺癌(患者),使用免疫检查点抑制剂 PD - 1/PD - L1 抗体(干预)与常规治疗（对照）相比，是否能延长其生存期（结局）？这是有关治疗的问题。

（3）高热惊厥的幼儿将来发生癫痫的可能性有多大：根据临床情况，可以构建出 PECO 式的问题：最近发生了高热惊厥（暴露）的 6 个月的男孩（患者），与那些没有发生过的同龄小孩（对照）相比，将来发生癫痫（结局）的危险是否会增加？这是有关预后的问题。

（4）寒潮等寒冷刺激是否诱发急性主动脉夹层：根据临床情况，可以构建出 PECO 式的问题：对于可能患上急性主动脉夹层的患者（患者）来说，暴露于寒冷的室温（暴露）与温暖的环境相比（对照），是否有更高的发病风险（结局）？这是关于病因和危险因素的问题。

提出特定的问题之后可以通过各种方式寻求证据以回答该问题。临床文献是最主要的证据来源，包括了回答关于诊断、治疗、预后、病因等各种问题的原始研究报告，也有系统综述及叙述式综述、临床实践指南、决策分析和卫生经济分析等。文献的查找可以通过各种途径，现在各种网络数据库使用方便，更新速度快，容易查到切题有用的临床医学文献。获取相关文献后，需要对其展开严格评价。

三、临床医学文献的严格评价是循证医学实践的基本技能

临床医学文献的严格评价是指运用临床流行病学和循证医学的原则及标准，全面、客观地评价已发表临床医学文献中临床研究证据的真实性、重要性和实用性。真实性（validity）指的是该研究是否能反映客观事实，其结果是否能让人信服；重要性（importance）指的是研究结果是否具有确实的临床意义，其结果是否具有模糊性或者不确定性；实用性（applicability）又称适用性，指的是该研究结果是否能应用于当前患者。以上三个方面，层层递进，一个研究报告只有满足了真实性，才能考虑其重要性，而只有满足了这两个方面，才会考虑是否能在当下的临床场景中用于当前的患者。

严格评价的具体内容包括研究选题、设计、研究对象的选择、分组方法、对照的选择、观察指标的测量、统计分析方法、结果的解释、抽样误差和偏倚的控制，以及结论和结论的重要性和适用性等。加拿大麦克马斯特大学的临床流行病学家自 1981 年连续发表了有关诊断、治疗、病因和预后的评价原则和评价标准［"阅读指导"（reading guides）］，至今尚有实用意义。在此基础上，以 Sackett 教授为首的循证医学工作组从 20 世纪 90 年代到本世纪初在 JAMA 杂志上又连续发表了各种研究证据的评价原则［"使用者指导"（user's guides）］，进一步完善和发展了上述原则和标准，对实践循证医学具有重要的价值。

在文献评价过程中采用结构化的方法和清单或可提高评价的效率和质量。不少组织或者单位构建了一些评价清单，如 CASP、Oxford CEBM、SIGN、SURE。

Cochrane 评价者手册侧重于制作系统综述中的文献评价方法，也可作为参考。现在还有各种研究论文报告书写指南，如针对随机对照试验的 CONSORT 声明，针对诊断试

验的 STARD 声明,针对观察性研究的 STROBE 声明,针对诊断或预后模型的 TRIPOD 声明,针对系统综述的 PRISMA 声明,针对病例报道的 CARE 指南,以及针对临床实践指南的 AGREEII 等。这些指南及声明旨在促进研究论文全面、准确、透明地报告研究的情况。从另外一个角度,这些指南同样可以帮助我们进行论文评阅。EQUATOR 网站全面收集了这些报告指南和声明,同时提供了与研究报告相关资源的网络链接。

严格评价是实践循证医学的具体技能。由于不少发表的医学文献在上述方面还存在不少问题,因此在实践循证医学中使用这些证据,必须首先要经过严格评价才能应用。进行系统综述研究或制订临床实践指南的过程,务必对收集的证据进行严格评价才能对文献资料进行综合。严格评价还是医学杂志编辑和审稿人的基本技能,对提高杂志编辑质量和审稿质量都具有重要意义。

本章主要介绍有关诊断、治疗、预后、病因 4 方面的原始研究文献的评价和使用原则。对于其他类型的文献请参考相关章节及参考书籍。

第二节 有关诊断试验文献的严格评价和利用原则

实施诊断试验文献评价时,首先,要评价有关该诊断试验结果的正确性,即文献的真实性评价;然后,了解证据显示该试验能够鉴别患者是否患病的区分能力,即文献结果的大小;最后,考虑如何将这正确的诊断试验用于特定的患者。具体评价与利用步骤如表 17－1 所示。

表 17－1　诊断试验文献的评价与利用步骤

项　目	利 用 步 骤
1. 评价文献的真实性	① 待评价诊断试验是否与真正的金标准试验进行了独立、"盲法"的比较 ② 是否每个被测者都通过金标准试验进行检测 ③ 所研究的样本是否代表将使用该诊断试验的各种患者
2. 估计临床应用的重要性	① 该诊断试验的区分患者和非患者等能力如何 ② 诊断试验的精确性和可重复性
3. 将临床研究结果用于自己的患者	① 在当前的临床条件下,该诊断试验是否可及、支付得起,其准确性和可重复性是否会发生改变 ② 是否可以估计当前患者疾病的验前概率 ③ 诊断试验结果是否能改变对患病率的估计,是否能改变对患者的处理

一、评价诊断试验研究的真实性

文献证据是临床循证实践重要的依据之一。当收集到了诊断试验相关的文献以后,需要按照表 17－1 中的第 1 点提出的标准对文章进行评价。符合这些条件的文章才可被认为在设计上合理，具有真实性，其结果才是可信的。

（一）待评价诊断试验是否与真正的金标准试验进行了独立、"盲法"的比较

评价诊断试验鉴别患者和非患者的能力，应该将所考核的诊断试验结果与"真实"情况进行比较。真实情况是由标准诊断方法来确定的，即"金标准"（gold standard）。金标准，又称参考标准，是当前临床医学界公认的诊断该病最可靠的诊断方法。常用的金标准有：病理学标准、外科手术发现、特殊的影像学诊断、长期临床随访结果、公认的综合临床诊断标准等。金标准的选择应结合专业背景和临床具体情况而定。例如，肿瘤诊断应选用病理学诊断；胆石症应以术中所见为标准。如果要判断肌酸磷酸激酶（CPK）诊断心肌梗死的价值，应选用冠状动脉造影或者 CT 冠脉造影（CTA）显示主干狭窄程度≥75％作为金标准，而非动态心电图。在评价诊断试验的文献时，首先要检查文章的作者在研究中是否采用了合适的金标准来明确诊断。研究者应该清晰明确地说明研究的金标准是什么，如何定义的。

所研究的诊断性试验应与金标准进行独立、盲法比较。该诊断试验判断某人"患病"还是"未患病"时，不能受金标准检查及其他检查结果的影响。同理，在金标准检查及判断结果时，亦不可受该诊断试验及其他检查结果的影响。因为知道金标准试验的结果往往会影响对待评价试验结果的解释。有时，当金标准检查结果模棱两可时，如果其结果判读者知道待评价诊断试验的结果就可能产生一些倾向性结果，从而引起偏倚。例如，当研究者在年龄相关性黄斑变性患者的光学相干断层扫描（OCT）图像上发现视网膜层间的轻度水肿，就容易将眼底荧光素血管造影中看到的高荧光灶解释为荧光渗漏。虽然在临床工作中，医师可能会使用几个诊断试验进行相互印证，但在评价一个诊断试验时，无论是金标准试验还是待评价试验的操作及结果解读上，均应单独、采用盲法进行，否则就会夸大两者之间的一致性，从而导致偏倚。

此外，试验设计最好采用前瞻性试验，对于疾病、诊断试验的具体条件、方法和阳性值等也可事先清楚定义，减少数据缺失的情况。诊断试验方法应该有详细的描述，以便别人重复和印证。对于诊断阈值（阳性值或临界值）的确定及其依据亦应详细说明。

（二）是否每个被测者都通过金标准试验进行检测

要判断诊断试验的研究中是否对每一位受试者都采用了金标准进行诊断。有些情况下，如金标准有创、昂贵、费时或费力，可能并非所有的患者都进行了金标准检测。研究者常常将待评价诊断试验结果阳性者送去做金标准试验，而阴性者只抽其中一部分人去做金标准试验，这样就可能会带来所谓的确认偏倚（verification bias）。如一项研究评价心电图运动试验对冠心病诊断的价值，将冠状动脉狭窄≥75％作为金标准。凡是运动试验阳性者，都被送去做冠状动脉造影。因为冠状动脉造影是有创性检查，运动试验阴性者只选择了 1/10 去做冠状动脉造影。而事实上有些运动试验阴性者也可能是冠心病患者，其结果必然夸大了运动试验的敏感度，造成偏倚。另外，需要关注是否所有的诊断试验的结果均已报告。例如，有的试验结果中除了有阳性和阴性，还有一些是无法判断或可疑的病例，如果试验报告和分析中弃用了这些数据，则可能会带来

偏倚。

(三) 所研究的样本是否代表将使用该诊断试验的各种患者

临床上,诊断试验主要用于帮助临床医师鉴别患者和非患者,应用对象往往是那些疑似患者。实际上,诊断试验最有价值的是区分有病变的早期患者和易与该病混淆(症状、体征相同或相似)的其他病种。众所周知,终末期患者检查时,检查结果常有明显的异常,而健康状况良好的志愿者往往检查结果完全正常。因此诊断试验可能会很容易地将晚期患者与正常人区分开来。典型案例是癌胚抗原(CEA)在结肠癌诊断中的价值。最初研究的病例组是晚期结肠、直肠癌的患者(CEA 升高者比例高达 97.2%),对照组是没有患结肠癌的其他患者,他们大多数 CEA 水平较低,因此研究者认为检测 CEA 是一项结肠癌筛查的有用试验。而后将试验对象扩大至包括早期结肠癌以及有其他胃肠道疾病的对象时,发现很多早期结肠癌没有 CEA 升高,而很多其他胃肠道疾病存在 CEA 升高,CEA 检查结果并不能将早期结肠癌患者与其他胃肠疾病患者区别开来。因为在之前评价时没有包括早期结肠癌患者和其他胃肠疾病患者,疾病谱不够广。所以,诊断试验应该纳入那些临床实践中可能遇到、将使用这种试验的各种患者和疑似患者。例如,评价急诊头颅 CT 扫描在头部创伤的诊断价值,应连续纳入某一时间段、某个区域范围内的所有符合入选条件的外伤急诊者进行检查和评价。研究人群中,经金标准确诊的病例组其病谱(spectrum)中应包括各型病例,如典型和不典型,早、中与晚期病例,有无并发症,经治和未治,初发与复发等病例。而那些经金标准证实没有目标疾病的研究对象往往是与该病易混淆者,以明确鉴别诊断的价值,从而使诊断试验的结果更具有临床实际应用的价值。正常健康者一般不宜纳入对照组,否则会夸大其敏感度和特异度。

诊断试验的研究人群与其临床上的应用目标人群不一致时,其结果会大大地误导临床诊断。有时,诊断试验在另外一个独立人群中重复进行验证,以保证其结果的可信度和可重复性。对于建立诊断预测模型的研究,不但需要在另外一个独立人群中进行验证,最好还能通过随机对照试验等方法证明该模型的确能改变临床诊疗过程、改善患者结局、节约医疗资源等。

二、估计诊断试验临床应用的重要性

(一) 该诊断试验区分患者和非患者的能力如何

临床上选择某一诊断试验时,需要知道该试验鉴别患病与否的能力有多大,这种能力可以通过一些诊断试验的指标来体现,这些指标的大小有助于判断证据的重要性。一个诊断试验的证据即使其真实性再好,要是疾病的区分能力不佳,其临床应用价值也不大。常用指标包括诊断试验的敏感度与特异度、阳性预测值与阴性预测值、准确度、阳性结果似然比与阴性结果似然比、ROC 曲线下面积等。了解相关指标可以为临床医师在选择诊断试验时提供重要的参考依据,在循证医学实施中是十分重要的。特异度高的试验,其结果为阳性时有利于肯定疾病的存在。敏感度高的试验,其结果为阴性时有利于除外疾病的可能性。通过似然比则有助于根据验前概率计算其验后概率,似然比越高,验后概率相较于验前概率变化越大。诊断试验指标的详细说明参见第四章。

在评价相关文献时候,我们要关注这些指标的大小,结合相关的专业背景知识具体考虑和分析其应用的意义。例如,新生儿足跟血筛查先天性甲状腺功能低下,其敏感度高达99%,但是假阳性率也很高,在新生儿筛查时阳性预测值只有6%。单独看敏感度和阳性预测值的话,可能对其应用价值的评价会两极分化。但是如果考虑到检查以及复查相对无创、便利、费用低廉,而疾病一旦筛查出以后患儿能得以及时治疗并健康成长,对患儿、家庭和社会都能带来明显好处,无疑这个敏感度是较为理想的,假阳性率也是可以接受的。

有的诊断试验可能存在一定的不良事件,特别是一些有创的诊断试验,应该在研究报告中描述这些事件及其发生频率,以资临床医师评估其优劣及进行决策。

(二) 诊断试验的精确性和可重复性

在诊断试验文献中,除了敏感度、特异度等诊断试验指标的点估计之外,相应的置信区间(CI)作为指标的区间估计,有助于判断其结果的精确性或不确定性。假设某一诊断试验研究发现其敏感度为90%,但是该研究中金标准确诊的病例只有10例,此时敏感度的95%CI为55.5%~99.7%,其下限并不理想,则该试验的重要性还不能确定。

诊断试验一定要有明确的实验方法,清晰的实验程序和正确的科学依据。其他研究者在相同条件下能够重复进行该实验,才具有实用性和临床价值。诊断试验的这种可重复性(repeatability)是指诊断试验在相同条件下,进行重复操作获得相同结果的稳定程度。特别是对于一些结果判断相对主观的诊断试验,应该描述其观察者间及观察者内变异,以了解其可重复性,方便对试验结果的变异性进行判断。计量资料可以用标准差及变异系数(CV)来表示,变异系数系用标准差除以均数所获得的百分数。计数资料用观察符合率与卡帕(Kappa)值表示,观察符合率又称观察一致率。

除了单个研究报道之外,还要关注是否有其它验证研究,是否提供类似的研究结果。

三、评估诊断试验是否可以用于当前患者

(1) 在当前的临床条件下,该诊断试验是否可及、支付得起,其准确性和可重复性是否会发生改变。诊断试验是否适用于当前患者,首先要确定在本单位是否已开展或能开展该项检查,包括仪器、设备、试剂、人员的配备。还要考虑将该试验在当前条件和环境下应用时,是否会产生相似的结果,包括其准确性、精确性和可重复性等的程度。能在一个单位开展的诊断试验未必能在另外一个单位顺利开展,即便能开展,诊断试验的具体条件、方法、仪器与试剂,以及结果的评判和读解也可能存在差别。同时,不同医疗单位所接待患者的疾病谱也存在很大的差别。这些都会影响证据的适用性。另外,诊断试验的费用也是一个需要考虑的问题。即使是一个非常好的诊断试验,如果费用非常昂贵,也常常会因此而使得其适用性受到很大限制。

除了去了解文献报道中的研究对象的地理位置、文化背景、人口统计学等各方面的特点是否与当前患者的情况相近,特别是对于一些有创、复杂的诊断检查,我们还要了解患者的接受度和价值观对其的影响。

(2) 是否可以估计当前患者疾病的验前概率。验前概率(pre-test probability)是指患者在进行某项诊断试验前,患有某病的概率,相当于那个时期与该患者相似的人群的患病率(prevalence)。不同患者在不同情况下的验前概率是不相同的,医师常常根据自己或同事的临床经验、地区或国家的流行病学调查结果、特定的数据库信息,或是经过评价的一些文献报道等来估计。同样的一个诊断试验,用于患病率不同的人群,其结果差别很大。验前概率直接影响诊断试验的阳性预测值(试验结果阳性时,患者患病的概率,即验后概率)与诊断试验的阴性预测值(试验结果阴性时,患者不患该病的概率)。即使试验的特异度很高,当用于患病率很低的人群时,仍会出现大量假阳性结果。同样,一种敏感度非常高的试验,当用于患病率很高的人群,仍会出现较多假阴性结果。如果对验前概率没有合理的估计,对于诊断试验结果的解释也可能会出现偏差,继而误导临床诊疗计划。因此,能合理地估计患者的验前概率,是选择诊断试验、确定验后概率的一个重要条件,同时也可以考虑可能的假阴性或假阳性结果带来的风险和后果。

如果验前概率的估计是根据他人报告的文章,应考虑自己患者的情况是否与他人报告的一致,如不同,应该做敏感性分析以了解对结果的影响程度。

如果验前概率是基于某一疾病患病率的文献报道而评估的,需要考虑如下几个问题。

1) 该验前概率的证据是否科学:①被研究群体具有代表性,疾病谱是否完整;②疾病诊断的标准是否明确和可靠;③诊断的程序是否全面并能持续应用;④对于最初没有明确诊断的患者是否进行了足够长时间和完整的随访;

2) 该验前概率的证据是否重要:①诊断的是什么病,其概率是多少;②对于疾病概率估计的精确程度。

符合上述标准的文章可以用于临床患者患病概率的估计。如果当前诊治条件和患者特征类似于文献报告的情况,可应用文献的验前概率;如果诊断条件、患者特征与文献报道有差别,则可以将其作为基点,根据患者实际情况进行调整,调整中观察验后概率的变化,最后确定该诊断试验的实用价值。

(3) 诊断试验结果是否能改变对患病率的估计,是否能改变对患者的处理。评估进行该诊断试验后患者的验后概率是否能改变医师后续的诊疗方案,这个问题虽然放在最后,但其实非常重要。因为无论一个诊断试验有多好,如果做与不做最后患者的处理是一样的,那么就没必要进行该项检查。确定验后概率是否能改变医师的后续诊疗,常常涉及很多诸如利害权衡、费用以及患者意愿等决策因素。验后概率与诊断试验的特点和验前概率均有关。假设医师认为就诊者患病概率低(如<0.2)就无需处理,高(例如>0.9)则应该治疗,而准备开展的诊断试验阴性似然比为 0.35,阳性似然比为 3。如果医师判断就诊者患病概率(验前概率)低于 0.07 时,即使诊断试验结果为阳性,验后概率亦低于 0.2,故而无须开展该诊断试验。如果医师判断就诊者的验前概率高于 0.96,则即使诊断试验结果为阴性,就诊者的患病概率亦高于 0.9,亦无须开展该诊断试验。在这个例子里面,只有验前概率介于 0.07~0.96 之间,该诊断试验才有必要开展。

能较大地改变验后概率的试验,对我们临床实践是重要和有用的。也就是说,只有当某一项诊断试验能使得验后概率较验前概率发生较大变化,而且这种变化会对是否要继续进行另一项检查或对治疗计划的改变有影响时,才认为这项诊断试验的确对患者是有帮助的。

总之,在开出医嘱做某项诊断试验前应考虑:①验前概率是多少,对患者诊断还有多大疑问;是否需要做这项检查;②该项检查如果漏诊或误诊会对患者带来多大危害;③这项检查的似然比能否改变进一步临床决策。当然,还应考虑到做该项检查的危险性、费用以及做该项检查的迫切性等各方面。通过实施上述步骤使医师对患者的处理更具科学性。

目前常见的问题是,同一种临床表现在各个不同医院采用的诊断步骤和检查项目各不相同,差异很大,其中有许多是由于诊断试验应用不当或选用不合理,因此必须注意合理选用诊断试验。在具体病例的实践中,要选择恰当的诊断试验,并做出对患者有益的决策。

四、小结

最后,将有关诊断试验文献的严格评价的原则归纳为下述 7 条。

(1) 诊断试验研究中,是否所有研究对象都与金标准进行了独立的盲法对比?

(2) 研究对象的选择是否能代表该试验临床应用的目标人群?

(3) 诊断试验正常参考值的确定是否合理?

(4) 是否报告了敏感度、特异度、预测值、似然比以及 ROC 曲线下面积等有关诊断试验真实性评价的指标?

(5) 诊断试验的精确性或重复性如何? 是否报道了测量变异的大小?

(6) 对诊断试验的临床实用价值是否做了评价? 诊断试验是否有助于临床医师作出诊断和治疗决策?

(7) 该诊断试验的临床推广价值怎样,是否对安全性和依从性做出评价?

第三节 | 有关治疗效果文献的严格评价和利用原则

关于治疗的文章,仍可提出 3 个问题。

(1) 研究结果是否真实:阅读文献时应首先考虑结果的真实性,并考虑文中所报道的治疗结果是否代表了疗效的真实方向和大小,即研究是否存在偏倚而导致错误的结论。

（2）研究的结果是什么：如果结果是真实的，那么值得进一步检查其结果。需要关注其治疗效果是否能反映患者的临床获益及获益的大小和精确度。

（3）研究结果是否有助于应用于自己的患者：这一问题包括两个层面，首先，结果是否适用于当前的患者。即使文献中的研究结果真实、准确，但可能因为当前患者与文中的受试者情况差异比较大，或是文中受试者治疗改善的结果对当前患者而言并不重要，都可能导致该研究结果并不适用。再者，如果结果可以应用于自己的患者，治疗的净效应是什么？净效应取决于治疗的获益和风险（不良反应），以及不用药或撤药的后果等几个方面。

一、研究的结果是否真实

以下主要讨论关于治疗方面的随机对照研究文献的严格评价标准。

（一）是否采用随机分组及采用何种随机化方法

医师健康研究（physicians' health study，PHS）是一个采用 2×2 析因设计的随机双盲安慰剂对照试验。研究纳入 22 071 名受试者。由于研究样本量大，各种预后相关因素（年龄、吸烟情况、糖尿病、父辈心肌梗死史、血脂水平、收缩期和舒张期血压、饮酒情况、体育锻炼情况、体重指数等）在组间分布非常均衡。平均 60.2 个月的随访后，研究发现每两天服用 325 mg 阿司匹林组心肌梗死发生的风险比服用安慰剂组减少了 44%（相对危险度 0.56，95%CI 0.45～0.70，$P<0.00001$）。由于阿司匹林显著优于安慰剂，PHS 的阿司匹林研究部分提早结束，所有受试者在该部分试验结束后可以根据医师建议或者自主选择服用或不服用阿司匹林。PHS 则在其另一部分试验（β 胡萝卜素预防肿瘤的随机对照试验）结束前继续对 18 496 名之前无心血管疾病的受试者进行了长达 7 年的观察随访。在观察性研究中，研究人员发现与不使用阿司匹林或使用频率较低组相比，高频率使用组年龄较大，体重稍重，有更多的心肌梗死家族史者，更多的抗高血压治疗及降血脂治疗者，有更多的每日饮酒者，体育锻炼更多，也有更多人补充维生素 E 等。这种组间的不均衡与之前随机对照时的均衡相比，甚为悬殊。更重要的是，研究者在观察性研究阶段发现，与服用阿司匹林剂量最低组（每年 0～13 天服药）相比，即使校正包括上述存在差异的变量在内的 15 个变量，每年服用阿司匹林 180 天以上（≥随机对照试验中，阿司匹林组的服药天数）者的心梗风险减少 28%（相对危险度 0.72，95%CI 0.55～0.95）。在这个观察性研究中，即使校正了那些常见的预后相关因素之后，阿司匹林的保护效应仍低于随机对照试验。部分原因可能是存在未知或未被测量的"适应证混杂（confounding by indication）"。

可见，临床结果实际上是由多种多样的原因造成的，治疗不过是其中一个因素，基础疾病的严重程度，合并其他情况的存在，以及许多其他已知和未知的预后因素，常可掩盖治疗的真正作用。同时，这些特点也可影响临床医师的治疗决策，因此，非随机分组的研究在区别治疗有效还是无效上不可避免地存在缺憾。不用随机化分组方法进行治疗分配的研究可能表现出比随机分组研究更大（常常是假阳性）的疗效。随机化分组的优点是可以避免选择性偏倚，而且在样本足够大的情况下，可以保证已知和未知的各种混杂因素都被均衡地分配到治疗组和对照组中去，使得两组有很好的可比性。

在现在的临床试验中，可以采用的随机化方法包括简单随机化、区组随机化、分层随机化、动态随机化（如最小化法等）。在操作层面，当前多中心的研究一般采用中心随机化。这些随机化各有自己的特点和适用场合。不合适的随机化方法可能会对试验带来不同程度的影响。在试验中，谁来产生随机化方案，谁来执行患者随机化都是很重要的，不恰当的做法可能会破坏随机化的完整性。读者需要从文中了解其随机化的一些重要因素。

在有随机化研究和非随机化研究证据并存的时候，非随机分组的研究提供的证据要比随机分组的研究弱。如果没有相关问题的随机试验，医师应更仔细考虑甄别文献中可能的各种偏倚风险，进行评价分析。

（二）是否隐藏随机分组方案

在随机试验中，通过简单随机化或其他随机化方法产生了随机分组的方案后，应当保持其方案的隐藏。即在随机分配序列产生后，对于非盲试验来讲，直到某个受试者入组后才能获知其随机分配方案；对于设盲的试验来讲，其随机分配情况直到试验结束，或数据分析结束才能得以披露。没有随机分组方案序列的隐藏，就不能保证随机化；过早地披露随机分配方案，会破坏整个随机化。随机分配序列的隐藏是随机化试验中至关重要的一个环节，但却往往被忽视。在临床试验的实践操作中，常有部分研究者出于各种目的企图采用各种方式去猜测、破解或不当获取随机分配方案的情况。在 CONSORT 声明的条目中，特地强调了试验报告中应说明随机分配序列由谁生成、采取了什么办法来隐藏随机序列、受试者由谁招募及受试者治疗方案的分配由谁执行，以便读者了解随机化执行期间是否有分配序列被提前披露或其他破坏随机序列隐藏的情况。

（三）是否采用盲法或客观评价的方法

试验中采用盲法，是为了减少研究者、受试者来源的信息性偏倚。如果受试者知道他（她）正在接受一种新的试验性的治疗，就容易对其疗效产生一种看法，经治医师或其他评价患者治疗反应的研究人员也是如此。这种看法，不管是乐观的还是悲观的，都可能系统地歪曲治疗效果及其他方面，从而减少研究结果的可信程度。此外，如果影像学或其他辅助检查的研究人员是非盲的，可以对一些检查结果给出不同的解释和结论，同样也会歪曲研究的结果。采用随机化分组是保证研究者、受试者等各方面均充分设盲的最好的前提基础。随机化分组时，研究者和受试者均无法预知下一受试者的分组情况，对于采用盲法的试验来说，分组时给予受试者一个随机序号或药品、器械编号，这样研究者和受试者，乃至临床结果评定者和第一阶段数据分析师，他们均无法知晓某个受试者的具体分组情况，这样就能比较好地保证盲法的施行。当研究者和受试者都设盲以后，可减少各种来源的主观影响，避免由此而导致的偏倚。读者应该从文中了解研究中对临床医务人员、影像或检验医师、受试者，以及数据分析师哪一方设盲，还应了解盲法是否成功。

不过,有些情况下,对患者和/或其经治医师设盲存在一些困难。例如,预防食管静脉再出血可使用内镜下圈套和硬化剂治疗。评估其治疗后出现的溃疡和狭窄等不良反应时,由于临床医师在复查内镜时知道患者之前的治疗方案,而内镜下的观察和评价也有一定程度的主观性、变异性,这就可能会带来信息偏倚,使得评估结果发生偏差。解决方案可将内镜检查的视频资料集中在一起,让一组不知道这些患者之前治疗方案的专科医师进行盲法评定,这样得到的结果将更可靠。

因此,当无法对患者和/或经治医师设盲时,应该尽量采用第三方客观评价的方法或采用大家认可的一些客观结局指标。不过,即使有的结局指标是客观性的,采用盲法仍有许多优点。例如,评估用普奈洛尔预防食管静脉首次出血的例子中,虽然评价的结果是客观指标,即食管静脉是否出血,但如果不设盲的话,对照组患者或医师担心不服药会发生出血,有可能用一些可以降门脉压力的其他药物,以致使两组差异缩小。

(四) 除了所考核的治疗外,各组患者的其他治疗是否相同

除了所研究的治疗以外,治疗组和对照组可能也会在其他方面有所不同,而这些差别可以削弱或歪曲研究的结果。如果其中一组患者的随访比另一组患者密切,结果事件就可能更多地被报告,所接受的其他治疗措施也可能更多。又如,在研究对顽固性类风湿关节炎新疗法的临床试验中,如果对照组患者更多地给予类固醇激素作为辅助治疗,由于激素对缓解症状极为有效,这样所考核药物的疗效就会被人为减弱(除非将由于病情加重而增加对激素的需要量作为疗效考核指标)。

治疗组和对照组患者接受不同的非研究治疗措施,常常称为"合并治疗"(cointervention)。在非设盲的临床试验中,或者研究方案允许医师使用疗效很强的非研究性治疗时,合并治疗的影响更大。如果在"方法"一节中已写明合并用药的规定,在"结果"一节中也已交代合并用药使用情况,则读者可以评估合并治疗对研究结果的影响。

(五) 随访是否完整

临床试验对研究结果下结论的时候,必须包括每一个进入试验的患者。如果有相当数量的患者"失访",研究的真实性就会成问题。失访的患者越多,研究的偏倚就越大,这是因为失访者和未失访者的预后不相同。失访者的失访原因可能是发生了不良的结果(甚至死亡),或者由于自觉良好,因此不再前来就诊和接受检查。如果存在试验组和对照组差异性的失访,则更加影响试验结果的真实性。

有时候,可以做"最坏假设"以估计失访对研究结果的影响。如果有一项比较试验用药和安慰剂临床试验,主要研究的临床结果是急性心肌梗死,研究结果是试验用药急性心肌梗死的发生率低于安慰剂组。但由于存在一些失访情况,欲估计失访可能会对试验结果的影响,可以做"最坏假设"——假定试验组所有失访者都发生了急性心肌梗死,而对照组所有失访者都没有发生。假如这样计算所得的结果并未显著改变原先的结论,则原有研究结果和结论尚为可信;如果显著改变了原先的结果,则原有研究结果的可信度大大下降,需要读者谨慎评价、考虑斟酌。

随访完整还包括有足够的随访时间。有时候，试验提前终止，此时每一位入组的患者随访时间都较预期的短。这时候要了解试验提前终止是否有事先确定的计划与规则，例如按照研究方案进行的期中分析及基于期中分析的试验提前终止规则，同时要充分考虑随访时间缩短对于疗效有效性和安全性评价各种可能的影响。

任何情况下，随访越完整越好。

（六）患者是否按其随机化分组进行分析（意向治疗分析）

如同在日常医疗工作中的情况一样，随机试验中的患者有时忘记服药，甚至完全拒绝服药。在临床试验中，患者未服药常常与其预后有关。在许多随机临床试验中，不依从者的预后比依从者的预后差，即使是在校正了所有有关的预后因素，甚至服用安慰剂的患者也是如此。如果在结果分析时，将不依从者剔除，留下的都是预后较好的患者，势必破坏随机化所提供的对结果的无偏估计。

在比较手术治疗和药物治疗冠心病的例子中，有些随机分配至手术治疗组的患者因为病情太重或在等待手术期间发生了其他情况（如脑卒中或心肌梗死）以至于根本未做手术。如果研究者将这些患者（他们的预后必然不良）剔除，甚至将其归入药物组而不是手术组进行分析，即使手术本身无效也会显得有效。这种表面上的"有效"并非来自手术本身，而是由于从手术组中不当地排除了预后最差的一些患者。

在比较结果时，把所有的患者都放入原先随机化分配的各组中进行分析，称为"意向治疗分析（intention-to-treat analysis）"。这种分析方法保留了随机化的价值：所有的预后因素都通过随机化过程被随机地分配至治疗组和对照组，从而两组结果上的差别除了随机误差之外，仅仅是由于治疗方案的不同所致。

（七）组间基线情况是否均衡

在阅读治疗相关的文献中，希望能够得到有关治疗组和对照组可比性的信息，即除了所研究的治疗措施外，两组患者在各种影响所研究的临床结果的因素方面是完全相似。如果研究者在文章中列出了治疗组和对照组患者进入试验时的基线预后特征，他们就提供了评估所需的信息。虽然无法知道未知的预后因素的分布在两组患者中是否相似，但文中呈现的已知预后因素如在两组分布十分均衡，则会增强对研究结果的信任度。

对于随机对照研究，由于随机化的作用，理论上可以使得预后相关因素在组间随机均衡分布。在大样本的研究中，各组基线应该是趋于均衡的。但随机化也并不总是会产生预后因素完全平衡的两组。当样本较小时，机遇可能会将预后较好的那些患者更多地分配到其中一组。当样本增大时，这种可能性就会越来越小。

如果组间在某些因素上面存在基线差别，我们要关注的是这些差别有多大，可能会对结果产生什么样的影响，而不是去看其差别有没有统计学上的意义。对于随机化研究来说，用统计学检验去比较基线差别并不是一种合适的做法，因为在随机对照试验中经随机分组后任何组间基线状况的差别都是因机遇产生的。如果发现组间某些因素的基线差别很大，则研究的结果和结论需要斟酌考虑。预后因素与所研究结果的联系越密切，研究的对象越少，则两组间的差别越容易削弱有关疗效评定的论证强度。如果治疗组和对照组的基数特征存在一些差别,也并非一定代表随机化出现问题,此时可以用统计学方法对研究结果进行校正。因此,读者应当寻找有关的基线特征的相似性的证据,而如果存在较大的差别,就要注意研究者有没有对这种差别进行校正分析。如果未经校正和经过校正的分析都达到了相同的结论,则其结果可令人信服。

(八) 存在其他可能影响结果真实性的因素吗

有时候,研究还会存在一些可能影响研究结果真实性的问题,例如方案偏离、结果和结论不一致及利益冲突等。

方案偏离包括样本量变化、改变纳入和排除标准、治疗或干预措施的变化、技术或设备的改变以及随访时间的变化。评价证据时,应该仔细查看和思考任何方案偏离,要考虑这些偏离是否会损害内部真实性和外部真实性。

论文的结论必须基于研究数据而得,需要合理、符合逻辑。有的作者将一个亚组的结果放大到更广泛的人群中去。还有的作者将两者的相关性误解为因果关系。

当一些个人因素有可能会影响专业角色或责任时,就存在利益冲突,应该公开披露。当然,潜在的利益冲突并不意味着一定会出现实际的利益问题,也未必说明研究质量不佳。在批判性评估的过程中,应该了解研究可能的资金来源,其对研究的影响,以及利益冲突是如何处理的,是否有相关声明等。

以上标准的顺序应用,将有助于确定一篇有关治疗效果的临床研究论文是否可靠。如果可靠,随后的问题是疗效的大小和对患者的用处。

二、研究的结果是什么

(1) 研究的主要结局是什么,临床上有意义吗,是否考虑临床上所有重要的结果。结局(outcome)是各种可能的结果之一,或是因为暴露于某个因素之后所导致的,或是接受预防或治疗性干预措施之后发生的改变。主要结局(primary outcome)是研究者认为研究最重要的结果参数,与研究中许多的其他结局(即次要结局,secondary outcomes)不一样,主要结局决定了研究的总体结果和结论。在研究设计阶段即要确定该研究的主要结局指标,以根据其来确定研究所需样本量。我们要区分一个研究的主要结局和次要结局。对次要结局进行统计学检验时,其假阳性和假阴性的风险均可能增加。

在临床试验中,"终点(endpoint)"是对试验中受试者的结果的测量和评价。终点有两种类型:临床终点和替代终点。根据美国食品和药品管理局(FDA),临床终点结局是最可靠的临床试验终点。临床终点测量的是最重要的一些东西和参数,比如患者某个重要功能提高了,或是活得更长了等。当临床试验采用的是临床终点,且试验显示治疗利大于弊,才能更好地体现治疗方案的有效性。

只有在一项治疗能给患者带来重要的、确实有临床益处的作用时,其结果才有临床意义。如果临床试验证实某一支气管扩张剂能少量增加慢性气道阻塞患者用力呼气量,某一血管扩张剂增加了心力衰竭患者的心输出量,或者某一降脂药物改善了血脂异常,还不能说是已经为临床上使用这些药物提供了足够的理由。临床医师所需要的是，治疗能改善患者重要的临床结果，如减轻患者日常活动中的呼吸困难，减少心力衰竭住院次数，以及减少心肌梗死的危险等。而 1 秒用力呼气量、心排血量和血脂水平即是所谓的"替代终点"（surrogate endpoint，或 substitute endpoints）。一些研究采用这些生理学指标来替代重要的临床结果（呼吸困难、住院和心肌梗死），常常是因为这样的话只需更少的受试者、更短的研究周期或者更少的经费。在药物的评价中，常用的替代终点包括：药代动力学测量、体外（即实验室）测量、组织的形态外观、所谓的"疾病的生物标志物"的水平变化以及影像学表现等。但是，替代终点应该通过临床试验证实其价值，即经过验证的替代终点（validated surrogate endpoint）。如果一项研究的主要结局没有什么明显的临床意义，选用未被验证或公认的替代终点，不能代表临床实际获益或者风险，对其结果的解释要特别小心。

CAST 是个著名的关于抗心律失常药物预防心梗后死亡的研究。研究的背景是抗心律失常药物能减少室性异位搏动（替代终点），因此认为它们应该能够在长期应用中减少致命性心律失常的产生。其试验假设是给心肌梗死后无症状或症状轻微的室性心律失常患者使用抗心律失常药物可降低其病死率。研究者对 3 种以往显示能有效地抑制室性期前收缩的药物（恩卡尼、氟卡尼和莫雷西嗪）进行了随机对照试验，旨在确定它们能否减少心肌梗死后无症状或者有轻度症状的室性期前收缩患者的病死率。但当研究者发现服用抗心律失常药者的病死率明显高于服用安慰剂者时，他们不得不提前中止了试验。

复合结局（composite outcome）是将多种结局（如多个不同的并发症或其他结局事件）组合成一个单一的结局。如果正确使用的话，复合结局可以提高统计效率和精度，但同时也会使得结果的解释更为复杂，并带来更大的不确定性。有时候复合结局中的一部分结局事件发生率较高，但另外一部分发生率很低，在解释结果和得出结论时，尤其需要谨慎。一些研究的复合结局的组成可能不合理、不统一，报道时不完全、不充分。如果研究采用的是复合结局，要关注复合结局中具体组成部分及其发生情况。

即使研究者报道了一项治疗对某一重要临床结果的有益作用，读者也必须注意其对另外的临床结果是否有不利的作用。例如，有些降血脂药能减少冠心病死亡，但使非心血管病的死亡增加。肿瘤化疗能延长患者寿命，但会降低生活质量。最后，外科手术的临床试验常常证明手术存活者寿命延长，但患者在手术中和手术后即刻都有一定的死亡危险。因此，在阅读有关外科手术的临床试验报告时，除了了解远期生存的差别外，还必须注意有无交代手术后即刻或近期的死亡数字。关于疗效研究，不仅仅关注有效性，还需要注意其安全性。

（2）治疗的效果有多大。临床试验不仅要确定治疗的结果有无统计学意义，临床医师更需要判断该结果的大小是否具有临床意义。以下面假设的例子和数据来说明治疗效果的指标。

【例 17-2】某医师用随机对照研究比较激光（Laser）与玻璃体药物注射（IVT）治疗某

种黄斑水肿。120 名受试者随机分入激光组和对照组,表 17 - 2 展示其治疗结果。

表 17 - 2　120 例患者治疗结果(例)

	LASER	IVT	合计
视力提高>15 个字母	20	36	56
视力提高≤15 个字母	40	24	64
合计	60	60	120

以下是组间治疗效果比较的常用指标。

1) 危险度、相对危险度、相对危险度减少、危险差:危险度(risk)是指在某个人群中某个(不良)事件发生的概率。危险度是一个概率,取值范围从 0~1,危险度越大,某个事件发生的概率越大。需要注意的是,虽然危险度名字上与风险、不良事件有关,但在应用时更多是当作概率的概念来看,即可指不良事件(如失败、复发、死亡等),也可用于一些临床期望的事件(如好转、治愈、提高、存活等)。如在本例中,研究者关注的是视力提高的概率,这里就是一个临床期望发生的事件。

相对危险度(RR)就是组间危险度的比值。当 $RR=1$ 时,两组无差别,RR 越远离 1,效应越强。

相对危险度减少(RRR)是指与对照相比,危险度减少的百分比。

绝对危险度减少(ARR)也叫危险差(RD),是组间事件发生概率的绝对差值,即治疗组与对照临床结果事件危险度的绝对差值。此值越大,临床意义也就越大。

这里激光提高视力的比例为 20/60=33%,IVT 为 36/60=60%;激光提高视力相对危险度 $RR=33\%/60\%=0.55$,0.55<1,说明与 IVT 相比,激光只有较少的概率提高视力。如果从 RRR 的角度来看,激光提高视力只有 IVT 的(60%-33%)/60%=1-RR=45%;或者换句话说,假如使用 IVT 的患者改用激光,则会减少(60%-33%)/60%=1-RR=45%视力提高的概率。从 RD 的角度来看,激光治疗增加视力的概率要低于 IVT 60%-33%=27%。

亦可反过来看,IVT 提高视力的 $RR=60\%/33\%=1.82$,1.82>1,即 IVT 较激光有更大的概率可以提高视力;或者换句话说,使用激光的患者可因 IVT 而增加 82%提高视力的机会。从 RD 的角度来看,IVT 增加视力的概率要高于激光 60%-33%=27%。

2) 比值比:比值是指在某个人群中发生某个事件与不发生某个事件的人数(或概率)之比。比值比(OR)就是组间比数的比值,又称优势比。与 RR 相似,当 $OR=1$ 时,两组无差别,OR 越远离 1,效应越强。

这里 LASER 组视力提高与不提高的 odds 为 20/40=0.5,IVT 为 36/24=1.5;与 IVT 相比,激光提高视力的 $OR=0.5/1.5=0.33$,因为 $OR<1$,所以激光在提高视力方面不如 IVT;亦可根据 IVT,IVT 提高视力的 $OR=1.5/0.5=3$,$OR>1$,提示 IVT 提高

视力方面优于激光。

大家可以从上面的 OR 和 RR 值看到，$OR'<RR'<1<RR<OR$，即 OR 比 RR 更远离 1，换句话说，OR 对效应的估计比 RR 偏大。一般而言，当事件发生率较小时，OR 近似 RR，但像在本例中那样，事件发生率较大时，OR 对效应的估计可能就比 RR 偏大了，需要留意。

3）所需治疗的患者数（number needed to treat，NNT）：为防止一次事件或为达到一个结果所需治疗的患者数。NNT 是 ARR 的倒数。计算方法：$NNT=1/ARR$，进位至更大的整数。本例中与激光相比，IVT 每治疗 4 名（$NNT=1/0.27=3.7\approx4$）患者能多一名患者有显著的视力提高。

在循证医学用于个体患者时，可以先算出该患者治疗前与对照组患者相比的相对危险度（即治疗前预测发生结果事件的基础危险度），以十分位数表示（F），然后以 NNT 除以 F。例如，临床上遇到一个顽固性黄斑持续水肿的患者，根据临床经验和既往资料，该患者治疗效果也许只能达到一般患者效果的一半，则 F=0.5，该治疗的 NNT 为 3.7，则 NNT/F=3.7/0.5=7.4。即对这种类型患者，与激光治疗相比，每治疗 7~8 个人才可能有一个患者会有视力显著提高。

NNT 较为直观，是临床上容易理解的概念，医师和患者都易于接受，可用于治疗方案的比较、与患者沟通及循证决策。

4）风险、风险比：风险（hazard）和风险比（HR）常用于生存分析，其概念在危险（risk）的基础上增加了时间的因素在内。

风险是一个时间点发病率，等于事件发生数除以人数和时间的乘积。风险比则是组间风险的比值，在生存分析中常用 Cox 比例风险模型来估计。由于 HR 将事件发生的时间因素考虑进去，所以一般而言 $OR'<HR'<RR'<1<RR<HR<OR$。

在本例中，由于没有提供每一例受试者终点指标（视力提高与否）的测量时间，所以无法计算 HR。

关于 HR 及其他指标等内容，请参考相关书籍。

（三）治疗效果的估计是否精确

由于研究的对象（如临床试验的受试者），即样本总是所有符合条件的患者中的一部分，不可能让所有符合入选条件的该病患者都进入到该研究，因此总是无法得到某种治疗应用于所有同种类型患者可能的结果。我们所能得到的，是由其中某一部分（具有代表性的）患者样本经过严格的临床试验所提供的对疗效的估计值，即"点估计值"。对于总体真正的疗效值，无法准确获知，但是可以通过统计学方法推断出一个范围。根据所研究样本的结果，可以计算出一个区间，假如研究不存在偏倚且研究样本是总体的随机抽样的话，不断重复试验会有一定的频率可将总体疗效值包括在这个区间里，这个区间就是一定程度置信区间，常用的有 95％CI，界定区间的两个界值点称为置信限（confidence limits）。95％CI 的含义是，如果进行 100 次类似的临床试验，其中有 95 次或 95 次以上的试验的置信区间能将总体的疗效值包括在该区间中，或者说该区间有

95％的概率包括了总体的疗效值。置信区间包含了一定的假设,大致上可以把置信区间当作由于随机误差而导致的对总体参数不确定性的一种估计。

临床试验的样本越大,结果的变异越小,置信区间越窄;样本越小,结果的变异越大,则置信区间越宽。如果两组间的比较效应值的 95％CI 包括了无效值,则两组之间的区别无统计学意义。例如 RR 的 95％CI 为 0.9～1.5,因为该区间包括了 RR 的无效值 1,即在 95％的可信水平上,两组之间有 $RR=1$ 的可能性,如果做统计学检验,$P>0.05$。置信区间建立在概率分布的基础上,与确切概率 P 值等同,但却更为直观,不但能体现假设检验中 $P>0.05$ 或 <0.05 的信息,更能直接显示效应的大小及可能的范围。

一项临床试验将 200 例患者随机分入治疗组和对照组,每组各 100 例,随访结果对照组死亡 20 例,治疗组死亡 15 例。对 RR 的点估计为 0.75,95％CI 为 0.41～1.38,显然该区间估计范围比较大,且包括了无效值 1。虽然 $RR<1$,但由于不能排除抽样误差,无法明确治疗组是否优于对照组。

如果在上述研究中每组病例数为各 1 000 例,而所观察到的病死率与上例中相同,即对照组死亡 200 例(病死率＝200/1 000＝0.20),而治疗组死亡 150 例(病死率＝150/1 000＝0.15)。这时对 RR 值的点估计不变,仍为 0.75,而 95％CI 变为 0.62～0.91。这时候,病死率不变,对点估计没有影响,而随着样本量的扩大,95％CI 明显变窄,且 95％CI 的上限亦未达到 RR 的无效值 1,故而虽然 RR 是相同的,但样本量扩大增加了研究结果的可信度,可以在 $\alpha=0.05$ 的水准上认为治疗有降低病死率的作用。由此可见样本量对研究结果与结论的影响。

(四) 样本的大小

前文已经说过,研究的样本量对于研究结果与结论有很大的影响。在阅读文献时需要关注研究的样本量问题。如果治疗的效应比较大,或者疗效有临床意义,但样本量不够,可能会出现"假阴性"结果;而对于大样本的研究来说,即使疗效出现轻微的改善,或者没有临床意义的改善,但由于样本量比较大,也会出现置信区间窄,$P<0.05$ 这种结果,这时候就要格外关注临床意义和统计学意义的关系。

从研究设计的角度来讲,临床研究应该在开展研究前估计样本量的大小。合适的样本量既有伦理学的考虑,避免资源的消耗和浪费,亦可最大程度上避免假阴性的结果。样本量的计算是基于主要研究结局来进行的。在计划研究的时候,应该有统计学家参与到样本量的计算等方面。

三、将研究结果用于临床患者

将经过严格评价的研究文献中的治疗措施应用于自己的临床患者时,需要考虑以下几个问题。

（一）研究受试者的情况是否与临床患者一致

研究结果是否能用于医师临床上遇到的患者,首先要看研究的受试者情况是否与临床上遇到的患者一致。如果一致的话,当然没有什么问题;如果存在差别,则需要临床医师考虑这个差别有多大,是在重要因素上的差别还是非重要因素上的差别,然后判断是否能应用。如果应用,应该如何调整。

判断研究受试者与临床患者情况是否一致,可以依据该临床试验的入选标准和排除标准,并对照该研究实际招募的受试者的基线情况(规范的临床试验报告均会提供)。如果当前的患者符合该临床试验中某一亚组患者的特点,希望将文中该亚组分析的结果用于该患者,则必须十分慎重。亚组分析本身的把握度不够,存在假阴性的问题。而同时需要注意的是,部分亚组分析中的阳性结果可能是假阳性带来的,特别是当亚组数量多时,假阳性发生的概率大大增加。

（二）文献中的治疗措施是否适于临床患者

如果研究是真实可信、研究结果也是精确而有临床意义的,而且该研究的受试者情况与自己在临床上遇到的患者情况也相符,是否能将其治疗措施应用还要考虑该措施的适用性:如有无开展的条件,包括医疗、护理和其他支持系统、后续随访、抢救、补救能力和条件;患者及家属的价值观如何,他们对疗效和并发症存在哪些顾虑,是否愿意接受该治疗以及费用是否能接受,他们的依从性如何;是否存在相关的伦理问题等。

（三）治疗利弊以及费用如何权衡

假如文献的研究结果可以外推至医师在临床上遇到的患者,其结果指标也具有重要的临床意义,下一个问题就是治疗所能得到的利与弊分析,加上相关费用的分析,做出权衡,将相关信息告知患者,作出决策。

举例来说,如果一个新的治疗能将死亡的危险减少 25%,看上去不错,但是否能用于自己的医疗实践,还要分析考虑。治疗的作用不仅与疗效指标 RR 等有关,也与其所能防止的不良结果事件的危险有关。假设 β 受体阻滞剂能使心肌梗死后死亡的危险减少约 25%,现在来分析 2 例不同的心肌梗死患者。

第一例是一名 40 岁男性,心肌梗死范围小,运动能力正常,无室性心律失常,愿戒烟,并开始运动、减肥、服用阿司匹林。其梗死后第一年死亡的危险可能仅 1%。β 受体阻滞剂使其危险减少至不治疗时的 75%,故绝对危险减少(ARR)0.25% 或 0.002 5。这一绝对危险减少的倒数(等于 1/ARR)等于预防一次事件所需治疗的患者数,在这里是为防止一例低危患者心肌梗死后第一年死亡所需服用 β 受体阻滞剂的病例数,即需要给 1/0.002 5 = 400 名这样的患者使用 β 受体阻滞剂一年才能防止一例心肌梗死。

第二例是老年男性心肌梗死后存活患者,运动耐量降低,频发室早,未戒烟,其出院后第一年死亡危险可高达 10%。对于这一高危患者,25% 的相对危险减少所致的绝对危险减少 2.5% 或 0.025。因此,只需用 β 受体阻滞剂治疗 40 例这样的患者一年就能挽救 1 例患者的生命(1/0.025 = 40)。

这个例子强调治疗决策中的一个关键因素,即未治疗患者发生不良结果事件的危险性大小。如果 RRR 不变,那么未治疗患者发生不良结果事件的危险性越大,则患者从该治疗中的得益越大,为防止一次事件所需治疗的患者数越少。

如果治疗费用很低,使用方便,患者依从性高,又安全,则我们可能会毫不犹豫地治疗 400 例患者去挽救 1 例生命。但事实上,治疗费用常常并不便宜,还会有一定的不良反应。如果这些不良反应作者在文章中已经写明,则读者可以计算 NNT 来估计治疗的相对得益和代价。例如,如果 β 受体阻滞剂使 10% 的患者产生临床上明显的疲劳感,治疗心肌梗死后的低危患者(防止 1 例死亡的 NNT=400),每减少 1 例死亡可造成 40 例患者产生疲劳感。而如果只治疗高危患者,则每减少 1 例死亡会造成 4 例患者产生疲劳感。

在分析利弊之外,还需要进行相关的费用分析,结合患者的意愿和能力,最后做出决策。更多的内容可以参考临床决策相关的文献及书籍。

四、小结

最后,将有关治疗效果文献的严格评价的原则归纳为下述 5 条。

(1) 治疗研究证据是否来源于真正随机对照试验? 随机分组方法是否恰当? 是否采用了随机化隐藏? 是否采用了盲法或客观评价的指标?

(2) 在下结论时,是否包括了所有进入试验的患者? 所观察的治疗期间是否恰当? 试验组和对照组的其他治疗组间是否一致?

(3) 有关研究结果是否全部做了报告?

(4) 是否同时考虑到统计学意义和临床意义? 结果是否精确?

(5) 是否对治疗研究证据的实用性做出评价?

第四节 有关预后研究文献的严格评价和利用原则

一、研究的结果是否真实

(一) 研究样本的代表性

对于预后研究来讲,研究样本的代表性是非常重要的。不同的疾病类型、分期分型、病情轻重、是否有合并疾病以及治疗情况如何等都会影响预后。因此不具有代表性的研究样本就不足以说明疾病的预后情况。同时,应该有清晰、明确的入选和排除标准,明确定义研究人群,说明研究对象是如何招募或者选择出来的。作者应该确定来源人群,对诊断标准以及这些对象是如何被挑选出来的有明确交代。同时还要考虑,按照研究问题和入选标准,还可能有哪些潜在的研究对象未被纳入该研究。例如研究心肌梗死的预后时若采用急诊和住院患者,就遗漏了"静息性"心肌梗死,或者那些因急性大面积心肌梗死死于院外的患者。有时候在病例的收集过程中可能产生一些偏倚，从而歪曲研究结果。例如，从其他医院转诊过来的患者中，重症、不典型或合并症多的患者的比例会比较高，从而增加不良结果事件发生的机会。

阅读预后相关的文献时，还需要关注研究对象是否都是从其病程中一个相似的、定义明确的点上开始随访。对患者进入研究时处于疾病的哪一阶段应有清楚的叙述。比如，疾病的病程常常与最终的不良结果事件有关，因此研究者应该报道病程的长短。同样，所有的研究对象都应从疾病的相似的一点上开始观察，如首次心肌梗死存活后，或新近被诊断为肺癌的患者，或第一次出现肿瘤扩散或转移的患者等。

（二）随访的完整性

理想情况下，关于疾病预后的研究应该对每一例患者都从疾病的某个阶段完整随访至其不可能发生所要研究的临床结果为止。譬如要研究早期肿瘤切除后的复发（临床结果），所有某一阶段以内的早期肿瘤患者应该从肿瘤切除后开始随访，直至其复发或死亡（不可能复发），或者是直到临床判断他已经痊愈，不存在复发可能为止。这里随访的完整性包涵两方面的意思：①随访时间要足够；②随访率要足够。

随访时间必须足够长，才能保证发现所研究的临床结果。例如，早期乳腺癌的复发可发生于首次诊断和治疗后的许多年。随访率高，才能保证获取的关于疾病预后的信息是真实可靠的。研究者应完成对所有研究对象的随访，不过在实际研究中常常难以做到。患者失访可能是因为他（她）已经发生所研究的不良结果事件（如死亡或已经住院）。相反，患者也可能感觉完全恢复健康而不想再来复查。失访者越多，对不良结果事件的估计就越不可靠。

对于失访可能对研究结果的影响，可以通过敏感性分析来粗略估计一下。例如，假定一组特定的高危人群（如老年糖尿病患者）在随访期间有 30% 的患者发生不良结果（如死于心血管病）。如果有 5% 的患者失访，假设失访者全部死于心血管病，则患者的真正病死率可能高至 35%。但是，在一个危险性低得多的患者样本中（如一般状况良好的中年男性），所观察到的不良结果发生率可能是 1%。在这一例子中，如果所有 5% 的失访患者均已死亡，则不良结果事件发生率将为 6%，这一数字与 1% 相比，改变更为显著。这里可以看出，不良结果事件的发生率不一，失访对研究结果的影响程度也有所差别。

另外一种大致的评判标准是 5~20 标准，即失访率<5% 一般可以被接受，而失访率>20% 会严重影响结果的真实性，失访率介于 5%~20% 之间则可能存在一些问题，研究结果的真实性也受到一些影响，需要认真考虑。当然正如前面说的，即使是失访率 5%，有时候也会对研究的结果产生较大的影响。所以对于任何的失访，研究者都应当寻找失访的理由，并对失访者和未失访者的重要的人口学特征和临床特征进行比较（如果有相关数据的话），仔细考虑失访的可能原因，评估失访可能对结果的真实性带来的各种影响。

（三）结局评定的客观性

在研究开始前，研究者必须对不良结局事件提供明确的定义，而且确保在所有研究对象中，这些结局事件都会检测到。有些结局事件客观、易于测定（如死亡），有些却确定需要进行一些判断(如心肌梗死、复发),还有些则需要相当的判断过程,可能有多种判断标准,重复测量的结果也存在一定的变异性(如残疾、生活质量)。因此,研究应该建立和定义每个重要结局的特异性、客观性、可重复的评定标准。但有时候,即使制定了明确的标准,但在判断方面还是存在一些评判者的主观性。如果评判者知道患者的某些临床特征或者预后因素,他就可能更为深入细致地探寻某些感兴趣的结果。为了最大限度地减少偏倚,评判结局事件的研究者应当不知道该患者是否有所研究的预后因素。有些客观、明确、不存在模糊空间的结局事件(如死亡,又称为硬终点)可能受影响不大。但是,对于需要一定主观程度去判断的那些结局变量,需要采用盲法进行确定(如一过性脑缺血和不稳定型心绞痛)。

(四) 预后因素的测量和校正

对预后因素的测量,同样也应该客观、可重复。其测量不可受到结局事件发生与否的影响。除了所研究的预后因素外,对于一些其他重要的预后因素(即混杂因素)应该考虑并测量之。

在比较两组患者的预后时,研究者应考虑到他们的临床特点是否相似,并对所发现的差别进行校正分析。Framingham 研究者报道,风湿性心脏病心房颤动患者的脑卒中发生率为 41/1 000 人年,与非风湿性心脏病心房颤动患者的脑卒中发生率十分相似,但风湿性心脏病患者比非风湿性心脏病患者更年轻。当对患者的年龄、性别和高血压状态等进行校正后,风湿性心脏病心房颤动患者脑卒中的发生率是非风湿性心脏病心房颤动患者的 6 倍。

许多预后研究根据有无某些预后因素将研究对象分为几个队列。比较各组研究结果的差别,可以计算研究因素的相对危险度。例如,Pincus 等对类风湿关节炎队列进行了 15 年随访。根据这些患者的人口学特征、临床特点和功能状态分成几个队列,进行随访。他们发现,有些人口学特征(如年龄和教育程度)和功能状态(如行走时间和日常活动能力)能强烈地预测死亡。

由于治疗也可能改变患者的结果,因此在分析预后因素时也应加以考虑。例如,首次在 Framingham 进行的 Q 波和非 Q 波梗死的预后研究中,研究者对年龄、性别、高血压、心绞痛、充血性心力衰竭和心肌梗死前心脏病史等因素做了校正。但是,他们未曾考虑到阿司匹林和 β 受体阻滞剂使用的差别,而这些药物目前常用于心肌梗死的治疗,并已确认会对患者的死亡有影响。

二、研究的结果是什么

(1) 在一段特定的时间,所研究结果事件发生的可能性有多大。预后研究的结果数据多是在一段时间内发生的结局事件数,对此有 4 种常用的表示方法。

第一,用一个数值来表示结果发生的平均概率或速率(如生存率),作为预后的描述,例如 1 年复发率,3 年生存率,5 年无复发生存率;

第二,中位生存(或其他事件)时间,即研究中 50% 的患者死亡(或其他事件)的时间;

第三,患者的预后可随时间而变化,可用生存曲线来表示,并可比较不同组别、具有不同预后因素人群的生存情况。最常用的为 Kaplan-Meier 生存曲线。在多数临床情况下,结局事件发生的机会随时间而变化;

第四,风险比(*HR*),与相对危险度(*RR*),或比值比(*OR*)相比,*HR* 的定义中包含时间概念,更适于用在与时间有关的预后研究中。基于 Cox 比例风险模型,*HR* 常常用于描述和比较各种预后因素对临床结局的影响。

(2) 研究结局事件发生可能性的精确估计。在确定了研究结果可能性的大小之后,读者应当检查该估计的精确度,最好的办法也是采用置信区间。必须注意的是,在大多数生存曲线中,由于失访、有些患者进入研究较晚从而随访时间短,或是已经出现了结局事件或其他竞争风险因素等原因,随访期后面一段时间的患者数(number at risk)越来越少。这意味着,生存曲线的前一部分精确度较高,表现为曲线左侧部分点上估计值的置信区间较窄,而右侧部分越来越宽。同样,对预后因素的 *HR* 或 *RR* 也可计算置信区间。

由于预后研究主要采用观察性研究设计,不可避免地受到选择偏倚、测量偏倚和各种潜在、未充分校正的混杂因素的影响。如果研究结果提示的效应量比较小,或者置信区间比较宽,都会影响到我们对该结果的信心。

三、研究结果是否有助于当前的患者

(一) 文中研究的患者与临床患者的相似度

研究结果能很好地应用于医师在临床上遇到的患者吗? 这就需要研究者在文中对研究对象进行足够详细的描述,包括他们一些重要的临床特征及其定义,以便临床医师与自己当前的患者进行对照。临床上遇到的患者与研究对象的情况越接近,将其研究结果用于自己的患者就越有把握。

(二) 研究结果是否直接有助于治疗方案的取舍

预后研究常常能为临床的决策提供很好的基础。了解了当前患者的今后情况可能的演变趋势,有助于判断是否应该给予治疗。例如,华法林能明显降低非风湿性心脏病心房颤动患者脑卒中的危险,许多这类患者都有使用指征。但是在一项研究中,"孤立性心房颤动"患者(60 岁以下,无相关的心肺疾病)15 年内脑卒中发生率只有 1.3%。这些患者长期用华法林治疗的危险很可能超过获益,需要比较相关资料和结合临床经验做出决策。

(三) 研究结果是否有助于向患者做出解释

有的预后研究结果并不能提示治疗可发挥什么作用,但这对临床处理患者还是有帮助的。如果一项研究可信、精确,而且其结果适用于当前患者,该研究提示疾病具有良好的预后,则有助于向患者及其家属做出解释,使其放心。譬如研究提示无症状结肠憩室的总体预后良好,通过解释和沟通则可使患者免于焦虑。若是一项可信的研究显示疾病预后不良,就应该根据这些相关信息和数据与患者和家属进行有关不良结果的讨论。

四、小结

最后,将有关预后研究文献的严格评价的原则归纳为下述 7 条。

(1) 观察疾病的预后是否都采用统一的起始点或零点时间? 被研究的对象是否都处于起始队列?

(2) 研究对象是否能代表所研究疾病的目标人群?

(3) 随访时间是否足够? 随访是否完整?

(4) 判断结局是否有客观标准? 是否采用了盲法?

(5) 是否测量了影响预后研究的一些重要因素,并进行了统计学的校正?

(6) 报告预后研究的结果是否完整? 预后指标的数值及其精确度如何?

(7) 研究结果的实用性和临床意义怎样?

第五节　有关病因研究文献的严格评价和利用原则

一、研究的结果是否真实

(1) 是否设立清晰明确的对照组,组间除了所研究的因素之外,其他主要预后因素均相似。在探究病因的研究中,对照的选择对研究结果的可信度影响很大。由于研究设计决定了对照组的选择,因此,先介绍一下病因研究中可能用到的一些基本研究设计。

1) 随机对照试验(RCT):这是一种真正的实验性研究,通过随机分组的方法将研究对象分配至接受可能有害因素的“观察组”和不接受该因素的“对照组”,然后随访这些患者,比较组间发生不良结局的差别。RCT 最大的优点是,各研究组在基线时,无论是在已知还是在未知的预后因素上,其分布均相似。

前文已介绍过疗效评价最佳的研究设计是 RCT。但出于伦理、随访时间、样本量、可行性,以及研究成本等多方面因素考虑,RCT 很少被用于研究可能有害的暴露因素。很多暴露因素的不良结局发生率较低,发生时间也很长,采用 RCT 就非常不经济,也不实际。但如果一项设计完美的 RCT 能证实某一因素与不良结局之间有重要的关系,则其结果更为可信。例如,心律失常抑制试验(cardiac arrhythmia suppression trial, CAST)这项 RCT 证明抗心律失常药恩卡尼、氟卡尼和莫雷西嗪会增加死亡。基于此,这些药物的临床使用就减少了,在用其他抗心律失常药治疗非持续性室性心律失常时,也更为谨慎。

2) 队列研究:在前瞻性研究中,如果无法对研究对象进行随机分组(由于缺乏可行性，或者不符合伦理学原则），研究者需要寻找其他方法来进行研究。在队列研究中，研究者首先要将研究对象分为暴露组和非暴露组患者，然后对他们随访观察，监测结果的发生。

当不良结果的发生率较低时，采用队列研究也比较合适。例如，在非类固醇抗炎药（NSAID）的使用者中，临床上显著的上消化道出血的发生率约为 1.5 次/1 000 暴露人年，而未服 NSAID 者发生率为 1.0 次/1 000 暴露人年。如采用 RCT 来检验 NSAID 能增加出血这一假说，要有足够的把握度以避免假阴性的话，所需的样本量或研究时间非常大——每组约 75 000 人年。这样一项 RCT 将无法实施，但采用队列研究（尤其当资料来自一个较大的管理数据库时）则可以做到。

由于队列研究中的研究对象是经过自我选择（或由医师选择）而成为暴露组或非暴露组的，因此组间在一些重要预后因素方面不会完全相同。为此，研究者应当列出暴露组和非暴露组患者的基线特征，或者证明两组对象具有可比性，或者采用统计学方法对存在的差别进行校正。在 NSAID 暴露与上消化道出血危险增加的联系中，年龄与暴露和消化道出血均有关系，从而成为可能的混杂因素。换言之，由于老年人服用 NSAID 更多，因此难以说明消化道出血增加是由于老龄所致，还是 NSAID 暴露的关系。如果这一混杂因素在暴露组和非暴露组分布不一致，研究者就必须用统计学方法来校正这种不平衡。

即使研究者已经证明暴露组和非暴露组研究对象可能的混杂因素具有可比性，或通过统计学方法对混杂因素进行了校正，两组在结局上的一些差别仍然可能是由未知的或未测量的混杂因素所致。例如，患者所患的疾病需要服用 NSAID，而该病又能使消化道出血的危险增加，所以消化道出血并不是服用 NSAID 的后果。因此，队列研究的论证强度总是低于 RCT。

3）病例对照研究：如果所要研究的不良结局事件的发生率很低，或事件发生所需的时间很长，前瞻性队列研究可能就很困难或很不经济了。研究者可以采用另一种研究方法，即首先收集已经发生所要研究的结果（如某种疾病、需要住院治疗以及死亡）的那些病例，作为病例组。然后，再与病例同源的人群中去选择未发生这类结果的人组成对照组。为了提高统计效能，可以对一些重要的预后因素（如年龄、性别、合并用药）进行匹配。研究者继而回顾性地比较两组对象既往在所研究因素上的暴露频率。这种观察性的设计称为病例对照研究。

有一项病例对照研究证明了孕妇摄入雌二醇和她的女儿在多年后发生阴道腺癌这两者之间存在联系。如果设计一项前瞻性的队列研究来检验这一因果关系，从第一次怀疑两者之间的关系再到研究完成至少需要 20 年时间。而且，由于这种疾病比较罕见，该队列研究所需的样本数量将达数万，涉及母女两代人。而病例对照研究的研究者选择了两组青年女性作为研究对象：一组已有所研究的不良结局（阴道腺癌），为病例组，共 8 例；另一组无腺癌，为对照组，共 32 例。然后，回顾性询问两组受试者母亲孕期雌二醇的暴露情况。与队列研究的情况一样，研究者必须确认两组研究对象在其他重要的危险因素(如宫内 X 线暴露)的分布上保持平衡,或者对不平衡进行校正。研究结果发现宫内雌二醇暴露与阴道腺癌之间有很强的联系,极不可能只是由于偶然机遇所造成($P <$ 0.000 01),这样就无需在 20 年后才得出结论,而且研究仅以 40 例女性作为研究对象。

病例对照研究应该清楚地定义病例,病例应该具有代表性。对照的选择非常关键,更有挑战性,对照是作为普通人群暴露水平的本底参照,理想的对照应该是病例人群的同源人群中非患者的随机样本,因此任何其他来源的对照都要考虑其与理想对照的差别在哪里,对结果可能有什么影响。需特别注意,不合适的对照往往会带来完全错误的结论。暴露因素的测量应该独立于结局情况,尽可能准确、客观,尽量减少回忆偏倚的影响。另外,如同队列研究一样,病例对照研究也容易受到未识别的混杂因素的影响,因此,所得结果的论证强度也是较 RCT 低的。

4) 成组病例分析和病例报告:成组病例分析和病例报告不设立任何比较组,一般不足以作为病因研究的方法。虽然描述性研究偶尔能提示一些非常重要或急迫的联系(如沙利度胺与出生缺陷),但如果根据对这种论证强度低的研究结果就匆忙做出决策,很可能会发生不希望出现的后果。一般来说,临床医师不应根据病例报告来得出因果关系的结论,但可以根据发现的问题向药品与食品监督管理局相关部门和临床研究人员提出,以便进一步研究。

(2) 在进行比较的各组,患者的结局和暴露是否都用同样方法进行测定。在病例对照研究中,暴露的确定是一个关键问题。白血病患者在被问及既往有机溶剂的暴露史时,往往比无白血病的对照组患者更容易回忆得起。或者是由于他们回忆的主动性更强(回忆偏倚),或者是由于调查者在询问时更为仔细(调查者偏倚)。应当注意,研究者是否使用了一些方法(如盲法)来减少这些偏倚。

病例组和对照组的暴露机会也应当相同。据美国的一项报道,家中持有枪支者的开枪杀人危险会增加 2.7 倍,重要的是应当知道对照组是否也有同样的拥有枪支的动机和机会。

对于结局的测定,同样很重要,包括随访的完整性和结局评定的客观性,请参见预后研究文献评价的相关部分。

(3) 因果关系在时间上是否正确。是否暴露在先,结果在后? 例如,有报道称抗抑郁药氟西汀(fluoxetine)会增加自杀倾向。但自杀的念头是产生于服药后,还是因为患者是由于已经呈现了临床情况恶化而服用此药? 相关临床试验的 Meta 分析未能确定两者关系。如果没有时间的先后关系,因果关系也不能确认。

(3) 有无剂量-效应梯度。如果随着暴露因素的剂量(暴露量和暴露时间)的增加,不良结局的发生也增加,可以更有把握地将不良结局归因于该暴露因素。男医师吸烟者死于肺癌的危险与吸烟量呈量效关系:每天吸烟 1~14 支、15~24 支和 25 支以上者的肺癌死亡危险分别比不吸烟者增加 50%、132% 和 220%。更多关于因果关系的判断标准可以参考 Hill 爵士 1965 年提出的 9 条标准(详见第六章)。

二、研究的结果是什么

（一）暴露变量和结果变量的联系强度如何

RR 是表示暴露因素与不良结局之间关系的最常用方法。RR 是将暴露组不良事件的危险度（发生概率）除以非暴露组不良事件的发生概率。$RR>1$ 表示暴露组不良事件的危险性增加，<1 表示减少。例如，在一项评定男性退伍军人非心脏手术后住院病死率的队列研究中，289 例有高血压史者中死亡 23 例，185 例无高血压史者中 3 例死亡。因此，高血压男性死亡的 RR 为 4.9。其意义是，高血压患者死亡的危险是正常血压者的 5 倍左右。

RR 的计算必须有暴露和非暴露的患者组，然后确定各组患者不良结果的发生率。RR 不适用于病例对照研究，因为病例对照研究中的病例和对照者的数量是由研究者选定的，但这些病例是在多大的一个暴露或非暴露人群基数上发生的，并无法知道，故而暴露因素的危险度无法获知。病例对照研究采用的是 OR：病例组有暴露因素和无暴露因素的比数除以对照组的比数（请参见治疗文献评价部分）。

如果同时考虑研究设计和因果关系的强度，当研究设计的论证强度很高（如 RCT）时，我们会把危险度较小的增加（如 $RR=1.2$）解释为代表着真正的有害作用。而当研究设计的论证强度较低时（如队列研究或病例对照研究），则需要有较大的增加幅度（如 $RR=1.8$，$OR=2.0$）才较为可信，因为幅度较小的增加可能是由于研究设计上的缺陷、偏倚、混杂因素等所致。很大的 RR 或 OR 表示很强的联系，即使存在一些混杂因素也往往提示暴露和临床结果之间的联系。

（二）对有害作用危险性估计的精确度如何

如同对治疗效果的评价，读者可以用置信区间来评价对有害作用危险性估计的精确度。所估计的 RR 或 OR 的置信区间下限提供对联系强度的最低估计。反之，如果在一项研究中，研究者未能证实暴露因素和不良结果之间的联系（即"阴性"结果的研究），所估计的 RR 或 OR 的上限告诉读者，尽管这项研究未能显示两者的联系在统计学上具有显著性，但所研究的因素仍然可能有多大的有害作用。

三、研究结果是否有助于当前的患者

（一）文中研究的患者是否适用于当前的患者

如果能够确定病因研究文献是可信的，就应判断是否能将该结果外推至读者自己所诊治的患者。临床上遇到的患者是否与文中所研究的患者具有相似的病情、年龄、种族及其他重要的因素？例如，20 世纪 70 年代研究得出的口服避孕药与血栓性脉管炎的关系可能不再适用于现在，因为目前使用的雌激素剂量、种类或使用方法都已经发生改变。

（二）危险性的大小如何

RR 和 *OR* 并未告诉读者有害作用发生的频度，仅仅告诉我们，与非暴露组相比，暴露组发生不良结果的危险往往会增加或减小，是一个相对的比数。因此，读者需要有一种方法来判断其临床重要性。在前文中已经介绍过 *NNT* 的意义和价值，读者可以使用来自 RCT 或队列研究的资料，进行类似的计算，以确定要造成一次不良结果，必须有多少人暴露于所研究的有害因素。在 CAST 中，安慰剂组和恩卡尼/氟卡尼治疗组 10 个月随访期内病死率分别为 3.0% 和 7.7%。绝对危险增加 4.7%，计算其倒数，得到用恩卡尼或氟卡尼每治疗 21 例这样的患者 1 年，将增加 1 例患者的死亡。在 NSAID 与消化道出血的关系的例子中，2 000 例非暴露组患者中，每年有 2 例发生消化道出血；2 000 例服用 NSAID 的患者中，每年有 3 例消化道出血。因此，如果给 2 000 例患者用 NSAID 治疗，预期会增加一次消化道出血。这样的结果就非常直观，便于理解和决策。

（三）是否应当中止当前患者的暴露变量

在确定暴露因素的有害作用之后，要进一步做出行动决策往往并不容易。在做出临床决策时，至少需要考虑以下三方面的问题：一是该研究的论证强度如何？二是继续让患者暴露于该因素的危险性有多大？三是减少或中止暴露的不利后果是什么？

如果暴露因素产生有害作用的可能性和程度都很大，做出临床决策是简单的。恩卡尼和氟卡尼增加死亡的证据来自 RCT，因此结果是可信的。由于仅仅治疗 21 例患者就会增加 1 例死亡，因此该试验的结果一旦公布，临床医师无疑会在心肌梗死后的患者中停止使用这类抗心律失常药物。

如果有其他可行的方法来避免不良结果的产生，则做出临床决策也比较容易。例如，服用 β 受体阻滞剂治疗高血压可以导致哮喘或使得慢性气道阻塞患者的气道阻力增加而导致呼吸困难，此时可换用其他抗高血压药。即使论证强度弱，但是有其他方法可用，也使临床决策十分明确。

四、小结

最后，将有关病因研究文献的严格评价的原则归纳为下述 6 条。

（1）研究证据是否来自论证强度高的研究设计方案？

（2）暴露组/试验组和对照组的暴露因素（或干预措施）、结局的测量方法是否一致？是否采用盲法？

（3）是否所有的研究对象都完成了所规定的随访期限？随访时间是否足够长？

（4）暴露变量和结局变量联系强度如何？危险度的精确度如何？

（5）研究结果是否符合病因学推论的条件？

（6）病因学及危险因素研究证据是否具有临床意义？

████████████████████████ **复习题** ████████████████████████

1. 对临床研究文献的严格评价主要包括哪些方面：

   A. 真实性、全面性、合理性   B. 重要性、实用性、相关性

   C. 全面性、可行性、不可替代性   D. 真实性、重要性、实用性

   E. 重要性、实用性、不可替代性

2. 一项诊断试验，其敏感度 92%，特异度 96%，以下哪项正确：

   A. 该诊断试验阴性结果似然比是 92%/（1−96%）

   B. 该诊断试验阳性结果似然比是（1−92%）/96%

   C. 该诊断试验能很好地区分患者和非患者

   D. 在非患者中，该诊断试验结果的阳性率为 4%

   E. 该诊断试验的敏感度和特异度都比较高，提示该研究结果真实性好

3. 一项关于某种药物疗效评价的 RCT，治疗组好转率 82%，安慰剂对照组 66%，以下哪项正确：

   A. $RR=（1−82\%）/66\%$

   B. $RD=（（1−82\%）+（1−66\%））/2$

   C. $NNT=1/（82\%−66\%）$

   D. 该项研究提示，这种药物治疗能提高好转率，值得临床推广

   E. 该项研究采用随机对照研究设计，采用了安慰剂作为对照，真实可信，其结果值得临床推广

4. 一项关于视网膜静脉阻塞的自然病程研究，以下哪项正确：

   A. 最佳研究方案是采用病例对照研究设计

   B. 最佳的研究方案是采用随机对照研究设计

   C. 最佳的研究方案是采用队列研究设计

   D. 在入选和排除标准中，应该排除那些病情较轻的患者、有合并症的患者，以得到疾病的真实自然病程结果

   E. 在该疾病的自然病程研究中，应该专注于疾病本身的自然演变，不应该考虑其他因素的影响

5. 关于暴露因素 X 是否导致疾病 Y，以下哪项不正确：

   A. 一般来讲可以观察到 X 先于 Y，而且有剂量反应关系

   B. 可以采用随机对照研究设计回答该问题

   C. 可以采用前瞻性队列研究设计回答该问题

   D. 可以采用回顾性队列研究设计回答该问题

   E. 可以采用横断面研究设计回答该问题

6. 20 世纪，Doll 和 Hill 曾经做了个关于吸烟和肺癌的病例对照研究。研究发现在男性中，肺癌病例有吸烟史的占 99.7%，非癌症疾病的对照该数值为 95.8%，以下哪项

正确：

A. 根据该项研究,在男性中,吸烟者发生肺癌的风险约为非吸烟者的$[(99.7\div 0.3)/(95.8\div 4.2)]=14.6$倍

B. 根据该项研究,在男性中,非吸烟者发生肺癌的风险约为吸烟者的$[(99.7-95.8)/95.8]=0.04$倍

C. 随机、安慰剂对照研究能确立吸烟和肺癌的因果关系,是回答该研究问题的最佳设计

D. 前瞻性队列研究能快速、准确地明确吸烟和肺癌的关系,是回答该研究问题的最佳设计

E. 病例对照研究存在回忆偏倚,不能计算相对危险度(RR),不适合回答该研究问题

参考答案

1. D; **2.** D; **3.** C; **4.** C; **5.** E; **6.** A

(袁源智　陈世耀)

参考文献

1. GREENHALGH T. How to read a paper: the basics of evidence-based medicine and healthcare [M]. New Jersey: John Wiley & Sons, 2019.

2. GUYATT G. Users' guides to the medical literature: essentials of evidence-based clinical practice [M]. New York: McGraw-Hill Education, 2015.

3. MANSOURNIA M A, HERNÁN M A, GREENLAND S. Matched designs and causal diagrams [J]. Int J Epidemiol, 2013, 42(3): 860-869.

4. SCHULZ K, GRIMES D A. Essential concepts in clinical research: randomised controlled trials and observational epidemiology [M]. Amsterdam: Elsevier Health Sciences, 2018.

5. STRAUSS S E. Evidence-based medicine: how to practice and teach EBM [M]. New York: Elsevier/Churchill Livingstone, 2018.

第十八章　临床科研设计计划书、论文和综述的撰写

科学研究是个严谨的过程,临床研究的对象是人,无论从伦理角度还是科学角度,都要求研究遵循先设计好计划、再实施,最后是汇总分析结果、写报告的过程。

科研设计报告(research proposal)或称开题报告是研究计划书的具体形式,如果用于立项申请就是项目(课题)申请书,用于研究生开题就叫开题报告。撰写研究计划书是临床科研工作的第一道程序。为了保证研究选题的必要性、重要性,以及实施计划的科学性和可行性,获得立项(经费支持)和开始实施科研工作之前,研究计划书必须经过专家审阅和评议,完善后方能开始实施。论文的撰写则是临床科研的最后一道程序,是非常重要的一步,它是科研工作的总结,概括了科研工作的过程,报告研究结果和结论,反映科研成果,体现科研水平和价值,因此不是简单地做一篇文章、发一篇论文的问题。查阅文献是研究者了解研究问题相关领域国内外进展的最佳手段。文献综述是作者将某一专题有价值的文献经过系统查询和阅读,对该专题当前知识的概述,能帮助研究者自己及读者确定相关的理论、方法和现有研究的差距,这项工作撰写成文、发表就称为文献综述(literature review)。临床研究者面对医学科学日新月异的发展,文献资料数量呈爆炸式的增长,要跟踪专业领域国内外最新进展,针对性地选择有价值、有意义的研究题目,高质量的综述性文献发挥了十分重要的作用。因此,文献综述还是临床研究选题和立题的必经之路。

第一节　临床研究计划书的撰写

科研设计报告或称开题报告是临床科研工作的第一道工序,是保证临床科研设计科学、工作顺利开展和取得成功的必要条件。那种认为不需要撰写临床科研设计报告书即可以做好临床科研,或认为临床科研是根据数据分析结果写论文的看法都是不正确的。在申请科研基金之前,都必须撰写完整的临床科研设计报告,也称课题申请书。无论是研究生的研究课题或科研基金会的投标课题所书写的临床科研设计报告都必须经过同行专家的评议,综合意见进行完善,使实施前设计计划书的科学性、可行性达到最佳。

无论是国家级重大专项、国家自然科学基金，还是省部级基金，亦或是一项研究生的小课题，科研计划书逻辑都由以下几部分构成：为什么做该研究（立题背景、立题依据、研究的意义、研究的创新性）；该研究解决什么问题（科学问题、研究目的）；怎样实施（研究设计方案与技术路线）；可行性如何（工作条件、工作基础、可行性分析）；为什么是你（个人简介、研究经历）；需要多少经费支持（经费预算、预算说明）。其中决定课题能够立项的首要标准是研究问题是否重要。各种基金的专家同行评审也是从上述的逻辑来评判一份申请书，在众多的申请书中选出优胜者进行资助。例如，国家自然科学基金医学科学部评审时要求重点评价以下指标：①科学意义和应用前景，着重评议项目的研究价值；②学术思想的创新性；③研究内容是否合适，研究重点是否突出，所选择的关键问题是否准确；④总体研究方案是否合理，是否可行；⑤项目组成员的研究能力、研究基础、人员组成、实验条件。

临床科研设计报告的撰写要符合投标的要求。一份完整的临床科研设计报告书应包括：立项依据、研究目的、科研假设、设计方案、研究对象、样本大小计算、干预措施、研究因素和研究方法、资料收集和分析、研究质量控制、创新点、预期结果、前期研究基础（预试验）、时间进度、申请人介绍、经费预算等内容，最后撰写设计书的摘要。以下将一一进行讨论。

一、立项依据或研究的背景资料

立项依据应提供课题的背景资料（research background）。这是临床科研设计报告书中的最重要部分，是它的灵魂，占据篇幅较大。书写之前要查阅大量的文献资料，须详尽掌握近年来国内外该研究领域的信息和研究动向，确保研究题目是最新的、没有过多重复的、有研究价值的。通过描述，要用重要的准确的文献体现申请者拟从事的研究题目的重要性、必要性和先进性。

首先，必须阐明所研究的疾病是否是常见病、多发病、危害人民健康较大的疾病，这是说明选题重要性的理由之一。可通过引用最新的权威资料将所研究疾病的疾病负担阐述清楚。例如《全球疾病负担和危险因素》（*Global Burden of Disease and Risk Factors*）、《慢性病经济负担》（*The Economic Burden of Chronic Disease*）、世界银行编制的世界发展年度报告等，计算所损失的伤残调整寿命年（DALYs），被研究疾病占所有疾病负担第几位。

第二，要阐明该病的研究现状、国内外的研究动向、尚存在什么问题，依此体现所研究的课题是否具有国际先进水平或是国内领先水平，所研究的课题和该病研究国内外进展、亟需回答的问题有何联系，是解决这些问题中哪些具体问题。不要泛泛而谈该研究领域的背景资料，应该结合你自己的研究课题，介绍与你的课题相关的背景内容。

第三，必须讲清楚所研究课题的意义，讲清所研究的临床问题是什么？是有关诊断方法、治疗方法、病因研究还是预后的研究？目前的认识如何？国内外对该问题研究的深度和广度怎样？哪些方面已获得结论，哪些方面尚有争议，有待于进一步研究。本课题主要是解决哪方面的问题？这些问题的解决对临床上有何理论方面和实践方面的意义和价值？有何经济效益和社会效益？如果已有一定的科研假设，应当详细描写假设的科学依据。例如，临床治疗性研究，按照《赫尔辛基宣言》必须有动物试验证实有效、安全才能用于人体试验，有这方面足够的文献证据。任何临床研究都以不能损害患者为原则。要有足够的应用于人体治疗的生物学依据，包括药代动力学资料等。如已有其他的临床研究，必须写明这种治疗方法的临床意义如何，将下列指标的计算情况写在立题依据中：①相对危险降低率，通常要在25%～50%或50%以上才能认为有临床意义；②绝对危险降低率，其值越大，临床意义也越大；③为了挽救一个患者免于发生严重的临床事件，需要治疗具有发生此类危险性患者的总人数（NNT），可用这3个指标来衡量这种治疗方法的临床意义如何，此外，还应当包括临床经济价值如何，从而说明该治疗方法有无研究价值。

总之，在立项依据这部分必须将该课题研究的重要性、理论意义和实践意义及处于国际和国内的水平讲清楚，使评审专家了解该课题研究的必要性、重要性和先进性。

二、研究目的

申请者必须将研究目的用最简洁、最明确的文字列出。例如"调查再生障碍性贫血的发病率""比较三种铁剂治疗缺铁性贫血的疗效和不良反应""评价血清转铁蛋白受体用于铁缺乏症诊断的准确性价值"。一项研究可以有主要研究目的和次要研究目的，并逐一列项写清楚。研究目的不宜过多，一般为1～2个，不宜超过3个。主要研究目的决定了研究的设计方案。

三、科研假设

科研的过程就是论证科研假设的过程，因此科研设计报告中科研假设（research hypothesis）的撰写非常重要。研究假设也就是拟回答的关键科学问题，是将临床问题转化为科学问题的表达。可以用最简短的1～2句话表达，如"研究雷公藤多苷治疗成人晚发自身免疫性糖尿病的疗效，观察治疗前后C肽差值有无变化""PNPLA3 基因遗传变异与儿童非酒精性脂肪肝的关系"等。通过准确、清晰的科学假设的描述，为研究设计方案的选择奠定基础。例如，研究目的属于危险因素研究，可采用的研究设计方案首选队列研究，还可以采用病例对照研究，可以是前瞻性的，也可以利用既往的病例资源来开展。又如，回答不同治疗的临床治疗效果的比较问题，首选随机对照试验，也可能受条件所限开展前瞻性的非随机对照试验，还有可能利用既往病例资源开展回顾性的效果比较研究。这些设计方案的因果论证强度不同，需要的研究条件和资源也不同，取得证据的质量也会存在差别。研究者会根据研究目的和目标，充分考虑和权衡该研究设计的科学性和可行性，做出最好的判断和决定。

四、设计方案

根据研究目的，目前广为接受的临床研究分类有危险因素研究、诊断准确性研究、治疗效果研究、预后研究和大宗病例报道。最后一种类型属于纯描述性的研究，而前四种研究都需要有对照组，需要通过推断统计学的方法来进行分析。尽管一项研究可能回答不止一个科学问题，但是整个研究的设计框架是基于首要研究目的和核心假设的要素来开展，依此来指定具体的技术路线。

在许多申请书模板中，研究设计方案和技术路线使用一个共同的标题，这是研究设计计划书的方法学部分，是研究质量保证的重要体现。同一个研究目的有不同的设计方案可以选择，每种方案影响内部真实性和外部真实性的因素均不同，因此需要明确表述所选的设计类型。例如，治疗效果研究如果决定采用随机对照试验，那么影响随机误差、偏倚、外推性的因素在研究对象选择、样本量计算、收集数据、统计分析及方法学讨论所涉及的重点都不同，判断标准也不同。如果不能清晰表述研究涉及方案，评审者对研究方案优劣的判断就失去了依据。

设计实施方案（design）和技术路线主要包括 PICOS，即研究对象（patients）、暴露或干预因素（intervention）、对照组（control）、研究的结局指标（outcomes）、设计方案（study design）。例如，非随机治疗效果研究的实施方案具体还会包括研究地点、研究对象纳入排除标准、医学伦理、样本量计算、干预组和对照组处理方法、主要结局指标和次要观察指标、基线资料指标、数据管理和统计分析计划与方法。如果采用随机对照试验，那么在方法学描述上又会有进一步的要求，包括随机分组的设计方案与实施、分配隐藏、盲法；对于随访、脱落、干预偏离等处理措施，除了描述首要解决指标的统计分析方法，还要描述统计分析的策略（ITT 还是 PA 分析）。例如，针对不同研究设计类型的研究论文报告有国际报告规范，尽管是用于论文撰写的规范，但是要求研究者熟知这些规范的原理和要求，在研究设计阶段加以重复考虑，才能保证论文撰写阶段能够顺利完成论文规范的要求，例如论文报告清单和研究对象流程图。是占整个标书篇幅最大的部分，要求符合研究设计的逻辑原理，详细、可执行。一张简明扼要的技术路线图、关键技术和可行性分析能进一步突出设计方案的要点和特色。

国际 Equator network 发布了各种健康研究设计和论文报告规范共 485 种，其中包括有关临床试验以及 Meta 分析等研究实施方案撰写的规范 19 种。其中常用的类型已有中文翻译版和更新翻译版以及解读。

以随机对照试验为例，以下列举了实施方案撰写规范（SPIRIT）（表 18-1）和论文报告规范（CONSORT）的报告清单中文翻译版（表 18-2），供对比和参考。

表 18-1 SPIRIT 2013 条目清单：临床试验方案及相关文件发表条目建议

主题	序号	条目说明
题目	1	包括试验设计、研究人群和干预措施等，最好包括试验首字母组成的缩略词
试验注册	2a	试验注册号和注册名称；如果尚未注册，应提供计划注册的名称
	2b	WHO 试验注册的所有项目
方案版本	3	日期和版本标识
资助经费	4	试验经费、物品，其他资助的来源和类型
角色和职责	5a	试验参与者的姓名、单位及其职责
	5b	申办者的姓名和联系方式
	5c	申办者和资助者在试验设计、数据收集、方案管理、数据分析判读、撰写报告和文章发表过程中所承担的任务，谁对以上过程具有最终决定权
	5d	说明研究设置的协调、指导、终点裁定、数据管理或其他监管机构，表明其组成、任务和责任（参见 21a）
研究背景和原理	6a	提出研究问题及其必要性，包括既往研究（已发表和未发表的）结论汇总及其利弊评价
	6b	如何选择对照
研究目标	7	研究假设或目标
试验设计	8	试验类型（如平行组、交叉、析因、单一组等）、分配比例、试验构架（如优效、等效、非劣效或探索性研究）
研究现场	9	研究地点和背景，包括国家及场所（如社区诊所、大学医院）
纳入标准	10	受试对象的纳入和排除标准；如必要可说明研究单位或个人的专业资质水平
干预措施	11a	受试者的详细干预措施（时间点和具体方法）
	11b	或可预计的受试者中途退出（如不良反应、受试对象要求、病情改善/加重）导致的干预措施的修改
	11c	说明提高和监督方案依从性的措施（如药片的回收，实验室检查等）
	11d	试验过程中允许或禁止的相关护理和治疗措施
结局指标	12	主要和次要结局指标，指标可以是直接测量的（如收缩压）；也可以是分析测量的（如基于基线的变化、试验的终点值、发生事件的时间）；数据表达方法（如中位数、率）；发生每种效应的时间点。强烈建议对涉及的有效性和安全性指标进行临床相关的解释
流程图	13	强烈建议以流程图体现受试者筛选、入组、干预和随访的全过程
样本量	14	基于临床假设和统计假设的所需样本量及其理由
募集研究对象	15	募集受试者的方法
分配序列产生	16a	产生分配序列的方法（如计算机随机）及分层因素
分配隐藏	16b	分配顺序的实施方法（如中心电话、序列编号、不透光密封信封等）和干预实施前隐藏序列的方法
实施方法	16c	明确产生分配序列、募集受试者、分配干预措施的人员
盲法	17a	对谁采用盲法（如受试者、实施干预者、结局测量者、数据分析者）和如何实施盲法

(续表)

主题	序号	条 目 说 明
	17b	何时揭盲和揭盲的程序
数据收集	18a	收集基线资料、结局指标和其他试验数据的方法,如何保障数据质量的措施
	18b	避免退出和完成随访的方法,对中途退出者结局指标的处理方法
数据管理	19	数据录入、编码及保存方法,提高数据质量的措施(如双人录入、数值的范围核查)
统计方法	20a	分析主要和次要结局指标方法
	20b	附加分析的统计方法(如亚组分析和校正分析)
	20c	违背试验方案者(退出、失访或未完成完整的试验方案)的相关分析(如意向性分析),处理缺失数据的方法(如多重填补)
数据质量控制	21a	数据监管人员的组成、职责及工作流程;是否独立于申办者和有利益冲突。若遇到试验方案未尽事宜,应说明如何解决
	21b	中期分析和终止方案的说明,包括谁能获得中期结果和谁能终止临床试验
不良事件	22	收集、评估、报告、处理不良事件和其他非预期效果的方法
稽查	23	稽查的频率和程序,是否独立于研究者和申办者
伦理批准	24	取得相关审查或伦理委员会同意
方案修改	25	研究者、相关审查或伦理委员会、受试者、试验注册者、期刊社、监管者修改方案的说明(如改变纳入标准、结局指标、统计分析)
知情同意	26a	受试者或其授权代理人或监护人对研究方案的知情同意(参见条目32)
	26b	收集和使用受试者信息和生物学样本进行其他研究需征得额外知情同意
保密	27	如何收集、共享和保存潜在的或入组的受试者个人信息,确保个人隐私得到保护
利益声明	28	各研究单位主要研究者的资金来源和利益声明
数据获取	29	明确哪些人能获得最终数据,并说明研究者获得数据的限定条件
附加的和试验后补充说明	30	对附加的和试验后的相关补充说明,对发生不良事件受试者的补偿
结果的发布	31a	研究者和申办者向受试者、保健专业人员、公众和其他有关组织反馈试验结果的方法(如通过发表文章来报告研究结果,或其他的数据共享方式),发表文章的限制条件
	31b	作者的资质限定和请专业作者进行写作
	31c	公众获得完整试验方案、受试者数据和统计分析程序代码的方法
附录		
知情同意书	32	知情同意书及其他相关材料的范本
生物样本	33	如何收集、分离和保存生物学样本以用于本研究或其他研究的基因或分子检测

表 18‑2 随机临床试验论文报告清单

论文章节/主题	条目号	对照检查的条目	报告页码
文题和摘要			
	1a	文题能识别是随机临床试验	_____
	1b	结构式摘要，包括试验设计、方法、结果、结论几个部分	_____
引言			
背景和目的	2a	科学背景和对试验理由的解释	_____
	2b	具体目的和假设	_____
方法			
试验设计	3a	描述试验设计（诸如平行设计、析因设计），包括受试者分配入各组的比例	_____
	3b	试验开始后对试验方法所作的重要改变（如合格受试者的挑选标准），并说明原因	_____
受试者	4a	受试者合格标准	_____
	4b	资料收集的场所和地点	_____
干预措施	5	详细描述各组干预措施的细节以使他人能够重复，包括它们实际上是在何时、如何实施的	_____
结局指标	6a	完整而确切地说明预先设定的主要和次要结局指标，包括它们是在何时、如何测评的	_____
	6b	试验开始后对结局指标是否有任何更改，并说明原因	_____
样本量	7a	如何确定样本量	_____
	7b	必要时，解释中期分析和试验中止原则	_____
随机方法			
序列的产生	8a	产生随机分配序列的方法	_____
	8b	随机方法的类型，任何限定的细节（如怎样分区组和各区组样本多少）	_____
分配隐藏机制	9	用于执行随机分配序列的机制（例如按序编码的封藏法），描述干预措施分配之前为隐藏序列号所采取的步骤	_____
实施	10	谁产生随机分配序列，谁招募受试者，谁给受试者分配干预措施	_____
盲法	11a	如果实施了盲法，分配干预措施之后对谁设盲（例如受试者、医护提供者、结局评估者），以及盲法是如何实施的	_____
	11b	如有必要，描述干预措施的相似之处	_____
统计学方法	12a	用于比较各组主要和次要结局指标的统计学方法	_____
	12b	附加分析的方法，诸如亚组分析和校正分析	_____
结果			
受试者流程（极力推荐使用流程图）	13a	随机分配到各组的受试者例数，接受已分配治疗的例数，以及纳入主要结局分析的例数	_____
	13b	随机分组后，各组脱落和被剔除的例数，并说明原因	_____

（续表）

论文章节/主题	条目号	对照检查的条目	报告页码
招募受试者	14a	招募期和随访时间的长短，并说明具体日期	＿＿＿＿
	14b	为什么试验中断或停止	＿＿＿＿
基线资料	15	用一张表格列出每一组受试者的基线数据，包括人口学资料和临床特征	＿＿＿＿
纳入分析的例数	16	各组纳入每一种分析的受试者数目（分母），以及是否按最初的分组分析	＿＿＿＿
结局和估计值	17a	各组每一项主要和次要结局指标的结果，效应估计值及其精确性（如95% CI）	＿＿＿＿
	17b	对于二分类结局，建议同时提供相对效应值和绝对效应值	＿＿＿＿
辅助分析	18	所做的其他分析的结果，包括亚组分析和校正分析，指出哪些是预先设定的分析，哪些是新尝试的分析	＿＿＿＿
危害	19	各组出现的所有严重危害或意外效果	＿＿＿＿
讨论			
局限性	20	试验的局限性，报告潜在偏倚和不精确的原因，以及出现多种分析结果的原因（如果有这种情况的话）	＿＿＿＿
可推广性	21	试验结果被推广的可能性（外部可靠性，实用性）	＿＿＿＿
解释	22	与结果相对应的解释，权衡试验结果的利弊，并且考虑其他相关证据	＿＿＿＿
其他信息			
试验注册	23	临床试验注册号和注册机构名称	＿＿＿＿
试验方案	24	如果有的话，在哪里可以获取完整的试验方案	＿＿＿＿
资助	25	资助和其他支持（如提供药品）的来源，提供资助者所起的作用	＿＿＿＿

在临床研究的实施方案中，PICOS 几个要素直接影响研究的内部真实性和外部真实性。相关的描述除了提供"如何操作"的信息，更重要地，各个环节的操作方法都存在导致各种偏倚的可能。因此撰写实施方案时除了说明"如何操作"，还要要带着"这样做是否可能导致偏倚、如何防止偏倚"的思考。

（一）研究对象

研究对象的选择既可能产生选择性偏倚，也会影响研究结论的外推性。因此课题研究设计报告必须写明目标人群（定义）、样本人群、纳入标准和排除标准，还需要写明具体纳入对象的场所。患者来源于三级医院还是基层医疗机构，或是来自社区人群？是从门诊纳入还是从住院患者中纳入？不同场所的人群所具备的临床特征是有区别的。在这些场所，患者是怎样选入作为研究对象的？是连续样本或是随机样本，还是缺乏设计，为了方便通过什么途径随便选择的研究对象，是否选用志愿者？入选患者的诊断标准是什么，是公认的标准或自己制订的？剔除标准是什么？对入选的标准要做具体规定，包括性别、年龄、民族及一般临床特征。如设对照组，则须描写对照组的来源和条件。如采用随机方法分组，则要详细说明随机化的具体方法，是简单随机化、区组随机化还是分层随机化，是应用随机数字表还是计算机产生的随机数字？如何执行随机方法？如何进行随机方法的隐藏？如采用配对方法来平衡观察组和对照组非处理因素，则必须说明配对条件和比例。若是人群中的抽样调查，则要描写该人群的人口资料，抽样人群占整个人群的比例等。最后，尚须叙述为减少选择对象时的偏倚所采取的各项措施。

几乎所有的研究论文报告规范都强烈推荐研究结果部分首先提供研究对象纳入流程图。提供关键的数字，读者可以依此判断最终纳入分析的研究样本的偏倚和代表性。

（二）样本量的确定

正确计算样本量是临床科研设计中的一个重要问题。保证足够的样本量是临床研究核心假设检验结论正确的重要保证，即确保无论得到阳性结论还是阴性结论，所犯假阳性错误和假阴性错误的概率都控制在较低水平。若样本量过少，可能导致假阳性结果，也可能因为检验效能低导致假阴性结果，影响结论正确性。若样本量过大，超过科学回答问题所需的最小样本量，除了存在伦理问题外，会增加临床研究的困难，造成不必要的人力、物力、时间和经济上的浪费。样本量计算就是要在保证科研结论具有一定可靠性的条件下，确定最小观察例数。

样本量计算与核心假设密切相关。所采用的公式与对比组间需要比较的指标的数据类型直接相关。样本大小的估计取决于下列因素：①第Ⅰ类错误概率 α，也就是假设检验水准，有单侧与双侧之分，α 越小所需样本越大，一般取 $\alpha=0.05$ 为宜，涉及多重比较的问题有时需要降低 α 水准。非劣效的随机对照试验需要设定单侧 α 水准。②第Ⅱ类错误出现的概率 β，$1-\beta$ 即为检验效能——把握度（power），β 为单侧，是证实备择假设 H1 正确的能力，一般 β 定为 0.1 或 0.2，β 值越小，检验效能越大，所需样本数量也越大。③允许误差 δ 或均数差值。是不同研究所需样本量不同最根本的原因，也是与核心假设直接相关的参数，反映研究效应的大小。如疗效比较研究的主要结局，探讨关联研究的关联指标值大小等，是对研究结果的准确预期，也是样本量计算中技术含量最高、最难的部分。预期效应大小首选通过预试验来确定，还可以参考最相关的文献报道结果。估计过大，可能导致样本量计算结果低于实际需要，导致研究结论，尤其是阴性结论缺乏足够的效能。研究者与统计学专家充分沟通确定。④总体标准差或总体率 π，计算样本量的结局指标的数据变异度程度。可以来自预试验数据或是参考最相近的文献，亦可做合理的假设。若是连续变量，需要该结局指标测量的方差或者标准差反映数据离散程度。⑤前瞻性研究的预期失访率、脱失率。研究所需样本量会根据计算结果，结合脱失率做一定的向上浮动。根据研究目和对象，通常预期低于 20%。某些基于患者的临床试验也可能要求控制在 10% 甚至 5% 以内。考虑过大的脱失率只能证明研究团队对研究的控制能力不足。

不能简单地把样本量的计算理解为给实施方案提供一个工作量的目标，他是研究内部真实性的重要保证，每项研究都需要根据核心假设确定各重要参数，具体案例具体分析,科学计划所需样本量。样本量计算没失误不代表没问题。在实施过程中努力保证减少脱失和失败,保证最终进入分析的实际有效样本量不低于样本量计算所需的最小样本量。研究对象流程图的重要目的之一就是显示最终进入分析的样本量。

（三）干预方法

在治疗效果研究中,需要详细介绍研究中需要比较的干预措施,实验组和对照组的干预措施都需要详细说明,提供足够的信息。如干预措施为某种药物治疗,药物的名称不仅要写出化学名,还要写出商品名,是何药厂产品,批号多少,有些中药还要写出产地。干预措施为治疗方案,如剂量、疗程、用药途径、注意事项及干预过程的剂量调整方案等都必须明确规定。治疗前的条件也要明文规定,如需要停用有影响的其他药物要多少时间才可进入试验等。在干预过程中遇到不良反应如何处理,以保证试验顺利进行。在什么情况下停止试验也要写清楚,以便于执行。如用安慰剂对照,需要介绍安慰剂的制备情况,如何保证和研究药物一样,包括外形及味道等。采用盲法要讲清是单盲或双盲,如何保证盲法的实施。

介绍干预方法时还需要介绍在干预试验过程中如何提高研究对象的依从性,如何衡量依从性,采用什么测定方法衡量依从性等。需要注意的是,常常有治疗试验除了测试治疗以外,还有基础治疗,即使两个对比组都是用同样的基础治疗,也需要对基础治疗的方案加以说明,或提供所遵照指南的出处。标准是提供足够的信息以便其他研究者重复。

（四）研究因素的测量

这里包含不同临床研究设计中的暴露因素、结局因素以及协变量、混杂因素等。研究者需要明确研究因素及选择该因素的理由,测量的方法、频率、记录方法及如何判断结果。如果该研究因素是实验室检测项目,应详细描写生物样本采集时间、方法、分离保存运输等方法条件、实验方法,包括所使用仪器的型号、出厂号及地址,试剂的全称、商品名、生产厂家,以及试剂如何应用,多少剂量,实验操作程序。如果系成熟的方法,可引用出处,简化描述;如果研究者创造的或修改过的,应写明操作步骤。如果研究变量是暴露因素或危险因素,应写明这些研究因素的定义,如"吸烟"是采用 Doll 与 Hill 的标准,"月经过多"是采用自订的依据月经周期长短、持续时间、是否有血块、应用卫生巾数量综合制订的标准,对这些研究因素应采用公认的定义。此外,还必须写明如何提高观察指标的真实度和可靠度,是否采用盲法判断结果,是否有质控措施。

临床研究优先选择具有明确临床意义的终点指标,客观指标较主观测量的指标更具有说服力。终点指标应该采用公认的判断标准,如治愈、缓解、有效或生存率等都必须写出具体判断标准。一些中间指标,如心律失常的减少、血脂、血压的降低,并不能替代终点指标如心血管疾病的发生或脑卒中等,选择时要慎重。一项治疗性研究可以有首要结局指标,样本量计算的依据,也可以有多个次要结局指标,一般不要求样本量计算。

例如,研究来那度胺作为多发性骨髓瘤自身造血干细胞移植后维持治疗的效果,主要观察指标为 PFS,次要观察指标为反应率、EFS、OS。PFS 定义为从随机化开始到疾病进展或任何原因的死亡；EFS 定义为从随机化开始到疾病进展、发生第二原发肿瘤或任何原因的死亡；OS 定义为从随机化开始到任何原因的死亡。

临床研究测量的过程就是采集数据的过程，是信息偏倚发生的重要来源，在研究中应当通过采用最佳测量、质量控制、标准化等方法尽量控制。

（五）数据管理和统计分析

研究实施方案应当制定与研究内容高度统一的数据采集计划和记录原始数据的工具——病例报告表（CRF）。得益于电子病例等医疗信息化平台，研究部分客观数据可以从系统中批量获取，如实验室检测数据、生命体征检测数据等。数据管理和统计分析计划（SAP）需要统计团队与临床团队共同制定计划，由统计团队负责撰写计划成文。在科研计划书后应附有该课题研究所用的调查表和 CFR，并且需附有填写这些调查表的须知及计算机编码的说明。

临床研究的 SAP 可以包含样本量计算的说明，以及主要目的和次要目的的全套分析计划，具体某个目的所使用的统计学方法、调整的协变量、效应变量的报告形式、显著性判断标准、所采用的统计学软件及版本号、出版商。敏感性分析、亚组分析及偏倚分析所采用的具体方法。

事先制定的 SAP 是高质量临床研究的要求。国际权威杂志要求随机对照试验研究报告在投稿时提供 SAP，或者是在研究现场结束前（数据库锁库前）上传到临床试验注册网站公布。其他类型临床研究也鼓励提前制定 SAP。这样能够确保研究设计在实施中不走样，防止统计师选择性报告结果，以及防止数据分析过程中的偏倚。

五、质量控制

临床研究设计好是质量保证的前提。此外，还需要在实施过程中全程加强质量控制。克服各种可能的偏倚，严格按照计划书的方案实施。使研究设计阶段为确保研究科学性所设计的各种方法要点得到保证。要做到这一点，需要研究条件、研究团队的保证。

六、预期结果

科研设计报告书中应阐明预期的研究结果。当课题完成后获得的研究结果和预期结果不相同，则须分析其原因。预期结果除了包括实验结果外，还包括能获得的经济效益和社会效益。

七、前期研究基础或预试验

这方面内容包括前期研究、已发表的相关论文和工作条件。

科研设计能否获得预期结果，在书写科研设计报告时是难以预测的。因此，为保证科研工作能按要求顺利进行,有必要安排一个预试验(pilot study)。预试验是采用少量研究样本,按照设计报告书上所规定的要求进行操作,以发现设计报告书上制订的各种实施项目是否切合实际,核实样本的估计是否合适等。经过预试验发现问题,然后再来修改科研设计报告,使之更切合实际。对科研设计报告书上预试验一项,要详细介绍已经取得的成果、存在的问题、希望解决哪些困难,准备采用什么具体措施来解决这些问题和困难。

如果已经有相关的论文被发表,一定要列出并做简单介绍,放上重要的图表,使评阅人认可前期工作,并认为研究设计内容可以正确实施和获得可靠的预期结果。

八、管理和时间安排

在科研计划中,对主要科研人员职责,尤其是项目负责人的职责必须明文规定。对收集与管理资料、记录科研试验日志等均应有明确的分工。如果系协作课题,则协作部门应订立科研协作合同书,写明各自在科研实施中的任务、课题进展中各自的职责、成果的享有及论文发表排名次问题等,以保证科研工作顺利执行。在科研的内容、方法、指标明确后,可根据工作量大小来安排总进度和年度计划进度、阶段小结时间和总结的时间等,以便主管部门检查。

九、经费预算

科研经费是进行科研工作必不可少的条件,我国是发展中国家,各种科研基金经费都有限,往往不足以购置较多大型的仪器设备。科研基金往往资助给那些有条件的单位,因此申报时需要写明申请科研经费单位现有仪器设备,特别是课题所需的各种仪器设备。国家自然科学基金会要求的经费预算(budget)项目包括:①科研业务费,包括收集资料、统计分析和参加学术会议交流等支出;②实验材料费,包括试剂、购买动物和检验费等;③仪器设备费,只允许添置小型仪器及一些消耗品;④实验室改装费,为完成本课题实验室要做某些改装所花费的费用;⑤协作费,与外单位或本单位其他实验室协作需要支付的协作费;⑥劳务费,给直接参与实验的人员、研究生的费用;⑦管理费,院校科研管理部门所要提取的科研管理费。

十、申请人简介

介绍课题申请人和主要成员的教育经历、研究工作经历、主要论著、学术奖励、课题和成果等,重点强调科研工作经历和成果,已发表的论文和 SCI 收录情况,本课题中负责的工作。让评阅者评议后认为申请人有强大的组织能力和科研能力,课题成员小组有能力完成课题,获得预期结果。

十一、设计书摘要

科研项目申请书要求撰写摘要，并有字数限定，如国家自然科学基金项目的摘要要求少于 400 字符。虽然摘要安排在标书的最前面，但在完成整个标书撰写后写摘要是一个明智的做法。摘要需要包括背景、目的、设计方案主要关键技术或方法，预期结果以及研究意义和价值。摘要需要高度凝练。

最后，撰写申请书前需要仔细阅读课题申请指南，看清具体要求，做到形式上符合规范。

第二节 | 临床研究论文的撰写

论文是临床研究工作的总结、研究过程的描述和研究结果的报告，是对提出的科学问题、通过列举论据、陈述结论的总结报告。读者通过阅读该论文，不但获得研究内容和研究结论，还能通过方法学和详实的数据了解研究结论的正确性、外推性，有时还可以学到研究方法。因此研究论文是科学的论证文章，要清晰的逻辑、有结论和论据。当然，一篇好的论文是建立在良好的科研工作基础上的，没有好的选题，研究论文很难引起关注；没有严谨的科研设计和研究数据支撑，结论经不起讨论。仅靠华丽的辞藻，无法成就一篇好文章。然而，有科学要素支撑，没有科学、清晰、有逻辑的表达，也无法成就高质量的研究论文。因此，国际论文报告规范也由此产生，即按照规范达到论文报告科学性的基本要求。

一般论著性文章字数不超过 4 000 字（不包括图表和参考文献），英文论文通常在 3 000～4 000 字。医学论文的基本格式，包括题目、摘要、前言、材料和方法、结果（图和表）、讨论、致谢、参考文献。由于采用的研究设计类型不同，对于论文每部分的报告要点也有不同的要求。

一、医学论文基本格式

（一）题目和作者

论文的题目必须醒目、简单、扼要，一目了然，字数不能太多，以 20 个汉字以内为宜，并且标题的表达方式要能吸引读者，同时文题要相符，题目不能太大超越了文章的内容。标题应当尽可能避免使用缩写，可以有副标题，常用来提示研究设计类型。如果国际论文报告规范中，随机化对照研究、诊断准确性研究、Meta 分析或者系统综述类型的文章通常要求在题目中出现，常附在主标题之后，如"SGLT2 抑制剂达格列净对慢性肾病非糖尿病患者蛋白尿的影响：一项随机、双盲、交叉试验"。

作者姓名在文题下按序排列,作者单位名称及邮政编码脚注于首页左下方。科学论文的署名应遵循学术界的规范,例如 ICMJE 规范规定,署名作者应是对研究和文章有以下明确贡献的:①参与选题与设计,或参与资料的分析和解释者;②执笔撰写或修改论文中关键性的理论或其他主要内容者;③能对编辑部的修改意见进行核修,在学术界进行答辩,并最终同意该文发表者。仅参与获得资金或收集资料及对科研小组进行一般管理的人员不宜列为作者,对这些人员的贡献应列入致谢部分。作者署名的排列顺序,依其贡献大小决定,对上述 3 条作者条件的规定,凡署名的作者均必须具备,对文章中各主要结论,至少有一位作者负责,也就是通讯作者。集体署名文章必须注明对该文负责的关键人物或执笔人。

(二) 摘要和关键词

摘要放在论文正文的最前面,一般在完成整篇论文后最后撰写。摘要分为格式化摘要(structured abstract)和非格式化摘要。我国国家级医学期刊,通常都要求中、英文摘要,而且多数采用了国际医学期刊要求的格式化摘要。

国外期刊大多采用 Haynes 等提出的格式,包括目的(objective)、设计(design)、研究场所(setting)、患者或其他研究对象(patients or other participants)、干预措施(interventions)、主要结果的测量方法(main outcome measures)、结果(results)及结论(conclusion)共 8 项。我国国家级医学期刊和一些国外杂志大都将其简化为:目的、方法、结果和结论 4 个部分,并采用第三人称撰写,不用"本文"等主语,文字要极其精练,不一定用完整句子,字数限于 250 字左右。

目的,主要介绍研究背景和研究目的,一般 1~2 句。方法,主要介绍设计方案、研究对象、干预方法、主要和次要观察指标等。结果,包括纳入研究的人数、纳入分析的人数、主要观察指标一定要有具体数据和置信区间、重要的不良反应。结论,不写具体数据,是对结果的总结和解释。如果是临床试验,最后须写出临床试验注册号。

应在摘要下面标出 3~5 个关键词(key words)。标出关键词的目的主要为了便于作主题索引,便于读者检索文献,要求尽可能准、全,要求标出文章所研究和讨论的重点内容,仅在研究方法中提及的手段不予标出。尽量使用美国国立医学图书馆编辑的最新版 Index Medicus 中医学主题词表(MeSH)内所列的词。如果最新版 MeSH 中尚无相应的词,可选用直接相关的几个主题词组配,如无法组配则可选用最直接的上位主题词,必要时可用适当的习用自由词。

(三) 序言或引言

开展一项临床研究通常由临床实践中亟待解决和回答的问题驱动。论文开始部分是序言或引言(introduction),字数不宜过多,一般 300~500 字。这部分主要讲清楚研究问题的来源、背景及本文的研究目的。在序言部分简明扼要地写清楚,要研究的是什么问题,问题是如何提出的,本文准备解决哪个问题。关于研究问题,通过描述,带领读者了解从"已经知道哪些"到"还有哪些不知道",用文献支撑,陈述"为什么该研究问题那么重要"。

有时一项科研工作已持续多年,是系列研究的一部分,则要说明该项科研工作总的目的,本篇论文准备解决的问题与以前发表的论文已解决了某个问题是什么关系。

引言的写作一般遵从"从大到小、从面到点"的方式,三段式较为常见。例如,比较急性髓细胞白血病的两种治疗方案的疗效,先简单介绍急性髓系白血病常用的治疗方法和治疗现状,再介绍存在的问题,以引出本研究的问题,最后介绍本研究的目的和假设。

要注意,不用把背景写成"综述";只需要介绍与本文目的相关的背景,引用最近、最直接、最简洁、最相关的文献;可以用主语"我"或者"我们"。

（四）材料与方法

论文正文的第二部分材料与方法(material and methods),也有称对象与方法。这部分是论文的重要组成部分,约占正文的1/3篇幅。对临床研究论文而言,这部分需要描述研究设计、实施方案和具体技术路线、关键测量的必要信息。具体要求与研究计划书的"研究方案与技术路线"部分一致,撰写的要求是:足够准确和详细,达到读者可重复的程度,以及便于审稿者复核。限于研究论文发表的篇幅限制,研究实施方案和技术路线需更为简要的表达形式,必要时可以以附件形式线上发表(online supplementary file),提供更为详细的信息。

（五）结果

结果是论文的核心部分,需将观察结果或试验结果实事求是地撰写清楚,用全文的1/3~1/4篇幅书写这部分内容。主要用语言、统计图、统计表三种形式表达,相互之间补充,不重复。一般按照研究对象基本特征介绍、回答主要假设和次要假设的主要分析、次要分析、亚组分析以及偏倚分析的逻辑来组织。

按照前面介绍的不同设计类型的论文报告规范,由于不同设计类型逻辑和方法学要点不同。

结果部分的要求也不同。可以依照论文报告规范的结果部分条目来组织图、表。

随机对照研究的内部真实性最高,设计上有随机分组等不同的方法,结果报告也更为严格。例如,首先提供研究对象流程图,按照干预方式呈现研究对象基线基本特征,按照主要结局和次要的顺序报告结局和估计值,辅助分析(例如敏感性分析、亚组分析、偏倚分析等)。

统计图表有严格的规范。国际权威杂志也先后发表有关临床研究统计学方法和结果的报告规范。个别顶尖杂志也对论文统计结果报告提出了具体的要求。研究者需要理解和遵循这些规范,使研究结果更加准确和易读。

（六）讨论

这是非常重要的部分,是临床研究问题的答案,全篇文章的精华所在。讨论部分是从理论上对试验和观察结果进行分析和综合,为文章的结论提供理论依据。讨论部分应按逻辑表达下列内容:陈述主要研究发现;解释研究发现的意义和重要性;本研究发现与相关研究的发现,是否支持;对研究结果的其他解释;研究发现的临床相关性;承认本研究的局限性(科学性方面、方法方面);下一步、未来研究的建议。

讨论应避免:过度解读研究结果;毫无根据的猜测;过度夸大研究的重要性;讨论离

题;"只有我的结论正确";缺乏谦虚态度;缺乏结果数据支撑的结论。

写讨论切题很重要。同样受篇幅的限制,讨论也需要聚焦,重要论点的讨论要充分,有说服力,严密、有效支持论点,做到无关的不说,该说的要说到位。

(七) 致谢和利益冲突

不符合作者条件,但对本文有贡献的人员放在致谢(acknowledgements)中,涉及具体个人时需要获得书面同意。

利益冲突(conflicts of interest)声明也可以放在这部分,或单独列在后面。当接收了医药公司或其他来源的资助,可能影响到研究的行为和研究结论时,应该写明。例如,研究经费由医药公司提供,但公司不参加研究设计、资料收集、数据分析和结果解释。

(八) 参考文献

依照其在文中出现的先后顺序用阿拉伯数字标出,可以是在专业学术期刊发表的论著、综述、编者按、专家观点、研究短篇报道等。也可以是出版的书籍、专业网站等。尽量避免引用摘要作为参考文献,也不要引用未公开发表的文章及私人提供的个人信息,不要把相关文献中的参考文献不经阅读而"转引"。

当前多采用文献管理软件协助编辑参考文献,可提高管理效率、有效减少编辑错误和格式错误。如 Endnote 及 Thomson Reuters Reference Manager(汤森路透文献管理者)。

常见的著录格式,作者、论文题目、杂志名称、发表的年、卷、期和页码范围。参考文献的具体著录格式应该符合拟投稿杂志的具体要求。通过仔细阅读杂志的稿约"Instruction to Authors"可以获得。举例如下:

(1) 王小钦,林果为,王军,等. 上海地区急性白血病患者五年生存率及预后因素分析[J]. 中华内科杂志,1999,38(12):827-831.

(2) YOU C H, LEE K Y, CHEY W Y, et al. Electrogastrographic study of patients with unexplained nausea, bloating and vomiting [J]. Gastroenterology, 1980, 79(2):311-315.

(3) 汪敏刚. 支气管哮喘[M]//戴自英. 实用内科学. 8 版. 北京:人民卫生出版社,1991:833-840.

(4) WEINSTEIN L, SWARTZ M N. Pathologic properties of invading microorganisms [M]//SODEMAN W A JR, SODEMAN W A. Pathologic physiology: mechanisms of disease. 8th ed. Philadelphia:Saunders,1974:457-472.

第三节 综述的撰写

医学文献综述有重要的价值:及时反映学科某领域的新动态、新理论,要比教科书快得多;作为广大医务人员继续教育的资源,使临床医师在最短时间吸取新知识、新观点和新技术,帮助他们及时扩展视野;科学研究选题和立题的基础,在开题报告以前常需借助综述提供科学的信息资料。因此，综述的撰写必须认真对待，从而提高综述的质量和水平。

一、文献综述的类型

根据综述的方法不同可以分为以下两大类。

1. 叙述性文献综述（descriptive review）　系由作者根据特定的目的，收集有关文献资料，采用定性分析的方法，对论文中阐述的观点进行分析和评价，用自己的观点和判断将一系列有关文献，经过综合归纳，条理化，综合成文，这就是传统的文献综述。这类综述如作者有一定水平，在这方面有比较深入的了解，经过认真阅读，并掌握大量文献资料，撰写时持科学态度，就会写出一篇高质量的文献综述。如果作者掌握文献量不足，一知半解，引用文献资料缺乏科学态度，再加上写作不认真，这样的综述质量当然不佳，甚至造成误导。

叙述性文献综述的评价原则是：①是否收集了所有的相关研究文献；②收集参考文献的过程中是否存在偏倚；③是否对引用的文献进行了科学的评价；④是否对文献资料进行了科学的分析和总结。作者在撰写综述时要依据上述原则，读者也可借上述原则来评价一篇综述是否写得好。

2. 系统综述（systematic review）　系统综述系由专家小组全面收集所有相关的文献，包括正式发表和未正式发表的文献，采用临床流行病学严格评价（critical appraisal）文献的原则和方法，筛选出高质量的原始论著，进行定性或定量综合（Meta 分析），从而获得科学可靠的结论，作为临床决策的重要依据。系统综述是高级的综述形式，多数采用定量分析的综述有较高的参考价值。作者必须在充分掌握了系统综述的方法学后才能完成。系统综述获得的结论具有一定的权威性，对临床治疗决策具有导向性（详见第十一章）。

二、文献综述的撰写方法

有关系统综述的撰写方法，详见第十一章。本节主要讨论叙述性文献综述的撰写方法。

1. 确定文献综述的选题　既然文献综述主要是为科研选题打基础及临床医师的继续教育用，因此所选内容必须新，能反映学科该领域新理论、新技术和新知识，反映该学科前沿的题目、最新的进展。对该领域某些有争议的问题目前进展状态也可列为文献综述选题的内容。

2. 广泛收集文献　文献综述选题确立后，应选定相关的主题词，充分利用检索工具广泛收集文献；专著或教科书提及的参考文献也可选用，但不能提供最新的文献；期刊年末文题索引也可帮助找到有关参考文献。收集文献必须广泛，且必须是近年来最新的文献。然后,对检索到的文献根据纳入标准挑选重点内容,即挑选能回答该问题的文献,至于其他与主题无关或关系不大的文献,可以不必阅读。文献的来源有原著、文摘(或称二次文献)和专题评述、年鉴及综述(称三次文献),文献综述只限于医学文献的原著,而不是对二、三次文献作综述,但可作为信息的来源去查原著。

3. 阅读和评价 须花大量时间去阅读所选出的重要文献,并且采用临床流行病学和循证医学的原则和标准,进行评价,从真实可靠的文献中,总结出文献综述所涉及有关问题的信息,作为文献综述的科学基础。

4. 文献综述的撰写 将上述经过作者严格评价的高质量、结论可信的文献,经过整理归纳,以作者自己的观点进行综合和设计,成为系统且有参考价值的文献综述。文献综述的格式,包括题目、摘要、正文、小结和引用的参考文献。文献综述摘要的撰写内容应包括:综述的目的、综述资料的来源和选用的标准和方法,文献资料综合的方法以及结论。正文的撰写可按文献综述的目的和要求,设置好与文题相关的撰写条目,然后逐项地将收集的文献资料加以归纳综合,条理化,进行科学加工,然后动笔撰写。综述的最后部分为全文总结,并提出目前存在的问题、将来的研究热点和思路,为进一步研究提供方向。切忌将文献综述写成"剪贴"式。

复习题

1. 医学论著性文章的讨论部分撰写要点,以下哪种说法欠妥当:
   A. 讨论本文结果与以往文献结果有否不同
   B. 讨论本文结论的局限性
   C. 讨论部分应当对国内外进展进行综述
   D. 依据本文结果进行推理性讨论
   E. 从理论上对研究结果进行分析和综合

2. 以下有关综述的撰写的说法哪种是不妥当的:
   A. 综述归纳各种学派意见必须公正
   B. 综述作者可以归纳整理重新撰写
   C. 综述不能进行定量综述
   D. 综述不能写成是将他人文章拼凑起来
   E. 撰写综述应广泛收集文献

3. 临床科研设计报告书的撰写,以下哪项说法欠妥当:
   A. 只要把立题依据写深写透就是一份较好的科研设计报告书
   B. 完整的科研设计报告书是保证科研工作顺利进行重要条件
   C. 科研设计报告书要符合科研基金会投标的要求
   D. 科研设计报告书要经过同行专家评议
   E. 科研设计报告书的撰写应越详细越好

4. 临床科研设计报告书中必须把研究地点写清楚，不是为了有助于：

　　A. 了解科研资料是否可靠　　　　B. 了解研究对象诊断是否正确

　　C. 样本大小计算　　　　　　　　D. 了解研究对象的依从性低

　　E. 研究对象的代表性

5. 20 例患者应用新药治疗，有效 10 例，在论文撰写中，以下哪项是正确的：

　　A. 有效率 10/20 例　　　　　　　B. 有效率 50%

　　C. 有效率 10/20 例(50%)　　　　D. 有效率 1/2 例

　　E. 有效率 5/10 例

参考答案

1. C；**2.** C；**3.** A；**4.** B；**5.** C

（严卫丽）

参考文献

1. 王小钦，林果为. 撰写临床科研设计书的原则与方法［M］//王家良. 临床流行病学. 3 版. 上海：上海科学技术出版社，2009：290 - 296.

2. HESS D R. How to write an effective discussion［J］. Respiratory Care, 2004,49(10): 1238 - 1241.

3. FOOTE M. How to make a good first impression: a proper introduction［J］. Chest, 2006,130(6): 1935 - 1937.

4. GUYATT G. Preparing a research protocol to improve its chances for success［J］. J Clin Epidemiol, 2006, 59: 893 - 896.

附 录　临床医学文献评价实例练习

文献评价方法是学习临床流行病学极其重要内容之一。掌握文献评价技巧是每位初学临床流行病学的研究生和临床医师必须具备的技能,亦为日后担任医学杂志审稿打下扎实的基础。为了使初学者尽快掌握文献评价的正规方法,本练习先将发表于《中华内科杂志》的一篇论著"上海地区急性白血病患者 5 年生存率及预后因素分析",作为范例进行示范性临床医学文献评价。评价方法分两步:第一步是原文剖析,按研究目的及背景、研究设计方案、研究场所、研究对象、干预措施、主要结果的测量指标、主要统计方法、主要研究结果、结论 9 个方面对原文进行剖析,这是文献评价的基础,只有剖析清楚,才能对论文进行评价。第二步按目前临床流行病学公认的文献评价标准(即诊断试验的 8 条,治疗性研究的 5 条,预后研究的 7 条,病因学研究的 6 条)逐条进行认真评价,然后写出评价报告。"实例练习"共选择华山医院在国内杂志发表的有关应用临床流行病学方法的临床研究包括患病率调查、诊断、治疗、预后、病因方面的论文共 5 篇,全文摘录,供初学者课堂讨论用,讨论方式可在教师指导下按示范性临床医学文献评价方式进行。为便于初学者在课堂自由讨论,本书不公布标准答案,其目的有两方面:一方面是向初学者介绍什么是临床研究,什么是应用临床流行病学方法的临床研究,以增加初学者的感性认识;另一方面是提供临床医学文献评价实例练习的素材。

一、示范性临床医学文献评价

【原文题目】
上海地区急性白血病患者 5 年生存率及预后因素分析

【原文发表杂志】
中华内科杂志,1999,38(12):827-831

【原文摘录】
近 20 年来急性白血病(AL)的 5 年长期生存率一直停留在 10%～35%,没有明显的提高,影响长期生存的预后因素也一直存在很大争议。现将上海市白血病协作组 1984—

1994 年 AL 患者和其中存活 5 年以上的患者做一总结。

资料和方法

1. 病例来源　上海市白血病协作组采用统一的登记表，从 1984 年 1 月 1 日—1994 年 12 月 31 日，共登记 2 864 例新发 AL 住院患者，其中上海市患者 1 379 例，外地患者 1 485 例，因为外地患者失访率高，所以选择上海市患者为研究对象，所有患者均随访到死亡或 1996 年 12 月 31 日为止，失访 149 例，失访率为 10.8％。1 379 例中 1992 年 1 月 1 日之前确诊的有 1 028 例（即随访≥5 年），1 028 例患者中急性髓细胞白血病（AML）有 627 例（61.0％），急性淋巴细胞白血病（ALL）有 367 例（35.7％），其他类型占 34 例（3.3％）。1 028 例中 150 例达到 5 年或 5 年以上长期生存。

2. 诊断和疗效标准　形态学诊断和分型标准按照 FAB 标准，绝大多数患者无免疫分型和细胞遗传学检查。疗效标准按照 1987 年全国白血病化学治疗讨论会确定的标准，生存时间是指从确诊日到死亡或随访之日，长期生存是指自确诊之日起，存活时间（无病或带病）达 5 年或 5 年以上。

3. 化疗　AML 大多用柔红霉素加阿糖胞苷（DA）方案，或高三尖杉酯碱加阿糖胞苷（HA），或在 HA 基础上加长春新碱和泼尼松（HOAP）方案诱导缓解，缓解后以原方案，或 HA、DA、中剂量阿糖胞苷（Ara-C）序贯治疗。ALL 以长春新碱和泼尼松（VP）为基础，加柔红霉素，或环磷酰胺（CTX）、6-巯基嘌呤（6-MP）、左旋门冬酰胺酶为诱导方案，缓解后治疗用原方案，大剂量甲氨蝶呤（MTX）强化，继以 6-MP、MTX、CTX 维持，并给预防性 MTX 鞘内注射。

4. 统计学方法　应用 SPSS 软件，t 检验用于比较正态分布的计量资料，非参数检验用于非正态分布数据，卡方检验用于比较计数资料，生存率用直接法和寿命表法计算，Logrank 时序检验用于单因素的生存分析，计算中位生存时间，多元 Cox 回归模型分析影响长期生存的预后因素。

结　果

1. 急性白血病类型、发病年份和 5 年长期生存率　1 028 例患者，中位生存时间是 340 天（1～5 760 天），1 028 例中已有 150 例达到 5 年以上长期生存，中位生存时间是 4 157 天。150 例长期生存者无病生存 112 例，带病生存 38 例。从附表 1 可见，在 AML 中 M_5 亚型病例数最多，而 5 年长期生存率以 M_3 最高；在 ALL 中 L_1 亚型最多见，5 年长期生存率亦是 L_1 最高。

附表 1　1 028 例 AL 的 FAB 分布及生存情况(1996.12.31 止)

FAB 分型	总例数	长期生存例数	长期生存率(％)
AML	627	65	10.4
M_1	52	2	3.8
M_2	145	18	12.4
M_3	137	24	17.5

（续表）

FAB 分型	总例数	长期生存例数	长期生存率（%）
M_4	95	6	6.3
M_5	171	13	7.6
M_6	24	1	4.2
M_7	3	1	33.3
ALL	367	81	22.1
L_1	170	46	27.1
L_2	167	28	16.8
L_3	30	7	23.3
其他	34	4	11.8
合计	1 028	150	14.6

根据寿命表法计算 AL、AML、ALL 以及儿童 ALL、成人 ALL 的 5 年长期生存率如附表 2 所示。AML 的 5 年长期生存率只有 13.3%，ALL 为 28.1%，儿童 AML 5 年长期生存率为 15.7%，ALL 为 46.8%，成人 AML 长期生存率 18.3%，ALL 为 14.9%。

附表 2　AML 和 ALL 各年生存率(寿命表法)

生存时间	AL	AML	ALL	儿童 ALL	成人 ALL
1 年	49.1	41.5	62.0	79.8	55.4
2 年	32.8	26.0	44.2	65.7	30.8
3 年	24.8	18.5	35.2	54.5	21.6
4 年	20.4	14.6	30.0	50.0	15.8
5 年	18.6	13.3	28.1	46.8	14.9

1984—1991 年各年的 5 年生存率以及用年龄（儿童、成人、老年人）、FAB 类型（AML、ALL）标化，得出各年的标化 5 年生存率如附表 3 所示。1984—1991 年 5 年生存率没有明显差别，1991 年直接法长期生存率略高于其他年份，但经标化后发现并无提高。

附表 3　1028 例 AL 的年份分布及生存情况(1996.12.31 止)

年份	总例数	长期生存例数	长期生存率（%）	标化长期生存率（%）
1984	150	20	13.3	19.6
1985	106	17	16.0	22.7
1986	108	13	12.0	20.7
1987	128	19	14.8	20.3
1988	139	17	12.2	20.1
1989	122	13	10.6	19.0
1990	135	23	17.0	22.1
1991	140	28	20.0	19.8
合计	1 028	150	14.6	20.6

2. 非长期和长期生存患者初诊时临床特征的比较　150 例长期生存患者初诊时的平均年龄是 25 岁，2～10 岁儿童占 50 例（33.3%），而非长期生存者中 2～10 岁儿童只有 116 例（13.2%）；长期生存者中诊断时血小板数减少不明显，白细胞数（WBC）计数较低，只有 2 例（1.3%）为 $>100\times10^9$/L 的高白细胞性白血病，而非长期生存者中有 101 例（11.5%）；长期生存者中外周血原＋早（幼）百分率比较低。初诊时 Hb 量和骨髓原＋（早）幼百分率，第一疗程化疗后最低 WBC 计数比较后无统计学意义（附表 4）。

附表 4　非长期和长期生存患者临床特征的比较

因　素	非长期生存组 （$n=878$）	长期生存组 （$n=150$）	t	P
年龄（岁）	37.8±22.8	24.8±19.4	6.59	<0.05
血小板（$\times10^9$/L）	59.3±49.9	70.6±51.3	2.55	<0.05
白细胞（$\times10^9$/L）	10.3（1.25～163）^	6.65（1～82.6）^	5.47	<0.05*
外周原＋（早）幼（%）	42（0～93）^	33.5（0～92）^	2.61	<0.05*
骨髓原＋（早）幼（%）	73.8±42.0	77.0±35.8	0.90	>0.05
血红蛋白（g/L）	72.9±27.7	71.5±22.9	0.59	>0.05
化疗后最低 WBC（$\times10^9$/L）	1.2（0.4～4.6）^	1.2（0.4～2.9）^	0.85	>0.05*

注：∧，中位数（90% 区间）；＊，非参数检验。

3. 单因素生存分析　用 Logrank 检验分析各因素对生存时间的影响，发现随着年龄增大（附图 1），诊断时 WBC 越高（附图 2），外周血原＋（早）幼越高，血小板越低，生存时间越短（附表 5）。血红蛋白量和骨髓原＋（早）幼，首次化疗后最低 WBC 计数，淋巴结肿大和肝脾肿大程度无统计学意义。

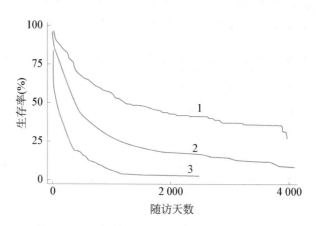

附图 1　不同年龄组患者 Kaplan-Meier 生存曲线

注：1. 年龄＜15 岁；2. 年龄 15～59 岁；3. 年龄≥60 岁。

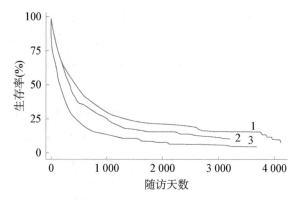

附图 2　诊断时外周血白细胞计数的 Kaplan-Meier 生存曲线

注:1. $< 10 \times 10^9/L$; 2. $(10 \sim 30) \times 10^9/L$; 3. $> 30 \times 10^9/L$。

附表 5　Logrank 单因素生存分析

	因素	例数	死亡例数(%)	中位生存天数	χ^2	P
年龄	0~	247	131(53.0)	1051	228.4	<0.01
(岁)	15~	573	431(75.2)	367		
	60~	208	182(87.5)	82		
血小板	0~	454	353(77.8)	277	28.0	<0.01
($\times 10^9/L$)	50~	445	309(69.4)	416		
	100~	129	82(63.6)	614		
白细胞	0~	485	331(68.2)	515	46.9	<0.01
($\times 10^9/L$)	10~	185	130(70.3)	417		
	20~	167	130(77.8)	284		
	50~	191	153(80.1)	187		
外周原+(早)幼	0~	663	461(69.5)	425	15.1	<0.01
(%)	50~	365	283(77.5)	300		

4. 化疗持续时间对生存时间的影响　150 例长期生存患者中 AML 患者 65 例,化疗时间 $\leqslant 3$ 年的有 43 例,化疗时间 > 3 年的有 22 例,中位生存时间分别为 2 660 天和 2 280 天,没有显著差别($\chi^2 = 0.21$, $P = 0.65$)。150 例长期生存者中 ALL 患者 81 例,化疗时间 > 3 年的患者 26 例中位生存时间是 3 243 天,化疗时间 $\leqslant 3$ 年 55 例中位生存时间是 2 281 天,经统计学检验有统计学意义($\chi^2 = 6.67$, $P = 0.01$)。

5. 诱导缓解方案及剂量对生存时间的影响　在 627 例 AML 患者中,用 HA 方案诱导的有 188 例,中位生存时间为 610 天,用 DA 方案诱导的有 75 例,中位生存时间为 647 天,DA 方案诱导的中位生存时间略长于 HA 方案,但用多元 Cox 回归分析校正年龄、WBC、血小板、血红蛋白、出血、感染等因素后发现,DA 和 HA 方案对生存时间没有影响。诱导方案中柔红霉素(DNR)剂量 $30 \sim 40$ mg/(m² · d),高三尖杉酯碱(H)$2 \sim 4$ mg/(m² · d),Ara - C $100 \sim 200$ mg/(m² · d)为一般剂量,如果 DNR 剂量 > 40 mg/

$(m^2 \cdot d)$，$H > 4\,mg/(m^2 \cdot d)$，$Ara - C > 200\,mg/(m^2 \cdot d)$为超过一般量化疗，一般剂量和超过一般剂量化疗其中位生存时间分别为 315 天和 355 天，无统计学差异（$\chi^2 = 3.7$，$P = 0.054$）。在 M_3 患者中用与不用维甲酸诱导缓解的中位生存时间有一定差异，分别为 595 天和 330 天（$\chi^2 = 6.0$，$P = 0.015$）。

6. 多因素生存分析　应用 Cox 回归模型分析影响长期生存的预后因素，进入分析的因素有：年龄，性别，发病时白血病类型，WBC，血小板计数，血红蛋白量，有无 DIC 及中枢神经系统浸润（CNSL），有无肝脾、淋巴结肿大，有无出血、发热、感染，达到完全缓解的时间，超过一般剂量化疗，化疗后 WBC 低谷水平。发现年龄 > 60 岁，血小板数 $< 50 \times 10^9/L$，WBC 高于 $20 \times 10^9/L$，持续完全缓解时间（CCR）< 1 年，FAB - M_5 型，有 DIC，CNSL 是不利于长期生存的危险因素，FAB - M_3 型有利于长期生存（附表 6）。

附表 6　Cox 模型多因素生存分析

	β	SE	P	OR
年龄	0.718	0.067	<0.001	2.05
WBC	0.129	0.036	<0.001	1.14
血小板	0.211	0.059	<0.001	1.23
CCR	0.410	0.170	<0.001	1.51
DIC	0.642	0.115	<0.001	1.94
CNSL	0.472	0.156	<0.001	1.64
M_3	−0.169	0.083	0.041	0.84
M_5	0.253	0.073	0.001	1.29

讨　论

（1）影响长期生存的因素众说纷纭，多个因素之间有交互作用，我们采用能处理生存资料的截尾数据的生存分析 Logrank 时序检验和 Cox 回归模型分析各个预后因素，使结果更为客观可靠。

1984—1991 年各年的 5 年长期生存率没有明显变化，90 年代以后化疗剂量的加大，细胞因子的应用，支持治疗的发展，如血小板的输注等是否提高了长期生存率还需不断总结研究。

（2）白血病类型是影响长期生存的关键：现在儿童 AML 5 年长期生存率为 20% ～ 30%，ALL 为 50% 左右，成人 AML 为 10% ～ 35%，ALL 为 10% ～ 30%，各家报道数据相差很大，可能与其病例存在选择性偏倚有关系。本研究包括了上海市 10 年间所有 AL 病例，发现 5 年生存率 AML 只有 13.3%，ALL 28.1%。儿童 ALL 5 年生存率（46.8%）明显高于 AML（15.9%），而成人 AML 略高于 ALL。FAB 各亚型的长期生存率各不相同，AML 中 M_3 最高，M_3 在诱导缓解期容易死于出血等并发症，但一旦获得完全缓解，长期生存的可能性更大，这与其疾病本身的生物学特点有关。

有报道长期生存者可能具有特殊的生物学特性,具有共同的长期生存的素质,而与化疗方案、强度、维持等的关系不大,Bandini 等对 156 例成人 AML 随机分 3 组,用不同的化疗方案诱导、巩固、强化、维持,至少随访 7 年,发现 3 组的长期生存率差异无显著性。这个结论还须进行严格设计,大样本随机化的前瞻性研究。

(3) 年龄是影响白血病生存的另一重要因素,长期生存者平均年龄要比非长期生存者低 14 岁,儿童的中位生存期明显长于成人和老年人,年龄越大,机体功能衰退,对化疗的耐受性差,易死于感染出血,心肺功能衰竭。而且,儿童 2～10 岁患者中白血病类型以普通型- ALL 较多,其预后较好,本研究 150 例长期生存病例中 2～10 岁儿童占了 1/3。Bennett 等用 Logistic 回归分析发现:年龄<55 岁,女性,WBC $< 10 \times 10^9$/L, Hb > 100 g/L 有利于长期生存。

(4) 白血病负荷指标如 WBC 数、血小板数和原始细胞百分比对预后有影响。绝大多数学者认为诊断时的外周血 WBC 是重要的预后因素,本研究再次支持这一观点。长期生存者的平均 WBC 比非长期生存者低,而且随着 WBC 逐渐增高,中位生存时间明显的呈阶梯状缩短。

诊断时血小板计数对预后的影响与 WBC 相反,越高生存时间越长,但 Hb 量对生存期却无影响。

外周血中原+(早)幼细胞比骨髓中原+(早)幼细胞百分比更能代表白血病细胞的负荷,外周血原+(早)幼细胞百分比越高,生存期越短,而骨髓中原+(早)幼细胞百分比经检验却无统计学意义。

文献报道,肝脾淋巴结肿大程度可以表明白血病浸润程度,是重要的预后因素,但本研究不论单因素和多因素分析均不支持这个结论。

(5) 化疗是治疗白血病的主要方法,但长期化疗会改变白血病细胞特征,影响机体抗白血病能力及正常造血功能,所以,化疗剂量、何时停止化疗、化疗时间长短历来存在争议,近年来有主张强烈化疗后,只用 1～2 次巩固治疗,而不进行维持治疗,其预后并不比维持化疗差。化疗后 WBC 低谷数无统计学意义,对生存期影响不明显,说明化疗时并非 WBC 抑制得越低越好,骨髓过度抑制往往使许多患者死于感染、出血。本研究发现,对于 AML 化疗时间≤3 年和>3 年的生存时间并无明显差异,Schiffer 等也报道第 1 年内病死率和复发率都最高,1～2 年后下降,3～4 年后降到很低,所以建议完全缓解后化疗时间 3 年比较合适。但是,对于 ALL 患者化疗时间以>3 年为好。一般剂量化疗和超过一般剂量化疗对完全缓解率有影响,但对长期生存时间并无影响。本研究用 Cox 模型校正了其他影响因素外,也支持这一观点,所以完全缓解后化疗的剂量还待进一步探讨。

上海市白血病协作组:上海市瑞金医院、新华医院、中山医院、长海医院、华山医院、长征医院、儿童医院、仁济医院、儿科医院、上海市第一人民医院、上海铁路局中心医院、上海杨浦区中心医院、上海市第六人民医院、上海卢湾区中心医院、上海金山石化医院、华东医院、上海川沙县人民医院、上海静安区中心医院、上海市第九人民医院、解放军第 455 医院、上海纺织局第三医院、上海黄浦区中心医院、上海建工医院、上海青浦县中心医院、上海东方医院、上海曙光医院、上海纺织局第一医院、上海岳阳医院、利群医院。

参考文献（略）

【原文剖析】

（一）研究目的及背景

对急性白血病的预后因素进行研究，目的是采用干预措施，从而提高急性白血病的长期生存率。

（二）研究设计方案

回顾性队列研究和生存分析。

（三）研究场所

上海市白血病协作组 29 家医院，均为二、三级医院。多中心研究。

（四）研究对象

诊断标准（diagnostic criteria）：FAB 标准。

纳入标准（including critetia）：登记从 1984 年 1 月 1 日—1994 年 12 月 31 日新发急性白血病的住院患者，为连续样本，均为居住在上海的患者。

排除标准（excluding criteria）：外地患者和复发患者。

样本量（sample size）：1 028 例。

（五）干预措施

化疗方案：AML 用柔红霉素加阿糖胞苷（DA）或高三尖杉酯碱加阿糖胞苷（HA）方案；ALL 用长春新碱加泼尼松（VP）方案基础上加柔红霉素、环磷酰胺或左旋门冬酰胺酶为诱导方案。

（六）主要结果的测量指标

5 年长期生存率，中位生存期及化疗总时间。生存时间从骨髓涂片确诊日起到死亡或随访终止日（1996 年 12 月 31 日）。

（七）主要统计方法

生存率用寿命表法计算，绘制 Kaplan-Meier 生存曲线、Logrank 时序检验及 Cox 回归模型分析。

（八）主要研究结果

（1）见附表 2，AML 和 ALL 各年生存率（寿命表法）。

（2）见附表 5，Logrank 单因素生存分析。

（3）见附表 6，Cox 模型多因素生存分析。

（4）见附图 1，不同年龄组患者 Kaplan-Meier 生存曲线。

（5）见附图 2，诊断时外周白细胞计数的 Kaplan-Meier 生存曲线。

（九）结论

急性白血病 5 年生存率只有 18.6％，M_3 和 L_1 的预后较好。年龄、确诊时的 WBC、血小板、外周血原＋(早)幼，有无 DIC，白血病类型是影响长期生存的主要预后因素。DA 和 HA 方案对长期生存无明显影响。AML 总化疗时间 3 年为合适，ALL 化疗时间 3～5 年为好。

【评价报告】

（一）观察疾病预后的研究对象是否都处于同一起始队列

是。作者采用的是统一的起始点，自急性白血病确诊日计算生存时间，且都是新发住院患者，不存在杂乱的零点时间。

（二）研究对象是否能够代表所研究疾病的目标人群

基本是。纳入研究对象有明确的诊断标准，均按照骨髓涂片诊断，并按国际统一的 FAB 标准分型，对研究对象来源已做详细叙述。研究对象虽然不是从目标人群随机抽样而来，但由于参加协作组研究单位有 29 家，所研究样本量达 1 028 例，样本量较大，因此基本上能够代表上海市急性白血病病例的情况。

（三）随访时间是否足够？随访是否完整

基本是。但由于是回顾性队列研究，因此随访时间长短不一，如 1994 年 12 月 31 日登记的病例，随访到 1996 年 12 月 31 日，只有 2 年时间，作为 5 年生存率分析，随访时间显然不够。关于随访完整性，有一定的失访率，达 10.8％，属于可以接受的范围。

（四）判断结局有否客观标准，是否采用了盲法

是。由于该文判断结局的标准是采用存活或死亡，因此即使不用盲法判断，亦能客观判断结局。

（五）是否对影响预后的重要因素进行了统计学的校正

是。该文对预后因素分析，除了采用单因素分析外，还采用了 Cox 模型多因素分析，可以校正多个混杂因素的影响。

（六）报告预后研究结果是否完整

基本是。该文除报告点的生存率，还有 Kaplan-Meier 生存曲线及中位生存时间。但未报告 95％CI。

（七）研究结果的实用性和临床意义怎样

该文研究有重要的临床意义和实用性。对 5 年生存率及影响长期生存的预后因素做出比较客观、可信的评价，对临床医师及患者家属了解急性白血病预后及预后因素都有重要价值。

结论：本文为一篇较好的预后研究报告，多中心协作，大样本研究，采用规范预后研究统计学方法。所不足的是采用回顾性队列研究设计，有一定的失访率，部分病例随访时间不够长。

二、临床医学文献评价实例练习一
——有关临床诊断研究的文献

【原文题目】

似然比和受试者工作特征曲线在评价铁参数对铁缺乏症诊断中的应用

【原文发表杂志】

中华医学杂志,1999,79(2):99-103

【原文摘录】

受试者工作特征曲线(receiver operator characteristic curve，ROC curve)是一种全面、准确评价诊断试验的非常有效的方法,可通过计算 ROC 曲线下面积(area under the ROC curve，AUC^{ROC})来判断试验的诊断效率。似然比(likelihood ratio，LR)不受患病率影响,通过患病率和 LR 可计算出诊断对象的患病概率。我们利用这些方法对几种铁参数进行分析。

大部分贫血(70%～80%)是缺铁性贫血(IDA)和慢性病贫血(anemia of chronic disease，ACD)。它是许多潜在疾病的一个症状,明确贫血的类型,有助于进一步诊断和治疗。传统的检查体内铁状况的实验室参数有血清铁(SI)、总铁结合力(TIBC)、转铁蛋白饱和度(TS)及血清铁蛋白(SF)等,这些参数在诊断单纯性缺铁时具有良好的价值,但对复合性缺铁的诊断仍然比较困难。近年来,血清可溶性转铁蛋白受体(soluble serum transferrin receptor，sTfR)逐渐被认识和应用于缺铁的诊断。我们应用 AUC^{ROC} 及 LR 对上述铁参数进行科学评价,以帮助临床医师正确应用各种铁参数,提高诊断水平。现将结果报道如下。

对象与方法

1. 研究对象　以骨髓铁染色可染铁消失作为诊断缺铁的金标准,将符合贫血诊断标准的研究对象(均为连续样本)分为以下几组。

(1) 单纯 IDA 组:符合 IDA 的诊断标准,骨髓铁染色可染铁消失,无慢性炎症、感染、恶性疾病存在,共 36 例,男性 6 例,女性 30 例。

(2) 具有慢性病的贫血患者共 54 例:其中恶性肿瘤 16 例(包括肝癌 7 例,胃癌 6 例,直肠癌 1 例,胰腺癌 2 例);慢性炎症、结缔组织病 30 例[包括类风湿性关节炎 20 例,红斑性狼疮(SLE)7 例,白塞氏病 1 例,皮肤结节性变应性血管炎 1 例,Still 病 1 例];慢性感染 8 例(包括慢性尿路感染 3 例,结核病 4 例,隐球菌性脑膜炎 1 例)。上述病例再按骨髓涂片铁染色分为:ACD 和慢性病伴缺铁(chronic disease with iron deficiency，CDID)。①ACD 组:骨髓涂片有可染铁,同时合并慢性感染、结缔组织病、恶性肿瘤等慢性病存在者,共 23 例,男性 9 例,女性 14 例。②CDID 组:骨髓中无可染铁,同时合并慢性病存在者;共 31 例,男性 9 例,女性 22 例。

(3) 排除标准:①血液系统恶性肿瘤;②溶血性贫血、叶酸和(或)维生素 B_{12} 缺乏而引起的巨幼细胞性贫血;③在采取血标本前已经口服铁剂治疗或输血。

2. 病例来源　所有病例来自上海医科大学附属华山医院、金山医院各科住院患者、血液科门诊及上海市光华医院类风湿专科门诊患者。

3. 检查项目及测定方法　血清转铁蛋白受体(sTfR)测定:试剂盒由美国 R&D System 公司生产,用 ELISA 方法测定;血常规:采用血细胞自动分析仪法;血清铁(SI)和血清总铁结合力(TIBC):采用双吡啶法;血清铁蛋白(SF)测定:放射免疫双抗体法(试剂盒由中国医学科学院放射医学研究所生产)。骨髓穿刺涂片铁染色:亚铁氰化钾染色。

4. 资料分析

(1) 三组间铁参数的比较用方差分析或 Kruskal-Wallis 检验。

(2) 利用 ROC Analyzer(SV 0.9B)软件比较几种常用铁参数相应的 ROC 曲线下面积及 P 值(采取单侧检验),比较铁参数的优劣;计算 sTfR 在各个区间段的 LR。

结　果

1. 三组贫血病例中各项铁参数测定结果　附表 7 反映了 90 例贫血患者的机体铁参数的情况,除 TIBC 外,其他几种铁参数在三组贫血间差异均有显著意义($P < 0.05$)。血红蛋白(Hb)、红细胞平均体积(MCV)、SI、SF 等参数 ACD 组高于 IDA 组和 CDID 组,TIBC 和 sTfR 的水平 IDA 组高于另外两组,差异均有显著意义($P < 0.05$)。

附表 7　三组贫血患者各项铁参数的实验室检测结果($\bar{x} \pm s$)

检测项目	IDA($n = 36$)	CDID($n = 31$)	ACD($n = 23$)
Hb(g/L)	72±19(72)	81±19(81)	86±17(85)
MCV(fl)	68±18(68)	85±21(83)	88±11(90)
MCHC(%)	22±13(28)	29±9(31)	29±10(32)
SI(μmol/L)	7±5(6)	9±4(8)	13±8(12)
TIBC(μmol/L)	78±27(76)	72±25(74)	63±13(65)*
TS(%)	13±15(8)	14±8(13)	21±13(20)
sTfR(nmol/L)	50±15(53)	36.6±19(33)	24±13(20)
SF(μg/L)	8.3±1.3(8.8)	79.3±1.4(46.6)	208±1.7(423)△
sTfR/logSF	19.0±0.6(27.6)	6.6±0.7(7.6)	4.0±0.5(3.04)△
sTfR/SF	5.6±1.5(6.6)	0.4±1.6(0.5)	0.1±1.7(0.06)△

注:括号内为中位数,* 为 $P < 0.05$;△为几何均数±logs(中位数)。

2. SF 和 sTfR 测定值在三组贫血中的分布及阳性结果的 LR　由附表 7 可见,SF 在单纯 IDA 时很低,而在慢性病存在时无论是否缺铁 SF 均很高,两者间差异有非常显著意义($\chi^2 = 19.69$, $P < 0.01$)。 一般临床上将 SF$<14 \mu$g/L 作为单纯缺铁的临界值。在本研究的总的贫血病例中,在该临界值时判断缺铁的敏感度为 0.44(95% CI: 0.34~

0.54)，特异度是 0.91(0.85～0.97)，而准确度仅为 0.59，在这个区段 LR 值最大（附表 8）。在合并炎症、慢性感染、肿瘤等疾病时，该临界值判断机体缺铁时的敏感度和准确度均较低，敏感度 0.12(0.03～0.21)，准确度 0.5，慢性病伴缺铁时的 SF 值远远高于诊断单纯缺铁性贫血时的标准（附表 7）。在慢性病合并贫血时，SF 的数值分布比较弥散，因此，欲确定这种状态下的临界值非常困难，此时 SF 判断是否缺铁的水平在 25～44 μg/L 时的 LR 值最大（附表 8），但此时的准确度只有 0.63。在 3 组总的贫血病例中，根据 ROC 曲线推算出的 SF 判断缺铁的临界值为 <100 μg/L，此时的特异度为 0.80(0.72～0.88)，准确度 0.78。sTfR 在 IDA 组和慢性病伴缺铁组的水平均高于 ACD 组（附表 7），无论在判断总的贫血患者还是慢性病伴贫血患者是否存在缺铁，均在 sTfR>50 nmol/L 时的 LR 值最大（附表 9）。根据 ROC 曲线确定缺铁的临界值，sTfR>26.5 nmol/L 为判断总的贫血病例是否存在缺铁的临界值，此时的敏感度和准确度均为 0.80(0.72～0.88)。

附表 8　血清铁蛋白在各个区间的阳性 LR 值

SF (μg/L)	总的贫血病例			慢性病合并贫血		
	缺铁例数（%）	无缺铁例数（%）	LR	缺铁例数（%）	无缺铁例数（%）	LR
<14	23(46)	2(8.0)	5.80	3(11.5)	2(8.0)	1.40
14～	6(12)	1(4.0)	3.00	3(11.5)	1(4.0)	2.90
25～	7(14)	1(4.0)	3.50	6(23.0)	1(4.0)	5.80
45～	4(8)	1(4.0)	2.00	4(15.5)	1(4.0)	3.80
≥100	10(20)	20(80)	0.25	10(38.5)	20(80.0)	0.48
合计	50(100)	25(100)		26(100)	25(100)	

附表 9　血清转铁蛋白受体在各个区段的阳性 LR 值

sTfR (nmol/L)	总的贫血病例			慢性病合并贫血		
	缺铁例数（%）	无缺铁例数（%）	LR	缺铁例数（%）	无缺铁例数（%）	LR
<20	7(10.4)	12(52.3)	0.20	6(19.4)	12(52.3)	0.37
20～	13(19.4)	7(30.4)	0.64	9(29)	7(30.4)	0.95
31～	8(11.9)	2(8.7)	1.37	3(9.7)	2(8.7)	1.11
41～	8(11.9)	1(4.3)	2.77	5(16.1)	1(4.3)	3.74
>50	31(46.4)	1(4.3)	10.80	8(25.8)	1(4.3)	6.00
合计	67(100)	23(100)		31(100)	23(100)	

3. 各项铁参数 ROC 曲线下面积的计算及鉴别诊断的价值　由附表 10 可见，三种贫血的血清铁和转铁蛋白饱和度的 ROC 曲线下面积均较小。TIBC 在判断贫血人群是否存在缺铁时 ROC 曲线下面积在 0.70 以上（附图 3），而在判断慢性病是否缺铁时只有 0.68，在慢性病伴缺铁时，TIBC 的值与正常范围有较多重叠（附表 7）。SF 在判断总的贫血患者是

否缺铁时,其 ROC 曲线下面积是 0.87(附图 4),在鉴别 IDA 和 ACD 时 ROC 曲线下面积是 0.94,均较大,而在判断慢性病是否存在缺铁时只有 0.77。MCV 在鉴别 IDA 与 ACD 时 ROC 曲线下面积是 0.89,而在判断 IDA 与慢性病伴缺铁时 ROC 曲线下面积较小。

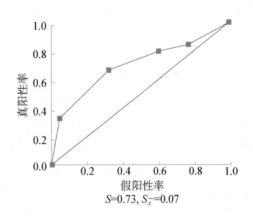

$S=0.73, S_{\bar{x}}=0.07$

附图 3　TIBC 在 3 组患者中诊断缺铁的 ROC 曲线

注:S 为 ROC 曲线下面积,$S_{\bar{x}}$ 为标准误,附图 4、附图 5 同。

由附表 10 可见,sTfR 在三组病例中判断是否缺铁的 ROC 曲线下面积较其他几种铁参数均大(附图 5),能够很好地将 IDA 和 ACD 区别开来,即使在合并慢性感染、炎症、肿瘤时也能够较好地判断是否存在缺铁(此时的 ROC 曲线下面积为 0.84)。比较 sTfR 和 SF 在鉴别 ACD 和慢性病伴缺铁时的 ROC 曲线下面积,发现 sTfR 比 SF 更能有效地区别慢性病是否存在缺铁,两者间差异有显著意义($P < 0.05$)。

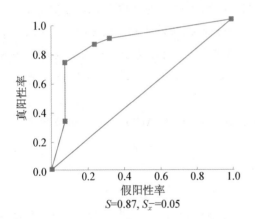

$S=0.87, S_{\bar{x}}=0.05$

附图 4　SF 在 3 组贫血患者中诊断缺铁的 ROC 曲线

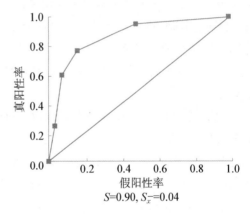

$S=0.90, S_{\bar{x}}=0.04$

附图 5　sTfR 在 3 组贫血患者中诊断缺铁的 ROC 曲线

附表 10　各种铁参数在诊断缺铁时的 ROC 曲线下面积

铁参数	IDA + CDID vs ACD	IDA vs ACD	CDID vs ACD
SF	0.87(0.05)	0.94(0.04)	0.77(0.07)
TS	0.68(0.08)	0.70(0.09)	0.66(0.09)
SI	0.67(0.09)	0.73(0.09)	0.72(0.07)
TIBC	0.73(0.07)	0.72(0.09)	0.68(0.09)
MCV	0.72(0.06)	0.89(0.05)	0.57(0.09)
sTfR	0.90(0.04)	0.96(0.03)	0.84(0.06)
sTfR/SF	0.87(0.05)	0.95(0.03)	0.74(0.07)
sTfR/logSF	0.85(0.04)	0.89(0.06)	0.83(0.06)

注:括号内为标准误。

sTfR/SF 比值在判断三组贫血患者是否缺铁的 ROC 曲线下面积与 sTfR 相比无明显增大（附表 10）。同样，sTfR/logSF 比值的 ROC 曲线下面积也并没有比 sTfR 判断缺铁的 ROC 曲线下面积增大。

讨　论

利用敏感度和特异度对诊断试验进行评价，已为大多数临床工作者所熟悉，具有高敏感度和特异度的诊断试验是一种理想的诊断工具，实际上诊断试验的测定值常是连续数据，在患病人群和"正常"人群中的分布常互相重叠，不同的试验临界值具有不同的敏感度和特异度，敏感度升高，特异度下降，特异度升高，敏感度下降。因此，在评价诊断时仅仅描述试验的一对或几对敏感度和特异度远不能反映诊断试验的全貌。LR 也是一种反映诊断试验真实性的一种指标，是可以同时反映敏感度和特异度的复合指标，即有病者得出某一试验结果的概率与无病者得出这一概率可能性的比值，避免了将试验结果简单地划分为正常和异常，可计算所有试验测定数值的 LR，并且可从预先知道的验前概率（患病率）通过下述公式：验前比＝验前概率／1－验前概率，验后比＝验前比×LR，验后概率＝验后比／1＋验后比来估计患该疾病的概率。LR 包含了试验的极大值和极小值的权重而不是靠一个临界值来简单地划分。应用 LR 的不便之处是它是比而不是率，需要进行换算。ROC 曲线是一种全面评价一个或几个试验的诊断价值的良好工具，它以敏感度（真阳性率）为纵坐标，1－特异度（假阳性率）为横坐标，曲线是由坐标上无数对真阳性率和假阳性率构成。AUC^{ROC} 越大，诊断的准确度越高，AUC^{ROC} 越接近 0.5，诊断的准确度越差。

ACD 是仅次于 IDA 的一类贫血，如果能够排除 IDA，则 ACD 的诊断相对较易。目前很困难的是 IDA 与 ACD 的鉴别，在鉴别诊断中首先必须评价机体的铁状况，但在炎症状态下，一些常规的检查指标因受疾病本身的影响而难以反映真实情况。本研究通过计算 AUC^{ROC} 对几种常见的铁参数进行评价，并计算 SF、sTfR 的 LR 值。

SI 在判断机体是否缺铁时的 AUC^{ROC} 较小，诊断价值有限，因为 SI 在同一个体的不同时间内测定变异很大。在炎症、感染、外伤等铁的供需发生急剧的变化时，也可导致 SI 的较大波动。TS 低于 15% 常常被看作是缺铁性红细胞生成，TIBC 升高（>70 μmol/L）是单纯性缺铁的一个特征。本研究的资料显示在判断慢性病是否存在缺铁时，这两个铁参数的诊断价值不大，与以前的研究结果一致。平均红细胞体积在 IDA 与 ACD 的鉴别诊断时有一定的鉴别价值，AUC^{ROC} 较大，因为慢性病不伴缺铁时大多为正细胞正色素性贫血，这与形态学诊断相符。

在三组总的贫血病例中，SF 判断缺铁的 AUC^{ROC} 是 0.87，具有较高的诊断价值，在鉴别 IDA 和 ACD 时 AUC^{ROC} 为 0.94，有良好的鉴别能力。过去通过对于健康人群的普查确定诊断单纯 IDA 的临界值定为<14 μg/L，此时的敏感度和特异度均比较理想。但同一临界值在患病率不同的人由于贫血的轻重不同，敏感度和特异度会受到影响，虽然敏感度和特异度常常被看作试验的固有特征。LR 比较稳定，不受患病率的影响，由患病率和 LR 可算出诊断对象的患病概率。铁参数在某区间的 LR 越大，则在该区间患病的

可能性就越大。在计算 SF 各个区间的 LR 时发现,在三组总的贫血患者中,SF $<$ 14 μg/L 时的 LR 最大(5.8),而在慢性病人群判断是否存在缺铁,LR 的值在 25~44 μg/L 时的 LR 最大(5.8)。由于急性时相反应,即使缺铁 SF 也升高,因此,同一区间 LR 的值两组人群间存在着差异。另一方面,当慢性病存在时,不同疾病或同一疾病不同患者 SF 的水平变化很大,虽然 SF 的测定可以为铁缺乏的诊断提供依据,但对于 SF 值的解释需要结合患者的病史资料,并应考虑可能影响 SF 水平的有关因素,临床判断有一定难度。

sTfR 在诊断缺铁时的 AUC^{ROC} 比其他几种血清铁参数大,在判断慢性病是否存在缺铁时 sTfR AUC^{ROC} 比 SF 大,具有更强的鉴别能力。无论在 3 组总的贫血患者中还是在慢性病人群,sTfR 判断是否存在缺铁在 $>$ 50 nmol/L 时的 LR 值最大。测定 sTfR 的优越性体现在 sTfR 在生物学上具有良好的特异性,在排除溶血、巨幼红细胞性贫血等因素外,sTfR 的升高提示缺铁。正常男女之间 sTfR 的水平没有显著的差异也为临床应用提供了方便。

有些研究认为 sTfR 与 SF 呈负相关,当 sTfR/SF 的比值高时提示存在铁缺乏(无论是否有炎症存在),而 sTfR/SF 的比值低时只提示炎症性贫血,计算 sTfR/SF 的比值更能敏感地反映机体的铁状况。有研究对此有不同的看法,提出 sTfR/logSF 对判断缺铁有极好的诊断价值。我们的资料发现,前两者对判断缺铁有良好的价值,但它们并不比单独的测定 sTfR 更优越(附表 10),上述复合参数 AUC^{ROC} 并不比 sTfR 大。

总之,利用 LR 和 ROC 曲线对几种常用的铁参数进行比较发现,sTfR 的测定在诊断铁缺乏和明确贫血的类型很有帮助,而传统的检查如 SI、TIBC、转铁蛋白饱和度等在诊断缺铁,尤其合并慢性病时的缺铁价值有限,sTfR 对缺铁的诊断价值较大。利用 ROC 曲线能全面客观地判断几种铁参数的诊断价值,计算出 SF 和 sTfR 在各个区间的 LR 值,为临床应用带来方便。

参考文献(略)

【原文剖析】
请按照以下内容框架对原文进行剖析。
(一) 研究目的及背景
(二) 研究设计方案
(三) 研究场所
(四) 研究对象
诊断标准
纳入标准
排除标准
样本量
(五) 干预措施
(六) 主要结果的测量指标

（七）主要统计方法

（八）主要研究结果

（九）结论

【评价报告】

建议初学者首先看懂本文，不清楚的地方可以和老师一起讨论，对 ROC 曲线如何制作、阅读，AUC^{ROC} 如何计算出来，各项参数的似然比是怎样计算出来的都必须弄懂，然后依据诊断试验评价的 8 条标准逐条进行评价。

（1）所研究的诊断试验是否与标准诊断方法（金标准）进行了独立的盲法对比？

（2）研究对象的选择是否能代表该试验临床应用的目标人群？

（3）是否报告了敏感度、特异度、预测值、似然比以及 ROC 曲线下面积等有关诊断试验真实性评价的指标？

（4）是否做出了诊断试验的精确性或重复性的评价？是否报道了测量变异的大小？

（5）诊断试验正常参考值的确定是否合理？

（6）如果是联合诊断试验，除了测定联合敏感度和联合特异度外，是否对每一个单项诊断试验测量了敏感度和特异度？

（7）对诊断试验的临床实用价值是否做出了评价？诊断试验是否有助于临床医师做出诊断和治疗决策？

（8）该诊断试验的临床推广价值怎样，是否对安全性和依从性做出评价？

三、临床医学文献评价实例练习二
——有关临床治疗性研究的文献

【原文题目】

铁制剂治疗缺铁性贫血的随机对照临床研究

【原文发表杂志】

上海医学，2002,25(3):154-157

【原文摘录】

缺铁性贫血（IDA）一般在治疗病因的同时予以补铁。口服铁剂是现今治疗 IDA 最安全和便宜的方法。目前比较常用的铁剂有多糖铁复合物、琥珀酸亚铁、硫酸亚铁控释片等，本文对照研究上述 3 种铁制剂治疗缺铁性贫血的疗效和不良反应。

对象与方法

1. 病例选择

（1）研究对象：共收集成年 IDA 患者 105 例，男性 11 例，女性 94 例，年龄分布为

14～83 岁,中位年龄 40 岁,血红蛋白(Hb)水平(72.4±14.1)g/L,IDA 的病因主要有以下几种:月经过多 49 例,上消化道出血 6 例,胃炎 13 例,痔疮出血 2 例,偏食 13 例,鼻出血 1 例,长期饮浓茶 2 例,原因不明 17 例,其他 2 例。在这些患者中同时合并存在痔疮出血和月经过多的有 4 例,月经过多伴偏食者 1 例。将患者按照随机区组的方法随机分配到 3 个治疗组。

(2) 病例来源:病例来源于华山医院、金山医院、南汇县中心医院、纺一医院、利群医院血液科门诊。

(3) 纳入的标准:①符合 IDA 的诊断标准;②年满 14 周岁;③愿意参加本试验。

(4) 排除标准:①继发于恶性疾病等的 IDA;②由于结缔组织病如类风湿性关节炎等所致的 IDA;③在此次就诊前 4 周内曾用过铁剂或输血;④不易控制的慢性失血所致的 IDA。

2. 治疗和随访

(1) 治疗:硫酸亚铁控释片(福乃德,广州兴华制药厂生产)500 mg,每日 1 次;多糖铁复合物(力蜚能,美国中央大药厂生产)150 mg,每日 2 次;琥珀酸亚铁(速力菲,南京第三制药厂生产)0.1 g,每日 3 次。每日铁元素的摄入量硫酸亚铁控释片与琥珀酸亚铁接近,多糖铁复合物稍多。观察每组药物的治疗 8 周。整个试验过程,患者至少每 2 周到门诊随访 1 次。

(2) 疗效的判断标准:①完全缓解标准:临床症状明显改善;男性:血红蛋白(Hb)＞120 g/L,红细胞计数(RBC)＞$4×10^{12}$/L;女性:血红蛋白＞110 g/L,红细胞计数＞$3.5×10^{12}$/L。血清铁(SI)、血清总铁结合力(TIBC)及血清铁蛋白(SF)恢复正常;②治疗有效:8 周内 Hb 较治疗前至少上升 20 g/L;③治疗无效:达不到上述标准。计算总的有效率时包括完全缓解和治疗有效两部分。

3. 资料分析

(1) 以 STATA5.0 软件进行统计分析,利用卡方检验比较 3 组的基本情况(如年龄、性别、居住地等)是否一致;方差分析比较 3 组的年龄构成。

(2) 3 组 Hb 上升的幅度及 RBC、SF、SI、TIBC 等的变化用方差分析或 Kruskal-Wallis 法进行检验,以了解 3 种药物疗效的差异是否具有统计学意义。以卡方检验来比较多糖铁复合物、琥珀酸亚铁、硫酸亚铁控释片的完全缓解率。

(3) 应用 Fisher 精确检验比较各个治疗组不良反应的发生情况。

结　果

1. 研究对象的构成情况　3 个药物治疗组的患者在文化程度、居住地、经济收入等方面无明显差别,年龄的分布在多糖铁复合物、琥珀酸亚铁、硫酸亚铁控释片治疗组分别为(中位数):40、41、39 岁;3 组间的基本情况一致。治疗前各组有关铁参数基本一致(除 TIBC 项在多糖铁复合物组和琥珀酸亚铁组比硫酸亚铁控释片组高之外)(附表 11),具有可比性。

附表11　治疗前3个组患者的基础情况

	多糖铁复合物（$n=31$）	硫酸亚铁控释片（$n=36$）	琥珀酸亚铁（$n=38$）	F 值	P 值
年龄（岁）（中位数）	40	41	39		
性别比例（男/女）	2/29	3/33	6/32		
Hb（g/L）	70±16.2	74.9±12.6	70±12.6	1.26	0.29
RBC（×10¹²/L）	3.27±0.68	3.33±0.7	3.13±0.84	0.71	0.49
Rt（%）	1.35±0.7	1.28±0.6	1.5±0.9	0.48	0.62
MCH（pg）	22±3.8	23.2±5.1	21.8±4.9	1.69	0.19
MCV（μm³）	71.76±5.1	74.6±13.6	68.6±13	1.69	0.191
MCHC（g%）	296.1±26.1	297.6±41	298.4±30.8	0.02	0.98
SI（μmol/L）	10.03±6.92	7.12±3.8	11.24±13.9	2.92*	0.23
TIBC（μmol/L）	68.3±19.5	88.2±23	70.6±19.2	3.45	0.04
TS（%）	14.3±13.4	9.8±4.8	12.8±19.8	5.93*	0.052
SF（nmol/L）	8.61±10.6	9.5±6.1	9.8±7.3	1.63*	0.44

注：表内为 $\bar{x}\pm s$，* 者为使用 Kruskal-Wallis 检验，算出的数值是 χ^2 值，其余均应用方差分析。

2. IDA 完全缓解率　治疗前及治疗的第2、4、6、8周末 RBC、MCHC 和网织红细胞（Rt）计数同一时间点3个治疗组之间无统计学差异。治疗8周 IDA 的完全缓解率在多糖铁复合物、硫酸亚铁控释片、琥珀酸亚铁组分别为：40%、74%、76%，有显著的统计学差异（$\chi^2=11$，$P=0.004$），总的有效率分别为76%、81%、89%（$P>0.05$）。

附表12　治疗前后血红蛋白水平的变化（g/L）（$\bar{x}\pm s$）

	多糖铁复合物	硫酸亚铁控释片	琥珀酸亚铁	F 值	P 值
治疗前	70.0±16.2	74.9±12.6	70.0±16.7	1.26	0.29
第2周	82.2±12.8	92.4±13.0	89.9±17.0	4.48	0.014
第4周	91.0±10.2	103.3±13.8	104.1±17.3	7.74	0.0008
第6周	98.2±14.7	110.9±14.5	110.1±19.1	5.55	0.005
第8周	105.7±14.0	116.6±12.4	119.0±19.6	6.09	0.003

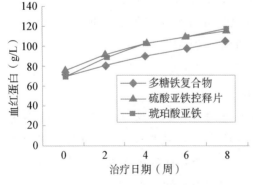

附图6　3组药物治疗前、治疗的第2、4、6、8周末 Hb 的水平

3. 血红蛋白上升的幅度　3组在治疗过程中 Hb 水平进行性升高（附表12、附图6），在相同的治疗时间3组之间有显著的统计学差异，但琥珀酸亚铁和硫酸亚铁控释片组没有显著的差别。在比较每个治疗组中 Hb 上升的速度时发现，前2周琥珀酸亚铁组上升的速度最快（$P=0.003$），硫酸亚铁控释片与多糖铁复合物组在前2周 Hb 上升的速度无显著差别（$P=0.3$），但以后的治疗过程中3组 Hb 上升的速度无显著差

异($P>0.05$)，MCH 和 MCV 的变化与 Hb 的变化基本一致。

4. 各项铁参数的变化　治疗前及治疗第 8 周末各组的铁参数在同一时间点进行比较发现，治疗前硫酸亚铁控释片组的 TIBC 显著高于其他 2 组($P=0.04$)，而治疗第 8 周末琥珀酸亚铁组的 SF 的水平则显著高于另外 2 组，提示琥珀酸亚铁组的患者体内铁贮存较另外 2 组多。除 TIBC 外，SF、SI、TS 在治疗前后均有显著差异($P<0.0001$)，这几种铁参数在不同药物之间的差异只有 SF 和 TS 有显著的统计学差异($P<0.05$)，SI 和 TIBC 在 3 种药物之间无明显差异($P>0.05$)(附表 13)。

附表 13　各组治疗前后铁参数的变化($\bar{x}\pm s$)

		多糖铁复合物	硫酸亚铁控释片	琥珀酸亚铁
SI(μmol/L)	治疗前	10.0±6.9	7.1±3.8	11.2±13.9
	治疗第 8 周	22.3±10.2	17.9±5.8	19.3±7.4
TIBC(μmol/L)	治疗前	68.3±19.5	83.2±23.9	70.6±19.2
	治疗第 8 周	66.1±10.0	66.8±9.9	71.0±4.9
SF(μg/L)	治疗前	8.6±10.6	9.5±6.1	9.8±7.3
	治疗第 8 周	18.3±7.4	25.8±15.6	30.2±13.4
TS(%)	治疗前	14.3±13.0	8.4±4.8	12.9±19.8
	治疗第 8 周	33.1±15.4	24.7±10.0	20.7±9.2

5. 3 组铁剂不良反应的发生情况　在治疗过程中因不良反应而停药的患者中多糖铁复合物组(口腔异味)1 例，硫酸亚铁控释片组 3 例(分别为上腹不适、口腔异味、烧心)，琥珀酸亚铁组无。其余的患者即使有不良反应仍坚持服药。在发生不良反应的患者中，有 2 种以上不良反应发生者：多糖铁复合物 5 例，硫酸亚铁控释片组 16 例，琥珀酸亚铁 10 例。最常见的不良反应是恶心、上腹不适、烧心等，大多数患者能够耐受，严重的不良反应少见。经 Fisher 精确检验，呕吐、烧心、上腹不适和口腔异味等不良反应的发生在 3 种药物间有显著差别，以硫酸亚铁控释片最常见(附表 14)。

附表 14　在治疗过程中各个治疗组不良反应的发生情况(例数)

	恶心	呕吐	腹痛	腹泻	便秘	烧心	上腹不适	食欲不振	口腔异味
多糖铁复合物($n=31$)	3	1	1	2	2	2	2	0	2
硫酸亚铁控释片($n=36$)	12	6	3	4	2	4	14	5	10
琥珀酸亚铁($n=38$)	5	0	1	5	2	5	8	3	4
P 值	0.067	0.006	0.53	0.67	0.99	0.7	0.007	0.1	0.048

讨　论

近年来有一些新的铁剂先后问世，部分传统的铁剂也改进了剂型以期增加疗效，减少不良反应。本研究采用 3 种较为常用的铁剂：多糖铁复合物、硫酸亚铁控释片、琥珀酸亚铁。

我们发现硫酸亚铁控释片 8 周的完全缓解率为 74%，与琥珀酸亚铁相近，比多糖铁复合物好。缺铁性贫血经补充铁剂治疗后，可根据有关的铁参数判断体内铁储备状况，决定补铁的疗程。有研究发现血清铁蛋白判断机体铁贮备状况的价值优于血清铁和总铁结合力。在本研究中也发现，经补充铁剂治疗各组患者之间的血红蛋白水平存在差异，但血清铁和总铁结合力在3个治疗组之间没有差别，而血清铁蛋白无论在治疗前后还是不同的药物之间均有差别，这也支持血清铁蛋白可敏感、准确地反映体内的铁状况。

口服硫酸亚铁是治疗IDA常用的铁剂，但由于其胃肠道不良反应较大，患者的依从性较差。其不良反应的发生主要是由于硫酸亚铁片在胃内崩解，释放出大量的铁离子所致。白荣森等研究发现，硫酸亚铁缓释片的胃肠道不良反应比硫酸亚铁明显减少，疗效提高。本研究选用的是硫酸亚铁控释片与另外2种铁剂，发现控释片的不良反应多于另外2种铁剂，但大多能够耐受，因不良反应而停药者只有3例。有人研究认为缓释铁剂由于铁元素的缓慢释放，减少了胃肠道的不良反应，但由于在胃内释放的铁元素较少，在进入酸度相对低的肠道以后，铁的吸收受影响，从而影响铁剂的疗效。本研究选用的硫酸亚铁控释片，能保持硫酸亚铁恒定释放，其影响铁元素吸收的因素同缓释片。多糖铁复合物是1种有机铁，在胃肠道内可以完整吸收，不良反应较少。李秀松等报道，多糖铁复合物的疗效比硫酸亚铁好，不良反应罕见。我们的研究发现力蜚能治疗IDA 8周的完全缓解率只有40%，临床疗效不及硫酸亚铁控释片和琥珀酸亚铁，但不良反应较小。国内有人将琥珀酸亚铁与硫酸亚铁进行比较发现，琥珀酸亚铁比硫酸亚铁的疗效好而胃肠道的不良反应少。本研究发现应用琥珀酸亚铁治疗IDA 8周的临床缓解率为76%，比多糖铁复合物的临床缓解率高，与硫酸亚铁控释片的疗效相近，8周的完全缓解率和总有效率与硫酸亚铁控释片相近，但不良反应比后者少，介于多糖铁复合物和硫酸亚铁控释片之间。

总之，3种铁剂对于IDA均有效，多糖铁复合物、琥珀酸亚铁和硫酸亚铁控释片的总有效率分别为71%、86%、89%，无显著的统计学差异。琥珀酸亚铁和硫酸亚铁控释片治疗IDA 8周完全缓解率接近，比多糖铁复合物的完全缓解率高，硫酸亚铁控释片的胃肠道不良反应比较多见。这3种药各有其优缺点，除了上述疗效有差异外，多糖铁复合物的不良反应最少，适宜小儿、孕妇及不能耐受上述铁剂的患者选用；硫酸亚铁控释片每日1次服药，比较方便，但药片较大，小儿服用不便。

参考文献(略)

【原文剖析】
请按照以下内容框架对原文进行剖析。
（一）研究目的及背景
（二）研究设计方案
（三）研究场所
（四）研究对象
诊断标准
纳入标准

排除标准

样本量

（五）干预措施

（六）主要结果的测量指标

（七）主要统计方法

（八）主要研究结果

（九）结论

【评价报告】

请根据以下5条标准逐条进行评议后写出对该文的评价报告。

（1）治疗研究证据是否来源于真正随机对照试验？随机分组方法是否恰当？是否采用了随机化隐藏？或双盲？

（2）在下结论时，是否包括了所有进入试验的患者？所观察的治疗期间是否恰当？试验组和对照组的其他治疗组间是否一致？

（3）有关研究结果是否全部做了报告？

（4）是否同时考虑到统计学意义和临床意义？

（5）是否对治疗研究证据的实用性做出评价？

四、临床医学文献评价实例练习三
——有关病因和危险因素研究的文献

【原文题目】

药物和获得性再生障碍性贫血发病的关系

【原文作者】

再生障碍性贫血病因调查协作组

协作组单位：上海医科大学附属华山医院，武汉市第五医院，山东省烟台地区人民医院，安徽医学院附属医院，广东省人民医院，黑龙江齐齐哈尔第一机械厂职工医院，上海市纺织管理局第一职工医院，上海市长宁区中心医院，上海中医学院附属曙光医院。

【原文发表杂志】

中华内科杂志,1986,25(1):3-6

【原文摘录】

再生障碍性贫血（简称再障）是一组由多种病因引起的骨髓造血功能衰竭、全血细胞减少综合征。药物在获得性再障的发病中起重要作用，据已有的文献报道，至少有96种药物被认为是和再障发病有关，但绝大多数报道系个案病例报告，缺乏临床流行病学的调查资料。为此，我们于1983—1984年采用回顾性的病例对照调查方法，调查患者发病前的药物接触史，探讨药物在获得性再障发病中有何关系，现将结果报道如下。

材料与方法

本文采用医院内，1∶2配对，病例对照研究方法。160例获得性再障和320例对照病例均来自9所医院。

1. 病例组　160例获得性再障均符合1981年全国廊坊再障学术交流座谈会制订的诊断标准。其中男92例，女68例，年龄6～78岁，78.8%病例<40岁。其中急性型12例，慢性型148例(92.5%)，后者在调查时的病程均在5年之内，其中调查当年发病的新病例共99例(占61.9%)。凡病情严重不能回忆者不包括在内。

2. 对照组　来自和再障病例同一医院的住院或门诊非血液疾病且无恶性疾病的病例。为每例再障选择2例对照，并且和再障病例配对，配对条件为：性别相同，年龄相差不超过5岁，起病日期或住院日期相差在一年内，居住地区在同一省市，同为农村或同为城市。320例对照均符合上述要求。对照组病种有感染性疾病92例，外伤性疾病55例，五官科疾病39例，妇产科疾病26例，心血管病25例，消化系统疾病19例，神经系统疾病19例，内分泌代谢病12例，肾脏病11例，良性囊肿、疝10例，过敏及结缔组织病8例，皮肤病4例。

3. 调查方法　制订统一再障病因调查表，统一调查要求，训练专人负责调查登记。询问再障发病前5年内或对照病例确诊前五年的用药史，按氯(合)霉素、其他抗生素、磺胺药、解热镇痛药、牛黄解毒片、抗肿瘤药、抗疟药、镇静安眠药、抗癫痫药、抗甲状腺药、口服降糖药以及其他药物等逐一询问，并记录用药时间和剂量。并查对其门诊卡，核对之。

结　果

(1) 再障患者起病前有药物服用史者约占83.13%，其中以解热镇痛药占首位，其次为各种抗生素，还有牛黄解毒片、磺胺药、镇痛剂和抗疟药(附表15、16)。除上述常用药物外，其他均为个别情况，如发病前用过驱虫药者2例，服用避孕药者2例，呋喃类药物2例，1例应用青霉胺3个月(81g)后发生再障，1例合并甲亢者应用甲巯咪唑(他巴唑)1.5个月(675mg)后发生再障，另一例合并癫痫者数年内共用苯妥英钠约200g后发病，这些情况由于病例数过少，难以分析他们之间的关系。

附表15　发病前5年内有药物服用史者发生再障的相对危险性(成组比较)

药品名称		再障 (n=160)	对照 (n=320)	RR	95% CI	χ^2	P
氯(合)霉素	有	48	22	5.81	3.49～9.67	43.95	<0.001
	无	112	298				
解热镇痛药	有	96	115	2.67	1.82～3.93	24.1	<0.001
	无	64	205				
四环素类	有	66	95	1.66	1.12～2.47	5.89	<0.05
	无	94	225				

(续表)

药品名称		再障 ($n=160$)	对照 ($n=320$)	RR	95% CI	χ^2	P
青霉素类	有	52	85	1.33	0.88~2.01	1.56	>0.05
	无	108	235				
氨基糖苷类	有	28	39	1.53	0.90~2.59	2.08	>0.05
	无	132	281				
磺胺药	有	24	24	2.18	1.21~3.93	5.86	<0.05
	无	136	296				
牛黄解毒片	有	33	49	1.44	0.88~2.34	1.77	>0.05
	无	127	271				
镇静剂	有	11	14	1.61	0.72~3.62	0.89	>0.05
	无	149	306				
抗疟药	有	10	9	2.30	0.94~5.66	2.47	>0.05
	无	150	311				

（2）不论在病例对照成组比较或1∶2配对比较中，均以有氯（合）霉素服用史者发生再障的相对危险性（RR）最高，分别为5.81和6.42（附表15、16），不论在发病前半年、1年、5年内，均具有极显著意义（$P<0.001$），尤其是发病前半年内有氯（合）霉素服用史者，RR可高达33（附表17）。本组调查中将氯（合）霉素剂量记载比较明确的有40例再障和20例对照，并将合霉素的剂量减半折算成氯霉素，然后分析其是否存在RR的剂量反应梯度，从附表19可以证实有氯（合）霉素服用史者发生再障的相对危险性存在剂量反应梯度，暴露剂量在6g以上，RR上升到11.98。

（3）发病前5年内有解热镇痛药服用者占被调查再障病例的60%，药物种类包括安乃近、索米痛片（索密痛）、优散痛、APC、PPC、复方氨基比林、吲哚美辛（消炎痛）和保太松等。不论在成组比较、配对比较分析中，不论是发病前半年、1年和5内有服用史者发生再障的相对危险性均有极显著意义（附表15～19）。再障组起病前有服用保太松者4例，对照组2例，RR为4.08。比较两组发病前一年内服用解热镇痛药的剂量，再障组为平均37片（范围1～300片），对照组为平均25片（范围1～180片），其中有6例因偏头痛、关节痛等经常服用，总剂量>90片，有1例持续服用保太松1个月后发病。为观察是否有混杂因素，将病例组合对照组中起病前1年有上呼吸道感染史者剔除，即在94例再障和185例对照中分析解热镇痛药服用史者的相对危险性，RR降低为1.98。

附表16　发病前5年内有药物服用史者发生再障的相对危险性（1∶2配对比较）

药物名称	再障与对照	＋＋	＋－	－－	** RR	95% CI	χ^2	P
氯（合）霉素	＋	*0	8	40	6.42	3.72~11.10	44.88	<0.001
	－	1	12	99				
解热镇痛药	＋	24	31	41	3.71	2.39~5.75	34.29	<0.001
	－	5	21	69				

（续表）

药物名称	再障与对照	+ +	+ −	− −	** RR	95% CI	χ^2	P
四环素类	+	11	22	33	1.76	1.16～2.66	7.05	<0.01
	−	9	33	52				
青霉素类	+	8	18	26	1.38	0.89～2.13	2.05	>0.05
	−	7	37	65				
氨基糖苷类	+	1	9	18	1.61	0.92～2.82	2.77	>0.05
	−	3	22	107				
磺胺药	+	1	7	16	2.57	1.32～4.98	7.79	<0.01
	−	1	13	122				
牛黄解毒片	+	1	13	19	1.52	0.90～2.58	2.40	>0.05
	−	6	22	99				
镇静剂	+	0	3	8	1.69	0.72～3.93	1.46	>0.05
	−	0	11	138				
抗疟药	+	1	1	8	2.79	1.03～7.58	4.02	<0.05
	−	0	6	144				

注：* 数字为对子数；＋表示有1例用药；＋＋表示有两例用药；－－表示2例均未用药；＋－表示有1例用药，1例未用药；＊＊按照Rothman-Boice Programs计算。

附表17 发病前半年内有药物服用史者发生再障的相对危险性（成组比较）

药品名称		再障 ($n=160$)	对照 ($n=320$)	RR	95% CI	χ^2	P
氯（合）霉素	有	15	1	33	6.85～123.01	24.45	<0.001
	无	145	319				
解热镇痛药	有	28	23	2.74	1.55～4.85	10.88	<0.001
	无	132	297				

附表18 发病前1年内有药物服用史者发生再障的相对危险性（成组比较）

药品名称		再障 ($n=160$)	对照 ($n=320$)	RR	95% CI	χ^2	P
氯（合）霉素	有	26	13	4.58	2.40～8.76	19.62	<0.001
	无	134	307				
解热镇痛药	有	67	75	2.35	1.57～3.52	16.53	<0.001
	无	93	245				
磺胺药	有	10	15	1.36	0.60～3.08	0.26	>0.05
	无	150	305				

附表19 氯（合）霉素服用史者发生再障相对危险性的剂量反应梯度

剂量	病例数	对照例数	RR
0	112	298	1
≤2 g	17	10	4.52
≤6 g	14	8	4.66
>6 g	9	2	11.98

(4) 发病前 5 年内有磺胺药服用史者 24 例,RR 为 2.18 和 2.57(附表 15、16),但在发病前 1 年内有服用史者发生再障的相对危险性并不高($P > 0.05$),说明前者可能有其他因素所造成。并且,按照本文研究设计,样本大小的估计,将 α 错误的概率定为 0.05,β 错误的概率定为 0.2,根据对照组磺胺药暴露率可以计算本文样本大小所能检出的具有显著性的 RR 的最小值。本文有磺胺药服用史者 RR 升高的数值没有超过上述具有显著性的 RR 的最小值。再障组服用磺胺药的种类以复方 SMZ 最多,但有 5 例系服用 SMP。

(5) 其他药物,包括四环素类、青霉素类、氨基糖苷类抗生素以及牛黄解毒片、镇静剂等,除四环素类外其他药物,不论在成组比较或配对比较,其 RR 值均无显著意义。有服用四环素药物史者发生再障的相对危险性 RR 升高虽具有显著性(附表 15、16),但与本文样本大小所能检出具有显著性的 RR 最小值相比较,仍未超过该值。有服用抗疟药史者在配对比较中 RR 升高具有显著性,但在成组比较中并无显著性,并且其升高值也未超过本文样本数所能检出具有显著性的 RR 最小值。

讨 论

除抗肿瘤药外,药物和获得性再障发病的关系以氯霉素研究得最多,且比较肯定。文献报道应用氯霉素后再障的发生率要比一般人群高 5～40 倍,1964 年美国加州的资料表明氯霉素的销售量和再障死亡率之间成正相关。氯霉素是一种氮苯衍生物,在多数情况下,骨髓抑制的程度与药物剂量有关,其作用是因骨髓细胞内线粒体蛋白质合成受到了抑制,在细胞内可出现空泡。在少数情况下,骨髓抑制与药物剂量无关,是一种药物的特异反应,可能造成干细胞染色体的损害。国内张锐发应用病例对照调查,也肯定了氯霉素和再障发病的关系。本文调查结果和文献报道相同,有氯(合)霉素服用者发生再障的危险性为对照组的 5.8 倍(成组比较)、6.4 倍(配对比较)、甚至 33 倍(发病前半年内有服用史者)。本文调查还表明半年内服用氯(合)霉素发生再障的相对危险性要显著高于 1 年及 5 年内有服用史者,说明药物服用后到再障发病的间期＜半年,两者的关系更为密切。剂量反应梯度的存在也进一步证实氯(合)霉素和再障发病的关系。因此,在再障的预防中必须强调减少氯(合)霉素的应用,避免滥用,务必严格掌握指征。

在解热镇痛药和再障发病的关系中,文献认为保太松较为肯定,本文调查结果表明有保太松服用史者发生再障相对危险性为 4.08,升高仅次于氯(合)霉素,和文献报道相同,但由于病例数不多,显著性受到一定影响。本文资料虽然表明有解热镇痛药服用史者发生再障的相对危险性为对照组的 2 倍,但和氯(合)霉素不同,其增高程度远不及氯(合)霉素,且药物服用到再障发病的间期＜1 年或半年,并未有 RR 的增高现象。多数应用解热镇痛药系由上呼吸道感染,因此在剔除上呼吸道感染的病例中进行调查,则 RR 增高就不太显著,说明可能存在混杂因素,因此解热镇痛药和再障发病的关系宜进一步深入研究。

至于其他抗生素、磺胺药、抗疟药和牛黄解毒片等,文献虽有个案报告认为和再障发病有关,尤其是磺胺药和抗疟药文献报道较多,但本文调查结果尚不能证实它们之间的联系。

参考文献（略）

【原文剖析】

请按照以下内容框架对原文进行剖析。

（一）研究目的及背景

（二）研究设计方案

（三）研究场所

（四）研究对象

诊断标准

纳入标准

排除标准

样本量

（五）干预措施

（六）主要结果的测量指标

（七）主要统计方法

（八）主要研究结果

（九）结论

【评价报告】

请根据以下6条标准逐条评议后写出对该文的评价报告。

（1）研究证据是否来自论证强度高的研究设计方案？

（2）试验组和对照组的暴露因素（或干预措施）、结局的测量方法是否一致？有否采用盲法？

（3）是否所有的研究对象都完成了所规定的随访期限？随访时间是否足够长？

（4）暴露变量和结局变量联系强度如何？危险度的精确度如何？

（5）研究结果是否符合病因学推论的条件？

（6）病因学及危险因素研究证据是否具有临床意义？

五、临床医学文献评价实例练习四
——有关预后研究的文献

【原文题目】

成人骨髓增生异常综合征难治性贫血生存率和预后因素分析

【原文发表杂志】

中华血液学杂志，2008，29（7）：491-493

【原文摘录】

骨髓增生异常综合征(MDS)是一组获得性造血干/祖细胞克隆性疾病,根据 FAB 分型,MDS 有 5 个亚型,难治性贫血(RA)为 MDS 中最常见的类型,RA 患者约占所有 MDS 患者的 50% 以上。其预后差别很大,少数患者诊断数月后即转变为白血病,也有部分患者可以维持十余年,其预后因素影响存在较多争议,对于国际预后评分系统(IPSS)分组是否适用于亚洲人,是否适用于 RA 亚型亦存在争议。为了解中国 RA 患者的预后因素,我们对上海、苏州、北京诊治的 307 例 RA 患者进行随访,分析其生存率和预后不良因素,评价 IPSS 分组对 RA 亚型的预后意义。

病例和方法

1. 病例来源　收集 1995 年 1 月 1 日至 2006 年 8 月 30 日复旦大学附属华山医院、苏州大学附属第一医院、北京协和医院确诊的 MDS - RA 成人患者 307 例,为连续样本。随访起点为 MDS 确诊之日,随访终点为死亡或 2007 年 1 月 15 日,中位随访时间 26.7 (1.2～103.0)个月,失访率为 15.3%。

2. 诊断标准　采用文献标准诊断 MDS - RA。三家医院曾进行两次骨髓细胞形态学读片会,诊断一致性很高($kappa = 0.94$)。IPSS 参照国外统一标准,染色体预后良好组定义为染色体正常、$-Y$、$5q^-$、$20q^-$,预后不良组定义为 3 种染色体异常、7 号染色体异常,预后中等组定义为其他染色体异常。

3. 统计学处理　应用 Stata 7.0 软件进行统计分析。Log-rank 时序检验用于单因素的生存分析,计算中位生存时间,采用 Kaplan-Meier 法计算生存率和绘制生存曲线,多因素预后分析用 COX 回归模型。

结　果

1. 一般临床资料和 IPSS 分组　307 例成人 RA 患者中位年龄 52(18～81)岁。男 174 例,女 133 例,男女比例为 1.31∶1。中位白细胞计数为 $2.6(0.3～8.3)×10^9/L$,中位中性粒细胞绝对值为 $1.11(0.02～4.73)×10^9/L$,中位血红蛋白含量为 70(33～119) g/L,平均红细胞体积(MCV)为 100(85～122)fl,中位血小板计数为 $57(6～277)×10^9/L$。一系血细胞减少 44 例(14.3%),二系血细胞减少 110 例(35.8%),三系血细胞减少 153 例(49.8%)。骨髓增生明显活跃 200 例(65.1%),增生正常 78 例(25.4%),增生轻度减低 14 例(4.6%),增生减低 15 例(4.9%)。

235 例患者完成染色体检查,151 例(64.3%)为正常核型,84 例(35.7%)为异常核型,其中包括 3 例单纯 $5q^-$。按照 IPSS 染色体分组,染色体预后良好组 165 例 (70.2%),预后中等组 44 例(18.7%),预后不良组 26 例(11.1%)。根据 IPSS 积分分组,低危组 20 例(8.5%),中危Ⅰ组 195 例(83.0%),中危Ⅱ组 20 例(8.5%),以中危Ⅰ组病例最多。

2. 生存率和向白血病转化率　用 Kaplan-Meier 法计算所有 MDS - RA 患者确诊后 1、2、3、4、5 年的生存率分别为 90.8%、85.7%、82.9%、74.9% 和 71.2%。15 例患者 (4.9%)转变为急性白血病,平均白血病转化时间为 15.9(3～102)个月。

3. 单因素预后分析　用 Log-rank 时序检验对各个可能的预后因素进行分析,二或三系血细胞减少、白细胞计数$< 1.5 \times 10^9$/L、血小板计数$< 30 \times 10^9$/L、IPSS 染色体预后分组(附图 7)、染色体正常或异常核型(附图 8)对生存时间有明显影响($P < 0.01$)。而年龄$\geqslant 65$ 岁、性别、血红蛋白< 60 g/L、IPSS 积分分组(附图 9)对生存时间无明显影响($P > 0.05$)。染色体预后良好组与预后不良组的生存时间差异无统计学意义($P > 0.05$),而染色体预后良好组与预后中等组的生存时间比较,差异有统计学意义($P < 0.01$)。IPSS 低危组和中危组的生存时间差异有统计学意义($P < 0.05$),但中危 I 组和中危 II 组的生存时间差异无统计学意义($P > 0.05$)。

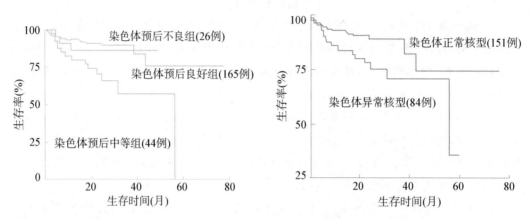

附图 7　IPSS 染色体分组对 MDS‐RA 患者生存时间的影响

附图 8　染色体核型对 MDS‐RA 患者生存时间的影响

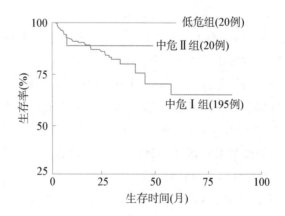

附图 9　IPSS 积分分组对 MDS‐RA 患者生存时间的影响

4. Cox 模型多因素预后分析　应用 Cox 回归模型分析 MDS‐RA 预后因素,进入模型的因素有年龄、白细胞计数、血红蛋白数量、血小板计数、IPSS 染色体分组、IPSS 积分分组、染色体核型,统计后发现白细胞计数$< 1.5 \times 10^9$/L、血小板计数$< 30 \times 10^9$/L、染色体核型异常为独立的预后因素,年龄$\geqslant 65$ 岁、IPSS 染色体预后分组和 IPSS 积分分组并非独立预后因素(附表 20)。

附表 20　Cox 模型多因素 MDS‑RA 预后分析

影响因素	RR 值	RR(95% CI)	P 值
年龄≥65 岁	1.54	0.73～3.27	0.262
WBC<$1.5×10^9$/L	3.46	1.61～7.44	0.002
Hb<60 g/L	0.57	0.027～1.19	0.134
BPC<$30×10^9$/L	2.45	1.13～5.29	0.023
IPSS 染色体分组	0.56	0.19～1.60	0.277
IPSS 积分分组	1.00	0.28～14.10	0.996
染色体核型异常	4.48	1.42～10.90	0.010

讨　论

目前已有一些报道认为亚洲和西方 MDS‑RA 患者在临床特征和预后方面存在很大的差异,如发病年龄较小,血细胞减少累及的系列数往往以二或三系较多、血细胞减少的程度较重、染色体异常率较低,但预后较好,中位生存期较长。我们的资料中位发病年龄为 52 岁,与亚洲国家报道相近(日本报道的中位发病年龄 57～60 岁,韩国 53 岁,泰国 56 岁),而西方报道的发病年龄一般为 68～73 岁。血细胞减少以二系或三系减少为主(85.6%),多于西方的报道。中位中性粒细胞绝对值、血红蛋白含量、血小板计数均低于德国报道,而与日本报道相近。染色体异常率明显低于德国报道,但略高于日本的资料。按照 IPSS 染色体预后分组,预后良好组的比例相差不大,但中国和日本的 5q⁻ 患者明显少于德国,其他西方国家报道 5q⁻ 占所有 MDS 患者的 5%～6%。中国和日本 IPSS 积分分组均以中危Ⅰ组患者占绝大多数,但德国患者以低危组较多。中位生存期比日本患者短,但长于德国患者(附表 21)。所以,我们现有的资料也支持亚洲 RA 患者有其共性,可能与西方患者不同,是种族差异或是环境不同引起的尚不清楚,需要进一步研究。

附表 21　本研究与日本、德国 MDS‑RA 患者临床资料的比较

组别	例数	性别		年龄(岁)	中性 ANC ($×10^9$/L)	中位 Hb (g/L)	中位 BPC ($×10^9$/L)	二或三系血细胞减少(%)	染色体异常率(%)
		男	女						
本研究	307	174	133	52 (18～81)	1.11 (0.02～4.73)	70 (33～119)	57 (6～277)	85.6	35.7
日本	131	70	61	57 (12～88)	1.58 (0.05～10.24)	84 (25～143)	41 (4～390)	68.0	29.0
德国	597	309	288	71 (7～93)	1.98 (0.06～23.00)	94 (30～169)	127 (2～1540)	39.0	53.0

组别	例数	IPSS 染色体分组(%)			5q⁻ (%)	IPSS 积分分组(%)			中位生存时间(月)
		预后良好	预后中等	预后不良		低危	中危Ⅰ	中危Ⅱ	
本研究	307	70.2	18.7	11.1	1.3	8.5	83.0	8.5	103
日本	131	77.5	14.7	7.9	2.9	20.6	71.6	7.8	175
德国	597	71.8	15.6	12.6	19.6	48.0	45.6	6.4	40

1997 年国际 MDS 预后分析研讨会在分析了 816 例原发性 MDS 患者资料后筛选出骨髓原始细胞百分比、染色体核型、外周血细胞减少系列数这三个预后意义最强的参数，制定出 IPSS，将 MDS 分为低危、中危Ⅰ、中危Ⅱ和高危 4 个组。经过多个研究组的研究，IPSS 对预后的指导作用已得到基本肯定，目前已逐渐取代其他积分系统得到国际公认。但是，我们发现 IPSS 对于 RA 患者而言并非是一个独立的预后因素，不论单因素分析或多因素分析均证实 IPSS 分组不是主要的预后因素，虽然低危组和中危组之间生存时间有差异，但中危Ⅰ组和中危Ⅱ组之间生存时间差异无统计学意义。这与日本的研究结论一致，该作者用 IPSS 同时分析日本和德国患者的预后，发现 IPSS 适用于德国患者，但不适用于日本患者。这说明根据西方患者制定的 IPSS 并不一定适用于亚洲患者，IPSS 是否适用于亚洲 MDS 其他亚型尚不清楚。

虽然在单因素分析中提示 IPSS 染色体分组有一定的预后意义，但多因素分析发现 IPSS 染色体分组不是一个独立的预后因素，染色体预后良好组和预后不良组的生存时间没有明显差异，染色体预后中等组反而生存时间最短，说明有许多我们现在还不明确其预后意义、暂时把它们归入预后中等组的染色体异常需要深入研究、重新认识和分类。染色体的预后意义大家都已公认，但哪些属于良好核型、哪些属于不良核型仍存在争议，在 IPSS 染色体预后分组中，单独＋8 异常归入中等预后组，但有研究者认为＋8 患者将快速转成急性白血病，生存期短，应该归入预后不良组。20q⁻ 合并其他染色体异常复杂核型属于不良预后组，但单独 20q⁻ 异常到底属于良好还是不良核型，也有学者提出质疑。在 IPSS 染色体预后分组中，单独的－12p 归入预后中等组，但 Sole 等提出应归入预后良好组。所以，关于各种染色体异常的预后意义还需要更多的研究，有关 IPSS 染色体分组也需要不断修改。而染色体核型正常和异常却是一个独立的预后因素，比 IPSS 染色体分组更有判断预后的价值。

有作者认为年龄＞65 岁、血小板计数 $< 100 \times 10^9/L$、有出血症状为不良预后因素，也有作者认为年龄、白细胞计数、血小板计数与预后无关，本研究结果表明血小板计数低、白细胞计数低与不良预后有关，而年龄、血红蛋白水平与生存期关系不大。

总之，MDS－RA 疾病异质性大，临床预后差异较大，根据白细胞计数、血小板计数、有无染色体异常可以初步评估患者的预后，有助于指导治疗。根据西方患者制定的 IPSS 并不完全适用于中国的按 FAB 分型的 MDS－RA 患者，是否适用于其他 MDS 亚型尚需深入研究。

参考文献(略)

【原文剖析】

请按照以下内容框架对原文进行剖析。

（一）研究目的及背景

（二）研究设计方案

（三）研究场所

（四）研究对象

诊断标准

纳入标准

排除标准

样本量

（五）干预措施

（六）主要结果的测量指标

（七）主要统计方法

（八）主要研究结果

（九）结论

【评价报告】

请根据以下 7 条标准逐条评议后写出对该文的评价报告。

（1）观察疾病的预后是否都采用统一的起始点或零点时间？被研究的对象是否都处于起始队列？

（2）研究对象是否能代表所研究疾病的目标人群？

（3）随访时间是否足够？随访是否完整？

（4）判断结局有否客观标准？是否采用了盲法？

（5）是否对影响预后研究的重要因素进行了统计学的校正？

（6）报告预后研究的结果是否完整？

（7）研究结果的实用性和临床意义怎样？

六、临床医学文献评价实例练习五
——疾病的患病率研究的文献

【原文题目】

上海西区纺织女工中铁缺乏症的调查

【原文发表杂志】

中华血液学杂志,1985,6(12):705－709

【原文摘录】

　　月经期妇女,特别是妊娠期妇女和 7 岁以下的儿童是缺铁性贫血的高危人群。国内对小儿缺铁性贫血的流行病调查已做了大量工作,但对育龄期妇女中的缺铁性贫血调查较少。我院在 1983 年 4 月到 12 月对上海西区纺织女工中的缺铁和缺铁性贫血进行随机人群调查,了解其患病率,并同时进行病例对照调查缺铁性贫血发生的危险因素,现将调查结果报告如下。

方　法

上海西区纺织厂共有 14 家厂。我们采用两阶段整群抽样法，首先随机抽取三家厂，然后用随机数字表从 6 901 名纺织女工中按 6% 比例抽样 404 名非妊娠期女工（以下简称非妊娠组），按 30% 比例从妊娠女工中抽样 83 名妊娠 3 个月以上的女工（以下简称妊娠组）作为调查对象。调查对象的年龄分布和三家厂纺织女工的年龄分布相仿（18～51 岁，92% 在 20～34 岁之间）。

受检者均按预先制定的调查提纲详细登记病史、体格检查，并进行下列实验室检查：①血红蛋白（Hb）采用指端末梢血，以氰化高铁血红蛋白法测定；②血清铁蛋白（SF）采用静脉血，以非平衡竞争结合放射免疫双抗体法测定；③红细胞游离原卟啉（FEP）采用静脉血，用 930 型简易荧光计测定；④血液锌原卟啉（ZnPP）采用静脉血，用美制 ZPP 血液荧光计测定；⑤周围血片染色后在显微镜下测量红细胞直径和中央苍白区的大小。

缺铁和缺铁性贫血的诊断标准（附表 22）。血红蛋白正常值的下限定为 11 g 和 10 g，FEP 和 ZnPP 正常值的 95% 上限参照本院劳动卫生教研室制定的标准，SF 参照本市长征医院制定的标准。本文应用 FEP、ZnPP、FEP/Hb 和 SF 作为缺铁的指标，凡诊断缺铁者必须具备两项以上异常，并且其中 SF 必定异常。

附表 22　缺铁和缺铁性贫血的诊断标准

项目	标　准
Hb	月经期女工：＜11 g/dl 妊娠期女工：＜10 g/dl
FEP	≥50 μg/dl
Znpp	≥60 μg/dl
FEP/Hb	＞4.5
SF	＜14 ng/ml
红细胞形态（小红 　细胞低色素性改变）	红细胞直径小于 6 μm 者＞20%， 中央苍白区/红细胞体积大于 1/4 者＞10%

为观察缺铁性贫血的发病因素，本文应用病例对照方法调查非妊娠女工中检出的 46 例缺铁性贫血和 158 例正常非妊娠女工（无贫血、无阳性缺铁指标）组成配对对照，即年龄相差小于 5 岁（1：3 或 1：4 配对）。妊娠组也用同法配对观察（16 例缺铁性贫血和 35 例对照）。

为观察营养因素和缺铁性贫血的关系，我们对部分女工进行营养调查，共调查非妊娠组 26 例缺铁性贫血和 46 例正常对照（已知贫血组年龄配对）。营养调查采用询问法，按早、中、晚班和休息 4 种不同运转班，每班调查两天，总共每人调查八天，计算总热卡、蛋白质量、铁和维生素 C 的每天供给量的平均数。

结　果

1. 缺铁和缺铁性贫血的患病率　缺铁的患病率在非妊娠期育龄女工为 43.32%，妊娠期女工为 66.27%；缺铁性贫血的患病率在非妊娠期育龄女工为 11.39%，妊娠期女工为 19.28%(附表 23)。如按 WHO 诊断贫血标准(非妊娠期育龄妇女 Hb<12 g/dl,妊娠期妇女 Hb<11 g/dl),缺铁性贫血的患病率在非妊娠期育龄女工为 36.39%,妊娠期女工为 50.60%。非妊娠组和妊娠组两组的患病率用年龄标化后,差别有显著意义:U 值(缺铁性贫血)=2.1,P<0.05;U 值(缺铁)=9.01,P<0.01。

附表 23　上海西区纺织女工缺铁和缺铁性贫血的患病率

	非妊娠女工($n = 404$)		妊娠女工($n = 83$)	
	例数	患病率(%)	例数	患病率(%)
缺铁	175	43.32	55	66.27
缺铁性贫血	46	11.39	16	19.28
Sp(缺铁)*	5.54%		3.17%	
Sp(缺铁性贫血)*	1.48%		7.25%	

注:* 两阶段整群抽样率的标准误。

2. 年龄和患病率的关系(附表 24)　患病率最高的年龄组为 40~51 岁,其次为 25~39 岁组。在非妊娠育龄期女工中缺铁性贫血的患病率,大于 25 岁者(绝大多数已婚)要比小于 25 岁者(绝大多数未婚)高 2 倍以上。

附表 24　非妊娠育龄期女工缺铁性贫血患病率和年龄的关系

年龄	受检人数	患病数	患病率(%)
18~24	201	13	6.47
25~39	188	28	14.89
40~51	15	5	33.33
合计	404	46	11.39

注: $\chi^2 = 14.26$, $P < 0.001$ 。

3. 妊娠和缺铁性贫血的关系　在非妊娠组病例对照调查中发现有妊娠史者发生缺铁性贫血的相对危险性为 2.9($P < 0.01$),说明妊娠是发生缺铁性贫血的危险因素之一。在妊娠组病例对照调查中发现妊娠月份大小和缺铁性贫血的发病也有关系(附表 25),妊娠 6 个月以上的女工发生缺铁性贫血的危险性为妊娠月份小的女工的 3.6 倍。

4. 非妊娠组病例对照调查中发生缺铁的各种危险因素的成组比较和配对比较(附表 26、27)　本文对发生缺铁危险因素的调查项目包括月经量、慢性失血史、子宫内置节育环、献血史、妊娠史、慢性病史(慢性胃痛和慢性腹泻等)以及寄生虫病史等。发现缺铁性贫血的发病和月经过多、慢性失血、子宫内置节育环以及妊娠史有密切关系,尤其是月经过多,不论在成组比较或配对关系,和对照组均有显著差异,相对危险度高达 47.6 和 84.2。而献血史、慢性胃痛及慢性腹泻史两组比较无显著性差异。21%女工有寄生虫病史(除一例有钩虫病史外,余均为蛔虫病史),两组成组比较也无显著性。

附表 25　妊娠女工的妊娠月份和缺铁性贫血的关系（成组比较）

妊娠月份	缺铁性贫血 ($n = 16$)	对照 ($n = 35$)	RR	95% CI	χ^2	P
3～6 个月	6	24	3.64	1.1～12.3	4.37	<0.05
>6 个月	10	11				

附表 26　非妊娠组发生缺铁性贫血的危险因素（成组比较）

危险因素		缺铁性贫血 ($n = 46$)	对照 ($n = 158$)	RR	95% CI	χ^2	P
月经过多	有	28	5	47.6	21.2～107.2	87.5	<0.001
	无	18	153				
慢性失血史	有	17	30	2.5	1.2～5.1	6.5	<0.05
	无	29	128				
子宫内置节育环	有	15	24	2.7	1.3～5.7	7.0	<0.01
	无	31	134				
献血史	有	6	11	2.0	0.7～5.7	1.7	>0.05
	无	40	147				
妊娠史	有	26	49	2.9	1.5～5.6	10.0	<0.01
	无	20	109				
慢性胃痛	有	10	37	0.9	0.4～2.0	0.1	>0.7
	无	36	121				
慢性腹泻	有	8	8	1.3	0.3～5.1	0.2	>0.5
	无	43	150				

附表 27　非妊娠组发生缺铁性贫血危险因素的配对比较（1∶3 或 1∶4 配对）

1. 月经过多

	对照组				
月经过多例数	0	1	2	3	4
贫血组 1	▲24	4	0	0	0
贫血组 0	17	1	0	0	0

* $RR = 84.2$
95% CI
30.9～229.5

2. 慢性失血

	对照组				
慢性失血例数	0	1	2	3	4
贫血组 1	▲7	9	1	0	0
贫血组 0	12	13	4	0	0

* $RR = 2.1$
95% CI
1.1～4.3

注：▲格子中间的数目均为对子数；* 按照 Rothanm-Boice Programs 计算。
(1) 月经过多系指符合下列标准 2 项以上者：①月经周期<25 天；②行经期持续时间超过 7 天；③月经量冲，有血块；④需要用卫生纸 3 包以上。
(2) 慢性失血系指反复发作鼻出血（鼻衄）、痔出血及消化道出血。

5. 非妊娠组的营养调查　本文受检的纺织女工约 50％体重低于 50 kg，按照纺织厂的劳动强度，每天供给量中总热量应不低于 40 cal/kg，蛋白质量应不低于 1.3 g/kg，铁应不低于 12～15 mg，维生素 C 应不少于 75 mg，按上述标准两组成组比较如附表 28 所示。所有调查对象食物中供铁量均在 15 mg 以上，两组比较供铁量和维生素 C 量均无显著差别，但总热量和蛋白质供给量两组却有显著差别，缺铁性贫血组约有 65％的病例总热量低于 40 cal/(kg·d)，约有 88％的病例蛋白质供给量低于 1.3 g/(kg·d)，和对照组比差别有显著意义。

附表 28　非妊娠女工营养因素和缺铁性贫血的关系(成组比较)

		缺铁性贫血 ($n=26$)	对照 ($n=46$)	RR	95%CI	χ^2	P
总热量 [cal/(kg·d)]	<40	17	19	2.68	1.0～7.2	3.85	<0.05
	≥40	9	27				
蛋白质 [g/(kg·d)]	<1.3	23	26	5.9	1.7～20.7	7.81	<0.01
	≥1.3	3	20				
铁 (mg/d)	<20	10	14	1.43	0.52～3.94	0.48	>0.3
	≥20	16	32				
维生素 C (mg/d)	<75	11	12	2.0	0.75～5.75	2.0	>0.1
	≥75	15	34				

讨　论

(1) 国内余氏报告，上海地区月经期妇女血红蛋白低于 11 g/dl 为 9.19％，血清铁蛋白低于 14 ng/ml 为 10.34％～33.49％。本文调查结果表明上海西区纺织女工中缺铁性贫血的患病率为 11.39％，缺铁的患病率为 43.32％，略高于余氏报告的患病率。如按 WHO 诊断贫血标准，本组缺铁性贫血患病率可达 36.39％。说明缺铁和缺铁性贫血在月经期妇女中是相当普遍的问题，需要引起大家足够的重视，应积极推广铁强化食品，开展群众性的防治工作。本文调查表明血红蛋白低于 9 g/dl，且红细胞有明显小红细胞低色素改变的病例仅占贫血病例的 1.5％，绝大多数贫血患者是属于轻型病例，不通过普查是很难发现这些患者的。另外，还发现月经期女工缺铁性贫血的患病率随年龄增加而增高，这和余氏的报告相符，可能随着行经年龄的增加从月经丢失的铁量也逐年累积增多。

(2) 本文调查表明，妊娠期妇女的缺铁要比非妊娠期育龄妇女更为普遍。本组妊娠 3 个月以上妇女缺铁性贫血的患病率高达 19.28％，如按 WHO 标准可达 50.60％，缺铁的患病率高达 66.27％。尤其是 6 个月以上的妊娠女工发生缺铁性贫血的危险性更高，为月份小者 3.6 倍。因此，有必要对孕妇，尤其是怀孕 6 个月以上的孕妇常规补铁或铁强化食品。

(3) 本文对非妊娠育龄女工缺铁性贫血危险因素的成组和配对比较，表明月经过多是月经期妇女发生缺铁性贫血的最主要原因，月经过多者发生缺铁性贫血的危险性为月经正常女工的 48～84 倍。本文月经过多的发生率占受检女工的 13.3％，月经过多的一个重要因素是子宫内置节育环，本文放环女工占已婚受检者 28.4％，约 50％ 放环女工有月经过多。其次是慢性失血，包括长期反复痔出血、鼻出血及消化道出血，本文有慢性失血史者占受检女工的 35.6％，有慢性长期失血者发生缺铁性贫血的危险性为没有慢性出血史的 2.5 倍。因此，月经期妇女缺铁性贫血的防治必须和经期卫生及计划生育工作结合起来，大力防治月经病，改进计划生育方法，以减少月经过多的发生率，同时还必须开展各种慢性失血性疾病的防治。本文在成组比较中未发现有献血史、慢性胃痛及慢性腹泻史者发生缺铁性贫血的危险性较对照组明显升高，这可能多数有献血史者仅献血一次，且距调查时间已久，慢性腹泻一般较轻，还不足以引起缺铁。

（4）营养因素在缺铁性贫血的发病中亦具有重要意义，食物中铁的供给量和供给的总热卡量以及食物种类有关，一般国人的食谱其食物中含铁量并不少，本文调查表明所有被调查对象中的供铁量均远远超过正常供给标准（12～15 mg/d），达到平均 24 mg/d，加上我国习惯用铁锅烹调，供铁量一般不会缺少。因此，发生营养性缺铁的因素可能和供给的总热量及食物种类有关，众所周知食物种类直接影响铁的吸收，动物性食物铁的吸收率一般在 12％～20％，而植物性食物铁的吸收率仅 1％～7％，尤其是大米只有 1％。从本文调查结果发现贫血组食物供给的总热量和蛋白质量均低于对照组，并且食物中铁的来源平均 83％ 是植物铁，因此，虽然供铁量在标准以上，但因绝大多数是植物性铁，吸收率不高，从而引起营养性缺铁。因此，在防治工作中还要在意改进食谱、增加动物性食物的摄入量，由于大豆中含铁量和铁吸收率均要比其他植物性食物高，鼓励增加豆制品的摄入量也有一定效果。维生素 C 可增加铁的吸收，从蔬菜摄入的维生素 C 由于烹调破坏，其活力将减少到原有的 45％～69％，因此，在改进食谱中增加新鲜水果的摄入量也有重要意义。

参考文献（略）

【原文剖析】

请按照以下内容框架对原文进行剖析。

（一）研究目的及背景

（二）研究设计方案

（三）研究场所

（四）研究对象

  诊断标准

  纳入标准

  排除标准

  样本量

（五）干预措施

（六）主要结果的测量指标

（七）主要统计方法

（八）主要研究结果

（九）结论

【评价报告】

对该文的评价实例练习系最后一篇，请初学者学完了临床流行病学后，综合起来对该文做出恰当的评价。因此，和上面的实例练习做法不同，我们不列出评价标准，让初学者自由讨论后写出报告。

图书在版编目(CIP)数据

现代临床流行病学/王小钦,陈世耀主编. —4 版. —上海:复旦大学出版社,2022.11
(复旦博学. 医科窥径系列)
ISBN 978-7-309-16224-0

Ⅰ.①现… Ⅱ.①王… ②陈… Ⅲ.①临床流行病学-研究生-教材 Ⅳ.①R181.3

中国版本图书馆 CIP 数据核字(2022)第 098747 号

现代临床流行病学(第 4 版)
王小钦 陈世耀 主编
责任编辑/江黎涵

复旦大学出版社有限公司出版发行
上海市国权路 579 号 邮编:200433
网址:fupnet@ fudanpress.com http://www.fudanpress.com
门市零售:86-21-65102580 团体订购:86-21-65104505
出版部电话:86-21-65642845
上海丽佳制版印刷有限公司

开本 787×1092 1/16 印张 28.25 字数 602 千
2022 年 11 月第 4 版
2022 年 11 月第 4 版第 1 次印刷

ISBN 978-7-309-16224-0/R·1945
定价:98.00 元